Série Pockets de
MEDICINA INTENSIVA

Editor da Série: Hélio Penna Guimarães

VOLUME II

TRANSPLANTES DE ÓRGÃOS SÓLIDOS

EDITORA

Bárbara Carneiro

2023

editora dos Editores

CONTEÚDO ORIGINAL

POCKETS DE MEDICINA INTENSIVA ▪ TRANSPLANTES DE ÓRGÃOS SÓLIDOS
Hélio Penna Guimarães ▪ Bárbara Vieira Carneiro

Produção editorial PRESTO
Projeto gráfico e Diagramação Catia Soderi
Copidesque Catia Soderi, Rafael Soderi
Revisão Catia Soderi, Elaine Batista

Impresso no Brasil
Printed in Brazil
1ª impressão – 2023

Editora dos Editores
São Paulo: Rua Marquês de Itu, 408 – sala 104 – Centro. (11) 2538-3117
Rio de Janeiro: Rua Visconde de Pirajá, 547 – sala 1121 – Ipanema.

www.editoradoseditores.com.br

Atendimento
eE
Interativo
(11) 98308-0227

Este livro foi criteriosamente selecionado e aprovado por um Editor científico da área em que se inclui. A Editora dos Editores assume o compromisso de delegar a decisão da publicação de seus livros a professores e formadores de opinião com notório saber em suas respectivas áreas de atuação profissional e acadêmica, sem a interferência de seus controladores e gestores, cujo objetivo é lhe entregar o melhor conteúdo para sua formação e atualização profissional.
Desejamos-lhe uma boa leitura!

Dados Internacionais de Catalogação na Publicação (CIP)
Angélica Ilacqua CRB-8/7057

Transplantes de órgãos sólidos / Editado Bárbara Vieira Carneiro. -- São Paulo : Editora dos Editores, 2022.
882 p. : il., color. (Série Pockets de Medicina Intensiva, vol. II)

Bibliografia
ISBN 978-85-85162-55-9

1. Transplante de órgãos, tecidos etc 2. Saúde I. Carneiro, Bárbara Vieira

22-6272 CDU 617.95

Índices para catálogo sistemático:

1. Transplante de órgãos, tecidos etc

EDITOR DA SÉRIE

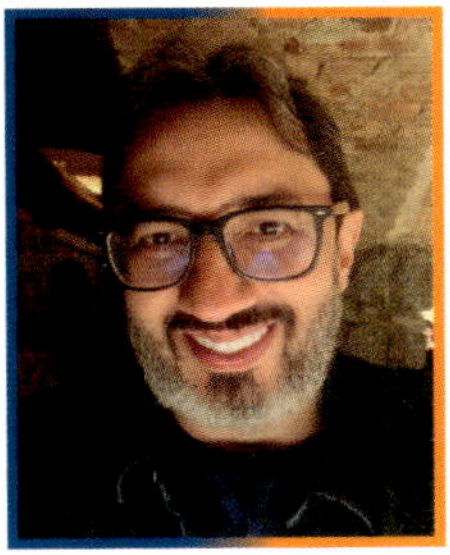

Hélio Penna Guimarães

- Médico Especialista em Medicina de Emergência (ABRAMEDE), Medicina Intensiva (AMIB) e Cardiologia (IDPC).
- Master em Gestão de Serviços da Saúde (MBA) pela Fundação Getúlio Vargas (FGV).
- Doutor em Ciências pela Universidade de São Paulo (USP).
- Médico do Departamento de Pacientes Graves do Hospital Israelita Albert Einstein (HIAE).
- Professor Afiliado do Departamento de Medicina da Escola Paulista de Medicina da Universidade Federal de São Paulo (EPM – UNIFESP).

EDITORA DO VOLUME

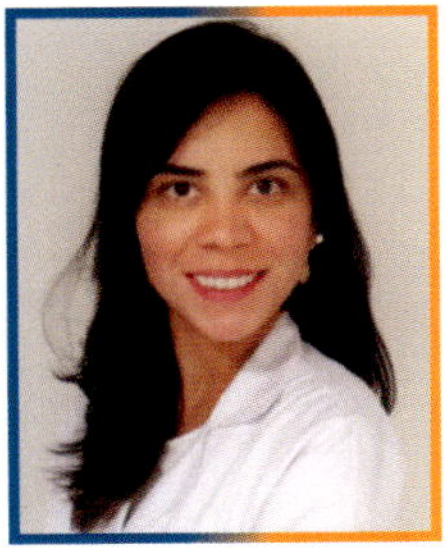

Bárbara Carneiro

- Médica Intensivista pelo Hospital das Clínicas da Faculdade de Medicina da USP-SP (HCFMUSP-SP). Título de Especialista pela AMIB.
- Médica Intensivista Diarista da UTI de Transplantes do Hospital Israelita Albert Einstein.
- Médica Assistente da UTI do Trauma e Emergências Cirúrgicas do HCFMUSP-SP.
- Coordenadora da Pós-graduação de Neurointensivismo do Hospital Israelita Albert Einstein.

SOBRE OS COLABORADORES

Amanda Pascoal Valle Felício

- Graduação em Medicina pela Universidade Federal de Minas Gerais.
- Residência em Clínica Médica pela Fundação Hospitalar do Estado de Minas Gerais e Medicina Intensiva pela Rede Mater Dei de Saúde/Belo Horizonte.
- Título de Especialista em Medicina Intensiva pela AMIB.
- Pós-graduação em Cuidados Paliativos pelo Instituto Israelita de Ensino e Pesquisa Albert Einstein.
- MBA em Gestão de Saúde pela Fundação Getúlio Vargas.
- Coordenadora da UTI do Hospital Municipal Vila Santa Catarina – HIAE.

Ana Laura Jardim Tavares

- Médica pela Universidade Federal do Rio Grande do Sul (UFRGS), formada em Clínica Médica pelo Hospital de Clínicas de Porto Alegre (HCPA).
- Residente de Terapia Intensiva do Hospital das Clínicas da Faculdade de Medicina da Universidade de São Paulo (HC-FMUSP).

Bárbara Vieira Carneiro

- Médica Intensivista pelo Hospital das Clínicas da Faculdade de Medicina da USP-SP (HCFMUSP-SP). Título de Especialista pela AMIB.
- Médica Intensivista Diarista da UTI de Transplantes do Hospital Israelita Albert Einstein.
- Médica Assistente da UTI do Trauma e Emergências Cirúrgicas do HCFMUSP-SP.
- Coordenadora da Pós-graduação de Neurointensivismo do Hospital Israelita Albert Einstein.

Bruna Carla Scharanch

- Médica Intensivista Diarista da UTI da Gastroenterologia e Transplantes do HC-FMUSP e da UTI Adulto do Hospital da Luz.
- Intensivista plantonista da UTI Oncológica São Luiz Itaim e UTIs do Hospital Vila Nova Star.
- Graduação e Clínica Médica pela Universidade Federal do Triângulo Mineiro (UFTM).

- Terapia Intensiva pelo HC-FMUSP Especialista em Cuidados Paliativos pelo IEP Sírio-Libanês.

Bruno Franco Mazza

- Médico Referência da UTI de Transplantes – Hospital Israelita Albert Einstein.
- Médico da UTI da Anestesiologia – UNIFESP.
- Especialista em Medicina Intensiva pela AMIB.
- Mestrado pela UNIFESP.
- MBA em Gestão em Saúde pela FGV.

Caio César Bianchi de Castro

- Cirurgião Torácico formado pela Universidade de São Paulo (USP), com subespecialidade em transplante pulmonar pela USP e Especialista em ECMO pela ELSO-LATAM.
- Cirurgião Torácico integrante do Programa de Transplante Pulmonar no Instituto Nacional de Cardiologia (INC/MS) e Hospital DASA São Lucas Copacabana, ambos no Rio de Janeiro (RJ).
- Membro aspirante da Sociedade Brasileira de Cirurgia Torácica (SBCT), membro adjunto do Colégio Brasileiro de Cirurgiões (ACBC), membro da Federación Latinoamericana de Cirugía (FELAC) e membro da European Society of Thoracic Surgeons (ESTS).

Cássia Souza Farias do Vale

- Médica Intensivista da UTI HCOR/SP, INCOR/SP e HIAE.
- Aprimoramento em IC/Tx Cardíaco no HIAE.
- Título de Especialista pela AMIB/AMB.
- Residência em Clínica Médica e Terapia Intensiva.

Cláudia Coimbra César de Albuquerque

- Graduação em Medicina pela Universidade Federal de Pernambuco (UFPE).
- Residência em Nefrologia pelo HC-FMUSP.
- Residente de Transplante Renal pelo HC-FMUSP.

Daniel Bruno Takizawa

- Pneumologista formado pela Universidade de São Paulo (USP), com subespecialidade em Transplante Pulmonar pela USP.
- Pneumologista do Programa de Transplante Pulmonar do Hospital Angelina Caron.
- Membro da Sociedade Brasileira de Pneumologia e Tisiologia.

Daniel Joelsons

- Formado em Medicina na Faculdade de Ciências Médicas da Santa Casa de São Paulo.
- Residência de Clínica Médica no Hospital Irmandade da Santa Casa de Misericórdia de São Paulo.
- Residência de Medicina Intensiva no Hospital das Clínicas da FMUSP.

- Especialista em ECMO pela ELSO.
- Integrante do grupo de ECMO do Hospital das Clínicas da FMUSP.
- Integrante do grupo de ECMO do Hospital Israelita Albert Einstein.
- Supervisor da UTI de Moléstias Infecciosas do Hospital das Clínicas da FMUSP.
- Médico Plantonista da UTI do Hospital Albert Einstein.
- Realizando doutorado em Pneumonia de Comunidade Grave pelo HC-FMUSP.

Daniela Helena Machado de Freitas

- Médica Intensivista e Pneumologista.
- Associação de Medicina Intensiva Brasileira (AMIB) e Sociedade Brasileira de Pneumologia e Tisiologia (SBPT).
- Instituto do Coração (InCor) – Hospital das Clínicas Faculdade de Medicina da Universidade de São Paulo (FMUSP).
- Hospital do Coração (HCOR).

Daniella Motta da Costa Dan

- Residência Médica em Clínica Médica e Cardiologia.
- Título de Especialista em Cardiologia pela Sociedade Brasileira de Cardiologia – SBC.
- Insuficiência Cardíaca e Transplante Cardíaco pelo Instituto do Coração do Hospital das Clínicas da Faculdade de Medicina da USP – InCor HCFMUSP.
- Doutoranda pela Faculdade de Medicina da Universidade de São Paulo – USP.

Dario Rafael Abregu Diaz

- Graduação em Medicina pela Universidad Nacional Mayor de San Marcos (UNMSM).
- Residência Médica em Cardiologia pelo Hospital Israelita Albert Einstein.
- Especialização em Arritmia Clínica pelo Instituto do Coração do Hospital das Clínicas da Faculdade de Medicina da Universidade de São Paulo.

Douglas Toledo Camilo

- Médico pela Universidade Federal do Espírito Santo.
- Clínico Geral pela Universidade de São Paulo.
- Residente de Medicina Intensiva pela Universidade de São Paulo.

Flávia Vanessa Carvalho Sousa Esteves

- Médica formada pela Universidade Federal do Piauí (UFPI) em 2019.
- Especialista em Medicina Interna pelo Hospital das Clínicas da Universidade de São Paulo (HC-FMUSP) 2019-2021.
- Atualmente residente de Terapia Intensiva no Hospital das Clínicas da Universidade de São Paulo (HC-FMUSP).

Frederico Almeida Baptista de Oliveira Filho

- Especialista em Medicina Interna.
- Médico residente de Terapia Intensiva do HC-FMUSP.

Gabriel Afonso Dutra Kreling

- Formado em Medicina pela Universidade Estadual de Londrina.
- Especialista em Clínica Médica pela Faculdade de Medicina da Universidade de São Paulo (FMUSP).
- Pós-graduado em Cuidados Paliativos pelo Instituto Pallium Latinoamérica – Bueno Aires.
- Residente de Medicina Intensiva na FMUSP.

Gabriel de Oliveira Araújo

- Médico formado pela Escola Superior de Ciências da Saúde.
- Residência em Clínica Médica pelo Hospital Regional da Asa Norte.
- Residente em Terapia Intensiva pelo Hospital das Clínicas da Faculdade de Medicina da Universidade de São Paulo.

Gabriel Franzin Rusca

- Anestesiologista.
- Takoaka Anestesia.
- Equipe de Transplante Hepático do HIAE.

Guilherme Aroeira Moraes

- Graduação em Medicina pela ESCS-DF em 2007.
- Especialista em Clínica Médica pela SBCM/AMB.
- Especialista em Medicina de Emergência pela ABRAMEDE/AMB.
- Especialista em Terapia Intensiva pela AMIB/AMB.

- Médico Intensivista do DPG-UTI Transplante Hospital Israelita Albert Einstein-SP.
- Médico Intensivista do Hospital Sírio-Libanês – SP.
- Médico Intensivista do Hospital Samaritano Higienópolis –SP.
- Médico Intensivista do Hospital do Coração (HCOR)– SP.

Gustavo Calado Ribeiro

- Responsável pela Transplante Cardíaco do Hospital Alemão Oswaldo Cruz– Unidade Vergueiro– SP.
- Professor Responsável pelo Serviço de Cirurgia Cardiovascular da Pontifícia Universidade Católica de Campinas.

Gustavo Niankowski Saliba

- Médico Intensivista do Hospital Israelita Albert Einstein.
- Membro do Time de ECMO do Departamento de Pacientes Graves – HIAE.
- Cirurgião de Grupo de Transplante Pulmonar – HIAE.

Hellen Patricia Pimentel Fagundes

- Graduação em Medicina pela Universidade de Ribeirão Preto.
- Residência em Clínica Médica pela Casa de Saúde Santa Marcelina.
- Residência em Nefrologia pelo Hospital das Clínicas da Faculdade de Medicina de Ribeirão Preto da Universidade de São Paulo.
- Residência em Transplante de rim pela Universidade Federal de São Paulo.

Ítalo José Araújo Silveira de Sá

- Graduação em Medicina pela Universidade Federal da Paraíba.
- Residência em Clínica Médica pela Universidade Federal da Paraíba.
- Residência em Nefrologia pela Universidade Estadual de Campinas.
- Ano adicional em transplante renal pela Universidade de São Paulo.

João Roberto Breda

- Associate Professor of Surgery – University of Miami-Miller School of Medicine.
- Cardiothoracic Surgeon – Division of Thoracic Transplantation and Mechanical Support – Miami Transplant Institute.

José Eduardo Carvalho Teixeira

- Graduado pela Faculdade de Ciências Médicas e da Saúde de Juiz de Fora – MG.
- Residente MEC/SBA do terceiro ano de Anestesiologia do Hospital Beneficência Portuguesa de São Paulo.

José Mateus Costa

- Anestesiologista, Título Superior em Anestesiologia.
- Instrutor Corresponsável pelo CET-SBA Hospital Israelita Albert Einstein.

Juliana Martins Tepedino

- Especialista em Nutrologia pelo Hospital BP – A Beneficência Portuguesa de São Paulo.
- Título de Especialista em Nutrologia pela ABRAN.
- Título de Especialista em Nutrição Parenteral e Enteral pela BRASPEN.
- Coordenação da EMTN do Hospital Brasília/Rede DASA.
- Coordenação da EMTN Hospital Sírio-Libanês – Unidade Brasília.
- Diretora do Instituto NUTEP – Nutrologia.
- Principle and practice on Clinical Research at Harvard T.H. Chan School of Public Health.
- Membro da Diretoria da BRASPEN biênios 2020/21 e 2022/23.

Lucas de Oliveira Araújo

- Residência Médica em Medicina Interna pela Casa de Saúde Santa Marcelina - Itaquera/SP.
- Residência Médica em Medicina Intensiva pelo Hospital das Clínicas da Faculdade de Medicina da USP.
- Médico Diarista da Unidade de Terapia Intensiva de Gastroenterologia do HCFMUSP.

Luciana Jacintho Caleiro

- Médica pela Universidade Federal de Minas Gerais.
- Clínica Médica pelo Hospital das Clínicas da Universidade de São Paulo.

- Residente de Medicina Intensiva pelo Hospital das Clínicas da Universidade de São Paulo.

Ludmila Mendonça

- Especialista em Clínica Médica pelo programa de residência médica SES/DF.
- Especialista em Medicina Intensiva pelo programa de residência médica da SES/DF.
- Especialista em Medicina Intensiva pela AMIB.
- Especialista em Nutrologia pela ABRAN.
- Sócia-diretora do Grupo NUTEP/DF (Núcleo de terapia nutricional enteral e parenteral).

Marcelo Paes Menezes Filho

- Médico Especialista em Nefrologia e em transplante renal pela Faculdade de Medicina da Universidade de São Paulo FMUSP.

Michele Oliveira de Marco

- Graduada em Medicina pela Universidade Federal do Rio de Janeiro (UFRJ 2013).
- Residência Médica em Clínica Médica pela Universidade Federal do Rio de Janeiro.
- Residência Médica em Gastroenterologia Clínica pelo Hospital das Clínicas da Faculdade de Medicina da Universidade de São Paulo.

- Residência Médica em Endoscopia Digestiva pelo Hospital das Clínicas da Faculdade de Medicina da Universidade de São Paulo (HC – FMUSP).
- Fellowship em hepatologia e transplante hepático pelo Hospital Israelita Albert Einstein.
- Atualmente é Médica Gastroenterologista da UTI de Gastroenterologia do Hospital das Clínicas da FMUSP e médica de outros centros médicos renomados em São Paulo.

Olívia Meira Dias

- Residência em Clínica Médica e Pneumologia pela Universidade de São Paulo, com subespecialização em Doenças Intersticiais pulmonares.
- Doutorado em Pneumologia pela Universidade de São Paulo.
- Fellowship em Transplante Pulmonar, Multi-Organ Transplant Unit, Toronto General Hospital, University of Toronto, Canadá.

Patrícia Albizu Piaskowy

- Especialista em Clínica Médica pela Universidade Federal do Paraná – UFPR.
- Especialista em Terapia Intensiva pela Universidade Estadual de Campinas Unicamp.
- Pós-graduada em Cuidados Paliativos pelo Hospital Sírio-Libanês.

Paula Sepulveda Mesquita

- Médica graduada pela Universidade de Uberaba em 2017.
- Especialista em Medicina Interna pelo Hospital das Clínicas da Universidade de São Paulo.
- Atuou como preceptora da disciplina de Emergências Clínicas do Hospital das Clínicas da Universidade de São Paulo em 2020-2021.
- Atual residente do segundo ano de Terapia Intensiva do Hospital das Clínicas da Universidade de São Paulo.

Rafael Medeiros Carraro

- Médico Pneumologista da equipe de transplante pulmonar do HIAE.
- Médico assistente da Disciplina de Pneumologia, HCFMUSP.
- Doutorado em Medicina pela FMUSP

Rodolpho Augusto de Moura Pedro

- Graduado em Medicina pela Universidade Federal de Rondônia.
- Especialista em Clínica Médica pelo Hospital das Clínicas da Faculdade de medicina da USP.
- Especialista em Terapia Intensiva pelo Hospital das Clínicas da Faculdade de Medicina da USP.
- Intensivista Diarista da Unidade de Terapia Intensiva do Departamento de Gastroenterologia do HCFMUSP.
- Intensivista Diarista da Unidade de Terapia Intensiva do Hospital Vila NovStar – Rede D'or.

Rodrigo Santos Biondi

- Médico Especialista em Medicina Intensiva pela AMIB.
- Mestrado em Ciências Médicas pela UnB.
- Fellow do American College of Critical Care Medicine.
- Coordenador UTI Adulto Hospital Brasília –DF.
- Coordenador Programa de Residência e PEMI H. Brasília e ICDF.
- Membro da Rede de Pesquisa em Terapia Intensiva (BRICNet).
- Presidente AMIB–DF biênio 2020-21.

Rogério Póvoa Barbosa

- Graduado pela Faculdade de Medicina na USP-SP.
- Residência Médica pela Hospital das Clínicas da FMUSP
- Atua em transplantes hepático.
- Coordenador e responsável técnico pelo Programa de Anestesia e Transplantes de Órgãos do HIAE.
- Coordenador e responsável técnico do Programa de Anestesia e Transplante de Fígado do Hospital 9 de Julho.
- Gerente Médico da Takaoka Anestesia.

Roseny dos Reis Rodrigues

- Médica anestesiologista e intensivista.
- TSA e Título de Especialista em Medicina Intensiva AMIB.
- Doutorado e pós-doutorado pela FMUSP.
- Médica intensivista da UTI do Hospital Israelita Albert Einstein.

- Coordenadora da Anestesia do Pronto-Socorro do Instituto Central da FMUSP
- Horizontal da UTI do Trauma do Hospital das Clínicas da USP.

Sandro Henrique de Souza Dantas Oliveira

- Médico graduado pela Universidade Federal do Pará, especialista em Clínica Médica pelo Hospital Universitário João de Barros Barreto.
- Especialista e titulado em Medicina Intensiva pela Fundação Hospital das Clínicas Gaspar Vianna e Associação de Medicina Intensiva Brasileira.

Suellen Rodrigues Rangel Siqueira

- Cardiologista pelo Instituto Nacional de Cardiologia - RJ e especialista pela Sociedade Brasileira de Cardiologia.
- Especialista em Insuficiência Cardíaca Avançada e Transplante Cardíaco pelo Instituto do Coração (InCor) do Hospital das Clínicas da FMUSP.

Thalita Merluzzi

- Médica formada pela Faculdade de Medicina da Universidade de Santo Amaro.
- Cardiologista pelo Instituto Dante Pazzanese de Cardiologia.
- Intensivista titulada pela AMIB e integrante da equipe clínica de Transplante Cardíaco do Hospital Israelita Albert Einstein.

Tomás de Azevedo Rodrigues

- Graduação em Medicina pela Faculdade de Medicina da Universidade de São Paulo (FMUSP).
- Residente de Terapia Intensiva do Hospital Israelita Albert Einstein.

Wilder Dias Pacheco

- Subespecialista em arritmia – INCOR USP.
- Cardiologista – Hospital Israelita Albert Einstein.
- Clínica Médica – Hospital Santa Marcelina.
- Cardiologista e Intensivista – Hospital Vila Nova Star – Rede D´or.
- Cardiologista e arritmologista da Beneficiência Portuguesa.
- Arritmologista da Clínica CARE – Dr. Silas Galvão.
- Cardiointesivo da UTI do Hospital Santa Marcelina.
- Preceptor de Clínica Médica do Hospital Santa Marcelina.
- Preceptor do Pronto Socorro, setor de urgência–emergência do Hospital Santa Marcelina.

DEDICATÓRIA

A todos os profissionais de saúde que se dedicam
ao cuidado de pacientes graves nos Departamentos
de Emergência, Unidades e Centros de terapia intensiva;
muito obrigado e profunda gratidão
e respeito por seu trabalho!

— Dr. Hélio Penna Guimarães

A todos os profissionais envolvidos no cuidado
do sistema de transplantes do Brasil;
o trabalho em equipe – multidisciplinar, especializado e integrado
– é o que torna o nosso país um centro importante
e promissor neste campo de atuação.
Todo o meu respeito e admiração pelas abdicações
e dedicação profundas!

— Dra. Bárbara Carneiro

AGRADECIMENTOS

Este projeto é a materialização de um desejo de produzir conteúdo de alta qualidade técnica, unindo duas áreas do conhecimento que estão fortemente interligadas, e pelas quais desenvolvi grande interesse e paixão ao longo da minha formação e carreira médica: medicina intensiva e transplantes.

Foi uma longa caminhada, em que não estive sozinha. Agradeço aos meus pais, Kênia e Gilberto, e ao meu irmão, Pedro, que sempre foram o apoio fundamental para o meu desenvolvimento pessoal e profissional; representam o meu alicerce, motivação e inspiração.

Não poderia deixar de mencionar também minha família, amigos e mestres, bem como todos os autores que contribuíram com esta produção. Obrigada por compartilharem o seu conhecimento! Por fim, agradeço também ao amigo Hélio Penna Guimarães, pelo convite e confiança, e por engrandecer o projeto!

Dra. Bárbara Carneiro

APRESENTAÇÃO

Descobri a Medicina Intensiva ainda na graduação médica pelas mãos de intensivistas apaixonados desta, então, recém-reconhecida especialidade (Obrigado Leila Rezegue e Carlos Barreto!)... e foi o encontro do real sentido de minha profissão na prática da Medicina de Emergência e Medicina intensiva, e que nunca mais abandonei!

A especialidade cresceu com programas de residência médica, com a forte e respeitada Associação de Medicina Intensiva Brasileira (AMIB) e regulamentações mas, principalmente, com a clara melhoria dos desfechos clínicos e cuidados oferecidos aos pacientes gravemente enfermos.

Contribuir de algum modo para seu crescimento é sempre um motivo de muito orgulho!

Esta série segue, em seu segundo volume fiel , como companheira de suporte às dúvidas diárias beira leito nos plantões das UTIs. Todo cuidado focado aos nossos pacientes graves! Sempre em frente!

Dr. Hélio Penna Guimarães

PREFÁCIO

Transplante... esta é uma área da Medicina relativamente nova, com seu primeiro relato de sucesso da década de 50, mais precisamente em 1954, com o primeiro transplante renal bem-sucedido da história.

A partir desse primeiro relato de sucesso, outros se seguiram para o transplante de pâncreas, fígado, coração, pulmão e intestino. O tratamento da insuficiência orgânica crônica passou a ter um tratamento eficaz e custo-efetivo.

Eficácia e custo-efetividade são características relevantes para um tratamento na área da saúde, porém o transplante não é só isso. O transplante começa com uma doação e, se tudo acontecer como previsto, termina com a comemoração na alta hospitalar para casa.

A jornada hospitalar desse paciente pode parecer simples e resumida à admissão hospitalar, ato cirúrgico para o transplante, internação em UTI, transferência para unidade de internação e alta hospitalar. E sim, resumidamente, é isso mesmo e também não é só isso.

Se pensarmos apenas na internação na UTI do paciente recém-transplantado, há complexidade e particularidades para cada nova admissão em pós-operatório de transplante. O raciocínio clínico é ampliado para a situação clínica do doador, o estado funcional prévio do receptor, os achados e eventos do intraoperatório da captação e do implante do órgão, para a função imediata do enxerto, e para o risco de rejeição e de infecção, apenas para nomear pontos de atenção comuns ao transplante de rim, fígado, coração e pulmão.

Complexidade, particularidades e pontos de atenção são palavras que permeiam a prática da Medicina Intensiva. Este manual é um guia para que essa complexidade seja entendida e as particularidades e os pontos de atenção sejam reconhecidos, para que haja a oportunidade de garantir um cuidado de excelência e de medir os resultados em alta hospitalar para casa e casos de sucesso!

Boa leitura a todos!

Dr. Bruno de Arruda Bravim

Coordenador Médico do Departamento de Pacientes Graves
do Hospital Israelita Albert Einstein

SUMÁRIO

PARTE I
TRANSPLANTE CARDÍACO

PARTE II
TRANSPLANTE PULMONAR

PARTE III
TRANSPLANTE HEPÁTICO

PARTE IV
TRANSPLANTE RENAL

PARTE V
SITUAÇÕES ESPECIAIS

PARTE I

TRANSPLANTE CARDÍACO

1

INDICAÇÕES, CONTRAINDICAÇÕES E PREPARO DO CANDIDATO AO TRANSPLANTE

Daniella Motta da Costa Dan

INTRODUÇÃO

A Insuficiência Cardíaca (IC) é definida como síndrome clínica complexa grave na qual o coração torna-se incapaz de atender as demandas metabólicas do organismo através de um inadequado bombeamento sanguíneo, ou o faz mediante elevadas pressões de enchimento.

Estima-se que a IC afeta mais de 23 milhões de pessoas no mundo, com sobrevida de aproximadamente 35% em pacientes após 5 anos de diagnóstico.

Vários são os fatores etiológicos para o desenvolvimento da IC, sendo a etiologia isquêmica a mais prevalente no mundo na atualidade. Outras causas incluem doença valvular cardíaca, doença de Chagas, cardiomiopatias, hipertensão e diabetes.

Apesar do avanço terapêutico nos últimos anos, que inclui terapia medicamentosa otimizada e dispositivos implantáveis, a IC pode evoluir para estágio avançado e refratário, denominada IC avançada, onde as terapias avançadas tornam-se necessárias, sendo o transplante cardíaco (TC) o tratamento de escolha com mais de 100 mil procedimentos realizados em todo o mundo, mais pronunciado a partir do advento da terapia imunossupressora e com sobrevida mediana superior a 10 anos.

Para a definição de IC avançada estão incluídos: a presença de sintomas graves refratários (New York Heart Association – NYHA III ou IV), baixa capacidade ao exercício (inabilidade para o exercício ou baixa capacidade no teste de caminhada por 6 minutos), disfunção miocárdica (fração de ejeção igual ou menor a 30%, IC direita, alterações valvares não operáveis ou anomalias congênitas) episódios frequentes de hospitalizações caracterizadas por congestão pulmonar ou sistêmica com necessidade terapia parental (diureticoterapia, inotrópicos e aminas vasoativas). A Tabela 1 apresenta detalhadamente os critérios para definição de IC avançada.

A identificação da IC avançada a fim de indicação para o TC pode ser desafiadora diante do cenário clínico improvável. Enquanto alguns pacientes evoluem para a refratariedade, outros abruptamente vivenciam uma evolução crônica e progressiva. Desta maneira, torna-se importante a adoção de avaliações objetivas do desempenho físico, qualidade de vida, função cardíaca, rotina laboratorial e biomarcadores a fim de corroborar com o reconhecimento do momento ideal para indicação do TC.

O mnemônico INEEDHELP constitui uma ferramenta útil na identificação do paciente com IC avançada, visto que integra informações importantes como passado de hospitalizações, dados da história clínica, sintomas, intolerância medicamentosa e disfunção de órgão-alvo que servem de alerta para a identificação do paciente IC avançada. A Tabela 2 exemplifica este mnemônico e seu respectivo significado.

Tabela 1. Definição de insuficiência cardíaca avançada

Critérios para a definição de IC avançada
1. Sintomas de IC persistentes e grave (NYHA III ou IV).
2. Disfunção ventricular grave definida por: • FEVE < = 30 % ou • IC direita isolada ou • Alterações valvares graves não operáveis ou • Anormalidades congênitas Valores de BNP ou NT-pró-BNP persistentemente elevados e dados mostrando disfunção diastólica grave ou anormalidades estruturais do VE, de acordo com critérios de definição de ICFEp ou ICFEIr.
3. Episódios de congestão pulmonar ou sistêmica que requerem altas doses de diurético endovenoso (ou combinação de diuréticos) ou episódios de baixo débito que requerem uso de inotrópicos ou fármacos vasoativos ou arritmias malignas que causem mais que uma visita não planejada à emergência ou hospitalização nos últimos 12 meses.
4. Capacidade para o exercício gravemente reduzida, com inabilidade para o exercício ou baixa capacidade no teste de caminhada de 6 minutos (TC6min < 300 m) ou VO2 pico (< 12 -14 mL.Kg -1.min-1), estimado de origem cardíaca.

Adaptado de Metra M, et al. 65 Eur J Heart Fall, 2007; 9(6-7): 684-94; Metra M, et al. 66 Cardiac Fall Ver. 2019; Crespo-Leiro MG, et al. 67 Eur J Heart Fall. 2018; 20(11): 505-35; Trusby LK, et al., 68 JACC Heart Fall. 2020; 8(7): 523-36.

IC: Insuficiência cardíaca; NYHA: New York Heart Association; FEVE: fração de ejeção ventricular esquerda; BNP: peptídeo natriurético do tipo B; NT-pró-BNP: fração N-terminal do peptídeo natriurético do tipo B; ICFEp: insuficiência cardíaca com fração de ejeção preservada; ICFEIr: insuficiência cardíaca com fração de ejeção levemente reduzida; TC6min: teste de caminhada de 6 minutos; VE: ventrículo esquerdo; VO: consumo de oxigênio.

Tabela 2. Mnemônico INEEDHELP

Sinais de alerta no paciente com IC avançada
I Inotrópico dependente/intolerância à terapia otimizada
N NYHA III/IV persistente
E Ejeção (fração) menor que 20%
E Edema persistente, refratário a doses progressivas de diuréticos
D Desfibrilador (choque apropriado recorrente)
H Hospitalizações e visitas à emergência recorrentes nos últimos 12 meses
E Elevação persistente de peptídeo natriuréticos
L Lesão em órgão-alvo
P Pressão arterial sistólica persistentemente menor que 90 mmHg

O encaminhamento precoce para avaliação especializada e de referência para o TC é fundamental para evitar a progressão da debilidade do paciente portador de IC avançada assim como disfunção de órgão-alvo que podem significar fatores impeditivos à candidatura a terapias avançadas de substituição cardíaca.

INDICAÇÕES E CONTRAINDICAÇÕES

O TC é uma opção terapêutica para pacientes com IC avançada, refratários a terapia medicamentosa otimizada e deste modo torna-se necessário a avaliação de risco-benefício em esfera de saúde pública.

Embora a sobrevida pós-transplante permaneça excelente, condições como a isquemia do enxerto, fatores imunológicos e infecções sistêmicas continuam a contribuir para a mortalidade precoce pós-TC.

Alvos adicionais para melhorar os resultados pós-TC incluem o gerenciamento da rejeição celular e humoral assim como imunossupressão personalizada. Embora a biópsia endomiocárdica, método invasivo, exerça importante papel na detecção de rejeição no período precoce pós-TC, o perfil de expressão gênica e detecção de DNA livre de células derivadas do doador constituem métodos promissores para facilitar a detecção não invasiva.

A sobrevida do enxerto a longo prazo também é limitada pelo desenvolvimento de doenças cardíacas, como a doença vascular do enxerto (DVE), uma doença coronariana, multifatorial, caracterizada por hiperplasia fibrointimal que afeta até 75% dos pacientes no terceiro ano após o TC.

A Tabela 3 demonstra as principais indicações ao transplante cardíaco, e destaca-se com classe de recomendação I as seguintes situações de IC avançada: contexto de dependência de suporte inotrópico e suporte circulatório mecânico, classe funcional avançada (NYHA III ou IV) persistente apesar da terapia otimizada na vigência de fatores de mau prognóstico; consumo de oxigênio de pico ≤ 12 mL/Kg/minuto em pacientes em uso de betabloqueadores ou ≤ 14 mL/Kg/minuto em pacientes sem uso de betabloqueadores; arritmias ventriculares refratárias a terapêutica farmacológica, dispositivos elétricos ou terapia de ablação; cardiomiopatia restritiva.

As contraindicações ao procedimento embora existam devem ser individualizadas, uma vez que com o avançar do conhecimento sobre tema e expertise dos centros, tais fatores podem ser mimetizados tornando o paciente favorável a indicação ao TC. A Tabela 4 ilustra as potenciais contraindicações ao TC, como: incompatibilidade ABO, comorbidades associadas a baixa expectativa de vida, infecção sistêmica ativa, síndromes demenciais em estágio avançado, doença cerebrovascular grave com sintomas, doença vascular periférica sem possibilidade terapêutica.

Tabela 3. Principais indicações ao TC

Indicações de transplante cardíaco		
Classe de Recomendação	**Indicação**	**Nível de Evidência**
I	IC avançada na dependência de drogas inotrópicas e/ou suporte circulatório mecânico	C
	IC avançada classe funcional III persistente e IV com tratamento otimizado na presença de outros fatores de mau prognóstico	
	IC avançada e VO2 de pico < = 12 mL/Kg/minuto em pacientes em uso de betabloqueadores	B
	IC avançada e VO2 de pico < = 14 mL/Kg/minuto em pacientes em uso de betabloqueadores	
	Arritmias ventriculares sintomáticas e refratárias ao manejo com fármacos, dispositivos elétricos e procedimentos de ablação	C
IIa	IC refratária e VO2 de pico < = 50% do previsto em pacientes com < 50 anos e mulheres	B
	Doença isquêmica com angina refratária sem possibilidade de revascularização	C
IIb	IC refratária e VO2 de pico ajustado para massa magra < = 19 mL/Kg/minuto em pacientes com índice de massa corporal > 30	B
	Ic refratária e equivalente ventilatório de gás carbônico (relação VE/VCO2) > 35 particularmente se VO2 de pico < = 14 mL/Kg/minuto e/ou teste cardiopulmonar submáximo (RER < 1,05)	
III	Disfunção sistólica isolada	C
	Prognóstico adverso estimado apenas por escores prognósticos ou VO2 de pico isoladamente	
	IC classe funcional NYHA III-IV sem otimização terapêutica	

IC: insuficiência cardíaca; VO2: consumo de oxigênio; VE/VCO2: equivalente ventilatório de gás carbônico; RER: coeficiente respiratório; NYHA: New York Heart Association

Indicações de transplantes em situações especiais

Classe de Recomendação	Indicação	Nível de Evidência
I	IC avançada e cardiomiopatia restritiva	C
IIa	Tumores cardíacos com potencial de cura com o explante do coração	C
	Amiloidose cardíaca relacionada a mutações da transtirretina (ATTR) sem perspectiva ou resposta a tratamentos específicos, associado ao transplante de fígado	B
	IC secundária à amiloidose AL com contraindicação para terapias específicas pelo envolvimento cardíaco, na ausência de envolvimento extracardíaco, seguido de transplante de medula	
IIb	IC refratária em pacientes com infecções crônicas por HBV ou HCV, na ausência de sinais clínicos radiológicos ou bioquímicos de cirrose, hipertensão portal ou carcinoma hepatocelular	C
	IC refratária em pacientes HIV--positivos sem história de infecções oportunísticas, que estejam clinicamente em uso de terapia antirretroviral combinada com carga viral indetectável e contagem de CDA> 200 células/yL	

IC: insuficiência cardíaca; ATTR: amiloidose por mutações da transtiretina; HIV: vírus da imunodeficiência humana adquirida; AL: amiloidose primária; HBV: vírus da hepatite B; HCV: vírus da hepatite C.

Nos últimos anos observou-se um crescente número de pacientes idosos em lista de TC sem impacto no número de rejeições ou desenvolvimento de DVE, o que sugere que a idade, principalmente > 70 anos, não constitui fator proibitivo na avaliação ao TC.

A obesidade está relacionada a complicações pós-TC, como eventos infecciosos e trombóticos, deste modo recomenda-se que pacientes com IMC > 35 Kg/m2 sejam incentivos a redução ponderal antes do TC.

Diabetes é uma comorbidade frequente em pacientes candidatos ao TC, e a terapia imunossupressora constitui fator de risco para o seu desenvolvimento podendo estar associada a uma menor taxa de sobrevida. É necessária uma avaliação minuciosa pré-TC, uma vez que situações como diabetes sem adequado controle glicêmico com lesões graves de órgão-alvo representam potenciais fatores para contraindicação ao TC.

O TC em pacientes portadores de comorbidades em estágio avançado como doença pulmonar ou hepática, pode ser incentivado a depender da correta avaliação e seleção do candidato apropriado, em centro de expertise para abordagem de transplante de múltiplos órgãos.

É sugerido que pacientes candidatos ao TC portadores de doença psiquiátrica grave ou dependência química sejam avaliados pelo especialista para que sejam traçadas estratégias terapêuticas e tomada decisão conjunta para inclusão em fila.

É recomendado que pacientes tabagistas possuam um período de abstinência de 6 meses para inclusão em fila de TC, devido possiblidade de agravantes ao TC. Desta forma, a decisão pela candidatura deve ser individualizada conforme opção do centro transplantador e gravidade clínica do paciente.

Tabela 4. Principais contraindicações ao TC

Potenciais contraindicações para transplante cardíaco	
Situação clínica	**Considerações**
Idade > 70 anos	Pacientes selecionados podem ser considerados para transplante
Comorbidades com baixa expectativa de vida	
Infecção sistêmica ativa	
Índice de massa corporal > $35kg/m^3$	
Doença cerebrovascular grave sintomática	
Doença vascular periférica grave sem possibilidade de revascularização e/ou reabilitação	
Doença hepática ou pulmonar avançadas	Em candidatos apropriados e centros habilitados, transplante de múltiplos órgãos pode ser considerado
Doença psiquiátrica grave, dependência química e/ou baixo suporte social e/ou baixa adesão ao tratamento e recomendações vigentes	Avaliação cautelosa de especialistas é sugerida em pacientes com história recente de abuso de substâncias (últimos 2 anos), incluindo álcool Documentação de baixa adesão ao tratamento medicamentoso em múltiplas ocasiões deve ser considerada contraindicação para transplante
DM com lesões graves em órgão-alvo e/ou controle glicêmico inadequado (hbA > 7,5%)	
Incompatibilidade ABO	

Embolia pulmonar < 3 semanas	O risco é maior em caso de infarto pulmonar e/ou hipertensão pulmonar
Hipertensão pulmonar fixa	Persistência de resistência vascular pulmonar > 5 unidades Wood apesar de lesões de vasorreatividade pulmonar e descompressão cardíaca com dispositivos de assistência ventricular mecânica, indicam risco cirúrgico elevado e devem ser considerados no risco global do receptor Em candidatos apropriados e centro habilitados, dispositivo de assistência ventricular mecânica como ponte para candidatura/decisão à transplante, visando à redução das pressões pulmonares, pode ser considerada. Em candidatos apropriados e centros habilitados, transplante cardiopulmonar ou heterotópico pode ser considerado
Neoplasia com risco de recorrência elevado ou incerto	Colaboração com o oncologista é fundamental para estratificar o risco de recorrência e definir o tempo em remissão necessário para que o transplante seja considerado
Perda de função renal intrínseca e irreversível apesar de tratamento clínico otimizado (taxa de filtração glomerular estimada < 30 mL/min/1,73 m^2)	Em candidatos selecionados e centros habilitados, transplante combinado de coração e rim pode ser considerado
Sindromes demenciais ou retardado mental graves	
Tabagismo ativo	O período de abstinência sugerido de 6 meses, pela associação com desfechos desfavoráveis no pós-transplante, deve ser individualizado conforme opções do centro transplantador e gravidade do caso

DM: diabetes melito; HbA1c: hemoglobina glicada.

Na realidade brasileira, o baixo suporte social e baixa aderência a propedêutica indicada constituem fatores dificultadores à indicação ao TC, portanto é recomendado que sejam realizadas avaliações periódicas com registro da situação presenciada para se proceder com a contraindicação formal ao procedimento.

O tromboembolismo pulmonar recente (< 3 semanas) constitui potencial contraindicação ao TC, sob maior risco nas situações de infarto pulmonar e/ou hipertensão pulmonar.

Pacientes portadores de neoplasias com potencial risco de recorrência devem ser submetidos a avaliação oncológica a fim de estratificação e definição do tempo de remissão necessário para que o TC seja considerado.

A Insuficiência Renal (IR) representa uma condição comum em pacientes com IC e possui implicância prognóstica após o TC. Na avaliação torna-se necessário o rastreamento de doença glomerular (proteinúria de 24 horas) e doença parenquimatosa (ultrassonografia de rins). Na vigência de doença renal estrutural, deve ser considerada uma avaliação em conjunto com transplante renal com o objetivo de definir quanto a realização de transplante único de coração ou duplo (coração-rim).

PREPARO DO CANDIDATO AO TRANSPLANTE

Pacientes candidatos ao TC devem ser submetidos a avaliação periódica, médica especializada e multidisciplinar para definição de inclusão em fila de transplante. Tal avaliação é baseada em aspectos laboratoriais, clínicos, imunológicos e psicossociais.

A análise clínica é essencial para detectar morbidades, status do paciente, condições estas que podem ser limitantes para indicação ao TC. Após a inclusão e a depender do tempo de espera em fila para o TC, podem ser necessários a realização de novos exames, portanto torna-se imprescindível o acompanhamento periódico desses pacientes.

A Figura 1 e a Tabela 5 exemplificam os principais pilares que constituem a avaliação do candidato ao TC, que são: avaliação clínica, laboratorial, hemodinâmica, imunológica e multidisciplinar. Também sugere a periodicidade de reavaliação conforme as diretrizes vigentes.

Figura 1. Principais pilares que constituem a avaliação do candidato ao TC

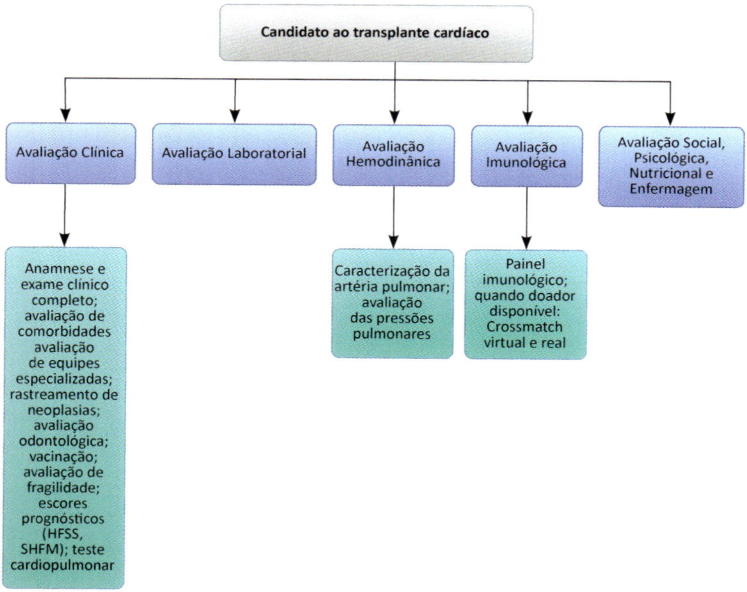

Avaliação do candidato ao transplante cardíaco. HFSS: Heart Failure Survival Score; SHFM: Seatle Heart Failure Model; PSAP: pressão sistólica da artéria pulmonar; GTP; gradiente transpulmonar; RVP; resistência vascular pulmonar; GDP: gradiente diastólico pulmonar. Fonte: Bacal, et al. 3a Diretriz Brasileira de Transplante Cardíaco.

Tabela 5. Recomendações para avaliação e acompanhamento do candidato ao TC

Teste	Basal	Repetir
Anamnese e exame físico	X	A cada consulta
Imunocompatibilidade		
Tipagem ABO	X	
PRA	X	A critério do serviço e sempre que receber hemoderivados (15 dias após) ou implante de DAV
Tipagem HLA tecidual	X	
Avaliação da gravidade da IC		
Teste cardiopulmonar	X	A critério de cada serviço ou quando houver mudança do quadro clínico
Ecodopplercardio-grama	X	A critério de cada serviço ou quando houver mudança do quadro clínico
Avaliação hermodinâ-mica pulmonar	X	Anual ou quando houver mudança do quadro clínico
ECG de repouso	X	A critério de cada serviço

Avaliação funcional de múltiplos órgãos		
Bioquímica de sangue, PFH, PFR, PFT e lipodgrama	X	A cada consulta
Urinálise	X	
TPG	X	
Proteinúria	X	
PFP e gasometria arterial	Se evidência de doença pulmonar	
Radiografia de tórax (PA e perfil)	X	A critério do serviço
Tomografia computadorizada de tórax	X	Casos selecionados
Ultrassonografia de abdome total	X	
Doppler de membros inferiores	Se evidência de doença aterosclerótica	
Doppler de carótides	Se idade > 50 anos, ou evidência de doença aterosclerótica	
Exame odontológico	X	
Exame oftalmológico	Se paciente diabético	

Sorologias		
Sorologias: HBsAf, Anti-HBs, Anti-HBc, Anti-HCV, Anti-HIV, Anti-HTLV, VDRL, Chagas, IgM e IgG para toxoplasmose, CMV e EBV	X	Anti-HBs após 6 meses da vacina
Rastreamento de neoplasias		
Pesquisa de sangue oculto nas fezes	X	
Colonoscopia	Acima de 50 anos ou história familiar de neoplasia	
Mamografia	Idade > 40 anos ou história familiar de neoplasia	
Citologia cérvico-vaginal	Se indicado pela equipe de ginecologia	
PSA	Idade > 40 anos	
Avaliação de equipe especializada	Quando necessário liberação de equipe para inclusão em fila (por exemplo: pneumologia, urologia e ginecologia, entre outros)	

PRA: reatividade contra painel de anticorpos; DAV: dispositivo de assistência ventricular; HLA: antígeno leucocitário humano; ECG: eletrocardiograma; PFH: provas de função hepática; PRF: provas de função renal; PFT: provas de função tireoidiana; TFG: taxa de filtração glomerular; PFP: prova de função pulmonar; PA: pressão arterial; CMV: citomegalovírus, EBV: Epstein-Barr vírus; PSA: antígeno prostático específico.

AVALIAÇÃO CLÍNICA

Os escores de sobrevida à IC representam uma importante ferramenta para avaliar a morbimortalidade em pacientes ambulatoriais a fim de orientar a listagem para TC.

A avaliação de sobrevida estimada de 1 ano, calculada pelo *Seattle Heart Failure Model* (SHFM) inferior a 80%, ou classificação pelo *Heart Failure Survival Score* (HFSS) em moderado a alto risco deve ser considerada como pontos de corte razoáveis para listagem para o TC.

A avaliação da fragilidade deve ser considerada rotineiramente no paciente candidato ao TC uma vez que presente pode significar pior prognóstico. A fragilidade pode ser definida na presença de três dos 5 critérios: exaustão, perda ponderal, tempo de caminhada, atividade física e força de preensão definidos na Tabela 6.

Outro importante instrumento na avaliação prognóstica em pacientes com IC assim como na definição de indicação de terapias em caráter de urgência é a escala de *Interagency Registry for Mechanically Assisted Circulatory Support* (INTERMACS). INTERMACS I (grave choque cardigênico) e II (piora clínica apesar do suporte inotrópico) sugerem gravidade clínica e piores desfechos. A Tabela 7 apresenta detalhadamente a classificação INTERMACS.

O teste cardiopulmonar é útil na avaliação pré TC, cujo valores de VO2 de pico ≤ 12 mL/Kg/minuto em pacientes em uso de betabloqueadores ou ≤ 14 mL/g/minuto em pacientes intolerantes a betabloqueadores favorecem a indicação ao TC.

Tabela 6. Definição de fragilidade

Avaliação de Fragilidade	Critério
Exaustão	Exaustão é avaliada por meio de duas informações, levando-se em conta a última semana: "Senti que tive que fazer esforço para fazer tarefas habituais" e "Não consegui levar adiante minhas coisas". Resposta: na maioria das vezes (3-4 dias) ou quase sempre = 1 ponto; raramente (< 1 dia) ou pouco = zero ponto
Perda de peso	Perda acima de 5 Kg no último ano, não intencionalmente. Resposta: sim = 1 ponto; não = zero ponto
Atividade física	O nível de atividade física é aferido pela aversão curta do questionário de atividades de lazer de Minessota (*Minessota Leisure Time Activity Questionnaire),* com perguntas sobre hábitos de andar, correr, jardinagem, entre outros, cuja mensuração de gasto calórico pode ser estimada
Força de preensão	A força muscular foi verificada com base na força de preensão mensurada em Kgf por dinamômetro de pressão manual (Jamar), sendo o resultado ajustado por sexo e índice de massa corporal
Tempo de caminhada	A lentidão da marcha foi medida pelo tempo gasto para percorrer a distância de 4,6 m, em velocidade confortável, ajustada para sexo e altura

Fonte: Adaptado de Fried LP, et al.

Tabela 7. Classificação INTERMACS

Avaliação de Fragilidade	Critérios	
INTERMACS 1	Gera choque cardiogênico	Choque cardiogênico persistente, apesar de progressivo aumento do suporte inotrópico
INTERMACS 2	Piora progressiva, apesar de inotrópicos	Disfunções orgânicas paulatinamente progressivas, a despeito do aumento de inotrópicos
INTERMACS 3	Estável, porém à custa de inotrópicos	Paciente estável hemodinamicamente, porém em uso contínuo de terapia inotrópica
INTERMACS 4	Terapia oral domiciliar, porém sintomas em repouso	Sintomas diários aos esforços da rotina diária ou mesmo no repouso
INTERMACS 5	Intolerante ao exercício	Paciente confortável no repouso ou nos esforços mínimos da rotina diária, porém incapaz para esforços um pouco maiores
INTERMACS 6	Limitação ao exercício	Consegue fazer atividades um pouco mais intensas que as da vida diária, porém tem sintomas nos primeiros minutos de esforço
INTERMACS 7	NYHA III avançado	Sem sintomas no repouso ou nas atividades básicas diárias, vindo a ter dispneia aos pequenos esforços extra-habituais

NYHA: New York Heart Association.

Avaliação Imunológica

A avaliação imunológica deve ser realizada em todos os candidatos ao TC e é efetuada através da detecção de anticorpos circulantes contra Antígenos Leucocitários Humanos (HLA, sigla do inglês *Human Leukocyte Antigen*) e por meio do Painel Imunológico (PRA, do inglês *Panel-Reactive Antibodies*).

Painel Imunológico

O PRA determina anticorpos que reagem contra antígenos do complexo de histocompatibilidade HLA, os quais são classificados de acordo com a localização de seus genes precursores no braço curto do cromossomo 6.

Podem ser divididos em classe I (A, B e C) e classe II (DP, DQ, DR). Para detecção de anticorpos pré-formados, o soro do potencial receptor é testado contra um painel de antígenos HLA representativos da população geral.

O percentual de reatividade determina o PRA calculado (PRAc) e define o grau de sensibilização HLA do paciente. Quanto maior a variedade de anticorpos contra antígenos HLA, mais elevado o PRA. Quanto mais elevado o PRA, maior a dificuldade em se encontrar um doador compatível, o que pode resultar em um maior tempo de espera e morte em fila.

Fatores como gestação, transfusão sanguínea, TC prévio, uso de dispositivos de assistência circulatória podem contribuir para a sensibilização do HLA.

A especificidade do anticorpo deve ser levada em consideração, caso o receptor tenha anticorpo específico contra o doador (DSA), este doador pode ser evitado.

Na determinação da positividade do PRA, através da técnica do Luminex, o valor de corte utilizado da média da intensidade da fluorescência (MFI-Mean Fluorescence Intensity) pode ser definido de acordo com a rotina de cada serviço.

É importante relatar que quanto menor o valor de corte, maior a positividade do PRA com consequente maior risco de falsos positivos e maior tempo de espera, pela dificuldade em se obter um doador compatível.

Por outro lado, quanto maior o corte estabelecido, menor o PRA, contudo, maior risco de falsos negativos e rejeição mediada por anticorpos. De acordo com análises de segurança através do *crossmatch* real, refletindo baixa frequência de eventos, valores de corte MFI entre 2.000 e 5.000 são os mais adotados nos centros transplantadores.

Crossmatch Real e Virtual

A prova cruzada prospectiva (*crossmatch* real) é realizada pela técnica da citotoxicidade dependente de complemento (CDC), na qual o soro do receptor é testado contra os linfócitos do doador obtidos de linfonodos retirados no processo de captação.

Tal processo pode ultrapassar o tempo máximo de isquemia de 4 horas o que pode inviabilizar a realização do transplante.

Neste contexto, com o objetivo de reduzir o tempo de espera e óbito em fila, é utilizado na prática clínica o *crossmatch* virtual, que pode ser estabelecido através do HLA do doador e anticorpos do receptor a fim de se avaliar a presença de DSA.

Dessensibilização

Para os pacientes com PRA elevado, a dessensibilização é uma opção terapêutica a fim de eliminar ou diminuir os anticorpos

HLA, mesmo na presença de um DAS favorecendo a realização do TC.

O alvo são os componentes da resposta humoral: anticorpos, linfócitos B, plasmócitos e sistema complemento.

Existem duas possíveis abordagens: dessensibilização com o objetivo de diminuir os anticorpos do receptor e um consequente *crossmatch* virtual negativo, ou aceitar um doador cujo *crossmatch* virtual é positivo e realizar a dessensibilização para minimizar a chance de Rejeição Hiperaguda (RHA). Ambas demonstraram menor taxa de rejeição celular e humoral, sem diferença no aparecimento de DVE, mortalidade, e infecção tratada. A Tabela 8 apresenta opções de abordagem para realização de dessensibilização.

Tabela 8. Opções terapêuticas para dessensibilização

Terapia	Mecanismo de ação	Efeito imunológico
Imunoglobulina intravenosa	Efeito imunomodulador	Neutraliza os anticorpos circulantes, e inibe o complemento e as células B
Piasmaférese	Filtração extracorpórea de anticorpos no plasma	Remove as imunoglobulinas circulantes
Rituximabe	Anticorpo monodonal contra CD20	Depleta células B
Borlezombe	Inibidor reversível do protossoma 26S	Depleta plasmócitos
Exulizumabe	Inibidor do complemento C5	Inibe complemento

AVALIAÇÃO HEMODINÂMICA PULMONAR

A hipertensão pulmonar é frequentemente observada na IC avançada devido à vasoconstrição reativa e remodelamento da vasculatura pulmonar em resposta à elevada pressão de enchimento do ventrículo esquerdo e sua presença afeta adversamente a sobrevida pós-TC.

A cateterização da artéria pulmonar se faz necessária na avaliação pré-TC com o objetivo de determinar a existência de hipertensão pulmonar e sua reversibilidade a vasodilatadores.

Além disso torna-se útil no manejo de pacientes internados em uso de drogas vasoativas e/ou assistência ventricular. A Tabela 9 apresenta as principais recomendações para avaliação hemodinâmica pulmonar em pacientes em avaliação para o TC, sendo indicada para todos os pacientes em avaliação para TC com classe de recomendação I.

Entre os dados obtidos na avaliação da hemodinâmica pulmonar os mais utilizados na avaliação pré-TC são: a Pressão de Oclusão na Artéria Pulmonar (POAP) ou Pressão Capilar Pulmonar (PCP), Pressão Sistólica da Artéria Pulmonar (PSAP), a Pressão Média na Artéria Pulmonar (PMAP), o Gradiente Transpulmonar (GTP) e a Resistência Vascular Pulmonar (RVP). O GTP é um importante indicador de remodelamento vascular pulmonar e pode ser obtido pela diferença entre a PMAP e a POAP. Já a RVP resulta da divisão do GTP pelo Débito Cardíaco (DC).

O uso de vasodilatadores durante o exame (óxido nítrico, nitroprussiato de sódio e sildenafil) objetiva à imediata redução da POAP e da pressão da artéria pulmonar. Por conseguinte, é esperado um incremento do DC, diminuição do GTP e da RVP.

O teste é considerado positivo para vasorreatividade quando se observa queda do GTP para menos de 15, queda da PSAP para menos de 50 mmHg e a RVP para 3 ou menos, não associados a queda da pressão arterial sistólica (< 85 mmHg) e do DC.

O TC deve ser contraindicado mediante Valores de RVP acima de 5. Visando a redução das pressões pulmonares, torna-se necessário o adequado tratamento da hipervolemia, constatada pela elevação da Pressão Venosa Central (PVC).

Outra importante medida atualmente adotada é a medida do Gradiente Diastólico Pulmonar (GDP), que é aferido através da diferença entre a Pressão Diastólica Pulmonar (PDAP) e a POAP, como alternativa ao GTP. Tal aferição corrobora com uma adequada avaliação pré-TC uma vez que valores de GDP ≥ 7 mmHg em pacientes com IC e GTP elevado está associado a maior taxa de mortalidade em comparação a valores do GDP < 7 mmHg.

Embora as terapias médicas modificadoras da doença continuem a ser a base do tratamento da IC, os pacientes com doença avançada podem necessitar de terapias intravenosas ou mecânicas para estabilizar a condição clínica e a função do órgão-alvo.

As terapias avançadas empregadas nesses casos incluem medicamentos vasoativos, como inotrópicos, vasodilatadores, vasopressores e suporte circulatório mecânico temporário. A tomada de decisão sobre a escolha e o momento dessas terapias geralmente depende dos recursos disponíveis em um determinado centro, da candidatura do paciente para suporte ou TC, da experiência do centro e da preferência do paciente.

Em um esforço para agilizar a rápida implantação dos cuidados médicos e cirúrgicos que tais pacientes exigem, muitos centros criaram "equipes de choque" multidisciplinares para padronizar as abordagens de atendimento a essa população de pacientes.

Alguns centros adotam medidas terapêuticas para hipertensão pulmonar refratária como uso de terapias vasodilatadoras, inotrópicos e dispositivos de assistência circulatória afim de melhora dos parâmetros da hemodinâmica pulmonar e posterior candidatura ao TC.

Uma monitorização contínua por 24 a 48 horas, com uma terapêutica máxima com vasodilatadores endovenosos/inalatórios, diuréticos e inotrópicos são encorajados nos casos de HAP irreversível.

A otimização da terapia vasodilatadora parenteral e inalatória contribuem na redução da PSAP e da PCP resultando no declínio do GTP e incremento do DC através da redução da pós-carga do VD e da pré-carga do VE e, por consequência, da RVP. A redução da hipervolemia por sua vez contribuiu para redução das pressões pulmonares.

O uso de vasodilatadores parenterais é indicado na suspeita clínica de resistência vascular sistêmica aumentada.

A terapia inotrópica e os vasodilatadores endovenosos são pilares da melhora hemodinâmica na IC descompensada e têm sido amplamente estudados em ensaios clínicos. Embora o uso rotineiro de inotrópicos não seja recomendado, os especialistas concordam que a terapia inotrópica é apropriada e benéfica em pacientes selecionados com evidência de disfunção de órgãos-alvo e como uma ponte para terapias avançadas.

Entre os inotrópicos, a dobutamina age no receptor beta-1 adrenérgico, aumenta o influxo de cálcio, o que resulta em contratilidade miocárdica. Já o milrinone é um inibidor da fosfodiesterase

– 3, que atua na degradação do GMP-cíclico, incrementa o influxo de cálcio e inotropismo.

Devido à inibição da fosfodiesterase, observa-se vasodilatação pulmonar e consequente queda da HAP e otimização da pós-carga do ventrículo direito. A levosimedatana ocasiona efeito inotrópico positivo associado a vasodilatação arterial e vascular pulmonar.

No entanto, em muitos pacientes, a terapia médica por si só é insuficiente para otimizar a hemodinâmica e melhorar a função do órgão-alvo. Um papel fundamental da "equipe de choque" é identificar os pacientes apropriados e o momento da escalada de suporte.

Nesses casos, dispositivos de suporte circulatório mecânico temporário podem desempenhar um papel como ponte para recuperação, ponte para decisão ou ponte para terapia de substituição cardíaca.

Em centros habilitados, o uso de dispositivo de assistência ventricular mecânica como ponte para candidatura/decisão para o TC pode ser considerado a fim de reduzir as pressões pulmonares.

Os dispositivos de assistência ventricular mecânica podem ser classificados por tipo de técnica de implante (paracorpóreo ou totalmente implantável), tempo de permanência (curta ou longa), e por tipo de fluxo (pulsátil ou contínuo).

Os dispositivos de curta permanência (temporários) são úteis no restabelecimento hemodinâmico em situação clínica de choque cardiogênico refratário.

O mecanismo de ação do balão intra-aórtico é a contrapulsação aórtica, elevação da pressão diastólica na raiz da aorta, redução da pós-carga e consequente incremento no DC.

Embora sua contribuição geral para o débito cardíaco seja modesta, séries de casos e estudos de coorte sugerem benefício em uma ampla gama de condições clínicas, incluindo a IC crônica descompensada.

Os dispositivos de longa permanência pode ser indicados para pacientes em condições clínicas estáveis, objetivando um planejamento estratégico a longo prazo. A Tabela 10 apresenta os principais dispositivos de curta e longa duração e seus respectivos mecanismos de ação.

O transplante cardiopulmonar ou heterotópico constituem alternativas terapêuticas para pacientes com hipertensão pulmonar fixa.

Tabela 9. Recomendações para avaliação hemodinâmica pulmonar

Classe de Recomendação	Indicação	Nível de Evidência
I	Para todos os candidatos em avaliação para transplante cardíaco	C
	Teste de vasorreatividade pulmonar quando PSAP > = 50 mmHG, ou CTP > = 15 ou RVP > = 3 woods, até PAS > = 85 mmHg	
IIa	Monitoração hemodinâmica contínua e realização de medidas de RVP sequencial e terapia escalonada objetivando queda das pressões pulmonares	C
	Considerar medida do GDP (> 7mmHg) na avaliação da hipertensão pulmonar	

PSAP: pressão sistólica da artéria pulmonar; GTP: grandiente transpulmonar; RVP: resistência vascular pulmonar; GDP: gradiente diastólico da artéria pulmonar.

Figura 2. Opções terapêuticas para dessensibilização

Terapia	Mecanismo de ação	Efeito imunológico
Imunoglobulina intravenosa	Efeito imunomodulador	Neutraliza os anticorpos circulantes e inibe o complemento e as células B
Plasmaférese	Filtração extracorpórea de anticorpos no plasma	Remove as imunoglobulinas circulantes
Rituximaba	Anticorpo monodonal contra CD20	Depleta células B
Bortezombe	Inibidor reversível de protossoma 26S	Depleta plasmócitos
Eculizumabe	Inibidor do complemento C5	Inibe complemento

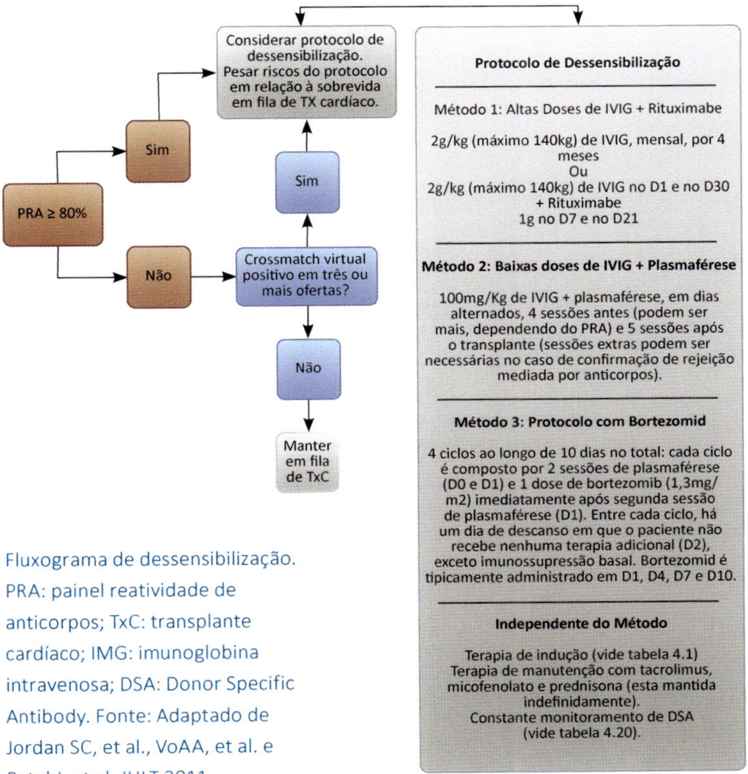

Fluxograma de dessensibilização. PRA: painel reatividade de anticorpos; TxC: transplante cardíaco; IMG: imunoglobina intravenosa; DSA: Donor Specific Antibody. Fonte: Adaptado de Jordan SC, et al., VoAA, et al. e Patel J, et al. JHLT 2011.

Tabela 10. Dispositivos de curta e longa permanência

Características	Mecanismo	Via de acesso	Suporte Hemodinâmico
BIA	Pneumático	Percutâneo	0,5 L/min
ECMO	Centrífugo	Percutâneo/ direto por toracotomia	> 4,5 L/min
TandemHeart TM	Centrífugo	Percutâneo	4 L/min
Impella CP	Axial	Percutâneo	3,7 L/min
CentriMag	Centrífugo	Direito por toracotomia	Até 8-10 Lmin
EXCOR	Pulsátil	Direito por toracotomia	Até 8 L/min

BIA: balão intra-aórtico; ECMO: oxigenação por membrana extracorpórea.

Nome	Tipo de bomba	Tipo de Suporte	Presença de Rolamento
HeartMate III	Fluxo centrífugo	Esquerdo	Não
Berlin Heart INCOR	Fluxo centrífugo	Esquerdo	Não (levitação eletromagnética)
HeartWare	Fluxo centrífugo	Esquerdo	Não (levitação hidrodinâmica)

REFERÊNCIAS BIBLIOGRÁFICAS

1. Comitê Coordenador da Diretriz de Insuficiência Cardíaca. Diretriz Brasileira de Insuficiência Cardíaca Crônica e Aguda. Arq Bras Cardiol. 2018; 111(3):436-539.
2. Shen L, Ramires F, Martinez F, Bodanese LC, Echeverría LE, Gómez EA, et al. Contemporary characteristics and outcomes in chagasic heart failure compared with other nonischemic and ischemic cardiomyopathy. Circ Heart Fail. 2017;10(11):pii:e004361.
3. Bacal F, Marcondes-Braga FG, Rohde LEP, Xavier Júnior JL, de Souza Brito F, Moura LZ, et al. 3a Diretriz Brasileira de Transplante Cardíaco. Arq Bras Cardiol. 2018; 111(2):230-289.
4. Michelle M. Kittleson, MD, PHD, Jon A. Kobashigawa, MD. Cardiac Transplantation Current Outcomes and Contemporary Controversies JACC: HEART FAILURE a 2017 BY THE AMERICAN COLLEGE OF CARDIOLOGY FOUNDATION PUBLISHED BY ELSEVIER. 2017;5(12).
5. Leiro MG, et al. Advanced heart failure: a position statement of the Heart Failure Association of the European Society of Cardiology. European Journal of Heart Failure © 2018 European Society of Cardiology.
6. Marcondes-Braga FG, Moura LAZ, Issa VS, Vieira JL, Rohde LE, Simões MV, et al. Atualização de Tópicos Emergentes da Diretriz de Insuficiência Cardíaca – 2021. Arq Bras Cardiol. 2021; 116(6):1174-1212.
7. Truby LK, et al. Advanced Heart Failure Epidemiology, Diagnosis, and Therapeutic Approaches. ACC: HEART FAILURE 2020 BY THE AMERICAN COLLEGE OF CARDIOLOGY FOUNDATION PUBLISHED BY ELSEVIER
8. Lee SJ, et al. Evaluation of a Heart Transplant Candidate Curr Cardiol Rep (2017) 19:133.
9. Mehra MR, et al.International Society for Heart Lung Transplantation (ISHLT) The 2016 International Society for Heart Lung Transplantation listing criteria for heart transplantation: A 10-year update. J Heart Lung Transplant. 2016 Jan;35(1):1-23.
10. Ayub-Ferreira SM, et al. Diretriz de Assistência Circulatória Mecânica da Sociedade Brasileira de Cardiologia. Arq Bras Cardiol 2016; 107(2Supl.2):1-33.

2

MANEJO DE DROGAS VASOATIVAS E DISPOSITIVOS DE ASSISTÊNCIA VENTRICULAR

Gustavo Calado Ribeiro ▪ João Roberto Breda ▪ Suellen Rodrigues Rangel Siqueira

INTRODUÇÃO

Insuficiência cardíaca (IC) é uma síndrome com sinais e sintomas causados por baixo débito cardíaco resultando em hipoperfusão tecidual e congestão. Diversas etiologias são responsáveis por um quadro de IC. O infarto miocárdico é a principal causa, mas existem outras, tais como: doença valvar, miocardite, doenças infiltrativas (sarcoidose, amiloidose, hemocromatose), cardiomiopatia restritiva e síndrome de Takotsubo.

Estudos mostram que 10% a 27% dos pacientes com IC aguda necessitam de inotrópicos para melhora do débito cardíaco (DC). A IC crônica ou aguda pode evoluir com o choque cardiogênico (CC). Os critérios clínicos definidos pelo SHOCK trial e IABP-SHOCK II consistem em pressão arterial sistólica < 90 mmHg por mais de 30 min, uso de suporte mecânico ou farmacológico para manter PAS > 90 mmHg, débito urinário < 30 mL/h, índice cardíaco (IC) < 2,2 L/min/m^2, pressão de oclusão da artéria pulmonar (POAP) > 15 mmHg e lactato > 2 mmol/L. A sociedade Europeia incluiu na diretriz de 2016 na definição de choque cardiogênico, PAS < 90 mmHg apesar da reposição de volêmica com evidência de lesão de órgão.

A demora no diagnóstico do choque aumenta a chance de deterioração clínica com chance de 50% de morte intra-hospitalar. O prognóstico é variável de acordo com a etiologia, status performance do paciente e comorbidades associadas. Recentemente, foi sugerida pela Sociedade de Angiografia Cardiovascular e Intervenção (SCAI) uma classificação em estágios do CC. (Figura 1)

O choque cardiogênico consiste no baixo débito cardíaco (DC) causado pela disfunção miocárdica levando a uma baixa perfusão tecidual. Devido a depleção do volume sistólico e queda da pressão arterial média, ocorre uma resposta simpática compensatória que se torna um ciclo deletério para o corpo, caso permaneça por tempo prolongado. A reposta simpática eleva a frequência cardíaca para melhorar o DC e faz uma vasoconstrição na tentativa de aumentar a pressão arterial média. Entretanto, o aumento da FC faz com que ocorra um maior consumo de energia pelo miocárdio e a vasoconstrição periférica aumenta a pós-carga piorando o trabalho cardíaco. A hipóxia prolongada leva a depleção da adenosina trifosfato e com isso o transporte de íons, dependente de energia ativa, falha levando ao acúmulo de sódio, cálcio e hidrogênio intracelular. A mudança do potencial da membrana pode levar a apoptose de células. Essa lesão tecidual evoluiu com uma cascata inflamatória sistêmica. Há um aumento de interleucinas, fator de necrose e óxido nítrico, ocorrendo assim vasodilatação sistêmica. Para estabilizar esse processo drogas vasopressores e inotrópicos são utilizados para diminuir a vasoconstrição e aumentar a contratilidade cardíaca.

Figura 1. Classificação do choque cardiogênico da *Society for Angiography and Cardiovascular Interventions* (SCAI) (adaptado: DOI: 10.1177/11795468221075064).

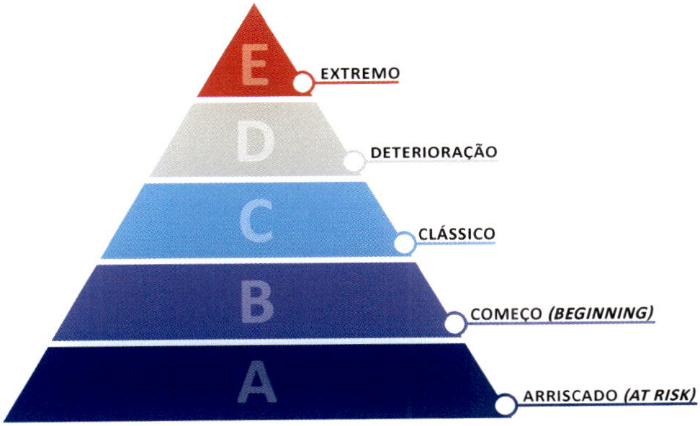

EXTREMO
Paciente com colapso circulatório em parada cardíaca refratária em ressuscitação cardiopulmonar e/ou com suporte circulatório por membrana extracorpórea.

DETERIORAÇÃO
Paciente com quadro clínico e deterioração hemodinâmica apesar da ressuscitação inicial intensiva por > 30 minutos com falha de resposta.

CLÁSSICO
Choque cardiogênico clássico. Paciente com hipoperfusão necessitando de suporte farmacológico ou mecânico além do volume para ressuscitação.

COMEÇO *(BEGINNING)*
Início do choque cardiogênico/choque cardiogênico compensado. Paciente com taquicardia e hipotensão, mas sem hipoperfusão.

ARRISCADO *(AT RISK)*
Pacientes "em risco" de desenvolver choque cardiogênico. Pacientes com infarto agudo do miocárdio, prévio ou subagudo em insuficiência cardíaca descompensada.

Os pacientes com IC avançada podem evoluir com falha de desmame dessa terapia inotrópica. Estudos mostram que há uma maior mortalidade nos pacientes que fazem uso crônico de drogas inotrópicas. Entretanto, tentativas de retirada das drogas podem resultar em hipotensão e hipoperfusão. Na falha de desmame, o tratamento padrão-ouro é o transplante cardíaco. Devido à escassez de órgãos para doação, muitos pacientes ficam internados "dependentes de inotrópicos" como ponte para transplante.

Nos pacientes com IC avançada, que estão dependentes de inotrópicos, os dispositivos de assistência ventricular podem ser utilizados como terapia substitutiva dos inotrópicos dando a oportunidade de o paciente aguardar em casa pelo transplante ou servindo como suporte quando as drogas não são mais suficientes para manejo desse paciente. Há possibilidade de implante dos dispositivos de curta, média ou longa duração. Alguns estudos como REMATCH Trial já mostraram que o uso dos dispositivos é superior à terapia medicamentosa. A classificação INTERMACS (*Interagency Registry for Mechanically Assisted Circulatory Support*) possui 7 perfis que ajudam na estratificação da IC avançada. A necessidade de suporte inotrópico é definida a partir do INTERMACS 3 e em 80% dos casos os dispositivos de assistência ventricular são implantados nos perfis 1 e 2. Tabela 1.

Tabela 1. Classificação INTERMACS e definição clínica.

INTERMACS x Perfil CF (NYHA)	Definição	Descrição
INTERMACS 1 IV HOSPITALIZADO	CHOQUE CARDIOGÊNICO CRÍTICO	Instabilidade hemodinâmica com doses crescentes de catecolaminas e/ou suporte circulatório mecânico, com hipoperfusão crítica de órgãos (choque cardiogênico crítico)

INTERMACS 2 IV HOSPITALIZADO	DECLÍNIO PROGRESSIVO	Declínio funcional a despeito de suporte inotrópico endovenoso, que pode se manifestar através de piora da função renal, desnutrição e/ou caquexia progressiva e/ou incapacidade de restaurar o equilíbrio hídrico (hipervolemia persistente)
INTERMACS 3 IV HOSPITALIZADO	ESTÁVEL MAS DEPENDENTE DE INOTRÓPICO	Estabilidade clínica em quaisquer dos seguintes aspectos: pressão arterial; função orgânica múltipla; estado nutricional e sintomas, sob suporte inotrópico endovenoso contínuo (ou suporte circulatório mecânico temporário, ou ambos), mas que demonstrou sucessivas falhas de desmame do suporte
INTERMACS 4 IV AMBULATORIAL	SINTOMAS EM REPOUSO (sem inotrópico)	Estabilidade clínica sem necessidade de suporte inotrópico endovenoso contínuo, mas apresenta sintomas persistentes diários de congestão e/ou baixo débito cardíaco em repouso ou com atividades da vida diária (escovar os dentes; pentear o cabelo; alimentar-se etc.). Alguns pacientes podem alternar entre os perfis 4 e 5
INTERMACS 5 IV AMBULATORIAL	INTOLERANTE AO ESFORÇO	Confortável em repouso e durante as atividades da vida diária, mas incapaz de empreender qualquer outra atividade, vivendo predominantemente dentro do domicílio

INTERMACS 6 III	LIMITADO AO ESFORÇO	Sem evidência de hipervolemia, confortável em repouso e durante as atividades da vida diária, além de atividades menores fora do domicílio, porém, apresenta fadiga após os primeiros minutos de qualquer atividade significativa
INTERMACS 7 III	CLASSE FUNCIONAL III AVANÇADA	Um espaço reservado para especificação mais precisa no futuro, este nível compreende pacientes que se encontram sem episódios recentes ou atuais de retenção hídrica

VASOPRESSORES E INOTRÓPICOS

Inotrópico é um conceito amplo que agrupa drogas que possuem a função de melhorar a contratilidade cardíaca. Psotka, et al., sugeriu um novo conceito dividindo os inotrópicos em 3 categorias: mecanismo de ação dependendo do cálcio intracelular, sarcômero e energia miocárdica. Propuseram então os seguintes termos: calcitrópicos, miotrópicos e mitrotrópicos, respectivamente. Sendo os calcitrópicos os utilizados na fase aguda da descompensação da insuficiência cardíaca.

Os calcitrópicos atuam alterando o cálcio intracelular. A classe mais utilizada é a das catecolaminas. A dopamina exerce seu efeito cardiovascular via 4 receptores: dopaminérgicos tipos 1 e 2 e adrenégicos alfa 1 e beta 2. Em baixas doses (< 2,5 mcg/Kg/min) causa vasodilatação coronariana, renal e esplênica. Na dose intermediária (3 a 5 mcg/Kg/min) tem efeito inotrópico e cronotrópico via receptores Beta-1 dos cardiomiócitos. Nas doses > 5 mcg/Kg/min pode ser um potente vasoconstrictos via receptores alfa-1 adrenérgicos dos vasos. Em altas doses pode levar a taquicardia e hipertensão. A dopamina possui a meia-vida de 2 min e não há necessidade de ajuste para insuficiência renal.

A dobutamina possui uma ação forte nos receptores Beta-1, fraco nos Beta-2 e alfa-1. Aumenta o débito cardíaco (DC) e diminui a pós-carga do ventrículo esquerdo devido ao seu poder de vasodilatação periférica. Doses > 10 mcg/Kg/min podem resultar em piora da taquicardia sem aumento expressivo do DC.

O milrinone, inibidor da fosfodiesterase III, reduz a degradação do AMP cíclico, estimulando a proteína quinase A a ativar os canais de cálcio, levando ao aumento do cálcio intracelular, resultando em maior contratilidade. Também possui poder de vasodilatação periférica por meio de sua ação no leito vascular ao inibir a ativação da cadeia leve de miosina. A meia-vida é de 2,3 a 2,4 horas. Em pacientes com insuficiência renal o ideal é iniciar a terapia com milrinone em doses menores. Doses muito altas podem causar hipotensão. Devido ao mecanismo de ação não utilizar os receptores Beta-adrenérgicos, alguns médicos preferem utilizar o inibidor da fosfodiesterase III em pacientes com insuficiência cardíaca descompensada em vigência do betabloqueador.

Levosimendan é um sensibilizador de cálcio que aumenta a contratilidade cardíaca ao aumentar a sensibilidade da troponina C. Também possui efeito vasodilatador devido a abertura dos canais de potássio na musculatura lisa. O metabólito ativo pode permanecer na circulação de 70 a 80 horas. Em pacientes renais crônicos a meia-vida pode ser mais duradoura.

Em situações quando o baixo débito cardíaco evoluiu com choque cardiogênico e a cascata inflamatória foi ativada, há um processo de vasodilatação importante, que pode evoluir com necessidade de drogas vasopressoras para sustentar uma pressão arterial média necessária para melhor perfusão tecidual. Os vasopressores atuam em múltiplos receptores aumentando o cálcio intracelular na musculatura resultando em vasoconstrição periférica e aumento da resistência vascular sistêmica. Estas drogas são utilizadas em 90% dos pacientes em CC. As drogas mais utilizadas são noradrenalina e epinefrina.

A noradrenalina é o vasopressor mais utilizado no CC. Possui o potencial de aumentar a pressão arterial média (PAM) sem levar a um aumento significativo da FC. A meia-vida é de 2 a 3 min e não há necessidade de ajuste para função renal. A dose deve ser titulada de acordo com a PAM alvo, não devendo ultrapassar a dose de 1 mcg/Kg/min para evitar complicações como vasoconstrição periférica associada à isquemia e arritmia.

A epinefrina é a segunda linha de tratamento vasopressor e inotrópico com ação nos receptores alfa e beta-adrenérgicos. Em baixas doses atua no aumento do DC devido a ação nos receptores Beta-1. Em altas doses há um predomínio dos receptores alfa-adrenérgicos com aumento da PAM devido ao aumento da FC e resistência vascular sistêmica. A meia-vida é de < 5 min e não há necessidade de ajuste para função renal. Uma consequência do uso é o aumento da demanda de oxigênio, vasoconstrição esplênica e arritmias comparado a noradrenalina.

Não existe a melhor droga a ser utilizada. A escolha do inotrópico deve ser feita de forma individual de acordo com o quadro clínico do paciente e da experiência do profissional com a medicação. Entretanto, a dobutamina ainda é o inotrópico de uso mais prevalente nos pacientes com insuficiência cardíaca avançada em fila de transplante cardíaco (TxC). Apesar de estudos mostrarem uma maior mortalidade desses pacientes, o tempo na fila de espera do TxC é grande e pela falta de dispositivo de assistência ventricular disponível, as drogas inotrópicas são de mais fácil acesso no nosso país.

DISPOSITIVOS DE ASSISTÊNCIA CIRCULATÓRIA MECÂNICA

A utilização de dispositivos de suporte circulatório mecânico na fase pré-operatória do candidato a transplante cardíaco é uma prática comum, sendo ainda um desafio clínico o julgamento de quão críticos estão os pacientes na lista de espera do transplante cardíaco. Aproximadamente 40% dos pacientes submetidos a transplante cardíaco nos EUA estavam sob suporte mecânico prolongado. Os dados disponíveis de suporte mecânico temporário neste cenário de pré-transplante cardíaco são limitados.

Existem disponíveis alguns dispositivos de suporte mecânico circulatório de curta duração, a maioria temporários e de instalação percutânea. Os mais utilizados são: o Balão Intra-aórtico (BIA), Impella®, TandemHeart®, *Extracorporeal membrane oxygenation* (ECMO).

Em um estudo com 6.892 pacientes transplantados no período entre 1998 e 2014 com 456 (6,6%) dos pacientes recebendo suporte mecânico temporário antes do transplante mostrou que durante o período do estudo houve um aumento do uso do suporte mecânico como ponte para transplante, entretanto não houve diferença de mortalidade destes pacientes com os que não receberam nenhum tipo de suporte. Contudo, os pacientes que receberam suporte como ponte para o transplante tiveram maior tempo de hospitalização com maiores taxas de insuficiência renal, hepática, respiratória, sepses, sangramento e reabordagens cirúrgicas. Interessante ressaltar que as complicações e a mortalidade não diferiram entre os tipos de dispositivos, apenas maior tempo de hospitalização nos que receberam ECMO como suporte, aonde 341 pacientes usaram BIA como suporte, 130 foram suportados por ECMO e 21 com assistência ventricular percutânea.

Outro estudo utilizando o registro da International Society of Heart and Lung Transplantation (ISHLT) examinou os resultados entre pacientes que receberam suporte mecânico temporário e de longa duração como ponte para transplante. Nesta amostra de 6.526 pacientes, 6.206 pacientes estavam sob suporte de longa permanência (assistência ventricular esquerda) e foram analisados como grupo controle. Os suportes temporários foram: 75 pacientes com assistência ventricular percutânea, 134 pacientes com ECMO. A mortalidade no grupo ECMO foi maior em um ano a despeito dos pacientes serem mais jovens, com menos comorbidades. Pacientes que receberam assistência ventricular temporária implantada ou percutânea mesmo que biventricular tiveram os mesmos resultados que os pacientes com dispositivos de longa permanência. Pacientes com choque cardiogênico refratário biventricular, suportados com assistência ventricular temporária biventricular tiveram menor mortalidade que aqueles com ECMO como suporte. A comparação entre estes dois suportes neste cenário de falência biventricular, a ECMO oferece um implante mais simples e uma estabilização clínica mais rápida, mas estas vantagens não refletiram benefícios no período pós-transplante. Não se encontrou diferenças no risco de rejeição, doença vascular do enxerto e insuficiência renal no final de 1 ano entre os diferentes tipos de suporte.

Em outubro de 2018, o sistema de alocação de órgãos americano (United Network for Organ Sharing – UNOS) alterou o sistema de priorização de receptores de coração para diminuir a mortalidade na fila de transplante. Pacientes com suporte mecânico temporário passam a ser de alta prioridade na alocação de doadores, UNOS "status *1*", incluindo ECMO-VA e assistência ventricular implantada cirurgicamente e UNOS "status *2*" para os pacientes com suporte com BIA e dispositivos percutâneos microaxiais intracardíacos (Impella).

O BIA é um dispositivo amplamente disponível e extensivamente estudado no cenário de choque cardiogênico por infarto agudo do miocárdio, contudo com resultados desapontadores. Com o entendimento da fisiopatologia da descompensação aguda do paciente com insuficiência cardíaca diferente do insulto agudo isquêmico, a terapia com BIA deve ser considerada como uma alternativa neste cenário. A utilização do BIA como ponte para transplante nos EUA continua em crescimento, tendo um expressivo aumento após a mudança nas regras de alocação de órgãos pela UNOS, 27% dos transplantes em 2019 utilizavam BIA como suporte comparado a 9,1% em 2018. As complicações relativas ao BIA estão ligadas ao tempo de utilização do suporte, e destaca-se o crescimento do uso desta ferramenta por via alternativa de implante como transaxilar, permitindo mobilizar o paciente reduzindo de forma significativa as alterações de condicionamento físico e taxa de infecção.

Analisando uma amostra de 401 pacientes nos dados da ELSO (Extracorporeal Life Support Organization) no período dentre 2010 e 2019 com pacientes adultos (> 18 anos) que receberam ECMO-VA como ponte para transplante ou dispositivo de assistência ventricular de longa permanência (237 pacientes como ponte para transplante e 167 pacientes para assistência ventricular de longa duração), nota-se uma alta mortalidade no grupo ECMO como ponte para transplante de 29,1% (nesta série 27,4% dos pacientes apresentaram parada cardiorrespiratória antes ou durante o implante da ECMO). Em um outro estudo comparando a utilização de ECMO como ponte para transplante comparando diferentes períodos quanto ao nível de prioridade do paciente com ECMO como ponte para transplante mostrou os pacientes listados em ECMO tiveram melhores resultados com o novo sistema de alocação e menor mortalidade em 6 meses. O novo sistema de alocação proporcionou menor tempo de espera na lista do paciente em ECMO e principalmente menor divergência em receptor-doador. Neste estudo podemos verificar que algumas condições clínicas foram determinantes para melhores resultados: ventilação espontânea, melhor condição hepática mensurada por MELD XI, pacientes com menor taxa de transfusões sanguíneas. A melhora dos resultados foi independentemente do tempo de isquemia ou distância entre doador e receptor.

Muitos pontos devem ser avaliados na escolha de um dispositivo de assistência circulatória percutâneo. Primeiramente, as alterações na função sistólica e diastólica do ventrículo direito, na resistência vascular pulmonar têm grande impacto na performance de dispositivos como BIA e Impella (assistência ventrículo esquerdo-aorta) e em dispositivos de assistência atrial esquerda-arterial sistêmica (TandemHeart). Neste cenário ECMO-VA ou combinação de dispositivos biventriculares (Bi-Impella ou Impella RP com TandemHeart) podem ser necessários. Também, devemos analisar o substrato hemodinâmico do lado esquerdo, considerado que o BIA e Impella estão associados a redução da resistência periférica vascular com diminuição das pressões de enchimento ventricular esquerda e melhora da perfusão coronariana, entretanto em casos de severa disfunção ventricular esquerda com resistência vascular sistêmica fixa dispositivos de maior fluxo devem-se ser aventado, como ECMO VA para ponte para transplante ou ponte para ponte. Em terceiro aspecto, dispositivos de fluxo contínuo como Impella resultam em bom grau de descompressão ventricular esquerda podendo ser associado a ECMO-VA em casos de distensão ventricular resultando em melhor descompressão que o TandemHeart.

Pacientes com choque cardiogênico devem ser tratados com algoritmos de escalonamento de suporte e identificação precisa da falência cardíaca com definição ecocardiográfica em conjunto com agressiva monitorização das pressões de enchimento e alguns parâmetros são bastantes utilizados como por exemplo o índice de pulsatilidade da artéria pulmonar. Outro aspecto fundamental é o entendimento da patologia que está desencadeando o colapso circulatório.

Nas falências ventriculares direita dispositivos como ECMO-VA e Impella RP devem ser considerados, e alguns centros mais avançados utilizam de cânulas especiais para suporte percutâneo do ventrículo direito com drenagem atrial direita e infusão na artéria pulmonar. Nas falências ventriculares esquerda as opções são maiores como BIA, TandemHeart, Impella e ECMO VA. Nas falências biventriculares a ECMO VA tem seu emprego mais estabelecido como terapia de escolha, entretanto, considerações sobre escalonamento do suporte, nestes casos, devem ser discutidas; assim como o plano terapêutico em relação a duração do suporte com ECMO VA periférica. O entendimento das limitações da ECMO VA periférica como baixa descompressão ventricular esquerda, distúrbios de coagulação, lesão isquêmica no membro com canulação arterial devem ser consideradas individualizando o paciente. Alguns parâmetros devem ser seguidos e vigiados na condução da ECMO VA (Tabela 2).

Pacientes que apresentam disfunções na parte hemodinâmica acima listada ou distensão ventricular mesmo sem piora pulmonar devem ser escalonados para implante cirúrgico de assistência ventricular para ponte para transplante. Os resultados com utilização de Centrimag (Levitronix) Biventricular, a despeito da maior invasibilidade cirúrgica do implante os benefícios são: maior descompressão ventricular, melhor manejo do fluxo anterógrado, maior duração da assistência. Takayama e col. mostraram um algoritmo para transicionar assistência biventricular para uma assistência univentricular, com excelentes resultados em casos de ponte para decisão, entretanto este algoritmo pode ser extrapolado para ponte para transplante.

Tabela 2. Parâmetros e monitorizações a serem avaliados durante ECMO VA.

Parâmetro	Monitorização do paciente em ECMO VA
Hemodinâmico	
Swan-Ganz	PAP diastólica > 25 mmHg (distensão)/eficácia da redução pós-carga
PVC	eficácia da redução da pré-carga
Pulsatilidade PAm	sinais de contratilidade do VE
Sat O2 venosa	circulação sistêmica
Enzimas hepáticas	congestão venosa
Lactato	isquemia de órgãos
Respiratório	
Gasometria	capacidade do oxigenado/ binômio paciente-ECMO
Imagem	
Ecocardiograma	distensão do VE/ VD; VTI - aórtica; tamponamento; trombo VE e VD
Rx tórax	edema pulmonar e pneumotórax
Coagulação	
D-dímero/fibrinogênio/plaquetas/TTPa/fator antiXa / anemia	
Perfusão distal	
isquemia da perna canulada	
Neurológico	
tomografia/avaliação clínica/pupilas	

Racional no uso de suporte mecânico de longa duração como ponte para transplante cardíaco.

O modelo e a tecnologia do dispositivo de assistência ventricular esquerda de longa duração tiveram avanços significativos nas últimas décadas, mas os componentes principais permaneceram os mesmos: um conduto de entrada do ventrículo esquerdo para a bomba; um motor elétrico e uma bomba posicionados no espaço pericárdico; um conduto de saída da bomba para a aorta; um cabo percutâneo para fornecimento de energia; um controlador com parâmetros de bomba e uma fonte de eletricidade.

Na atualidade o dispositivo de escolha no mercado norte-americano tem sido o HeartMate 3 (The HeartMate 3™ LVAD with Full MagLev™ Flow Technology), que recebeu a aprovação CE em 2015, após o estudo multicêntrico realizado por Netuka, et al. O ensaio incluiu 50 pacientes, dos quais 54% como ponte para transplante e 46% como terapia de destino; o desfecho primário foi a sobrevida em 6 meses e os resultados foram comparados com pacientes no registro INTERMACS submetidos ao implante de HeartMate II. Aos 6 meses, 88% dos pacientes ainda precisavam de suporte, 4% haviam recebido um transplante de coração e 8% haviam morrido. A sobrevida em 6 meses foi de 92%, melhor do que a derivada dos dados do registro INTERMACS. Em 2019, Mehra, et al. publicaram os resultados de 2 anos de um estudo multicêntrico e randomizado de comparação entre HeartMate 3 e HeartMate II chamado MOMENTUM 3. O estudo recrutou 1.028 pacientes (ponte para transplante e terapia de destino), 516 receberam HeartMate 3 e 512 o HeartMate II. Os resultados demonstraram não inferioridade e superioridade do HeartMate 3 em relação ao desfecho primário composto de sobrevida em 2 anos, ausência de acidente vascular cerebral incapacitante ou reoperação para substituir ou remover um dispositivo com defeito (76,9% para HeartMate 3 *vs* 64,8% de HeartMate II, P< 0,001). Além disso, a trombose do dispositivo (e cirurgia de substituição subsequente) ocorreu em 12 pacientes no grupo HeartMate 3 (2,3%) e em 57 (11,3%) no grupo HeartMate II (P < 0,001).

Em 2021, Schmitto, et al. publicaram os primeiros resultados de 5 anos de pacientes submetidos ao implante HeartMate 3, com sobrevida de 100% e aumento significativo da qualidade de vida; o estudo demonstrou excelente hemocompatibilidade do dispositivo, com baixo índice de complicações (hemólise, trombose da bomba, mau funcionamento, eventos neurológicos) provavelmente devido à tecnologia de levitação magnética.

Atualmente os termos ponte para transplante ou terapia de destino foram substituídos por temporário ou de uso crônico dependendo da intenção da terapia. A indicação de implante no cenário de uso temporário como ponte para transplante se dá de duas formas: o paciente é candidato a transplante, mas está instável ou no momento a candidatura para o transplante se fará no futuro e o implante do dispositivo de longa duração permitirá que a paciente sobreviva até o transplante. As principais indicações para suporte como ponte para futura candidatura ao transplante são hipertensão arterial pulmonar, pacientes obesos, pacientes com painel alto de anticorpos.

REFERÊNCIAS BIBLIOGRÁFICAS

1. Benedetto M, Nardozi L, Baca GL, Loforte A, Baiocchi M. Heart failure: role and point of view of cardiac intensivist. Vol. 11, Cardiovascular Diagnosis and Therapy. AME Publishing Company; 2021.

2. Shankar A, Gurumurthy G, Sridharan L, Gupta D, Nicholson WJ, Jaber WA, et al. A Clinical Update on Vasoactive Medication in the Management of Cardiogenic Shock. Vol. 16, Clinical Medicine Insights: Cardiology. SAGE Publications Ltd; 2022.

3. Baran DA, Grines CL, Bailey S, Burkhoff D, Hall SA, Henry TD, et al. SCAI clinical expert consensus statement on the classification of cardiogenic shock: This document was endorsed by the American College of Cardiology (ACC), the American Heart Association (AHA), the Society of Critical Care Medicine (SCCM), and the Society of Thoracic Surgeons (STS) in April 2019. Catheterization and Cardiovascular Interventions. 2019 Jul 1;94(1):29–37.

4. DesJardin JT, Teerlink JR. Inotropic therapies in heart failure and cardiogenic shock: an educational review. European Heart Journal Acute Cardiovascular Care. 2021 Aug 24;10(6):676–86.

5. Shabana A, Dholoo F, Banerjee P. Inotropic Agents and Vasopressors in the Treatment of Cardiogenic Shock. Vol. 17, Current Heart Failure Reports. Springer; 2020:438–48.

6. Suleiman T, Scott A, Tong D, Khanna V, Kunadian V. Contemporary device management of cardiogenic shock following acute myocardial infarction. Heart Failure Reviews. Springer; 2021.

7. Psotka MA, Gottlieb SS, Francis GS, Allen LA, Teerlink JR, Adams KF, et al. Cardiac Calcitropes, Myotropes, and Mitotropes: JACC Review Topic of the Week. Vol. 73, Journal of the American College of Cardiology. Elsevier USA; 2019 May 14;73(18):2345-53.

8. Cheshire C, Bhagra CJ, Bhagra SK. A review of the management of patients with advanced heart failure in the intensive care unit. Annals of Translational Medicine. 2020 Jul;8(13):828–828.

9. Nandkeolyar S, Ryu R, Mohammad A, Cordero-Caban K, Abramov D, Tran H, et al. A Review of Inotropes and Inopressors for Effective Utilization in Patients With Acute Decompensated Heart Failure [Internet]. 2021. Available from: http://journals.lww.com/cardiovascularpharm

10. Conti N, Gatti M, Raschi E, Diemberger I, Potena L. Evidence and current use of levosimendan in the treatment of heart failure: Filling the gap. Vol. 15, Drug Design, Development and Therapy. Dove Medical Press Ltd; 2021 Aug 4;15:3391-3409.

11. Shankar A, Gurumurthy G, Sridharan L, Gupta D, Nicholson WJ, Jaber WA, et al. A Clinical Update on Vasoactive Medication in the Management of Cardiogenic Shock. Vol. 16, Clinical Medicine Insights: Cardiology. SAGE Publications Ltd; 2022.

12. Mathew R, di Santo P, Jung RG, Marbach JA, Hutson J, Simard T, et al. Milrinone as Compared with Dobutamine in the Treatment of Cardiogenic Shock. New England Journal of Medicine. 2021 Aug 5;385(6):516–25.

13. Ouyang D, Gulati G, Ha R, Banerjee D. Incidence of temporary mechanical circulatory support before heart transplantation and impact on post-transplant outcomes. J Heart Lung Transplant. 2018 Sep;37(9):1060-1066.

14. Yin MY, Wever-Pinzon O, Mehra MR, Selzman CH, Toll AE, Cherikh WS, Nativi-Nicolau J, Fang JC, Kfoury AG, Gilbert EM, Kemeyou L, McKellar SH, Koliopoulou A, Vaduganathan M, Drakos SG, Stehlik J. Post-transplant outcome in patients bridged to transplant with temporary mechanical circulatory support devices. J Heart Lung Transplant. 2019 Aug;38(8):858-869. 1.

15. Varshney AS, Berg DD, Katz JN, et al. Use of Temporary Mechanical-Circulatory Support for Management of Cardiogenic Shock Before and After the United Network for Organ Sharing Donor Heart Allocation System Changes. JAMA Cardiol. 2020;5(6):703-708.

16. Huckaby LV, Seese LM, Mathier MA, Hickey GW, Kilic A. Intra-Aortic Balloon Pump Bridging to Heart Transplantation: Impact of the 2018 Allocation Change. Circ Heart Fail. 2020 Aug;13(8):e006971.

17. Boudoulas KD, Bowen T, Pederzolli A, Pfahl K, Pompili VJ, Mazzaferri EL Jr.Duration of intra-aortic balloon pump use and related complications. Acute Card Care. 2014;16:74–77.

18. Mastoris I, Tonna JE, Hu J, Sauer AJ, Haglund NA, Rycus P, Wang Y, Wallisch WJ, Abicht TO, Danter MR, Tedford RJ, Fang JC, Shah Z. Use of Extracorporeal Membrane Oxygenation as Bridge to Replacement Therapies in Cardiogenic Shock: Insights From the Extracorporeal Life Support Organization. Circ Heart Fail. 2022 Jan;15(1):e008777. 1.

19. Nordan T, Critsinelis AC, Mahrokhian SH, Kapur NK, Thayer KL, Chen FY, Couper GS, Kawabori M. Bridging With Extracorporeal Membrane Oxygenation Under the New Heart Allocation System: A United Network for Organ Sharing Database Analysis. Circ Heart Fail. 2021 May;14(5):e007966.

20. Lala A, Rowland JC, Ferket BS, Gelijns AC, Bagiella E, Pinney SP, Moskowitz AJ, Miller MA, Pagani FD, Mancini DM. Strategies of Wait-listing for Heart Transplant vs Durable Mechanical Circulatory Support Alone for Patients With Advanced Heart Failure. JAMA Cardiol. 2020 Jun 1;5(6):652-659.

21. Mandawat A, Rao SV. Percutaneous Mechanical Circulatory Support Devices in Cardiogenic Shock. Circ Cardiovasc Interv. 2017 May;10(5):e004337.

22. Takayama H, Soni L, Kalesan B, Truby LK, Ota T, Cedola S, Khalpey Z, Uriel N, Colombo P, Mancini DM, Jorde UP, Naka Y. Bridge-to-decision therapy with a continuous-flow external ventricular assist device in refractory cardiogenic shock of various causes. Circ Heart Fail. 2014 Sep;7(5):799-806. Pya Y, Zimpfer D, Krabatsch T, Garbade J, Rao V, Morshuis M, Marasco S, Beyersdorf F, Damme L, Schmitto JD. Fully magnetically levitated left ventricular assist system for treating advanced HF: a multicenter study. J Am Coll Cardiol 2015;66:2579–2589.

23. Mehra MR, Uriel N, Naka Y, Cleveland JC, Yuzefpolskaya M, Salerno CT, Walsh MN, Milano CA, Patel CB, Hutchins SW, Ransom J, Ewald GA, Itoh A, Raval NY, Silvestry SC, Cogswell R, John R, Bhimaraj A, Bruckner BA, Lowes BD, Um JY, Jeevanandam V, Sayer G, Mangi AA, Molina EJ, Sheikh F, Aaronson K, Pagani FD, Cotts WG, Tatooles AJ, Babu A, Chomsky D, Katz JN, Tessmann PB, Dean D, Krishnamoorthy A, Chuang J, Topuria I, Sood P, Goldstein DJ. A fully magnetically levitated left ventricular assist device—final report. N Engl J Med 2019;380:1618–1627.

24. Schmitto JD, Mariani S, Li T, Dogan G, Hanke JS, Bara C, Pya Y, Zimpfer D, Krabatsch T, et al.Five-year outcomes of patients supported with HeartMate 3: a single-centre experience. Eur J Cardiothorac Surg 2021;59:1155–1163.

3

MONITORIZAÇÃO E CUIDADOS PERIOPERATÓRIOS

Cássia Souza Farias do Vale ▪ Sandro Henrique de Souza Dantas Oliveira

INTRODUÇÃO

A Insuficiência Cardíaca (IC) é a síndrome clínica final de muitas doenças cardiovasculares. Aproximadamente 50% dos casos de IC recém-diagnosticados, se não adequadamente tratados, falecem dentro de 5 anos. Ainda assim, mesmo aqueles pacientes com tratamento clínico otimizado, cerca de 10% deles mantém grande limitação para as atividades de vida diária, permanecendo em classe funcional III ou IV, da *New York Heart Association* (NYHA). Caso não haja contraindicações, o transplante cardíaco é o tratamento definitivo para a IC em estágio final cuja terapêutica esteja otimizada e que os cuidados paliativos não sejam ainda considerados.

O primeiro transplante cardíaco foi realizado em dezembro de 1967 pelo Dr. Christian Banard, na cidade do Cabo, na África do Sul. No Brasil, o pioneirismo foi em 1968 pelo Dr. Euryclides Zerbini. Desde a década de 1970, em todo o mundo, mais de 100.000 transplantes cardíacos já foram realizados com sucesso. Os avanços nos cuidados intensivos perioperatórios, no conhecimento da imunossupressão, no tratamento da doença primária do enxerto, bem como no diagnóstico e no tratamento de infecções secundárias contribuíram para melhor sobrevida destes pacientes, desde o momento imediato até os primeiros anos após o transplante cardíaco.

Os cuidados perioperatórios consistem no intraoperatório do transplante cardíaco (TxC), no pós-operatório imediato e nas primeiras 72 horas da internação na Unidade de Terapia Intensiva (UTI), considerados os mais críticos no manejo clínico-hemodinâmico deste paciente.

MONITORIZAÇÃO HEMODINÂMICA INVASIVA

A monitorização hemodinâmica invasiva é imprescindível nos cuidados perioperatórios de qualquer cirurgia cardíaca, pois permite a identificação e o tratamento precoce de estados de choque que comprometam a adequada perfusão tecidual, garantindo de forma assertiva a otimização terapêutica necessária para este paciente.

Dentre os estados de choque, os mais frequentes no perioperatório de cirurgia cardíaca são: o vasoplégico, o cardiogênico e o hemorrágico. O choque vasoplégico está relacionado ao tempo de circulação extracorpórea (CEC) e a liberação de fatores ligados a síndrome de resposta inflamatória sistêmica (SIRS); o cardiogênico trata-se da disfunção cardíaca grave que causa hipoperfusão tecidual com necessidade de uso de inotrópicos e/ou dispositivos de assistência ventricular; e o choque hemorrágico relacionado a distúrbios de coagulação, relacionados a CEC, sua heparinização e ao próprio tempo cirúrgico, que perpetuam o sangramento perioperatório.

Dessa forma, entende-se que a monitorização hemodinâmica do paciente em TxC deve ser multimodal e o mais refinada possível, objetivando-se ter o máximo de informações para garantir a perfusão tecidual necessária através do status volêmico adequado (normovolemia) e do ajuste de drogas vasoativas (inotrópicos, vasodilatadores ou, se preciso for, de vasopressores), ou mesmo de indicar o suporte mecânico ventricular, caso de refratariedade do choque cardiogênico.

Garantir a adequada volemia no paciente em TxC é um estado de arte. Ainda que na avaliação hemodinâmica o paciente seja fluidor-responsivo, ou seja, tenha um incremento de 10% a 15% no débito cardíaco (DC) após prova volêmica, deve-se sempre ponderar se ele, de fato, necessita de hidratação venosa. Afinal, a hipervolemia pode causar aumento das pressões de enchimento com disfunção leve de ventrículo direito (VD) e congestão pulmonar. Sabe-se que balanço hídrico muito positivo (> 1000 mL em 24h) aumenta o tempo de ventilação mecânica, consequentemente, maior morbidade.

Basicamente, inclui-se como monitorização o registro contínuo de eletrocardiograma em monitor multiparamétrico e oximetria contínuas. Vale relembrar que o coração transplantado é anatômica e funcionalmente denervado, portanto espera-se no pós-operatório imediato bradiarritmias especialmente se a técnica cirúrgica for biatrial. Considera-se ideal FC 100 a 115 bpm para garantir adequado DC.

A punção de um cateter venoso central para coletas seriadas de Saturação Venosa Central (SVcO2) e para monitorização contínua da Pressão Venosa Central (PVC) faz-se presente no intraoperatório de TxC. Antigamente, a PVC era um parâmetro muito utilizado para definir e orientar pré-carga/volemia. Atualmente, sabe-se que tem muitos fatores confundidores que reduzem seu valor preditivo para volemia, como a própria ventilação mecânica invasiva, arritmias cardíacas, hipertensão pulmonar, aumento das pressões de enchimento secundária a disfunção aguda ventricular; tendo outros parâmetros mais fidedignos para avaliação volêmica.

O uso de cateter arterial para medida contínua da pressão arterial invasiva (PAI) é obrigatório, sendo mais habitual a punção na artéria radial (direita ou esquerda), caso não haja contraindicações, como infecção local ou trombose radial. A monitorização hemodinâmica via artéria femoral não é a primeira escolha, pois diante de choque cardiogênico com indicação de suporte ventricular (Balão de Contrapulsação Intra-Aórtico – BIA), a punção femoral será preferencial. O uso de monitores de débito cardíaco (DC) que avaliam o contorno de pulso arterial é mais frequentemente utilizado na UTI do que no Centro Cirúrgico para manejo destes pacientes.

Apesar de não existirem estudos que justifiquem a obrigatoriedade do uso do cateter de artéria pulmonar (CAP) no perioperatório de TxC, a maioria dos serviços transplantadores no mundo fazem uso do dispositivo. Sabe-se que o CAP *per* não muda mortalidade, nem reduz tempo de internação, porém a interpretação adequada dos parâmetros obtidos auxiliam no manejo dos choques vasoplégico e cardiogênico, no ajuste de DVA no paciente com disfunção primária do enxerto (DPE) e no manejo de pacientes transplantados que tenham hipertensão pulmonar (HP) e apresentem disfunção ventricular direita aguda. Em pouco minutos é possível reanalisar as medidas e a resposta hemodinâmica à terapêutica instituída.

A coleta seriada do lactato arterial durante o perioperatório é uma avaliação micro-hemodinâmica que reflete a adequada ou inadequada perfusão tecidual. Valores de lactato acima de 4,4 mmol/L por mais de 30 horas estão associados a maior mortalidade. O clareamento da hiperlactatemia em 6h a 12h tem impacto na morbimortalidade em cirurgias cardíacas em geral.

Atualmente, muitos anestesistas especialistas em cirurgia cardíaca adquiriram treinamento no uso do Ecocardiograma Transesofágico (ETE) como recurso de monitorização, tornando-se importante na avaliação hemodinâmica mais acurada antes e logo após o transplante cardíaco (Tabela1). Vale ressaltar que o ETE é examinador dependente e um treinamento insuficiente pode levar a interpretação de dados e condutas errôneas.

Figura 1. Monitorização intraoperatória (pré-transplante) em paciente submetido a transplante duplo (coração-pulmão). Síndrome de Einsenmenger secundária a CIV perimembranosa de 19 mm.

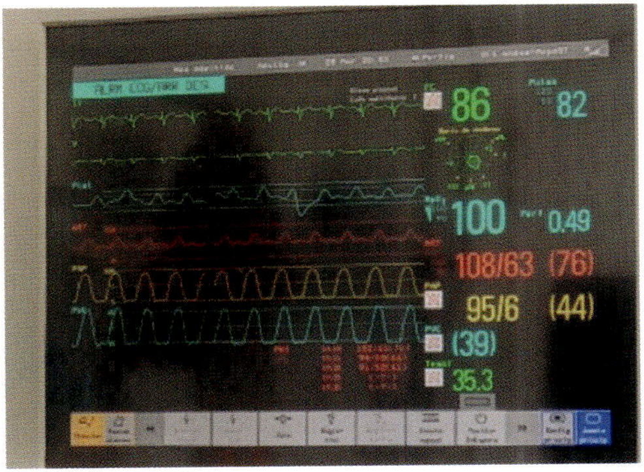

Mesmo com adequado treinamento e com anestesista experiente, a maioria dos serviços transplantadores realizam o ETE com ecocardiografista habilitado ao final do TxC para avaliação imediata do enxerto, ainda na presença da equipe cirúrgica em sala. Avalia-se qualitativa e quantitativamente a função biventricular, diâmetro das câmaras cardíacas, morfofuncionalidade das valvas cardíacas e pressão sistólica de artéria pulmonar (PSAP).

Na UTI, o médico intensivista realiza a monitorização hemodinâmica com o monitor de Débito Cardíaco (DC) disponível no serviço, em geral são utilizados monitores como FloTrac® / EV 1000®, medidas seriadas do CAP e uso do Ecocardiograma Transtorácico (ETT) como método *Point of Care* (à beira do leito) para avaliação de fluidorresponsividade e do status volêmico, para rápida avaliação qualitativa biventricular e o cálculo do DC, e estimar o edema intersticial pulmonar (sinal de hipervolemia). Além disso, é possível estimar o volume de derrame pericárdico e determinar se existe sinais de tamponamento cardíaco.

É importante ressaltar que a avaliação ecocardiográfica da pré-carga nem sempre está relacionada à fluidorresponsividade do paciente, isto é, baixas pressões de enchimento não significam boa tolerância a volume. Como da mesma forma, altas pressões de enchimento cardíaco não significam não fluidorresponsividade. Na verdade, atualmente, sabe-se que a avaliação da pré-carga está relacionada a fluidotolerância, ou seja, a capacidade de não provocar edema intersticial pulmonar ao se realizar expansão volêmica.

Na avaliação ultrassonográfica, no modo bidimensional, da Veia Cava Inferior (VCI) deve-se medir o maior e o menor diâmetro a cerca de 1 a 3 cm da sua desembocadura no átrio direito (AD), antes da emergência da Veia Hepática (VH). Comparativamente, avalia-se no modo M o maior e o menor diâmetros da VCI, determinando sua variabilidade em menor que 50% ou maior que 50%. Esta avaliação tem mais acurácia em paciente em ventilação espontânea.

Figura 2. Medida da VCI em modo bidimensional (acima) e em modo M (abaixo)

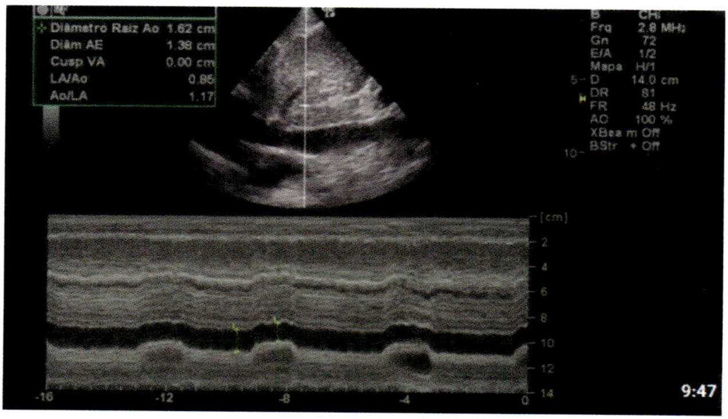

Tabela 1. Avaliação Sistemática do ETE no intraoperatório TxC. Disponível em: Z. Tan, et al, Journal of Cardiothoracic and Vascular Anesthesia, 2019.

Abordagem Sistemática à Avaliação intraoperatória durante transplante cardíaco			
Estrutura	**Anormalidades**	**Diagnóstico diferencial**	**Incidências do ETE**
VE	Disfunção sistólica e diastólica	Disfunção de enxerto primário Rejeição hiperaguda Proteção miocárdica precária	ME4CV, ME2CV TGSAV, TGLAV
VD	Sobrecarga de pressão: inclinação do SIV para a esquerda na sístole Sobrecarga de volume: inclinação para esquerda na diástole, dilatação do VD	Ar coronário Hipertensão pulmonar grave Proteção miocárdica precária	ME4CV, TGSAV, TGLAV
AE, AD, SIA VCS e VCI (bicaval)	Shunt esquerda-direita CEE Massa	FOP/DSA Estenose Trombo	ME4CV, ME bicaval
Ao e AP	Massa Retalho de íntima Fluxo turbulento	Estenose Trombo Dissecção	Ao: MEAVSAV, MEAVLAV, AP: UEAASAV Ao desc

Válvulas	Jatos regurgitantes	Anomalias valvares primárias Causas secundárias, por exemplo, devido a dilatação anular devido a insuficiência cardíaca	AV: MEAVSAV, MEAVLAV MV: ME4CV, incidência comissural ME, ME2CV TGSAV, TGLAV, MELAV TV: ME4CV, bicaval modificada, influxo VD, fluxo de saída PV: influxo, fluxo de saída VD
Outros		Derrame pericárdico Derrame pleural	ME4CV Incidências TG profundas

Abreviações: Ao, aorta; DSA, defeito do septo atrial; AV, válvula aórtica; SIA, septo interatrial; VCI, veia cava inferior; SIV, septo interventricular; AE, átrio esquerdo; VE, ventrículo esquerdo; ME4CV, incidência de 4 câmaras esofágica média; ME2CV, incidência de 2 câmaras esofágica média; MV, válvula mitral; AP, artéria pulmonar; FOP, forame oval patente; VP, válvula pulmonar; AD, átrio direito; VD, ventrículo direito; CEE, contraste ecogênico espontâneo; VCS, veia cava superior; TGLAV, incidência transgástrica de eixo longo; TGSAV, incidência transgástrica de eixo curto; VT, válvula tricúspide; UEAASAV, incidência de arco aórtico de eixo curto esofágico superior.

É importante compreender que nenhuma avaliação hemodinâmica utilizada isoladamente é mais fidedigna do que outra e que elas variam entre pacientes sob ventilação mecânica invasiva (pressão positiva) e em ventilação espontânea. Ressalta-se que o conjunto de diferentes parâmetros, analisados no contexto clínico, auxiliam no adequado manejo hemodinâmico do paciente transplantado cardíaco. De uma forma geral, considera-se como alvos hemodinâmicos no pós-operatório de TxC:

- Pressão Arterial Média (PAM) maior ou igual a 65 mmHg
- Índice Cardíaco (IC) maior que 2,8 L/min/m^2
- Débito Cardíaco (DC) maior que 3,2
- PVC menor ou igual a 12 mmHg.
- Pressão Capilar Pulmonar (PCP) até 12 mmHg
- Saturação Venosa Central (SVcO2) de 65% a 80%
- Frequência Cardíaca (FC) maior que 100 bpm
- Diurese maior ou igual a 0,5 mL/Kg/hora
- Lactato arterial menor que 14 mg/dL.

Tabela 2 – Principais parâmetros ecocardiográficos relacionados ao estado volêmico

Estimativa de Pré-Carga	Colapsabilidade de VCI (câmaras direitas) Relação E/E',*Kissing Wall* e Obstrução dinâmica VSVE (câmaras esquerdas)
Estimativa de Fluidorresponsividade	Índice de colapsabilidade e Índice de distensibilidade da VCI Índice de colapsabilidade da VCS Variação respiratória do fluxo aórtico/ fluxo VSVE Miniprova de volume Elevação passiva dos membros inferiores
Estimativa de Edema Intersticial Pulmonar	Presença de Linhas B (> 3) na ultrassonografia pulmonar

VCI – veia cava inferior; VCS – veia cava superior; VSVE – via de saída do ventrículo esquerdo.

Figura 3. Fluxograma para avaliação ecocardiográfica do choque circulatório

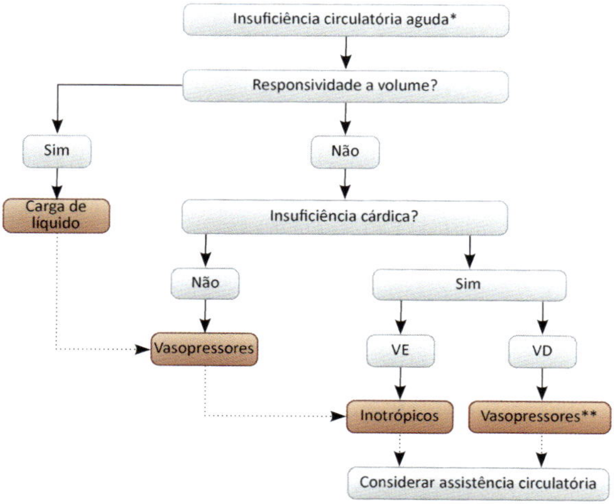

CUIDADOS PERIOPERATÓRIOS NO TRANSPLANTE CARDÍACO

No Intraoperatório

Na indução anestésica, é realizada a primeira dose de imunossupressão (uso da Metilprednisolona 500 a 1000 mg e maioria dos serviços utiliza a terapia de indução com Basiliximabe 20 mgg/dose) para prevenir a rejeição aguda precoce, conforme orientação da equipe clínica responsável pelo transplante. Tem como como objetivo proteger o enxerto de dano inflamatório, do alorreconhecimento e da resposta imune.

Também durante a indução anestésica é realizada a antibioticoprofilaxia (ou terapia). As cirurgias cardíacas são procedimentos limpos e necessitam apenas de profilaxia, porém durante o TxC é possível que o doador falecido (do qual o coração foi captado) já tenha culturas positivas e esteja em vigência de antibioticoterapia. Desta forma, mantém-se o tratamento já instituído, a depender da evolução clínica-laboratorial-microbiológica do paciente receptor.

No TxC, o tempo de isquemia fria do enxerto refere-se ao intervalo de tempo desde o pinçamento da aorta na cirurgia de captação até o momento da reperfusão coronariana, após o implante do enxerto. O tempo de isquemia maior que 4 horas está relacionado a maior disfunção cardíaca (choque cardiogênico), dificuldade em sair de CEC, causando mais vasoplegia e, consequentemente, maior dose de inotrópicos, necessidade de vasopressores ou mesmo de suporte mecânico ventricular ainda no intraoperatório.

Dessa forma, o manejo perioperatório inicia-se de forma sincrônica e à distância entre as duas equipes (captação e transplantadora), garantindo que o tempo de CEC e de isquemia sejam os menores possíveis. Sempre menor que 5 horas e, idealmente, menor que 4 horas, para a isquemia fria.

Com relação ao manejo ventilatório, não existem estudos comprovando a superioridade de um modo ventilatório em detrimento a outro. Recomenda-se o uso de ventilação mecânica protetora com volume corrente de 4 a 6 mL/Kg predito, PEEP 5 a 8 cmH2O (não se recomenda ZEEP – zero de PEEP pela grande área de atelectasias pós-operatórias), monitorização com capnografia visando a normocapnia e a menor FiO2 necessária para manter oximetria maior que 94%. Fica a critério do anestesista a utilização de manobras de minir-recrutamento alveolar após o término do tempo cirúrgico principal para reverter atelectasias pulmonares e melhorar a oxigenação.

Outro ponto importante é o manejo de sangramentos. O tempo prolongado de CEC aumenta o risco de sangramento perioperatório, não sendo infrequente o uso de hemoderivados. Se não forem casos de choque hemorrágicos em que a transfusão maciça está indicada, busca-se manter a estratégia restritiva nas cirurgias cardíacas, inclusive no TxC. A meta restritiva seria hemoglobina de 7,5 a 8 mg/dL e hematócrito 21% a 24%. Para isso, utiliza-se da autotransfusão através de um equipamento que recupera o sangue perdido no intraoperatório chamado de *Cell Saver* (ou RIOS – recuperação intraoperatória de sangue), minimizando dessa maneira os riscos transfusionais e a sensibilização a anticorpos no receptor.

O uso da tromboelastografia também auxilia em direcionar qual o melhor tratamento para controle da hemorragia, reduzindo o uso indiscriminado de hemoderivados. Disponível apenas em grandes centros brasileiros devido ao alto custo e pouca familiaridade com sua interpretação pela maioria dos médicos.

Tabela 3. Cristérios de transfusão perioperatória. Fonte: 3ª Diretriz Brasileira de Transplante Cardíaco.

Classe de Recomendação	Indicação	Nivel de Evidência
I	Concentrado de hemácia se hemoglobina < 7,5-8 g/dL	A
IIA	Utilização de ácido tranexâmico no perioperatório	B
	Protocolo de Transfusão Guiado ROTEM/TAG (testes hemostáticos viscoelásticos)	

NA UTI

Os cuidados intensivos perioperatórios no TxC consistem, basicamente, nos mesmos cuidados de outra cirurgia cardíaca, nos quais o manejo hemodinâmico e o controle de sangramento são as principais intercorrências no pós-operatório imediato e nas primeiras 24h.

Na admissão da UTI, busca-se obter o máximo de informações relacionadas ao doador falecido, ao receptor e ao próprio procedimento TxC.

Relacionadas ao doador: causa da morte encefálica, se houve evento de parada cardíaca registrar tempo de ressuscitação, sexo (se mulher, quantas gestações), idade, altura (cm), peso (kg), antecedentes pessoais (incluindo transfusões sanguíneas), tipagem sanguínea e sorologias.

Relacionadas ao receptor: nome completo, idade, altura (cm), peso (kg), diagnóstico da IC avançada, qual condição clínica (classificação INTERMACS), antecedentes pessoais e familiares, painel imunológico, sorologias e quanto tempo em fila.

Relacionadas à cirurgia:

- Procedimento: TxC ortotópico ou heterotópico;
- Técnica cirúrgica: biatrial ou bicaval;
- Tempo cirúrgico total, tempo de CEC e tempo de isquemia fria;
- Intercorrências clínico-cirúrgicas: hemorragias, arritmias, disfunção hiperaguda do enxerto;
- Dispositivos: cateteres, drenos, marca-passo epicárdico (bi ou uniatrial, bi ou univentricular), sondas;
- Drogas Vasoativas e necessidade de assistência ventricular mecânica (retirada ou instalada: BIA, ECMO V-A)
- Tipo de anestesia;
- Classificação da Via Aérea (Cormack-Lehane, Mallampati);
- Antibioticoprofilaxia e terapia e última dose adicional (repique). Culturas prévias do doador e do receptor;

- Dose de imunossupressor utilizada na indução anestésica;
- Intercorrências clínicas e condutas adotadas; Distúrbios Hidroeletrolíticos (se houveram); últimos resultados de gasometrias, Hb/Ht, Plaquetas, Tromboelastografia. Dose de Heparina Não-Fracionada. Dose de Protamina.
- Quantidade recebida de Cristaloides, Cell Saver, Complexo Protrombínico, Ácido Tranexâmico, Protamina ou Hemoderivados.
- Balanço hídrico total, balanço sanguíneo e diurese total.

O paciente em POI de TxC é admitido na UTI intubado sob sedoanalgesia contínua ou residual (narcose), com a proposta de que seja extubado nas primeiras 6 a 8 horas da admissão na UTI. Salvo contraindicações, como: choque hemorrágico, instabilidade hemodinâmica com aumento progressivo de DVAs ou arritmias ventriculares com instabilidade hemodinâmica que sugiram disfunção primária do enxerto ou mesmo potencial de reabordagem cirúrgica.

Os critérios de extubação são os mesmos de qualquer pós-operatório. Ter estabilidade clínica-hemodinâmica (com DVA em doses baixas ou intermediárias, mas em desmame), não ter coagulopatia com choque hemorrágico (que tenha potencial de reabordagem cirúrgica), não ter distúrbios ácido-básicos, parâmetros mínimos de pressão de suporte (PSV), com relação $PaO2/FiO2 > 250$ e com FiO2 menor ou igual a 30%. Ter bom nível de consciência (para proteção das vias aéreas após extubação) e ter a dor pós-operatória controlada. Em geral, após a extubação, faz-se ventilação não invasiva (VNI) intermitente para reverter e prevenir atelectasias e melhorar a oxigenação.

O sangramento perioperatório decorre de fatores inerentes ao próprio paciente (uso de anticoagulantes, disfunção plaquetária, infecção recente/atual, reoperação), ao tempo de CEC e ao próprio trauma cirúrgico. A hemorragia não controlada eleva a taxa de reoperação e de transfusão de hemoderivados, aumentando consequentemente o tempo de internação e a morbidade.

É imprescindível ficar atento ao débito dos drenos pós-operatórios, principalmente nos pacientes que tiveram sangramentos maiores no intraoperatório. Débitos maiores que 150 mL/h nas primeiras 3 horas, sem decréscimo, e que piorem estado hemodinâmico do paciente, ou queda abrupta da drenagem com piora hemodinâmica e/ou alargamento da área cardíaca no raio X de tórax e/ou pressões de enchimento medidas no CAP muito próximas (ou mesmo equalizadas), devem ser prontamente avisadas à equipe cirúrgica para discutir rebordagem (por sangramento excessivo ou por tamponamento cardíaco – se houver relato de pericárdio presente).

Outro ponto importante é a correção de fatores que perpetuam a hemorragia, como hipocalcemia, acidose (respiratória ou metabólica) e hipotermia. E sempre que for necessária a hemotransfusão, priorizar componentes filtrados e irradiados para minimizar a sensibilização do receptor e, se disponível, utilizar-se da tromboelastografia para melhor compreensão da dinâmica da coagulação, racionalizando o uso de hemoderivados.

Na figura abaixo, o exemplo de algoritmo de hemotransufusão no pós-operatório de cirurgia cardíaca utilizado no Hospital Geral de Toronto, no Canadá. Este é um centro de referência em cirurgias cardiopulmonares, inclusive como centro transplantador.

Figura 4. Algoritmo de hemotransfusão

Algoritmo de transfusão sanguínea de cirurgia cardíaca*

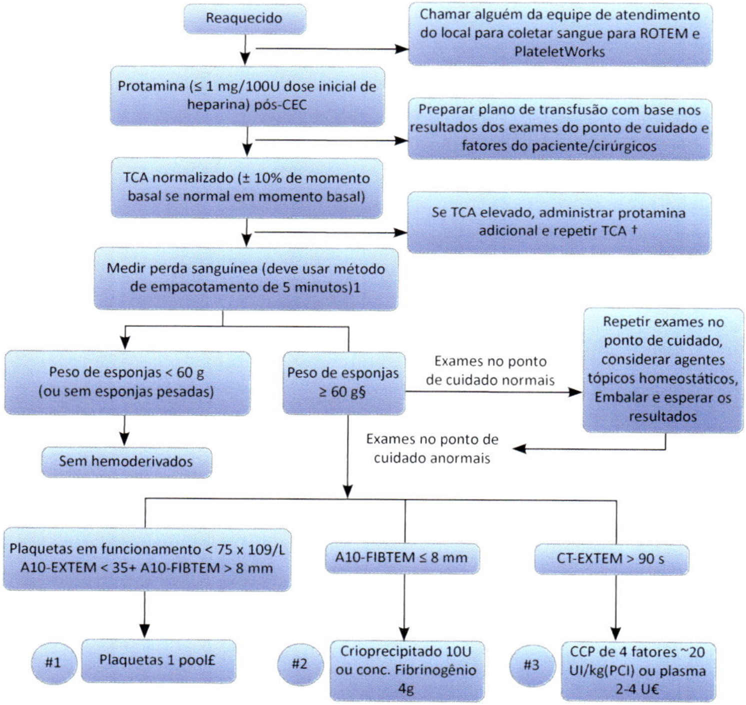

*Não se aplica a transfusões de eritrócitos, que serão baseadas em níveis de hemoglobina de acordo com a prática institucional

†Se uma dose adicional de protamina não encurtar TCA, considerar níveis de fibrinogênios baixos ou uma deficiência adquirida de fatores de coagulação enzimática como razão para TCA prolongado e tratar de acordo com o algoritmo (dose geral máxima de protamina: 1,2 mg/100 U de dose inicial de heparina)

‡Se sangramento for grave, iniciar tratamento sem pesar esponjas e combinar etapas do tratamento conforme adequado

§A menos que o sangramento seja grave, tratar em etapas e avaliar para efeito após cada etapa

£Considerar 2 pools de plaquetas se sangramento maciço, plaquetas em funcionamento < 15 x 109/L, ou uso recente de fármacos antiplaquetários potentes

€Considerar CCP (concentrado de complexo protrombínico) particularmente se insuficiência ventricular direita, sobrecarga de volume, ou uso recente de varfarina. Use plasma preferencialmente se FIBTEM também estiver baixo (≤10 mm) ou sangramento maciço

Com relação ao choque hemodinâmico no pós-operatório, considerando-se que não há choque vasoplégico ou hemorrágico, deve-se sempre considerar a disfunção primária do enxerto (DPE). A DPE é a principal causa de óbito (66%) nos primeiros 30 dias após TxC. Pode ser inferida ainda no centro cirúrgico, imediatamente ao transplante, através do ETE que evidencia disfunção sistólica biventricular ou disfunção sistólica esquerda com aumento progressivo de drogas vasoativas (inotrópica e vasopressora), além da própria percepção clínica na dificuldade de desmame da CEC, sendo necessário suporte ventricular mecânico (BIA, ECMO V-A). Nos casos mais graves e refratários (excepcional), o retransplante cardíaco pode ser indicado.

No momento, não existem biomarcadores específicos para avaliar precocemente a DPE. Estudos clínicos têm tentado mostrar que BNP, interleucina-6 e TNF-α podem ser preditores precoces. Porém, sabe-se que a DPE é de causa multifatorial e envolve fatores relacionados ao enxerto, ao procedimento e ao receptor (Tabela 4).

Os principais fatores relacionados ao receptor são: dependência inotrópica, idade maior que 60 anos, presença de diabetes mellitus e PVC maior que 10 mmHg. Enquanto os principais relacionados ao doador são: idade maior que 30 anos e tempo de isquemia fria maior que 240 minutos.

O tratamento padrão da DPE é composto de doses escalonadas de inotrópico e outras drogas vasoativas (Tabela 5). Em casos de refratariedade ao tratamento clínico, a ECMO V-A é o suporte mecânico temporário mais estudado pelos centros transplantadores no mundo, tendo a melhor sobrevida em 1 ano (de 50%) em relação a outros dispositivos como CentriMagVAS® cuja sobrevida em 1 ano foi de apenas 32%.

Tabela 4. Fatores de risco para o desenvolvimento de falência primário do enxerto. Fonte: 3ª Diretriz Brasileira de Transplante Cardíaco.

Relacionados ao doador	Relacionados ao receptor	Relacionados à cirurgia
Idade	Idade	Tempo de isquemia
Causa do óbito	Peso	Incompatibilidade de sexo
Trauma	Dispositivo de assistência ventricular mecânica	Incompatibilidade de peso
Disfunção cardíaca	Cardiopatia congênita como causa da disfunção	Doação não cardíaca associada
Suporte inotrópico	Reoperação	Experiência da equipe de captação e volume do centro transplantador
Diabetes	Explante do dispositivo de assistência ventricular mecânica	Solução cardioplégica
Abuso de álcool, cocaína e anfetamina	Insuficiência renal, disfunção hepática, diabetes	Transfusão sanguínea
Hipertrofia ventricular esquerda	Dependência de ventilação mecânica	Transplante em caráter de emergência
Doença valvar	Transplante multivisceral	
Tratamento hormonal	Resistência vascular periférica aumentada	
Doença coronariana	Infecção	
Alteração contrátil no ECO	Retransplante	
Sepse	Alossensibilização	
Nível de troponina		
Hipermatremia		

Tabela 5. Diagnóstico e tratamento da DPE. Fonte: 3ª Diretriz Brasileira de Transplante Cardíaco.

Classe de Recomendação	Indicação	Nível de Evidência
I	Estratificação de risco para DPE pré-transplante	B
IIb	Uso da ECMO como terapia percutânea de resgate em casos de refratariedade ao tratamento inotrópico escalonado e BIA	C
	Uso de painel de biomarcadores do doador cardíaco para predizer o risco de DPE	C

ECMO: oxigenação por membrana extracorpórea.

O esquema de imunossupressores é determinado pela equipe transplantadora, que, mundialmente, optam pelo esquema tríplice: corticosteroide, inibidor de calcineurina (ciclosporina ou tacrolimus) e antiproliferativo (micofenolato de mofetila ou micofenolato sódico). Alguns estudos têm proposto a associação de inibidores de sinal de proliferação (sirolimus ou everolimus) com inibidores de calcineurina em pacientes com DPE ou com disfunção renal.

A analgesia pós-operatória é fundamental para garantir a adequada reabilitação cardiopulmonar no perioperatório, principalmente para garantir a mobilização no leito e sedestação em poltrona, mesmo ainda com a presença dos drenos pós-operatórios.

Em geral, considera-se a alta da UTI para Unidade Intermediária (semi-intensiva) ou mesmo Unidade de Internação (enfermaria) após 72h de estabilidade hemodinâmica sem uso de drogas vasoativas, com menor necessidade de oxigenioterapia (cateter nasal ou mesmo em ar ambiente) e com débito reduzido de drenos (ou mesmo já retirados pela equipe cirúrgica), sem maiores cuidados intensivos.

Tabela 6. Imunossupressão. Fonte: 3ª Diretriz Brasileira de Transplante Cardíaco

Drogas	Via de administração	Dose	Manutenção	Nível sérico controle
Prednisona	Oral	1 mg/Kg	0,2 mg/Kg/dia com retirada em 6 meses	N/A
Metilprednisolona	Venosa	500-1000 mg até 3 PO	Para tratar rejeição aguda em 3-5 dias	N/A
Ciclosporina	Oral	3-8 mg/Kg/dia	Guiadas por sintomas, rejeição e nível sérico	300-350 ng/mL zero a 3 meses 250-300 ng/mL 3 a 6 meses 200-300 ng/mL 6 a 12 meses 100-200 ng/mL acima de 1 ano
	Venosa	1-2 mg/Kg/dia		
Tacrolimus	Oral	0,05-0,1 mg/Kg/dia	Guiadas por sintomas, rejeição e nível sérico	10-15 ng/mL 0-6 meses 5-10 ng/mL > 6 meses
Azatiloprina	Oral	1,5-2,5 mg/Kg/dia	Manter leucócitos acima de 4000	N/A

Microfenolato de mofetila	Oral	500-1000 mg a cada 12h	500-1500 mg a cada 12h	N/A
Microfenolato sódico	Oral	360-720 mg a cada 12h	360-720 mg a cada 12h	N/A
Sirolimus	Oral	Ataque de 6 mg, depois 2 mg/dia	1-2 mg/dia ou ajuste nível sérico	5-10 ng/mL
Everolimus	Oral	0,5-1,5 mg a cada 12h	0,5-1,5 mg a cada 12h ou ajuste sérico	3-9 ng/mL

REFERÊNCIAS BIBLIOGRÁFICAS

1. Bacal F, Marcondes-Braga FG, et al. 3ª Diretriz Brasileira de Transplante Cardíaco. Arq Bras CArdiol 2018; 111(2): 230 – 289.
2. Bhagra SK, et al. Cardiac transplantation: indications, eligibility and current outmcomes. Heart 2019; 105: 252 – 260.
3. Boer C, et al. Task Force on Patient Blood Management for Adult Cardiac Surgery of the European Association for Cardio-Thoracic Society, the European Association of Cardiothoracic Anaesthesiology EACTS/EACTA guidelines on patient blood management for adult cardiac surgery. J Cardiothorac Vasc Anesth 2018; 32:88–120.
4. Chih S, Mcdonald M, Dipchand A, et al. CCS/CCTN Heart Transplant Position Statement on Heart Transplantation: patient eligibility, selection and post-transplantation care. Canadian Journal of Cardiology 2020; 36: 335 – 356.
5. Engelman DT, Ali WB, et al. Guidelines for perioperative care in cardiac surgery: enhanced recovery after surgery society recommendations. Jama Surg. 2019;154(8):755–66.
6. Fischer S, Glas KE. A review of cardiac transplantation. Anesthesiol Clin 2013; 31:383–403.
7. Kobashigawa J, Zuckermann A, et al. Report from a consensus conference on primary graft dysfunction after cardiac transplantation. J Heart Lung Transplant 2014; 33:327–40.
8. Lund LH, Khush KK, et al. The Registry of the International Society for Heart and Lung Transplantation: Thirty-fourth adult heart transplantation report-2017 focus theme: Allograft ischemic time. J Heart Lung Transplant 2017; 36:1037–46.
9. Mehra MR, Canter CE, Hannan MM, et al. The 2016 International Society for Heart Lung Transplantation listing criteria for heart transplantation: A 10-year update. J Heart Lung Transplant 2016;35:1–23.
10. Neethling E, Garijo JM, et al. Intraoperative and Early Postoperative Management of Heart Transplantation: Anesthetic Implications. J Cardiothorac Vasc Anesth 2019; 00: 1-18.
11. Sabatino M, et al. Clinical relevance of the ISHLT consensus classification after heart transplantation: Epidemiology, risk factors and outcomes. J Heart and Lung Transplant 2017; 36 (11): 1217 – 1225.

12. Salgado-Filho MF, et al. Consenso sobre Ecocardiografia Transesofágica Perioperatória da Sociedade Brasileira de Anestesiologia e do Departamento de Imagem Cardiovascular da Sociedade Brasileira de Cardiologia. Rev Bras Anestesiol 2018;68(1):1- 32.

13. Stephens RS, Whitman GJR. Postoperative critical care of the adult cardiac surgical patient. Part I: routine postoperative care. Crit Care Med 2015; 43(7):1477–97.

14. Vega E, Schroder J, Nicoara A. Postoperative management of heart transplantation patients. Best Practice and Research Clinical Anaesthesiology 2017; 31: 201 – 213.

15. Tan Z, Roscoe A, Rubino A. Transesophageal echocardiography in heart and lung transplantation. J Cardiothorac Vasc Anesth 2019; 33:1548–58.

4

IMUNOSSUPRESSÃO

Patrícia Albizu Piaskowy ▪ Thalita Merluzzi

A sobrevida dos pacientes cardíacos transplantados tem aumentado exponencialmente nos últimos 20 anos e muito se deve ao melhor entendimento e manejo das drogas imunossupressoras. Embora os novos esquemas tenham reduzido substancialmente a incidência de rejeições, cerca de 25% a 80% dos receptores ainda irão apresentar pelo menos um episódio durante o primeiro ano de transplante.

Canadá e União Europeia classificam as medicações imunossupressoras como "medicações com dose crítica", nas quais mesmo pequenas mudanças na dose podem resultar tanto em falências terapêuticas como em sérias reações adversas - progressivas, persistentes, irreversíveis e até fatais.

Da mesma maneira que evitar a rejeição, é de igual importância minimizar os efeitos adversos e a toxicidade dos medicamentos utilizados, principalmente as infecções e malignidades. As formas de rejeição e seus detalhes serão tratados em outro capítulo, neste nos deteremos especificamente às medicações.

FASES TERAPÊUTICAS

Os esquemas imunossupressores podem ser classificados em indução, manutenção e resgate, sendo que na maioria desses esquemas existe a combinação de diferentes classes medicamentosas.

As terapias de indução e imunossupressão seguem três princípios gerais:

1. A maior tendência a rejeição do enxerto bem como a maior reatividade imune ocorre nos primeiros três meses do transplante, diminuindo com o avançar do tempo. Neste raciocínio, a maioria dos esquemas utiliza a maior intensidade de imunossupressão imediatamente após a cirurgia, com redução ao longo do primeiro ano. O ideal é que se estabeleça um nível suficiente de imunossupressão que tanto previna a rejeição do enxerto como traga mínima toxicidade medicamentosa.
2. Prefere-se a associação de medicamentos em doses mais baixas (evitando a sobreposição de toxicidades) ao invés de doses mais elevadas de poucos fármacos mais potentes, ou seja, agregar benefícios de diferentes medicações.
3. O excesso de imunossupressão a ponto de desencadear efeitos indesejáveis e maior susceptibilidade a infecções e neoplasias malignas deve ser evitado.

TERAPIA DE INDUÇÃO

Definida como qualquer tratamento imunossupressor (além dos esteroides) usado de maneira profilática tanto antes quanto logo após o transplante e que não faz parte do esquema de manutenção. Visa minimizar a frequência da rejeição no período de maior risco, na tentativa de proteger o enxerto do dano inflamatório, do processo de alorreconhecimento e do desenvolvimento de resposta imune. Ao mesmo tempo, protege a função renal, pois retarda o início de altas doses de ciclosporina ou tacrolimus nesse período, além de poupar ou reduzir as doses de corticoide logo após a cirurgia.

Os medicamentos de indução padrão incluem as imunoglobulinas antitimócito policlonais derivadas da imunização de cavalos ou coelhos (timoglobulina) com timócitos humanos; bem como o anticorpo monoclonal IgG-humanizado (basiliximabe), todos com atividade predominantemente nos linfócitos-T. O basiliximabe, por ser um antagonista dos receptores da IL-2, promove uma imunossupressão mais específica, sem depletar os demais linfócitos. Todavia, a ocorrência de algumas rejeições independentemente dos linfócitos IL-2 fala a favor do envolvimento de outras citocinas também. O Alemtuzumabe é outro anticorpo monoclonal, porém utilizado em menos de 2% dos casos, pois induz a linfopenia persistente que pode durar mais de 6 meses.

A terapia de indução ainda é controversa, ficando seu uso reservado aos casos de maior risco: pacientes sensibilizados previamente (ex.:multíparas, transfusões prévias e retransplante), com insuficiência renal ou com maior probabilidade de desenvolvê-la (idade avançada, taxa de filtração glomerular (TFG) < 40 mL/min/1,73m^2, portadores de diabetes mellitus ou hipertensão arterial sistêmica). Pacientes de baixo risco devem ser tratados com corticoide e medicamentos de manutenção diretamente.

TERAPIA DE MANUTENÇÃO

Essa parte do tratamento procura inibir seletivamente a ativação e proliferação dos linfócitos, com diminuição dos episódios de rejeição e infecção oportunistas. Seu início geralmente ocorre na primeira semana após o transplante e é responsável pelo aumento marcante da sobrevida dos pacientes. A maioria dos esquemas emprega três medicamentos em associação: um inibidor de calcineurina (ciclosporina ou tacrolimus), um agente antimetabólico/antiproliferativo (micofenolato de mofetila, micofenolato sódico ou azatioprina) e corticoides, esses em doses progressivamente menores ao longo do primeiro ano. As modificações dessa terapia podem ser necessárias diante da ineficácia do regime atual, da toxicidade dos medicamentos ou pela menor necessidade de imunossupressão.

Outra classe que mais recentemente tem sido utilizada nesse cenário são os inibidores de mTOR, visando reduzir a incidência de doença vascular do enxerto e insuficiência renal, sendo os dois medicamentos representantes desse grupo o sirolimus (SRL) e o everolimus (EVL), cuja inclusão tem sido de preferência em pacientes com mais de 5 anos de seguimento ou em pacientes com disfunção renal, pois favorece o uso de doses menores de inibidor de calcineurina na tentativa de reduzir a nefrotoxicidade.

TERAPIA DE RESGATE

A terapia de resgate refere-se ao uso de medicamentos ou estratégias imunossupressoras para o controle da rejeição celular ou humoral.

Essa deve utilizar corticoide em doses maiores (pulsoterapia), com duração que varia de 3 a 5 dias de acordo com a gravidade do caso. Em casos de rejeição humoral, geralmente é seguida de plasmaférese associada a imunoglobulina dependendo da gravidade de cada caso.

MEDICAMENTOS E SUAS ESPECIFICIDADES CORTICOSTEROIDES

Exercem potente efeito imunossupressor e anti-inflamatório, atuando na regulação dos leucócitos, citocinas, moléculas de adesão e fatores de crescimento. Em razão dos inúmeros efeitos colaterais – aparecimento e/ou piora do diabetes mellitus, dislipidemia, hipertensão arterial, retenção hídrica, miopatia, osteoporose e predisposição a infecções oportunistas - sua retirada tem sido preconizada a partir do sexto mês pós-transplante cardíaco.

Além disso, é a principal medicação usada no contexto de rejeição e sua dose e tempo de administração vai variar de acordo com o tipo e gravidade de rejeição.

Inibidores da calcineurina

Representados pela ciclosporina e tacrolimus. Agem através do bloqueio da atuação da enzima calcineurina, inibindo a síntese de interleucina 2 (IL-2), TNF-alfa, fator estimulador de crescimento de macrófagos e interferon-gama, o que em última análise, reduz a ativação maciça de linfócitos T, bem como sua proliferação. Apresentam mecanismo hepático via citocromo P450 e, por isso, podem apresentar alterações de seus níveis séricos por diversas medicações (como bloqueadores de canal de cálcio, imidazólicos, anticonvulsivantes). Os níveis séricos de ambas as drogas devem ser monitorados e ajustados de acordo com a fase do transplante e o perfil de rejeição, quando presente. Os inibidores da calcineurina, juntamente com hipertensão arterial mal controlada, são as maiores causas de disfunção renal. A toxicidade inicial tende a ser associada a mecanismos de vasoconstrição renal aferente e é geralmente reversível. Já a lesão tardia é geralmente associada a dano tubular e tende a ser progressiva, mesmo com a interrupção da medicação. Apesar do dano renal, pacientes com essa classe tendem a manter uma boa função do enxerto cardíaco e podem ser candidatos futuros a transplante renal. Segundo a *International Society for Heart and Lung Transplantation* (ISHLT), a incidência de transplante renal em pacientes transplantados cardíacos vivos após 10 anos é de 3,8%.

É relativamente comum pacientes apresentarem tremores de extremidades com essa classe de medicação e esse efeito colateral é geralmente resolvido com baixa dose de propanolol.

Ciclosporina

Derivada do fungo *Tolypocladium inflatum,* possui ação imunossupressora potente, com níveis séricos mais elevados no primeiro ano e redução posterior. Seus efeitos colaterais principais são os metabólicos: diabetes, dislipidemia, insuficiência renal; vasculares: vasoconstrição periférica, hipertensão arterial, distrofia simpática reflexa e síndrome álgica óssea; tróficos: hiperplasia gengival e hipertricose; neurológicos: cefaleia, tremor, convulsão, depressão e neuropatia periférica; bem como desenvolvimento de neoplasias (pele e linfoproliferativas). A monitorização do nível sérico de ciclosporina no vale é essencial para o acompanhamento e importante medida clínica.

Tacrolimus

Anteriormente conhecido como FK506, é um macrolídeo derivado do fungo *Streptomyces tsukubaensis,* e age na mesma via farmacológica da ciclosporina. Seu uso tem crescido pois induz menor lesão renal e menor incidência de rejeição aguda quando comparada à ciclosporina, com semelhante sobrevida. Seus efeitos adversos envolvem menos efeitos colaterais tróficos, hipertensão e dislipidemia, porém maior associação com diabetes mellitus, anemia, hipomagnesemia, complicações neurológicas e linfoproliferativas. A alopecia é um efeito peculiar do tacrolimus.

Os valores séricos de tacrolimus também devem ser monitorados frequentemente para o manejo adequado da terapia. A dosagem no período do vale é a mais indicada e a meta terapêutica varia de acordo com o momento do transplante.

A dosagem da concentração sérica tanto da ciclosporina quanto do tacrolimus deve ser feita a cada 2-3 dias após o início da terapia ou a cada novo ajuste de dose.

A associação de bloqueador de canal de cálcio (ex.:diltiazem), por competição com receptores, altera o nível sérico de ambas as medicações assim como a interação com antifúngicos. Algumas vezes essas associações são realizadas exatamente com o objetivo de aumentar o nível sérico dos inibidores de calcineurina para atingir a meta terapêutica.

A escolha entre as medicações pode variar de acordo com os protocolos dos diferentes serviços, mas em sua maioria, a ciclosporina acaba sendo a medicação de escolha inicial, ficando o tacrolimus reservado às situações especiais como a dificuldade em atingir nível sérico adequado da ciclosporina, efeitos colaterais inerentes à medicação e rejeição.

Antiproliferativos ou antimetabólicos

Representados pela azatioprina e o micofenolato, interferem na síntese dos ácidos nucleicos e exercem efeito imunossupressor por meio da inibição da proliferação dos linfócitos T e B.

Azatioprina

É uma pró-droga que se converte em 6-mercaptopurina e atua através da incorporação aos ribonucleotídeos das células, inibindo a síntese de DNA e RNA. Os principais efeitos colaterais são mielossupressão, hepatotoxicidade, pancreatite e neoplasias. O monitoramento dos níveis de azatioprina não é recomendado, devendo ter sua dose reduzida ou ser suspensa no caso de queda dos leucócitos abaixo de 3.000, dependendo de cada caso.

Micofenolato mofetil

O micofenolato mofetil é convertido em ácido micofenólico e atua inibindo não competitivamente a enzima inosina monofosfato desidrogenase na síntese de purinas, promovendo redução da proliferação de linfócitos de maneira mais seletiva. Seus efeitos colaterais incluem os sintomas gastrointestinais (náuseas, gastrite e diarreia) e mielossupressão (em menor grau que a azatioprina). Sua administração concomitante com inibidores da bomba de próton leva a uma redução de absorção em quase 30%, segundo estudos. O micofenolato sódico (também conhecido como ácido micofenólico) é a apresentação com cobertura entérica do micofenolato mofetila, minimizando assim os sintomas gastrointestinais e mantendo o mesmo perfil de segurança e eficácia, sem a interação com os inibidores da bomba de próton. A administração de ambas as formulações por sonda nasoentérica deve ser feita com as soluções próprias para tal administração.

Estudos comparando a azatioprina e o micofenolato revelam superioridade deste em relação à rejeição e a sobrevida, e uma possível redução de doença vascular do enxerto e neoplasias, sendo a medicação de escolha em associação com os inibidores de calcineurina e corticoides. Já a azatioprina tem a vantagem de apresentar menos sintomas gastrointestinais e menor incidência de infecções por citomegalovírus (CMV), herpes simples e herpes-zóster.

Já em pacientes chagásicos, dois estudos nacionais demonstraram elevada incidência de reativação da doença de Chagas em pacientes no uso de micofenolato, trazendo à tona os benefícios da azatioprina para esse perfil de pacientes.

A dosagem sérica do micofenolato mofetila pode ser feita em pacientes com quadros de rejeição celular, embora muitas sejam as interações medicamentosas (em menor grau com tacrolimus do que com ciclosporina). O ácido fenólico apresenta um pico mais retardado - por sua cobertura entérica - e seu monitoramento sérico não é indicado.

Inibidores de mTOR ou Inibidores do Sinal da Proliferação

Os exemplos são o sirolimus e everolimus. Estruturalmente, são similares ao tacrolimus, porém exercem seus efeitos imunossupressores independentemente da via da calcineurina. Ambos formam um complexo intracelular com a enzima FKBP12 inibindo a atividade da enzima mTOR. Esta, por estar envolvida na transdução do sinal da IL-2, quando inibida, impede, consequentemente, a proliferação de linfócitos T e B. Ambas as drogas devem ter seus valores séricos monitorados até o ajuste adequado. O perfil do metabolismo é hepático, semelhante ao dos inibidores da calcineurina, com suas já conhecidas interações. Estudos com ambas as drogas demonstram redução na incidência e na progressão da doença vascular do enxerto (DVE), melhora/preservação da função renal nos esquemas de retirada/redução da ciclosporina, redução de neoplasias e de infecções virais.

A introdução dessa classe de medicamentos deve ser considerada na presença de nefro ou neurotoxicidade relacionadas aos inibidores da calcineurina, nos casos especiais, na presença comprovada de DVE, neoplasias ou infecções por CMV recidivantes. Porém, quando utilizados em esquemas sem o uso da ciclosporina, visando a preservação da função renal, houve aumento da incidência de rejeições.

Sirolimus

É um antibiótico macrolídeo derivado do fungo *Streptomyces hygroscopicus.* Não apresenta efeito nefrotóxico inerente, mas pode potencializar os da ciclosporina, devendo ser ingerido com pelo menos quatro horas de diferença em relação a essa, ou ter a dose dos inibidores de calcineurina reduzidos em 25% em relação a dose padrão. Os efeitos colaterais mais comuns são dislipidemia, ulceração oral, edema de membros inferiores, supressão medular, trombocitopenia e anemia. Podem ocorrer também um aumento na incidência de derrames pleurais e pericárdicos. Raros casos de toxicidade pulmonar estão relatados. Sua utilização nos primeiros 30 dias após a cirurgia está associada a complicações da cicatrização da ferida operatória e ao aumento da incidência de infecções bacterianas.

Everolimus

Estruturalmente, o everolimus difere do sirolimus apenas pela presença de um grupo hidroxietil extra na posição 40, o que lhe proporciona uma meia-vida mais curta e um menor tempo para atingir o nível sérico. Os efeitos colaterais de ambos são semelhantes, embora estudos observacionais demonstrem melhor perfil de toxicidade do everolimus. Seu uso nos primeiros três meses após o transplante é contraindicado pelo aumento de mortalidade nesse grupo de pacientes.

Demais medicações imunossupressoras

Timoglobulina

A imunoglobulina antitimócito deve ser administrada nos casos de rejeição aguda com comprometimento hemodinâmico, principalmente se ausência de resposta em 12-24 horas do início dos corticoides, ou nos casos recorrentes ou resistentes a esses. A principal reação aguda à sua administração é a reação do soro, caracterizada por febre, calafrios, taquicardia, hipo/hipertensão, mialgias e *rash*. Geralmente apresenta melhora com a redução da velocidade da administração ou sua suspensão; previamente à administração, medicações como glicocorticoides, anti-histamínicos, antipiréticos e bloqueadores H1 e H2 podem atenuar ou prevenir a severidade dos sintomas. Os demais efeitos adversos são febre, mialgia, cefaleia, dispneia, hipertensão, taquicardia, leucopenia, trombocitopenia, sintomas gastrointestinais, maior risco de infecções, aumento de incidência de PTLD e linfoma.

Metotrexato

Inibidor potente da di-hidrofolato redutase com atuação na imunidade celular e humoral, interfere na produção de citocinas, diminui anticorpos e a proliferação linfocitária. Pode ser usada no controle da rejeição refratária segundo alguns estudos, principalmente se associados a ciclosporina. Seu efeito é prolongado e se mantém mesmo após a sua interrupção. Permanece como uma alternativa de terapia de resgate após a substituição da ciclosporina por tacrolimus e naqueles pacientes que apresentam rejeição refratária aos esquemas habituais. Seus efeitos colaterais principais são a mielossupressão e a hepatotoxicidade. Em doses altas, pode predispor a infecções.

Imunoglobulina (IVIg):

Utilizada no resgate de pacientes com rejeição humoral, geralmente associada à plasmaférese. Atua na redução dos anticorpos anti-HLA com melhoras subsequentes nos altamente HLA-sensibilizados. Age também por seu potente efeito anti-inflamatório no tratamento da rejeição humoral do enxerto, possuindo ainda inúmeros efeitos ainda não completamente elucidados sobre o sistema imune. Efeitos colaterais: febre, calafrios, cefaleia, mialgia e hipervolemia.

Plasmaférese

Age na remoção, por meio da separação por centrifugação ou filtragem, dos imunocomplexos, em especial anticorpos pré ou pós-formados e, conjuntamente, reduz os mediadores liberados no processo de rejeição aguda que são tóxicos para as fibras miocárdicas, diminuindo o impacto dos anticorpos circulantes. A plasmaférese isolada ou associada à imunoglobulina antitimócito tem sido descrita com bons resultados, em especial em casos graves pré-sensibilizados, ainda que com elevação no risco de infecção. Inexiste consenso, mas alguns protocolos orientam a realização de quatro sessões consecutivas ou em dias alternados, seguindo-se da administração de imunoglobulina humana, na dose de 2 g/Kg (a qual pode ser dividida em também quatro doses administradas após cada sessão de plasmaférese). Efeitos colaterais: hipotensão, reação alérgica e sangramentos.

O Rituximabe e a Ciclofosfamida são medidas de resgate menos utilizadas. Os efeitos colaterais do primeiro incluem febre, calafrios, rash, mialgia, cefaleia e náuseas; enquanto os da segunda envolvem mais frequentemente mielossupressão, cistite hemorrágica, sintomas gastrointestinais, pneumonite e hepatotoxicidade.

Critérios de interrupção

A terapia de imunossupressão deve ser mantida por toda a vida, sendo a magnitude das doses reduzidas com o tempo e sujeitas a reajustes em casos de rejeição. Biópsias com histologia até o grau 1R permitem a manutenção das medicações, sendo que o aparecimento de neoplasias, principalmente as mieloproliferativas, demanda a redução das doses. A maioria das neoplasias no pós-transplante cardíaco origina-se de células B, sendo, nesses casos, a redução da terapia imunossupressora uma medida adjunta de sucesso. Frequentemente, a primeira medida terapêutica a ser tomada é a redução dos níveis dos inibidores da calcineurina, do micofenolato mofetil e sódico. Os inibidores de mTOR devem ser considerados como indicação nesse cenário do aparecimento neoplásico, especialmente das doenças linfoproliferativas.

Outros critérios clínicos ou laboratoriais devem ser considerados para a redução de dose ou suspensão das medicações imunossupressoras. O principal critério, que serve para todos os imunossupressores, é a presença de quadro infeccioso com instabilidade hemodinâmica. Nesse cenário retiramos os imunossupressores, exceto o corticoide, que terá sua dose aumentada (metilprednisolona 1 mg/Kg/dia ou dose equivalente de hidrocortisona) para manter o suporte mínimo de imunossupressão. Na estabilidade do quadro infeccioso, retornamos com os demais imunossupressores e, quando esses estiverem em doses adequadas (nível sérico), iniciamos a redução do corticoide.

Em cenário de quadro infeccioso estável optamos sempre por manter os imunossupressores habituais e fazer vigilância do contexto clínico de perto.

Ciclosporina

Piora da função renal (Clearance de creatinina ≤ 40 mL/min/1,73m^2; creatinina sérica ≥ 2,5 mg/dL), convulsão, rejeição não controlada, hiperplasia gengival não controlada ou hirsutismo. A hipercalemia também pode ser indicativa de nefrotoxicidade e indica necessidade de troca.

Tacrolimus

Piora da função renal (Clearance de creatinina ≤ 40 mL/min/1,73m^2; creatinina sérica ≥ 2,5 mg/dL), convulsão, rejeição não controlada ou diabetes de difícil controle.

Micofenolato de mofetila

- Intolerância gástrica, diarreia, leucopenia (< 3.000 leucócitos/mm^3).

Micofenolato de sódio

- Leucopenia (< 3.000 leucócitos/ mm^3).

Everolimus e Sirolimus

- Proteinúria > 1,5 g/dL ou trombocitopenia. A pneumonite intersticial com sirolimus é rara, mas requer interrupção do tratamento.

Azatioprina

- Mielossupressão, hepatite ou leucopenia (< 3.000 leucócitos/mm^3). O monitoramento com leucograma deve ser feito de perto no ambulatório. Queda de leucócitos < 3.000 é motivo para a suspensão do medicamento.

Metotrexato

- Pancitopenia.

CASOS ESPECIAIS

Pacientes sensibilizados

As pacientes multíparas, os que receberam hemoderivados, pacientes em uso de dispositivos de assistência ventricular ou com transplante prévio possuem risco mais elevado de sensibilização. Todos com laudo de reatividade de Anticorpos contra Painel de Antígenos HLA e MIC-A ou Prova Cruzada contra Painel (*PRA – Panel Reactive Antibody*) alterados devem receber imunossupressão mais intensa, incluindo a possibilidade de terapia de indução, realização de prova cruzada (*crossmatch*) virtual e real, além de pesquisa prospectiva de PRA visando detectar a presença de anticorpos doadores-específicos.

Mulheres

Tanto os eventos adversos relacionados ao uso de ciclosporina (como hirsutismo e hiperplasia gengival) quanto a presença de sensibilização em mulheres multíparas, podem justificar o uso do tacrolimus como alternativa, visando melhor aderência e qualidade de vida.

Reativação de doença de Chagas

É caracterizada pela presença de parasitas no sangue periférico ou nas biópsias endomiocárdicas, com ou sem disfunção ventricular associada. Nestes pacientes, existe uma preferência para azatioprina no pós-transplante, visto que essa opção mostrou menor reativação de acordo com estudo brasileiro.

É importante ressaltar que na suspeita ou confirmação de reativação de chagas optamos por iniciar o tratamento com Benzonidazol, que deverá ser administrado por 3 meses.

Pacientes asiáticos

Polimorfismos são frequentes nessa população, sendo que doses mais elevadas de sirolimus ou tacrolimus podem ser necessárias para atingir as concentrações séricas adequadas.

Pacientes com HIV

Antes considerados como contraindicados ao transplante cardíaco, atualmente pacientes com carga viral indetectável, contagem de linfócitos T e CD4 estável e uso de esquema antirretroviral podem se candidatar ao transplante cardíaco. Os medicamentos do esquema TARV podem interagir com os imunossupressores, em especial aumentar os níveis de inibidor de calcineurina. Desta forma, as doses dos medicamentos devem ser ajustadas e monitoradas com mais frequência.

Infecção por citomegalovírus

A infecção por CMV é uma das principais causas de morbimortalidade no pós-operatório do transplante cardíaco. Nas infecções recorrentes ou de difícil controle esses pacientes poderão ter o esquema imunossupressor modificado através da redução da dose do inibidor de calcineurina (ciclosporina ou tacrolimus), suspensão do antiproliferativo (azatioprina ou micofenolato) e introdução de inibidores da mTOR (sirulimus ou everolimus). O micofenolato mostrou aumentar a incidência de infecção por CMV e, nesses casos, pode ser necessária a redução da sua dose ou substituição por inibidores da mTOR. Dentre esses, o uso do everolimus mostrou menor taxa de infecção por CMV quando comparado a azatioprina ou micofenolato.

Gestação

Deve ser planejada e desencorajada antes do primeiro ano de transplante. O uso de anticoncepcionais orais deve ser acompanhado pela dosagem sérica dos imunossupressores e pela inibição da via do CYP-4503A4. O DIU com dosagem hormonal pode ser utilizado em pacientes sem história de complicações associadas ao transplante. As gestantes devem ser acompanhadas por uma equipe multidisciplinar, sendo que a estabilidade do transplante é fundamental para o sucesso da gestação. Há a necessidade de suspensão de micofenolato de mofetila/ácido micofenólico por pelo menos seis semanas antes do início da gestação pelo risco de teratogenicidade, sendo o mesmo indicado para os homens com planos de paternidade.

Os inibidores da calcineurina podem ser mantidos, com necessidade de avaliação frequente dos níveis séricos, especialmente no segundo semestre, pois tem nesse período a sua demanda aumentada. Deve ser frisado às mães sobre os riscos de redução de tempo de vida do enxerto cardíaco, bem como sobre os riscos aumentados de complicações hipertensivas, fetos pequenos para a idade gestacional e cardiopatias congênitas quando for o caso. Apesar disso, quando as medidas adequadas são tomadas, o risco de teratogenicidade se mantém baixo. A amamentação é possível com a maioria dos imunossupressores.

A seguir, uma tabela com as principais medicações e esquemas posológicos citados anteriormente:

Tabela 1. Apresentação e esquema posológico das medicações imunossupressoras

APRESENTAÇÃO	ESQUEMAS DE ADMINISTRAÇÃO RECOMENDADOS
Ciclosporina: • cápsulas de 10, 25, 50 e 100 mg • solução oral de 100 mg/mL (frascos de 50 mL) • frasco-ampola de 50 mg	1-2 mg/kg/dia, EV ou 3-8 mg/Kg/dia, VO, com dose de manutenção guiada por sintomas de efeitos adversos, rejeição e nível sérico Níveis séricos recomendados no vale: Inicial: 350-450 ng/mL; 3 a 6 meses: 250 -350 ng/mL; 6 a 12 meses: 200-300 ng/mL; meses e após 1 ano: 100-200 ng/mL
Tacrolimus: • Cápsulas de 1 e 5 mg; frasco-ampola de 0,5 mg	0,05-0,1 mg/Kg/dia VO ou 0,01-0,02 mg/Kg/dia, EV, guiada por sintomas, rejeição e nível sérico Níveis séricos no vale: inicialmente: 10-15 ng/mL; 3° ao 6° mês: entre 8-12 ng/mL; após 7° mês: entre 5 – 10 ng/mL
Azatioprina: • comprimidos de 50 mg	1,5-2,5 mg/kg/dia VO (dose máxima 200 mg/dia), com mesma dose de manutenção Suspender se leucócitos < 3000 ou se queda > 50% do valor prévio
Prednisona: • comprimidos de 5 e 20 mg	Manutenção: 0,1 – 0,5 mg/Kg/dia, VO, com retirada até 6 meses na ausência de tratamento de rejeição Resgate: 1 mg/Kg/dia VO, por 3 a 5 dias
Metotrexato: • comprimidos de 2,5 mg	Resgate: pulsoterapia com 2,5-20 mg VO por semana, por 3 -12 semanas Monitorar: mielossupressão, sintomas gastrointestinais, hepato e nefrotoxicidade

Metilprednisolona: • Solução injetável de 500 mg	Indução anestésica: 1000 mg Sequência: 250 mg 8/8, que será reduzido diariamente para 250 mg 12/12h, 125 mg 8/8h, 125 mg 12/12h, 125 mg 1 vez ao dia e 1 mg/kg/dia até ajuste dos demais imunossupressores com redução progressiva na sequência. Resgate: 500-1000 mg/dia, IV por 3-5 dias
Micofenolato de mofetila: • comprimido de 500 mg	Inicial: 500-1000 mg a cada 12h Manutenção: 500-1500 g de 12/12 horas Quando disponível, monitorar com níveis séricos: 1,25 mcg/mL
Micofenolato sódico (ou ácido micofenólico) • comprimidos de 180 e 360 mg	Indução: 720 mg antes do transplante Sequência: 360-720 mg, VO de 12/12 horas Manutenção: 360 a 1080 mg VO de 12/12 horas ** não pode ser macerado***
Everolimus: • comprimidos de 0,5; 0,75 e 1 mg	Inicial: 0,5-1,5 mg VO/dia dividido de 12/12H Manutenção: 0,5-1,5 mg/dia VO, dividida de 12/12h Controlar nível sérico no vale: 3-8 ng/mL (se associado com tacrolimus) e 6-10 ng/mL (se associado com ácido micofenólico)
Sirulimus:	Monitorar valores até ajuste Ataque: 6 mg, seguido por 1-2 mg/dia Nível terapêutico: 4-12 ng/mL (se associado com tacrolimus) e 10-15 ng/mL (se associado com ácido micofenólico)

Imunoglobulina humana: • frascos de 320 mg; 0,5, 1,0, 2,5, 3,0, 5,0 e 6,0 g	1-2g/kg, 1 a 4 vezes por semana, frequentemente administrado após cada sessão de plasmaférese. Enquanto durar a rejeição a critério clínico
Basiliximabe: • Frasco-ampola com 20 mg	20 mg, EV, sendo a primeira dose no momento do transplante no dia zero (D0) e a segunda dose no 4º dia pós transplante (D4).
Rituximabe • Ampola 100 mg/10 ml ou frasco 500 mg/50 ml	375 mg/m^2 EV por 1-4 semanas
Imunoglobulina antitimócito (timoglobulina): • frasco-ampola com 25, 100 e 200 mg injetável	Indução: 1,5 mg/Kg/dia EV por 3 a 7 dias Resgate: 0,75-1,5 mg/Kg/dia IV por 5-7 dias Manter linfócitos T CD3 entre 25-50
Plasmaférese	1-2 trocas de plasma diariamente por 4 sessões, em dias alternados, seguidos de imunoglobulina humana, na dose total de 2 g/Kg, divididas também em 4 doses
Ciclofosfamida: • comprimidos com 50 mg • frasco: 200 e 1000 mg	0,5-1,5 mg/Kg/dia EV por período variável.

Fonte: adaptação das referências do capítulo.

REFERÊNCIAS BIBLIOGRÁFICAS

1. CONITEC. Relatório de Recomendação. Protocolos Clínicos e Diretrizes Terapêuticas: Imunossupressão no Transplante Cardíaco. Agosto 2020. Acesso em: Disponível em: https://www.gov.br/conitec/pt-br.
2. Bhagra S, Pettit S, Parameshwar J. Cardiac Transplantation: indications, eligibility and current outcomes. J. Heart 2019;105:252–260.
3. Uber, P, Ross H, Zuckermann A, Sweet S, Corris P, McNei K, Mehra M. Generic Drug Immunosuppression in Thoracic Transplantation: An ISHLT Educational Advisory. J Heart Lung Transplant 2009;28:655–60.
4. Bacal F, Marcondes-Braga FG, Rohde LEP, Xavier Júnior JL, de Souza Brito F, Moura LZ, et al. 3ª Diretriz Brasileira de Transplante Cardíaco. Arq Bras Cardiol. 2018; 111(2):230-289.
5. Cochrane A, Haifa L, Lindernfeld J. Report from de 2018 consensus Conference on Immunomodulating agents in Thoracic Transplantation: Access, Formulation, Generics, Therapeutic drug monitoring and Special Populations. Journal of Heart and Lung Transplantation. 2020;39(10)1050-1069.
6. Pham M. Heart Transplantation in Adults: Induction and Maintenance of Immunosuppressive Therapy. 2020. Disponível em: https://www.uptodate.com/contents/heart-transplantation-in-adults-induction-and-maintenance-of-immunosuppressive-therapy. Acesso em: 26 fev. 2022.
7. Sinhg D. Imunossuppression for Postcardiac Transplant Patients. Journal of the Practice of Cardiovascular Sciences. 2018;4(3):159-163.
8. Chang DH, Youn JC, Dilibero D, Patel JK, Kobashigawa JA. Heart Transplant Immunosuppresion Strategies at Cedars-Sinai Medical Center. Int J Heart Failure. 2021;3(1):15-30.
9. Hardinger K, Magee C, Brennan D, et al. Pharmacology of Cyclosporine and Tacrolimus. Disponível em:< https://www.uptodate.com/contents/pharmacology-of-cyclosporine-and-tacrolimus> Acesso em: 25 mar. 2022.
10. Colvin M, et al. Antibody Mediated Rejection in Cardiac Transplantation: Emerging Knowledge in Diagnosis and Management. A Scientific Statement from the American Heart Association. Circulation. 2015;131:1608-1639.

5

PRINCIPAIS COMPLICAÇÕES
TAMPONAMENTO, ARRITMIAS, REJEIÇÃO E DISFUNÇÃO AGUDA

Wilder Dias Pacheco ▪ Dario Rafael Abregu Díaz

Os receptores de transplante de coração estão expostos ao risco de uma série de complicações no pós-transplante; consideramos as mais importantes: a disfunção do enxerto, rejeição, arritmias e infeção. As taxas de muitas complicações estão diminuindo ao longo do tempo, e o prognóstico está melhorando. No entanto, esses pacientes continuam a apresentar morbidade e mortalidade significativas. Em contraposição, um melhor conhecimento das mesmas estará atrelado a um diagnóstico e planejamento terapêutico mais precoces.

REJEIÇÃO

A rejeição do enxerto continua sendo importante causa de morbidade e mortalidade pós-transplante, sendo o risco maior nos primeiros seis meses. A rejeição do coração transplantado pode ser acionada por um mecanismo celular ou mediado por anticorpos.

Monitorização de Rejeição

A Biópsia Endomiocárdica (BEM) é o exame padrão-ouro para o diagnóstico de rejeição celular e humoral após o transplante de coração. A BEM pode ser realizada por punção de veia jugular ou femoral. Podem-se apresentar complicações que incluem: perfuração, tamponamento cardíaco, arritmias, pneumotórax, dentre outros. Deve ser realizada retirando-se cinco a sete fragmentos do septo interventricular direito.

Rejeição hiperaguda

Definição

É uma forma secundária de disfunção de enxerto. É caracterizada pela deposição de complemento, influxo de neutrófilos e liberação de partículas lipídicas da membrana das células endoteliais e plaquetas, que levam à coagulação com trombose intraenxerto e hemorragia difusa da vasculatura do enxerto, impedindo a sua vascularização adequada.

A rejeição humoral é considerada hiperaguda quando ocorre nos primeiros 7 dias pós-transplante pela presença de anticorpos preexistentes contra o doador.

Diagnóstico

A rejeição hiperaguda tem como diagnóstico diferencial a disfunção primária do enxerto (DPE); o diagnóstico é realizado pela BEM, não sendo possível realizá-la em cenários de instabilidade hemodinâmica.

A suspeita diagnóstica surge ao verificar uma incapacidade de desmame do bypass da CEC ou uma disfunção precoce do enxerto, com baixa fração de ejeção, hipotensão com necessidade de suporte inotrópico, ou de dispositivos de Assistência Ventricular (DAV), com e sem ECMO, e de balão intra-aórtico.

Tratamento

A estratégia terapêutica concentra-se na eliminação/controle dos anticorpos circulantes implicados. A plasmaférese associada, na maioria das vezes, ao uso de imunoglobulina intravenosa, em média por 3 a 5 dias, objetiva a retirada e a inativação de anticorpos circulantes, seguidos de anticorpo monoclonal anti-CD20 (rituximabe) por 1 a 4 semanas, no intuito de dificultar a produção de novos anticorpos.

Rejeição aguda celular (RAC)

Definição

A Rejeição Aguda Celular é um fenômeno frequente caracterizado por uma resposta inflamatória predominantemente célula T mediada, com infiltração de linfócitos e macrófagos, e que pode levar à necrose de miócitos.

O maior risco inicial de rejeição está presente nos primeiros 1 a 3 meses após o transplante, atingindo um baixo risco constante após o primeiro ano.

Quase 40% dos pacientes com transplante cardíaco adulto têm um ou mais episódios agudos de rejeição em algum grau dentro do primeiro mês, e mais de 60% experimentam uma ou mais rejeições dentro de 6 meses.

Diagnóstico

Os sintomas resultantes da RAC podem inicialmente ser insidiosos e pouco expressivos, em decorrência da denervação do coração.

A ecocardiografia é uma ferramenta vital para a avaliação da disfunção sistólica do enxerto, porém esta se apresenta no decurso da rejeição tardia. A função diastólica e o doppler tecidual possuem baixa especificidade na detecção de rejeição precoce, porém com valor preditivo negativo alto.

Dentre os biomarcadores, a troponina geralmente só é detectada em episódios de rejeição severa, e no caso do BNP, as variações temporais individualizadas dos seus níveis parecem ter bom resultado na predição de RAC.

O principal método diagnóstico permanece a BEM; é importante lembrar que as alterações inflamatórias podem ser esporádicas por meio do miocárdio, ou afetar predominantemente o subendocárdio trazendo mais perda de acuidade ao método.

Os biomarcadores séricos representam outra estratégia atrativa para a detecção de rejeição. Existem grandes avanços no diagnóstico de rejeição que incluem avaliação do perfil de expressão gênica (PEG) e detecção de DNA livre de células (lcDNA).

Classificação

Histopatologicamente, a RAC é definida com infiltrado inflamatório predominantemente linfocitário, com evidência associada de injúria miocárdica.

Tabela 1. Classificação de rejeição celular em enxerto cardíaco

Classificação (2005)	Achados histopatológicos
Grau 0R	Ausência de infiltrado inflamatório
Grau 1R	Infiltrado inflamatório linfo-histiocitário ou intersticial geralmente discreto, sem dano celular ou com foco único de agressão
Grau 2R	Infiltrado inflamatório linfo-histiocitário multilocal com dois ou mais focos de agressão dos cardiomiócitos
Grau 3R	Infiltrado inflamatório linfo-histiocitário difuso, geralmente com presença de poliomorfonucleares associado a múltiplos focos de agressão dos cardiomiócitos

Tratamento

A terapêutica é baseada nos achados histológicos e na presença de disfunção do enxerto ao ecocardiograma. Vide Tabela 2 e Figura 1.

- **Biópsia 0R** (paciente estável com função sistólica normal): mantém-se o esquema de imunossupressão.
- **Biópsia 1R** (paciente estável e função sistólica normal): em geral, ocorre resolução espontânea, porém recomenda-se avaliar nível sérico dos imunossupressores.

Biópsia 2R:

- Sem disfunção de enxerto: indica-se uso de prednisona 100 mg ou 1,0 mg/Kg/dia por via oral, por 5 a 7 dias e, após 1 a 2 semanas, repetir biópsia. No caso do paciente recentemente transplantado, indica-se pulsoterapia com metilprednisolona 1 g/dia por 3 dias, seguida da dose oral de 1 mg/kg/dia, até a nova biópsia em 7 dias.

- Com disfunção do enxerto: indica-se a associação de pulsoterapia com metilprednisolona 1 g/dia por 3 dias, associada à terapia citolítica com uso de imunoglobulina antitimócito ou ATS, 1,5 mg/Kg/dia, uma vez ao dia, por 5 a 7 dias (com interrupção baseada na contagem de linfócitos e ou células T: parar infusão quando contagem de CD3 < 30 cel/mm3, linfócitos < 100 cel/mm3, CD4 e CD8 < 50 cel/mm3).

Biópsia 3R:

- Sem disfunção de enxerto: indica-se pulsoterapia com metilprednisolona 1 g/dia, por 3 dias e ajuste da dose de imunossupressores. Timoglobulina pode ser considerada em associação ao pulso com corticoide. Com nova biópsia de controle, a ser realizada em 2 semanas.
- Com disfunção do enxerto: neste caso, indica-se a associação de pulsoterapia com metilprednisolona 1 g/dia, por 3 dias, com terapia citolítica, com uso de imunoglobulina antitimócito ou ATS, 1,5 mg/Kg/dia, uma vez ao dia, por 5 a 7 dias (com interrupção baseada na contagem de linfócitos e ou células T: parar infusão quando contagem de CD3 < 30 cel/mm3, linfócitos < 100 cel/m, CD4 e CD8 < 50 cel/mm^3).

Nos casos de instabilidade hemodinâmica, o uso de dispositivos de suporte circulatório ou ventricular deve ser considerado.

Em casos de rejeição recorrente e refratária ao manejo terapêutico habitual, sugerem-se a conversão de ciclosporina para tacrolimus e uso de micofenolato como alternativa à azatioprina.

Alguns centros relatam uso associado de metotrexato e ciclofosfamida. Metotrexato na dose de 5 a 15 mg/semana em cursos curtos de 3 até um máximo de 12 semanas, vigiando-se mielossupressão e nefro/hepatotoxicidade. Ciclofosfamida, em doses entre 0,5 a 1,5 mg/Kg/dia, pode ser avaliada considerando tolerância e resposta do paciente.

Em casos refratários, pode-se considerar o uso de fotoférese, uma técnica de aférese na qual o plasma rico em leucócitos é tratado com agente fotossensibilizante exposto a radiação ultravioleta A.

Tabela 2. Tratamento de rejeição aguda celular.

Biópsia	Achados histopatológicos	
	Ausente	Presente
1R	Sem tratamento adicional, rever esquema imunossupressor	Pesquisar rejeição humoral e doença vascular do enxerto
2R	PO recente: Metilpredinisolona 1 grama/dia, EV, por 3 a 5 dias PO tardio: Prednisona 1 mg/Kg/dia VO por 5 a 7 dias	Metilpredinisolona 1 grama/dia, EV, por 3 a 5 dias + ATS 1,5 mg/Kg/dia EV por 5 a 7 dias*
3R	Metilpredinisolona 10 a 15 mg/Kg EV por 3 a 5 dias + ATS 1,5 mg/Kg/dia por 5 a 7 dias (se rejeição persistente)	Metilpredinisolona 10 a 15 mg/Kg, EV, por 3 a 5 dias + ATS 1,5 mg/Kg/dia EV por 5 a 7 dias*

Pesquisar rejeição humoral; PO: pós-operatório; EV: via endovenosa; VO: via oral; ATS: timoglobulina.

Figura 1. Fluxograma de tratamento de rejeição celular aguda. EV: via endovenosa; VO: via oral; ATS: timoglobulina.

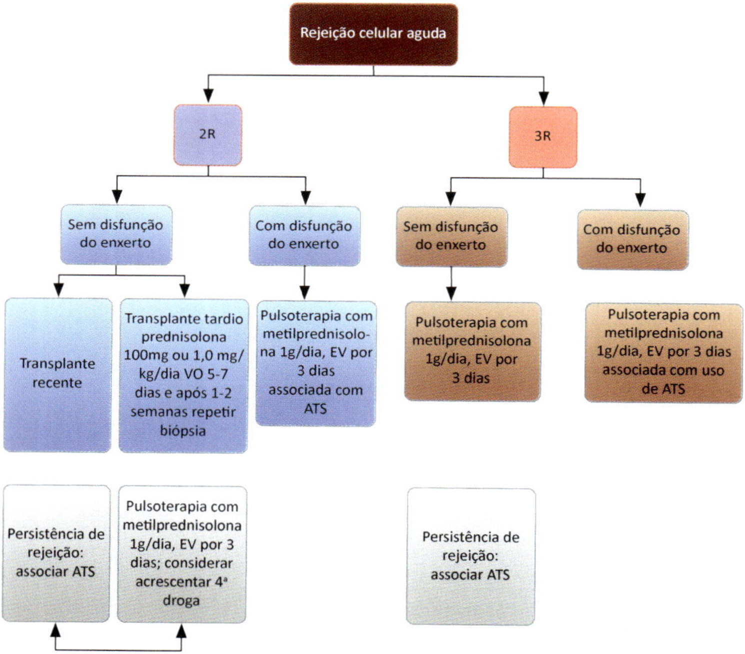

Rejeição humoral aguda (RHA)

Definição

É uma reação imunológica iniciada por anticorpos desenvolvidos contra o endotélio capilar do enxerto. A cascata do complemento é ativada e as alterações histológicas e imunopatológicas subsequentes levam a lesão vascular, coagulação e morte do tecido. Esta resposta inclui a produção de citocinas, infiltração de macrófagos, o aumento da permeabilidade vascular e a trombose microvascular, podendo culminar na disfunção do enxerto, no desenvolvimento de doença vascular do enxerto (DVE) e na redução da sobrevida.

Diagnóstico

A RHA é confirmada a partir de achados em BEM; os critérios para o diagnóstico e classificação da RAM foram publicados em 2013 pela ISHLT.

Possui faixa de incidência relatada de 10% a 40%. Entre 19% e 97% dos pacientes diagnosticados com RHA terão anticorpos em seu soro no momento do diagnóstico. Não há terapias direcionadas para prevenir a RHA.

As mulheres, particularmente as multíparas, são mais propensas a desenvolver RHA, assim como pacientes CMV-positivo e aqueles com história de transplante prévio, com DAV (dispositivo de assistência ventricular) pré-transplante e com anticorpo reativo do painel pré-transplante elevado ou novos anticorpos anti-HLA circulantes pós-transplante. Existe uma correlação significativa entre episódios de RAC grave e o desenvolvimento subsequente de aloanticorpos, sugerindo que a RAC aumenta o risco de RHA.

As técnicas de imunofluorescência (C4d e C3d) e imuno-histoquímica (C4d e CD68) podem ser utilizadas e parecem apresentar boa correlação. A fração do complemento C4d no capilar é o principal marcador para o diagnóstico imunopatológico da rejeição humoral.

A pesquisa imunopatológica de rejeição humoral deve ser realizada a partir da segunda semana e, posteriormente, incluindo as biópsias de 1, 3, 6 e 12 meses, ou quando houver suspeita (por exemplo: disfunção ventricular). Na presença de positividade em algum momento, a pesquisa imunopatológica deve ser sempre realizada nas biópsias subsequentes, até sua negativação.

Classificação

A nomenclatura para o diagnóstico de rejeição humoral, segundo a ISHLT, leva em consideração os achados histológicos e imunopatológicos (pAMR, do inglês *Pathologic Antibody Mediated Rejection*):

- pAMR 0: negativa para rejeição humoral (estudos histológico e imunopatológicos negativos).
- pAMR 1 (H+): rejeição humoral apenas histológica.
- pAMR 1 (I+): rejeição humoral apenas pela imunopatologia (C4d / C3d e/ou CD68 positivos).
- pAMR 2: definida pela presença de achados histológicos e imunopatológicos para rejeição humoral.
- pAMR 3: rejeição humoral grave caracterizada pela presença de hemorragia, fragmentação capilar, inflamação polimórfica, edema intersticial e marcadores de imunopatologia.

Tratamento

O tratamento intensivo é iniciado na presença de rejeição humoral sintomática grave (IC e/ou alteração da função cardíaca), incluindo supressão das células T, eliminação de anticorpos circulantes e supressão das células B (corticosteroide em altas doses, anticorpos antilinfócitos, plasmaférese, imunoglobulina e rituximabe/bortezomibe).

No caso do diagnóstico de rejeição humoral assintomática (sem disfunção ventricular), o tratamento não está fortemente indicado devido ao risco associado ao mesmo. Então, os pacientes precisam ser acompanhados de perto em relação a sintomas de insuficiência cardíaca, função ventricular e DVE, e recomenda-se algumas estratégias, sendo as principais: substituição de ciclosporina por tacrolimus, e de azatioprina por micofenolato.

REJEIÇÃO HUMORAL CRÔNICA (DOENÇA VASCULAR DO ENXERTO)

Definição

A doença vascular do enxerto (DVE) permanece como a principal causa de morbidade e mortalidade tardia após o TxC, sendo responsável por até uma em oito mortes após 1 ano do transplante. Os dados dos registros mostram alta incidência e mínima redução da DVE ao longo das últimas duas décadas, de 32% para 29%, com 5 anos, e de 46% a 40%, com 8 anos após o TxC. Quando a DVE foi detectada em até 3 anos após o transplante, a sobrevida em 5 anos melhorou para 76%, na última década.

A proliferação difusa intimal, rapidamente progressiva, é a marca característica da DVE, por proliferação do músculo liso, acúmulo de células inflamatórias e deposição de lipídios, que, por fim, causam espessamento circunferencial da íntima.

Diferentemente das lesões epicárdicas, focais excêntricas e proximais da aterosclerose, a DVE é difusa e afeta tanto vasos epicárdicos, quanto intramurais.

Diagnóstico

A angiografia coronária continua sendo o padrão-ouro para o diagnóstico de DVE, caracterizando bem as lesões maiores, sobretudo os vasos epicárdicos; porém, não é sensível para detecção de DVE precoce ou doença difusa.

A Ultrassom Intracoronário (IVUS) e a Tomografia de Coerência Óptica (OCT) trouxeram melhoras no método.

A angiografia coronária com contraste por Tomografia Computadorizada (TC) pode detectar mais precocemente DVE, e estudos prévios determinaram a sensibilidade na faixa de 71% a 93% e especificidade no intervalo de 80% a 98% para detectar estenose coronária > 50%. Recente metanálise mostrou que a TC é uma alternativa segura, quando comparada à angiografia coronária, com excelente sensibilidade, especificidade e valor preditivo negativo para detecção de DVE.

O ecocardiograma de estresse com dobutamina mostra recentes resultados contraditórios em relação ao diagnóstico, apresentando baixa sensibilidade. A Tomografia Computadorizada por Emissão de Fóton Único (SPECT) têm acurácia diagnóstica moderada, provavelmente relacionada à habilidade limitada de detectar isquemia balanceada, devido a característica difusa da DVE, e apresenta como limitação a exposição à radiação.

A ressonância magnética cardíaca (RMC) com medidas como a reserva de perfusão miocárdica semiquantitativa e a taxa de deformação (strain rate) na diástole inicial foram independentemente associadas com a doença microvascular.

Tanto a TC, RMC e angiografia coronária apresentam limitações como o controle da frequência (podem ser utilizados diltiazem ou ivabradina) e o uso durante função renal alterada (risco de nefropatia induzida por contraste), associado à baixa disponibilidade, alto custo e exposição a radiação.

Tratamento

Os pilares da abordagem da DVE concentram-se na prevenção, no rastreio por imagem e no tratamento precoce.

Melhorar o estilo de vida com orientações sobre redução de peso, controle da hipertensão arterial, diabetes e prática de atividades diárias são essenciais.

Estatinas constituem o tratamento padrão nos cuidados de pós-operatório de transplante de coração, porque, além de reduzirem o colesterol, também inibem as respostas inflamatória e imunológica, incluindo a inibição da citotoxicidade das células Natural Killer. Podem prevenir episódios de rejeição fatais, e reduzir a incidência de DVE. Devido ao risco de rabdomiólise, quando associadas aos inibidores de calcineurina, devem ser evitadas doses acima de 20 mg de sinvastatina ou equivalentes.

Os estudos com bloqueadores dos canais de cálcio (primeira linha) e inibidores da enzima de conversão da angiotensina (associado ou não ao diltiazem) sugerem melhora na função microvascular e atraso no desenvolvimento da DVE.

Nos imunossupressores, o ácido micofenólico reduz a progressão do espessamento intimal, quando comparado com a azatioprina, e é o antimetabólito preferível em mais de 80% dos pacientes.

Os estudos randomizados com inibidores da mTOR (sirolimus, everolimus) em receptores de transplante de coração demonstraram redução na incidência e na progressão da DVE.

A aspirina é usada com base em estudos mais antigos que evidenciaram hiperagregabilidade das plaquetas em corações transplantados e formação de microtrombos nos locais de lesão imunológica no endotélio coronário.

A revascularização (percutânea ou cirúrgica) é limitada, pois a DVE é de extensão difusa.

A angioplastia percutânea é realizada somente na doença focal (lesões > 70% com documentação de isquemia).

O retransplante é reservado para casos selecionados com DVE avançada.

Tabela 3. Nomenclatura recomendada para doença vascular do enxerto pela *International Society for Heart and Lung Transplantation*.

Classificação	Importância	Definição
CAV0	Não significante	Sem lesão angiográfica detectável
CAV1	Leve	Coronária esquerda com lesão angiográfica < 50% ou máxima lesão < 70% ou estenose de ramo < 70%
CAV2	Moderada	Coronária esquerda com lesão angiográfica < 50%, vaso primário único > 70% ou estenose de ramo isolado em 2 sistemas > 70%
CAV3	Importante	Coronária esquerda com lesão angiográfica > 50% ou > 2 vasos primários > 70% ou estenose de ramo isolado em todos os 3 sistemas > 70% ou CAV1 ou CAV2 com disfunção do enxerto (FEVE < 45%) ou evidências de fisiologia restritiva significativa

Vaso primário denota terço proximal e médio da artéria descendente anterior esquerda, da artéria circunflexa, do ramo intermédio e da artéria coronária direta dominante. Um ramo secundário inclui terço distal do vaso primário ou qualquer segmento entre um grande septal, diagonalis e ramo marginal obtuso ou artéria coronária direita não dominante. Filosofia restritiva significativa é definida como insuficiência cardíaca sintomática com taxa de velocidade E/A ecocardiográfica > 2, tempo de relaxamento isovolumétrico <60 ms, tempo de desaceleração < 150 ms ou hemodinâmica restritiva (pressão de átrio direito > 12 mmHg, pressão capilar pulmonar > 25 mmHg, índice cardíaco < 21\min\m2)

Tabela 4. Vigilância e manuseio da doença vascular do enxerto

Avaliação	Patologia		Tratamento
	Fatores de risco		Cuidados órgão doador: Estatina Aspirina Profilaxia CMV Imunossupressores microfemolato, mTORi Tratar alterações metabólicas, rejeição e infecção
	Não imuno: Morte cerebral Lesão preservação Lesão reperfusão Alteração metabólica CMV	Imuno: Rejeição Incompatibilidade HLA Incompatibilidade anticorpos	
Inflamação (ativação de linfócitos e macrófagos de citocinas)			
Biomarcadores PEG	Lesão endotelial e disfunção (alteração vasomotora, formação de trombo, adesão leucocilária, proliferação de células musculares lisas)		Vasodilatadores (DCC e IECA) Proteção endoteliail* (l-arginina, antioxidantes)
Coronariografia/ IVUS/ Iomografia coro /OCT* /FCI*	Hiperplasiaintimal		mTORi
	Doença micro	Macrolepcárdica	Intervenção coronário porculânea Revascularização cirúrgica
Ecocardiograma sob estresse IPM QFM*	Isquemia miocárdica		
RMC	Fibrose miocárdica		
Ecocardiograma EMC	Disfunção do enxerto		Rc transplante

Investigacional, CMV: cilomegalovírus; mTORi: inibidores da proteína alvo da rapamícina em mamíferos; BCC: bloqueadores dos canais de cálcio; IECA: inibidores da enzima conversora de anglotensina; PEC: perfil expressão gênica; IVUS: ultrassom intracoronário; OTC: tomografia de coerência óptica; FCI: fluxo coronário invasivo; IPM: imagem de perfusão miocárdica; QFM: quantificação de fluxo miocárdico; RMC: ressonância magnética do coração. Adaptado de Chih, et al.

DISFUNÇÃO AGUDA

Disfunção primária do enxerto (DPE)

Definição

DPE é definido como disfunção do enxerto que ocorre nas primeiras 24h após o transplante não atribuível a outras causas.

Os parâmetros atuais que definem a DPE são: fração de ejeção ≤ 40% detectada nas primeiras 24 horas após o TxC, uso de doses progressivas de drogas vasoativas, e necessidade de dispositivos de assistência ventricular mecânica para suporte circulatório. Sendo critérios de exclusão a presença de RHA, sepse, Disfunção Ventricular Direita (DVD) associada à hipertensão pulmonar e sangramento.

A DPE é categorizada em DPE-VE (falha isolada do VE) e DPE-VD (falha isolada do RV). Sendo biventricular (28% a 78%) e DPE-VD (17% a 61%) as mais comuns, enquanto a falha isolada do VE ocorre com menos frequência (5% a 11%).

DPE é uma das principais causas de morte no pós-operatório imediato. A mortalidade relatada em 30 dias varia amplamente de 17% a 80%, tendo melhorado conforme a maior disponibilidade de dispositivos de suporte circulatório. As taxas de retransplante variam de 6% a 15%. Apesar da alta mortalidade precoce, a sobrevida dos pacientes que se recuperam de DPE é comparável ao de receptores tal histórico.

Tabela 5. Fatores de risco para o desenvolvimento de falência primária do enxerto

Relacionados ao doador	Relacionados ao receptor	Relacionados à cirurgia
Idade	Idade	Tempo de isquemia
Causa do óbito	Peso	Incompatibilidade de sexo
Trauma	Dispositivo de assistência ventricular mecânica	Incompatibilidade de peso
Disfunção cardíaca	Cardiopatia congênita como causa da disfunção	Doação não cardíaca associada
Suporte inotrópico	Reoperação	Experiência da equipe de captação e volume do centro transplantador
Diabetes	Explante de dispositivo de assistência ventricular mecânica	Solução cardioplégica
Abuso de álcool, cocaína e anfetamina	Insuficiência renal, disfunção hepática, diabetes	Transfusão sanguínea
Hipertrofia ventricular esquerda	Dependência de ventilação mecânica	Transplante em caráter de emergência
Doença valvar	Transplante multivisceral	
Tratamento hormonal	Resistência vascular periférica aumentada	
Doença coronariana	Infecção	
Alteração contrátil no ECO	Retransplante	
Sepse	Alossensibilização	
Nível de troponina		
Hipermatremia		

Manejo

Uma vez diagnosticada a DPE, a farmacoterapia deve ser otimizada com inotrópicos, vasopressores e vasodilatadores pulmonares inalatórios. Na persistência da instabilidade hemodinâmica é recomendado o início precoce do suporte circulatório mecânico (SCM), primeiramente com balão intra-aórtico, seguido por dispositivo de assistência ventricular (DAV) temporário ou ECMO conforme necessidade. A ECMO apresentou-se como o suporte circulatório temporário mais estudado no cenário de DPE.

Embora existam várias opções para SCM temporário, a VA-ECMO demonstrou melhores resultados da DPE com um melhor perfil de complicações do que outras modalidades de suporte.

A canulação periférica VA-ECMO via artéria e veia femorais é preferida, pois permite o fechamento do tórax, bem como a extubação sem interrupção do suporte hemodinâmico, reduzindo ainda mais o risco de insuficiência respiratória, pneumonia e outras complicações associadas à ventilação mecânica.

A sobrevida em 1 ano dos pacientes que utilizaram ECMO foi de 50%, *vs.* 25% no grupo que utilizou outro tipo de dispositivo. Se não houver evidência de recuperação do enxerto e o SCM não puder ser desmamado após vários dias, o retransplante pode ser considerado.

Disfunção de ventrículo direito (DVD)

A disfunção de ventrículo direito (DVD) é a complicação hemodinâmica mais frequente no pós-operatório do transplante cardíaco; acontece em 20% a 50% dos transplantes cardíacos. Ocorre de maneira isolada ou predominantemente isolada.

Fatores de risco

São fatores de risco a resistência vascular pulmonar (RVP) elevada do receptor, receptor com desproporção maior de superfície corporal em relação ao doador, doador do sexo feminino, tempo de isquemia prolongado, proteção inadequada do enxerto, elevação da pressão positiva intratorácica, tromboembolismo pulmonar silencioso no receptor, aumento da pós-carga do ventrículo direito por excesso de drogas vasoconstritoras pulmonares, hipoxemia e baixa pressão de perfusão coronariana.

Abordagem terapêutica

O primeiro sinal é a dificuldade para sair de CEC, após a otimização da volemia.

Problemas mecânicos como torção de artéria pulmonar (técnica biatrial), torção de veia cava superior (técnica bicaval), insuficiência tricúspide importante e infarto do ventrículo direito por embolia coronária, devem ser afastados.

Nas primeiras 12 horas de pós-operatório, devemos otimizar a volemia e procurar manter pressão atrial direita entre 10 e 15 mmHg. A hipervolemia causará distensão ventricular direita, elevação excessiva da pressão diastólica final do ventrículo direito, insuficiência tricúspide, aumento do consumo de oxigênio, redução da pressão de perfusão coronária para o ventrículo direito, edema do miocárdio, isquemia miocárdica e consequente agravamento da DVD.

Obter medidas hemodinâmicas com o ecocardiograma transesofágico intraoperatório é fundamental.

É mandatória a presença da sincronia atrioventricular com eletrodos de marca-passo em átrio direito e ventrículo direito, e com adequação do intervalo atrioventricular em 150 ms garantindo assim o comando e sincronia do ritmo cardíaco.

Figura 2. Fluxograma de tratamento de disfunção aguda de ventrículo direito (VD)

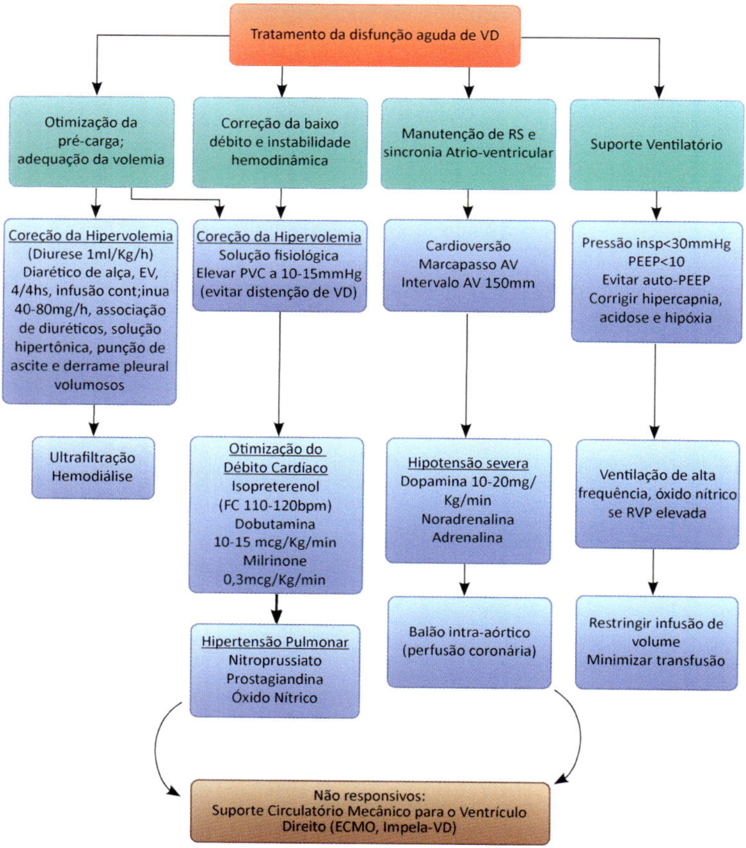

Suporte inotrópico e cronotrópico com isoproterenol ou dobutamina é muito importante e obrigatório desde a saída da CEC.

Na presença de hipertensão pulmonar ou RVP elevada, pode ser necessária a utilização de vasodilatadores pulmonares como nitroprussiato de sódio em dose baixa, milrinona ou óxido nítrico. Na presença de hipotensão arterial persistente, é necessária a utilização de drogas vasoconstritoras, como a noradrenalina em doses baixas, e de balão intra-aórtico (aumenta a pressão de perfusão coronariana, facilita o enchimento ventricular esquerdo e reduz a resistência vascular sistêmica).

Após as primeiras 12 horas, são muito importantes a correção da hipervolemia com diurético e a restrição da infusão volêmica.

A DVD, geralmente, é temporária e pode ser resolvida com o suporte hemodinâmico básico. No agravamento do quadro, é necessária a assistência ventricular direita com ECMO e, nos casos de falência primária do enxerto e disfunção biventricular, será necessário avaliar a assistência mecânica ou retransplante.

ARRITMIAS PÓS-TRANSPLANTE CARDÍACO

O transplante cardíaco ortotópico constitui uma estratégia terapêutica eficaz para os pacientes com doenças cardíacas graves. A taxa de sobrevida é de 85% a 90% em 1 ano, 75% em 5 anos e uma sobrevida média de aproximadamente 13 anos. Nesse contexto, várias complicações importantes podem ocorrer para o receptor do transplante.

O "novo normal" e o "novo eletrocardiograma basal".

O "novo normal" envolve uma frequência cardíaca (FC) de repouso de 80-110 batimentos por minutos (bpm), a resposta cronotrópica é mais lenta durante o esforço e a FC máxima também permanece mais baixa em relação a um coração nativo (Figura 3). Portanto, o transplantado em ritmo sinusal (ou qualquer outro ritmo supraventricular) terá uma FC basal mais elevada e será menos responsivo a estímulos fisiológicos e fisiopatológicos. Isso tudo ocorre devido à denervação cardíaca extrínseca com a perda do estímulo neural e vagal. Ainda pode ocorrer a renervação parcial em até um terço dos pacientes em 1 ano, restaurando assim algum grau de tônus vagal, impactando na FC e em outros parâmetros de sinais vitais. A reinervação vagal possui correlação no tipo de cirurgia que foi realizada, sendo mais comum na cirurgia bicaval do que na cirurgia biatrial tradicional, tópico que será discutido mais adiante.

Com relação ao "novo ECG basal", podemos encontrar por exemplo: Duas ondas "p" distintas (Figura 2); bloqueio do ramo direito (BRD) em 70% dos casos; extrassístole ventricular (EV) e extrassístole supraventricular (ESV) em mais de 70% dos casos sem necessariamente se correlacionar a uma condição patológica e grave diante dessas alterações.

Mas por que duas ondas "p" distintas? Esse achado pode ocorrer na abordagem cirúrgica bicaval, mais antiga, onde a porção retida do átrio direito (AD) original contém o nó sinusal (NS) nativo. Assim, tanto o NS nativo quanto o NS do coração transplantado estão descarregando, produzindo duas despolarizações atriais e, assim, visualizamos duas ondas "p" no eletrocardiograma (Figura 4). Técnicas cirúrgicas bicavais mais recentes com anastomoses entre a veia cava superior (VCS) e a veia cava inferior (VCI), resultarão em uma única onda "p".

Figura 3. O "novo normal" e a "novo ECG basal ". FC: frequência cardíaca; BRD: bloqueio de ramo direito; EV: extrassístole ventricular; ESV: extrassístole supraventricular.

"Novo normal"	"Novo ECG basal"
• FC de repouso de 80-110 bpm • Resposta cronotrópica lenta durante o esforço • FC máxima mais baixa	• Duas ondas "p": despolarização do nó sinusal nativo e do coração transplantado • BRD em 70% dos casos • EV e ESV em mais de 70% dos casos

Figura 4. Duas ondas "p". Uma do nó sinusal nativo e outra do coração transplantado

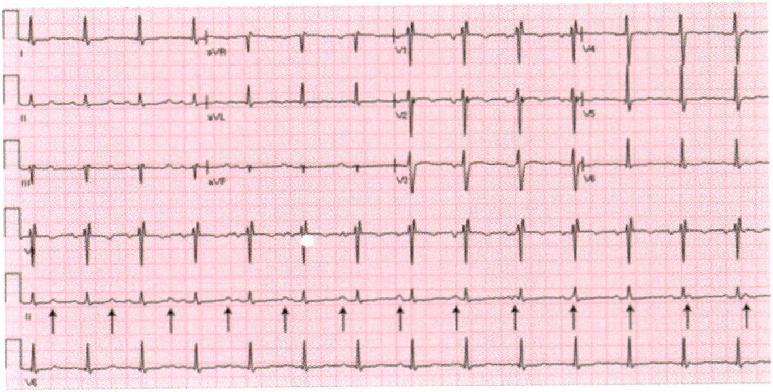

As arritmias em paciente transplantado decorrem de diversos fatores: linhas de suturas realizadas durante o procedimento cirúrgico (predispondo a arritmias de reentrada), assim como infecções, disfunção do enxerto, rejeição, vasculopatia do enxerto, síndrome coronariana aguda (SCA), distúrbios hidroeletrolíticos, medicamentos, dentre outros. Por esse motivo, a avaliação desses pacientes deve conter anamnese e exame físico completo, bem como exames laboratoriais e de imagem em busca desses fatores (Figura 5).

Figura 5. Fatores precipitantes para as arritmias cardíacas

- Linhas de sutura realizadas durante o procedimento cirúrgico
- Infecções
- Disfunção do enxerto
- Rejeição
- Vasculopatia do enxerto
- Síndrome coronariana aguda
- Distúrbios hidroeletrolíticos
- Interação medicamentosa

A técnica cirúrgica biatrial, bicaval e as arritmias

A razão pela qual a técnica biatrial predispunha a arritmias era porque exigia duas longas anastomoses para conectar os átrios do doador e do receptor, resultando em uma câmara atrial aumentada e distorcida, que muitas vezes levava a regurgitação tricúspide (RT). Também exigia longas linhas de suturas que predispunham o paciente a arritmias incisionais de reentrada (Figura 6). Além disso, a técnica biatrial foi associada a lesão e disfunção do nó sinusal mais frequente em vista da localização das linhas de suturas, com necessidade de implante de marcapasso permanente (MPP). Diante desse fato, na década de 1990, a técnica biatrial foi substituída pelo método bicaval, onde o coração direito do doador é suturado com 2duas anastomoses cavas, deixando o átrio direito geralmente intacto. Devido ao aumento da mortalidade e morbidade associada a insuficiência tricúspide (IT) pós-transplante, vários centros realizaram anuloplastias tricúspides profiláticas com DeVega em vista de relatos preliminares de melhora no desenvolvimento da IT a curto e longo prazo, disfunção renal e mortalidade. No entanto, uma revisão retrospectiva recente descobriu que pacientes submetidos a anuloplastia apresentavam taxas substancialmente mais altas de BRD, bloqueios completos e implante de MPP sem diferença significativa na gravidade da IT em 1 ano. (Figuras 7 e 8).

Figura 6. Arritmias incisionais de reentrada

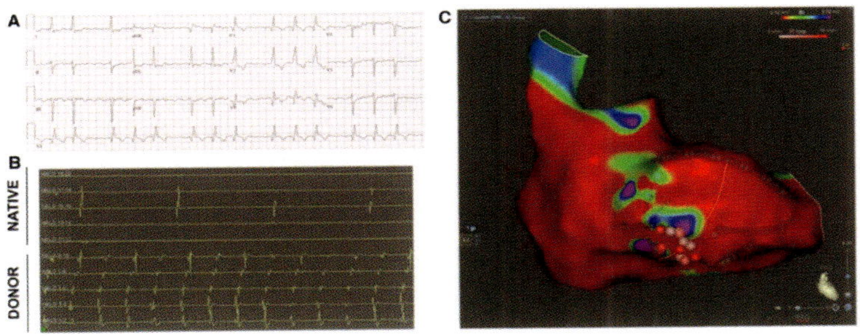

Reentrada atral após técnica biatrial para transplante cardíaco ortotópico. ECG de doze derivações de um receptor de transplante cardíaco que parece ser um flutter atrial atípico. B, Eletrogramas intracardíacos de cateter duodecapolar no átrio direito mostrando ritmo sinusal no coração nativo e flutter atrial no coração do doador. C, Mapa de tensão do átrio direito. o roxo, azul e amarelo são áreas de baixa voltagem ou cicatriz ao longo de partes do átrio direito, especialmente ao longo da linha de sutura após anastomose bicaval. A ablação (pontos vermelhos e brancos) foi bem sucedida na área de reentrada ao redor da linha de sutura anastomótica entre o átrio doador e receptor, demarcada como uma linha amarela.

Sendo assim, para minimizar a possibilidade de arritmias, a técnica bicaval sem anuloplastia profilática é a mais recomendada diante das evidências atualmente disponíveis.

Compreendemos um dos mecanismos arritmogênicos em paciente com transplante cardíaco: a técnica cirúrgica. Porém, o tempo de isquemia do enxerto, denervação autonômica, rejeição e vasculopatia do aloenxerto também contribuem para a gênese das arritmias (Figura 9).

Figura 7. Técnica biatrial. (https://slideplayer.com.br/slide/334647/)

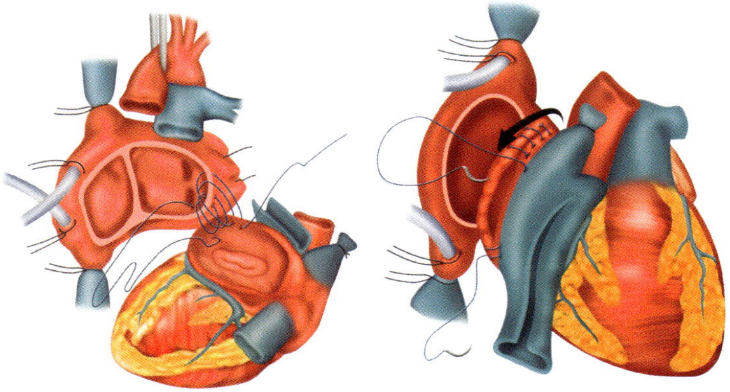

Figura 8. Técnica bicaval. (https://slideplayer.com.br/slide/334647/)

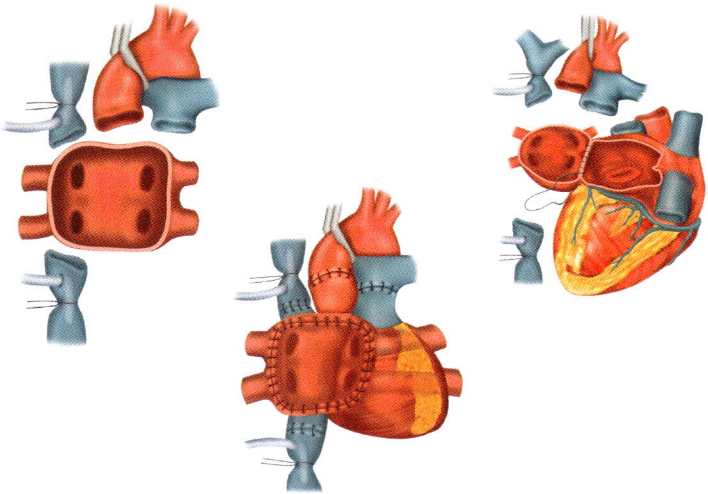

Figura 9. Exemplo de possíveis causas de gêneses das arritmias

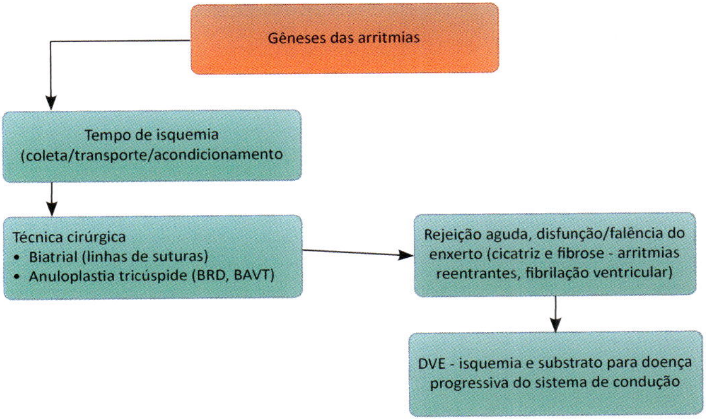

ISQUEMIA DO ENXERTO

É importante limitar o tempo de isquemia desde o explante até a reperfusão após a aquisição inicial do coração do doador. Vários estudos mostraram que o tempo de isquemia > 240 minutos está associado ao aumento das taxas de fibrilação atrial (FA) e de mortalidade. Para a preservação miocárdica durante a aquisição temos a necessidade de cardioplegia adequada e de um excelente armazenamento para, assim, amortecer a ativação do endotélio vascular do enxerto, o risco aumentado de rejeição crônica e das arritmias ventriculares associadas.

Denervação autonômica

A denervação autonômica do coração é a responsável pela FC basal do paciente transplantado ser mais alta, a resposta cronotrópica aos exercícios serem mais atenuados, a FC máxima ser mais baixa e da resposta bradicardica exagerada após a administração da adenosina. Com o tempo, podemos ter a reinervação simpática e parassimpática, porém a mesma ocorre de forma heterogênea, o que pode prolongar o tempo de repolarização miocárdica, podendo levar a taquiarritmias ventriculares e a morte súbita cardíaca (MSC).

Rejeição

A inflamação, edema e fibrose proporcionados pelo estresse cirúrgico pode levar a disfunção do enxerto e à rejeição aguda, levando como consequências a fibrilação atrial (FA), flutter e inclusive morte súbita cardíaca. Com o tempo as rejeições levam a formação de cicatrizes crônicas que juntamente com as linhas de suturas fornecem substrato ideal para arritmias reentrantes, como os flutters atriais.

→ VASCULOPATIA DO ENXERTO E DOENÇA VASCULAR DO ENXERTO

A vasculopatia do enxerto pode levar a isquemia subendocárdica e infarto, gerando substrato para doença progressiva do sistema de condução, fibrilação atrial, taquicardia ventricular, fibrilação ventricular e até mesmo morte súbita. Para o mesmo raciocínio nos deparamos com a doença vascular do enxerto, que se caracteriza por obstrução acelerada, devido a hiperplasia intimal, das artérias coronarianas epicárdicas e da microcirculação levando, assim, a mesma cascata de isquemia, fibrose e substrato arritmogênico.

MAS QUAIS ARRITMIAS PODEM OCORRER?

As principais taquiarritmias são: taquicardia sinusal (TS), taquicardia atrial (TA), fibrilação atrial (FA) e flutter, já, em menor proporção, temos as taquicardias por reentrada átrio ventricular (TRAV), as taquicardias por reentrada nodal (TRN) e as taquicardias ventriculares (TV). Já as principais bradicardias são os bloqueios atrioventriculares (BAV), as bradicardias juncionais e as relacionadas à doença do nó sinusal.

Taquicardia sinusal (TS)

Pode ter tanto uma conotação benigna (o "novo normal" do paciente transplantado citado anteriormente) como também ser o primeiro sinal de uma complicação, por exemplo, infecção, anemia síndrome coronariana aguda, falha do enxerto e rejeição. A causa base deverá ser, portanto, identificada e tratada.

Taquicardia atrial (TA)

As TA focal dentro do átrio do doador ou receptor com condução através da anastomose atrial é frequentemente observada. Pelas mesmas linhas de suturas, podemos ter as taquicardias atriais reentrantes.

Fibrilação atrial (FA) e flutter:

Essas arritmias foram relatadas em 10% a 25% dos pacientes pós-transplante cardíaco. A FA é mais comum nos primeiros dois meses, sendo na maioria das vezes, uma arritmia benigna. Porém, a FA que ocorre tardiamente, após os primeiros anos, está associada a fatores mais graves como rejeição do enxerto, insuficiência cardíaca, vasculopatia do transplante, depressão da função sistólica e aumento da mortalidade. Ao contrário da FA, o flutter atrial, mesmo ocorrendo de forma tardia, pode ocorrer em pacientes estáveis, sem fatores precipitantes graves como a rejeição do enxerto.

Taquicardia por reentrada atrioventricular (TRAV) e taquicardia por reentrada nodal (TRN)

Pouco comum, com uma incidência de 0,5% a 1%. Tanto a dupla via nodal como os feixes acessórios são provenientes do coração do doador.

Taquicardia ventricular (TV)

As TVs, com o passar dos anos do transplante, diminuem em incidência, porém estão associadas com maior gravidade, tais como um risco aumentado de rejeição e vasculopatia.

As incidências das bradiarritmias nos pacientes transplantados variam em torno de 11% a 44% em todo o mundo. Inicialmente devemos entender que no paciente transplantado a bradicardia possui um valor de corte diferente. Nestes pacientes, a bradicardia é considerada a partir de uma FC abaixo de 80 bpm, justamente por causa do "novo normal do paciente transplantado", após a perda do estímulo neural vagal, devido a denervação cardíaca.

De maneira geral, as bradiarritmias que se iniciam nos primeiros três meses após o transplante são, em sua maioria dos casos, benignas já as iniciadas tardiamente estão associadas a vasculopatia, rejeição do enxerto e aumento da mortalidade.

Tanto a doença do nó sinusal (DNS) quanto o bloqueio de ramo direito (BRD), bloqueio de ramo esquerdo (BRE) e o bloqueio atrioventricular (BAV), são comumente observadas em pacientes pós transplante.

Doença do nó sinusal (DNS)

Possui uma incidência de 17,5%, estando presente tanto na população adulta como na pediátrica. Possui uma ampla gama de cenários clínicos, desde assintomáticos até assistolia e óbito. A principal causa de implante de marca passo definitivo nos primeiros 30 dias é a DNS, enquanto que, após esse período, tanto a DNS quanto o BAV são igualmente prevalentes para o implante deste dispositivo.

Bloqueio de ramo direito (BRD)

Possui uma incidência de 50% dos casos, em geral, não está associado com aumento da morbidade ou mortalidade no pós-transplante.

Bloqueio de ramo esquerdo alternado com bloqueio de ramo direito

Bloqueio átrio ventricular (BAV) de primeiro grau; segundo grau mobitz I, mobitz II e BAV completo

O BAV de primeiro grau associado ao bloqueio de ramo confere um risco aumentado de morte súbita (MS), pois pode representar rejeição envolvendo o sistema His-Purkinje. O BAV de segundo grau mobitz I confere menor gravidade, enquanto o mobitz II. Traduz maior gravidade. Os BAVs avançados ou BAV completo podem ser um sinal de rejeição aguda e estão relacionados a um pior prognóstico. O BAV completo, aumenta em incidência com o tempo de transplante devido a rejeições crônicas, lesões decorrentes de inúmeras biópsias miocárdicas ou por doença vascular do enxerto promovendo, assim, uma degeneração progressiva do sistema de condução e a grande possibilidade da necessidade do marcapasso (MP).

AVALIAÇÃO INICIAL E TRATAMENTO DAS ARRITMIAS

Cientes de todos os mecanismos/causas das arritmias, a avaliação inicial do paciente transplantado deverá ser minuciosa.

A anamnese deverá constar: data do transplante cardíaco; tempo de isquemia; medicamentos em uso; histórico de complicações anteriores e rejeições; sintomas sugestivos de infecções (dentre eles: febre, calafrios, tosse, diarreia e disúria); disfunção do enxerto (intolerância ao exercício, fadiga e dispneia) e rejeição (dor torácica e dispneia).

A avaliação laboratorial também deverá ser completa, dentre eles: hemograma, função hepática e renal, eletrólitos, lactato, culturas e proteína C reativa. Atenção na interpretação do BNP e da troponina já que os mesmos podem permanecer elevados por 4-8 semanas (ou mais) após o transplante cardíaco.

Para os exames complementares, teremos o ECG (atenção para o "novo normal" e a "nova linha de base do eletrocardiograma", ciente das alterações, em sua maioria dos casos, benignas, tais como, taquicardia sinusal, EV e ESV, assim como alterações com possíveis conotações de gravidade, como por exemplo, alterações do segmento ST e taquicardia ventricular). Além do eletrocardiograma, podemos lançar mão também da radiografia de tórax, tomografias e ecocardiograma. Esse último pode fornecer informações valiosas, como hipocinesia difusa, hipocinesia/acinesia segmentares, tamanho das cavidades, massa ventricular, alterações valvares e movimento anormal do septo que podem sugerir, por exemplo, rejeição do enxerto e SCA.

A monitorização e avaliação hemodinâmica dependerão da condição clínica do paciente e da disponibilidade dos recursos hospitalares, com dispositivos não invasivos e invasivos.

Outro fator importante é lembrar que a abordagem do paciente transplantado cardíaco sempre é multidisciplinar, devendo envolver médicos, enfermeiros, farmacêuticos, nutricionistas e fisioterapeutas, por exemplo.

Mas o que devo fazer diante de uma taquicardia ou uma bradicardia em paciente transplantado? De maneira geral, para as taquicardias avaliamos o quadro clínico do paciente e as opções terapêuticas a curto e longo prazo, dentre elas: tratamento medicamentoso; cardioversão elétrica sincronizada (CVEsinc); ablação e cardiodesfibrilador implantável (CDI). Já com relação a bradicardia, teremos como opção, tratamento medicamentoso e marca-passo (transcutâneo, transvenoso e definitivo).

→ CONDUTA NAS TAQUICARDIAS

A conduta das taquicardias em pacientes transplantados é semelhante a descrita no ACLS para os pacientes não transplantados, porém com algumas particularidades. Citaremos três particularidades:

- Já que o coração transplantado é inicialmente "desnervado" e não possui o tônus vagal, as manobras vagais, o uso da digoxina e atropina são geralmente ineficazes.

- → Devido à hipersensibilidade do nó sinusal e o nó átrio-ventricular, devemos realizar doses mais baixas da adenosina (inicialmente 1 mg progredindo, conforme resposta, até 3 mg).
- → As interações com os imunossupressores (em particular o tacrolimus e a ciclosporina), os bloqueadores de canais de cálcio, como diltiazem e o verapamil devem ser evitados ou usados com prudência (ambos podem prejudicar o metabolismo do CYP3A, o que aumenta o nível sérico desses imunossupressores, podendo causar toxicidade renal). (Figura 10).

Figura 10. Particularidades do paciente transplantado

- Manobras vagais, uso de digoxina e atropina são geralmente ineficazes.
- É necessário utilizar doses mais baixas de adenosina (hipersensibilidade do nó sinusal e nó AV).
- Os bloqueadores de canais de cálcio, diltiazem e verapamil devem ser utilizados com prudência (interações com os imunossupressores, especialmente com tacrolimus e ciclosporina).

Cientes das particularidades, o primeiro questionamento envolve a estabilidade clínica do paciente. Se instável hemodinamicamente (decorrente da taquiarritmia), o tratamento será cardioversão elétrica sincronizada. Caso o paciente esteja estável hemodinamicamente, podemos considerar a adenosina em doses reduzidas iniciando com 1 mg e, caso necessário, progredir até 3 mg.

Para os pacientes estáveis, também podemos optar por estratégias de controle da frequência cardíaca (FC) ou estratégias para o controle do ritmo cardíaco. Se optado pelo controle da FC, os betabloqueadores constituem uma alternativa (a digoxina geralmente é ineficaz devido à denervação parassimpática).

Caso a opção seja o controle do ritmo cardíaco, no Brasil, drogas como a amiodarona e sotalol podem ser utilizadas. Se a fração de ejeção do ventrículo esquerdo estiver normal e excluída a vasculopatia do transplante, a propafenona também pode ser considerada. A cardioversão elétrica sincronizada sempre será uma opção para o controle do ritmo.

Com a atual tecnologia de mapeamento tridimensional e centros experientes, a ablação por cateter poderá ser uma opção para o tratamento de algumas arritmias, tais como: FA, flutter, taquicardia atrial, taquicardia por reentrada nodal e taquicardia por reentrada atrioventricular.

Os dados sobre a terapia com cardiodesfibrilador implantável (CDI) para a prevenção de morte súbita cardíaca (MSC) em pacientes transplantados são um tanto escassos. Pacientes com arritmias ventriculares documentadas, disfunção ventricular esquerda grave, síncope inexplicada, história de parada cardíaca e vasculopatia grave do enxerto devem ser criteriosamente avaliados para a indicação do CDI.

Uma vez atuado no tratamento imediato de arritmias, os fatores precipitantes devem ser avaliados e, se presentes, tratados adequadamente. Como exemplo, a rejeição do enxerto que deverá ser tratada com corticóide; infecções, com antibióticos e DHE que deverão ser corrigidos prontamente.

Finalmente, não podemos esquecer da anticoagulação da FA e flutter. Não há diretrizes específicas para a anticoagulação em paciente pós-transplante, sendo assim, uma decisão baseada no escore CHA2DS2 - VASC, das diretrizes atuais, poderá ser utilizada para o início do tratamento.

CONDUTA DAS BRADIARRITMIAS

Durante o período peritransplante, a bradicardia sintomática poderá ser tratada com fio de estimulação temporário e se, caso o mesmo não esteja presente, marcapasso transcutâneo como ponte para o marca-passo transvenoso poderão ser usados. Agentes como isoproterenol, teofilina ou terbutalina também podem ser usados para aumentar a frequência cardíaca enquanto aguarda o retorno da função normal do nó sinusal. Caso o mesmo não retorne, o implante do marca-passo definitivo será necessário. Até o momento, a anastomose biatrial e o tempo de isquemia foram considerados preditores independentes para a necessidade de estimulação permanente.

No entanto surgem preocupações no implante do marca-passo com eletrodos, sabemos que o próprio transplante leva a insuficiência tricúspide e a possibilidade da piora dessa insuficiência com a passagem desses eletrodos pela tricúspide é algo factível, visto esta ser uma das complicações inerentes a esse procedimento. Sendo assim, o implante do MP sem eletrodos, poderia ajudar a minimizar essa complicação, resultados preliminares quanto ao uso dos marca-passos sem eletrodos têm sido animadores, embora ainda sejam necessários mais estudos para as recomendações finais.

TAMPONAMENTO CARDÍACO

O diagnóstico do tamponamento cardíaco no paciente pós-transplante requer uma atenção mais elaborada devido aos seguintes fatores:

- Apresentação clássica de taquicardia e equalização das pressões, podem estar ausentes ou mascaradas;
- Essa complicação pode coexistir ou ser confundida com outras patologias, como por exemplo: falência do VD ou disfunção primária do enxerto;
- As janelas de imagem do ecocardiograma transtorácico (ECOTT) são muitas vezes inadequadas.

Sendo assim, é importante a atenção redobrada para a suspeita de tamponamento cardíaco, visto apresentação não clássica dessa patologia; hipotensão, PVC elevada e DC baixo podem ser devido a complicações coexistentes, como falência do VD ou disfunção primária do enxerto e o ecocardiograma transesofágico (ECOTE) é preferível ao ECOTT.

O ECOTE pode revelar uma coleção de sangue e compressão específica da câmara cardíaca, diferente da apresentação clássica do derrame pericárdico concêntrico com padrão típico de colapso sistólico do AD seguido do colapso diastólico do VD. A avaliação se torna mais complexa nos pacientes em ECMO, onde as câmaras cardíacas estão descomprimidas devido ao dispositivo de assistência ventricular e nos pacientes em ventilação mecânica, onde as variações das velocidades transvalvares e o desvio septal durante o ciclo respiratório podem não ser evidentes.

Com o diagnóstico do tamponamento em um paciente hemodinamicamente instável devido ao derrame pericárdico a conduta é exploração cirúrgica de emergência.

REFERÊNCIAS BIBLIOGRÁFICAS

1. Bacal F, Marcondes-Braga FG, Rohde LEP, Xavier Júnior JL, de Souza Brito F, Moura LZ, et al. 3a Diretriz Brasileira de Transplante Cardíaco Bras Cardiol. 2018; 111(2):230-289.

2. Updates on Heart Transplantation. Shah. Current Heart Failure Reports (2019) 16:150–156https://doi.org/10.1007/s11897-019-00432-3.

3. Extracorporeal membrane oxygenation as a salvage therapy for patients with severe primary graft dysfunction after heart transplant. Samuel Jacob.Clinical Transplantation. 2019;33:e13538.

4. Postoperative management of heart transplantation patients. Eleanor Vega. Best Practice & Research Clinical Anaesthesiology 31 (2017) 201e213. http://dx.doi.org/10.1016/j.bpa.2017.06.002

5. A primer for managing cardiac transplant patients in the emergency department setting. Brit Long, MD. American Journal of Emergency Medicine 41 (2021) 130–138. http://doi.org/10.1016/j.ajem.2020.12.071

6. Badina, Tyler J, Kalbfleisch SJ. Fibrilação atrial originada no átrio esquerdo do Receptora pós transplante cardíaco ortotópico. Representante de Caso Heart Rhythm.2017;3:604–607.doi:10.1016/j.hrcr.2017.10.002

7. Birati EY, Rame JE. Complicações pós-transplante cardíaco. Crit Care Clin. 2014;30(3): 629–37.

8. Costanzo MR, Dipchand A, Starling R, Anderson A, Chan M, Desai S, Fedson S, Fisher P, Gonzales-Stawinski G, Martinelli L,et al; Sociedade Internacional de Diretrizes de Transplante de Coração e Pulmão. Diretrizes da Sociedade Internacional de Transplante de Coração e Pulmão para o Cuidado do Coração. Receptores de transplante. J Coração Pulmão Transplante. 2010;29:914–956.

9. Ellenbogen KA, Thames MD, DiMarco JP, Sheehan H, Lerman BB. Efeitos eletrofisiológicos da adenosina no coração humano transplantado. Evidência de supersensibilidade. Circulação. 1990; 81: 821 -828.

10. Gallego-Page JC, Segovia J, Alonso-Pulpón L, et al. Reinervação após transplante cardíaco: um estudo multidisciplinar. J Coração Pulmão Transplante. 2004;23:674–82.

11. Heinz G, Hirschl M, Buxbaum P, et ai. Disfunção do nó sinusal após transplante cardíaco ortotópico: incidência pós-operatória e implicações a longo prazo. Estimulação Clin Eletrofisiol. 1992;15(5):731–7

12. Herrmann FEM, Wellmann P, Sadoni S, Schramm R, Hagl C, Juchem G. Disfunção do nó sinusal após transplante cardíaco –uma análise de fatores de risco e carga de estimulação atrial. Transplante de Clin.2018;32:e13202.doi:10.1111/ctr.13202

13. Khush KK, Cherikh WS, Chambers DC, Harhay MO, Hayes DJr, Hsich E, Meiser B, Potena L, Robinson A, Rossano JW, etal; Sociedade Internacional de Transplante de Coração e Pulmão. O registro internacional de transplante de órgãos torácicos da sociedade internacional para transplante de coração e pulmão: trigésimosextorelatóriodetransplantedecoraçãoadulto-2019; temadefoco: correspondência de tamanho de doadores destinatário. JCoraçãoPulmãoTransplante.2019;38:1056–1066.doi:10.1016/j.healun. 2019.08.004

14. Pickham D, Hickey K, Doering L, et al. Alterações eletrocardiográficas no primeiro ano após transplante cardíaco. J Eletrocardiol. 2014;47:135.

15. Thajudeen A, Stecker EC, Shehata M, Pate IJ, Wang X, Mc Anulty JH Jr, Kobashigawa J, Chugh SS. Arritmias após transplante cardíaco: mecanismos e manejo. J Am Heart Assoc. 2012; 1: e001461. doi:10.1161 / JAHA.112.001461

16. Weinfeld MS, Kartashov A, Piana R, et al. Bradicardia: uma complicação tardia após transplante cardíaco. Am J Cardiol. 1996;78(8):969–71.

17. José A.Joglar, MD; Elaine Y. Wan, MD; MinaK. Chung, MD; Alejandra Gutierrez, MD, et al. Manejo de Arritmias Após Transplante Cardíaco. Circ Arritmia Eletrofisiol. 2021; 14: e 007954.DOI:10.1161 / CIRCEP.120.007954

18. Brit Long, MD, William J. Brady, MDb, Alin Gragossian, DOc, Alex Koyfman, MDd, Michael Gottlieb, MD. Uma cartilha para o manejo de pacientes transplantados cardíacos no cenário do departamento de emergência. American Journal of Emergency Medicine 41 (2021) 130–138.

6

HEMODERIVADOS E CONTROLE DE SANGRAMENTOS NO PERIOPERATÓRIO

José Eduardo Carvalho Teixeira ▪ Roseny dos Reis Rodrigues

INTRODUÇÃO

O transplante de coração aparece como um tratamento de eleição para pacientes que chegam ao estágio terminal de uma doença cardíaca após tratamento farmacológico otimizado. Atualmente cerca de 5.800 procedimentos são realizados anualmente em todo mundo. As principais doenças que levam o paciente para mesa cirúrgica são: cardiopatia não isquemia (≈50,5%). cardiopatia isquêmica (≈33,1%), as doenças valvares, cardiomiopatia hipertrofia, restritiva e afecções congênitas, representam cerca de 3% cada uma.

Um dos principais desafios nesta população de pacientes, é o manejo da coagulação e o sangramento; eles podem ocorrer por instalação de coagulopatia passível de manejo clínico ou por uma causa cirúrgica, por exemplo nas lesões de anastomose, o qual requer nova abordagem cirúrgica. O sangramento, além de aumentar a morbimortalidade, aumenta o tempo de estadia na UTI e o uso de hemocomponentes e hemoderivados. Todas essas consequências, além de impactar diretamente na recuperação do paciente, oneram o sistema.

Por essas razões, é essencial que o médico intensivista, tenha em sua formação, noções sobre o manejo da coagulação desses pacientes.

Antes de dar início ao capítulo, é essencial a compreensão de como esse paciente comporta-se diante de uma cirurgia cardíaca com "entrada" em circulação extracorpórea (CEC); esse capítulo será dividido nos seguintes tópicos: revisão sobre mecanismos celular de coagulação e como ele se relacionada com os testes viscoelásticos; como o intraoperatório impacta no pós-operatório (compreendendo como a CEC e o manejo de volemia do paciente interfere na coagulação), por último os distúrbios de coagulação no paciente transplantado.

MANEJO DA COAGULAÇÃO E DO SANGRAMENTO

Revisão dos mecanismos de coagulação, fibrinólise e avaliação fisiológica da coagulação

O processo de hemostasia é complexo e amplamente estudado até hoje. Até 2003, o modelo clássico da cascata de coagulação era o mais utilizado para explicar a série de reações que ocorrem até a formação do coágulo. Contudo, em 2003, o patologista Hoffman publicou um artigo em que discorria sobre uma nova compreensão desses processos e intitula esse modelo de "celular", uma vez que ele percebeu que todas as reações ocorrem em superfície de células, principalmente das plaquetas3. A motivação para tal estudo foi que a cascata de coagulação explicava muito bem reações enzimáticas *in vitro* (no laboratório), mas não na prática clínica. Foi visto que alguns pacientes, mesmo na presença da deficiência de fatores, eles não apresentavam episódios de sangramento. Por outro lado, em outros, a falta de alguns fatores poderia causar diástase hemorrágica. Concluiu-se, portanto, que as vias intrínsecas e extrínsecas não deviam ter o mesmo papel fisiológico. O entendimento dessa lacuna de conhecimento foi preenchido pelo modelo celular, que é o mais aceito atualmente e é dele que vamos falar nessa revisão.

Didaticamente, deve-se pensar na coagulação dividida em 2 processos principais que ocorrem juntos e são dependentes: hemostasias primária e secundária. Na hemostasia primária, a grande protagonista é a plaqueta ativa e seus produtos secretados; já na hemostasia secundária são os fatores de coagulação, o cálcio e a própria plaqueta ativada.

A hemostasia primária é desencadeada pela aderência plaquetária em algum vaso lesado, colocando em contato a matriz extracelular (composta principalmente por colágeno) e plaqueta circulante. Outros desencadeantes de aderência plaquetária são: alta concentração de fator de Von Willebrand, presença de trombina e até mesmo as catecolaminas. Vamos nos concentrar no caso de uma lesão endotelial (p. ex.: cirurgia cardíaca); a plaqueta se liga ao colágeno através de glicoproteínas da membrana (p. ex.: glicoproteínas 1a, 2a e 6a). Essa adesão via receptor desencadeia diversas reações intracelulares dependentes de cálcio citoplasmático. O ponto central disso é a fosforilação da proteína quinase C que culmina na ativação plaquetária. Uma plaqueta ativa significa que ela é capaz de liberar grânulos contendo ADP serotonina, cálcio, fator V, fibrinogênio e tromboxano A2. Também faz parte da ativação, a mudança de forma da membrana, promovendo uma superfície capaz de fornecer substrato para reações enzimáticas (espiculação).

Esse ambiente altamente reativo (cheio de produtos plaquetário), dá início a hemostasia secundária que deve ser compreendida em 3 fases subsequentes: iniciação, amplificação e propagação. Na fase de iniciação, a célula endotelial lesada expõe uma proteína de membrana chamada fator tecidual (FT), o qual se liga ao fator VII que está circulando no sangue; na presença de cálcio circulante e plaqueta ativa, forma-se um complexo composto por enzima (fator tecidual), um cofator (fator VII), uma superfície celular (plaqueta ativa) e o cálcio. Esse "quarteto" ativa o fator X, que forma o segundo complexo: fator X-fator V, na superfície da plaqueta ativada e o cálcio. Esse segundo complexo é capaz de gerar um pouco de trombina, promovendo o "pontapé" inicial da amplificação e propagação. A trombina gerada tem 4 papéis centrais: ativar o fator VIII para formação de um terceiro complexo fator VIII-IX-plaqueta e cálcio; ativar fator XI cuja principal função é fornecer fator IX para formação do complexo citado anteriormente, ativar mais plaquetas e ativar mais fator V. O terceiro complexo: fator VIII-IX-plaqueta-cálcio, é muito mais eficiente que o complexo composto pelo fator na geração de trombina, sendo portanto o responsável pela grande secreção de trombina, que recebe o nome de "*burst*" (explosão) de trombina.

Até aqui temos 3 complexos importantes:

- Fator tecidual-fator VII-plaqueta-cálcio (de "baixa eficiência"): responsável por gerar o complexo X-V-plaqueta e cálcio;
- Complexo protrombinase (X-V-plaqueta-cálcio): é capaz de converter protrombina em trombina que é o processo central do início da coagulação;
- Fator VIII-IX-plaqueta e cálcio (de "alta eficiência"): gera grandes quantidades de complexo protrombínico e por conseguinte trombina que faz a amplificação da coagulação.

Podemos perceber que foi suprimido a cascata baseada na utilização de números em algarismos romanos bem como a terminologia "a", porque o principal objetivo dessa descrição, é compreender que existem os 3 complexos, um de "baixa eficiência", porque gera pouco complexo protrombinase e pouca trombina e outro de "alta eficiência" porque é responsável por gerar uma grande quantidade de trombina, o "*burst* de trombina".

A trombina, além de toda função já discutida, converte o fibrinogênio em fibrina. A fibrina, por sua vez, funciona como "o cimento" da coagulação. Todos esses complexos ativos, apesar de serem importantes para iniciar o coágulo, são pequenos (do ponto de vista molecular) e formam ligações fracas entre eles (a chamada agregação plaquetária). Se não houvesse a formação de fibrina, o tampão plaquetário ficaria instável do ponto de vista molecular, seria como um "muro sem cimento". Logo, o fibrinogênio desempenha o papel de cimento, dá arcabouço para formação do coágulo porque faz ligações com glicoproteínas plaquetárias, as chamadas GP IIbIIIa (inibidas por antiagregantes como clopidogrel).

Outro elemento que vem desempenhar função de sustentação do coágulo é o fator XIII, que faz ligações covalentes entre as moléculas de fibrina tornando o tampão estável do ponto de vista físico. Um paciente com deficiência de fator XIII tem recorrência de episódios hemorrágicos, pois não estabiliza o coágulo.

Compreendido os pontos centrais do modelo celular; devemos entender que o coágulo deve ser limitado ao local da injúria, do contrário ele pode se disseminar pelo corpo, causando tromboses e sangramento (porque iria consumir todos os fatores) como ocorre na coagulação intravascular disseminada. Esse processo é limitado de duas formas principais: fibrinólise rápida e fibrinólise lenta. A fibrinólise rápida começa ocorrer assim que o endotélio e a matriz extracelular sofrem lesão. O endotélio produz o tPA (do inglês "ativador de plasminogênio tecidual") e outras células do tecido produzem o uPA ("ativador de plasminogênio do tipo urokinase" - porque foi descoberto no endotélio urinário). Essas duas enzimas agem no plasminogênio circulante, transformando-o em plasmina, uma enzima responsável por clivar a fibrina em "pedaços grandes" e solúveis, mais especificamente em uma região chamada "terminal de lisina"; quanto mais terminais de lisina expostos mais fibrinólise ocorre, por isso o processo de clivagem rápida é limitado pela fibrinólise lenta que consiste em um processo de retirar do coágulo terminais de lisina, e isso é feito pelo TAFI (Trombin Activated Fibrinolys Inibitor). Outras formas de limitar a fibrinólise são a secreção de PAI 1 e 2 pelas plaquetas (plasminogen activation inibitor) que inibe a ativação do plasminogênio pela tPA e uPA e a alfa-2-antiplasmina que inibe diretamente a plasmina. O ácido tranexâmico e o ácido aminocaproico são análogos da lisina (possui similaridade com o terminal de lisina do fibrinogênio), logo eles se ligam à plasmina no lugar que ela ligaria no coágulo de fibrina, e impedindo dessa maneira, que ocorra a ação diretamente no coágulo.

Avaliação da coagulação à beira leito

Existem diversas formas de avaliar as etapas da hemostasia, desde exames laboratoriais mais simples como tempo de sangramento até uma análise mais minuciosa do processo de formação do coágulo como é no caso da tromboelastometria. Os testes convencionais como tempo de protrombina (TP) e tempo de tromboplastina parcial ativada (TTPA), foram desenvolvidos e validados para monitorização da terapia com antagonistas de vitamina K e monitorização da heparina respectivamente; eles também não representam a coagulação *in vivo* uma vez que são feitos com o plasma, não tendo um dos principais elementos do modelo celular que é a plaqueta. Por último, o tempo necessário para realização do TP e TTPA pode atrasar o início da terapêutica, enquanto a tromboelastometria oferece dados preciosos dentro de 5-10 minutos.

Baseado no conteúdo revisado anteriormente, vamos traçar um paralelo entre as etapas fisiológicas da coagulação e esse exame point of care (POC), chamado tromboelastometria. Quando solicitamos um teste viscoelástico, o objetivo é analisar de forma rápida à beira leito as etapas da formação do coágulo e da sua degradação com finalidade de identificar pontos em que podemos agir; para tal fim, o aparelho gera um gráfico baseado na resistência oferecida pelo coágulo durante sua formação, bem como a queda de resistência durante o processo de fibrinólise. A avaliação da coagulação por esse método inicia-se ao colher o sangue venoso do paciente que é colocado em um tubo de ensaio citratado, e posteriormente transferido para um copo cilíndrico com um pino interno suspenso (Figura 1). O aparelho provoca o turbilhonamento do sangue através do giro do frasco ou do pino interno dependendo do modelo e dessa forma o sangue começa a coagular. O aumento da resistência à rotação do pino é detectado e transferido para o computador em forma de gráfico em valores numéricos, e isso é utilizado para detectar anormalidade dos fatores de coagulação, plaquetas, conversão de fibrinogênio ou dos mecanismos de lise do coágulo.

Figura 1. Esquema de funcionamento da tromboelastometria

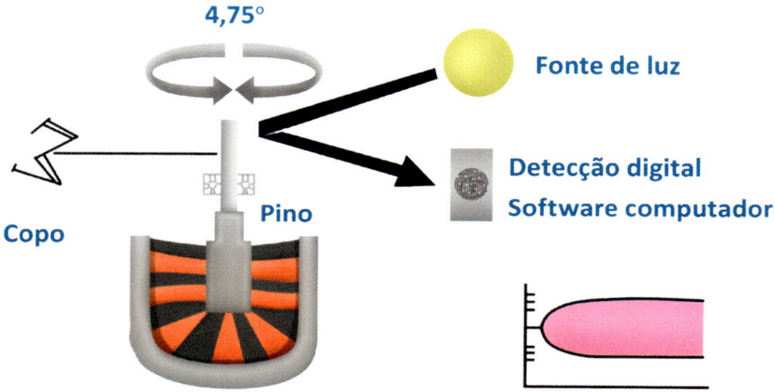

Ao iniciar a oscilação e desencadear a coagulação, o exame avalia o processo de iniciação da coagulação e, portanto, todos os elementos necessários para formação do coágulo. A primeira parte do gráfico é denominado de R (*reaction time*) ou CT (*clotting time*) dependendo do tipo do aparelho em que é realizado o exame (TEG® ou ROTEM®), e tem o tamanho esperado de 1-2 mm; um aumento nessa distância (> 2 mm) irá mostrar que existe retardo no início da coagulação, o que pode significar queda de fatores de coagulação, coagulopatia dilucional ou uso de inibidores de fatores envolvidos na formação dos complexos (p. ex.: heparina). Depois da iniciação, o gráfico começa a se abrir revelando a amplificação do coagulo que é chamado de cinética da formação de fibrina, pois o sangue vai se tornando cada vez mais coagulado e oferecendo mais tensão. Essa fase depende principalmente da conversão do fibrinogênio em fibrina, presença de cálcio em níveis séricos adequados e também da qualidade plaquetária. No exame é representada pela sigla CFT (ROTEM®) de (cinética de formação do trombo) ou K (TEG®) de (*kinectics*) que vai de 2 até 20 mm. Outra medida durante a amplificação do coágulo, é a formação do ângulo alfa conforme mostrado na Figura 2. Esse ângulo representa a coagulabilidade do paciente; quanto mais agudo mais hipocoagulável é a amostra e quanto mais obtuso maior tendência a coagulação. O gráfico chega então em um momento chamado de tensão máxima ou estabilidade do coágulo (MA ou MCF) que vai de 20-30 mm e fisiologicamente significa a capacidade de conversão dos monômeros de fibrina em polímeros de fibrina, bem como a qualidade e quantidade das plaquetas envolvidas no processo de coagulação. Segue-se então, um segmento chamado de A5-A30 que é a firmeza do coágulo entre 5-30 minutos. Por último, o exame entra em uma fase de degradação do trombo com afinamento do gráfico, demonstrando queda na resistência à oscilação do pino e avalia a atividade dos fatores de lise que no exame é o CL (*clotting lysis)* ou ML (*maximum lysis*). Esta última variável normalmente deve ser < 15%; se esse afinamento for ≥ 15%, significa tendência a hiperfibrinólise, uma situação que pode oc;orrer após a circulação extracorpórea (Figura 2 e 3).

Como dentro de cada fase existem vários fatores distintos envolvidos e apenas uma análise global poderia dificultar a identificação de qual elemento está faltando. Dessa maneira, o sangue é fracionado e colocado em contato com inibidores específicos de cada elemento, e assim conseguimos saber qual o fator realmente está deficiente, por exemplo: sabemos que a amplitude máxima do coágulo e sua estabilidade depende da presença de fibrinogênio e plaquetas de modo adequado, portanto, o uso de um inibidor plaquetário permite avaliar isoladamente o desempenho do fibrinogênio. Logo, dentro da família dos testes viscoelásticos existem os testes específicos que vão avaliar de forma isolada cada parte da formação do trombo (Figura 4).[5,6,8]

Figura 2. Gráfico gerado pela tromboelastometria e a correlação com as etapas do mecanismo celular de coagulação.

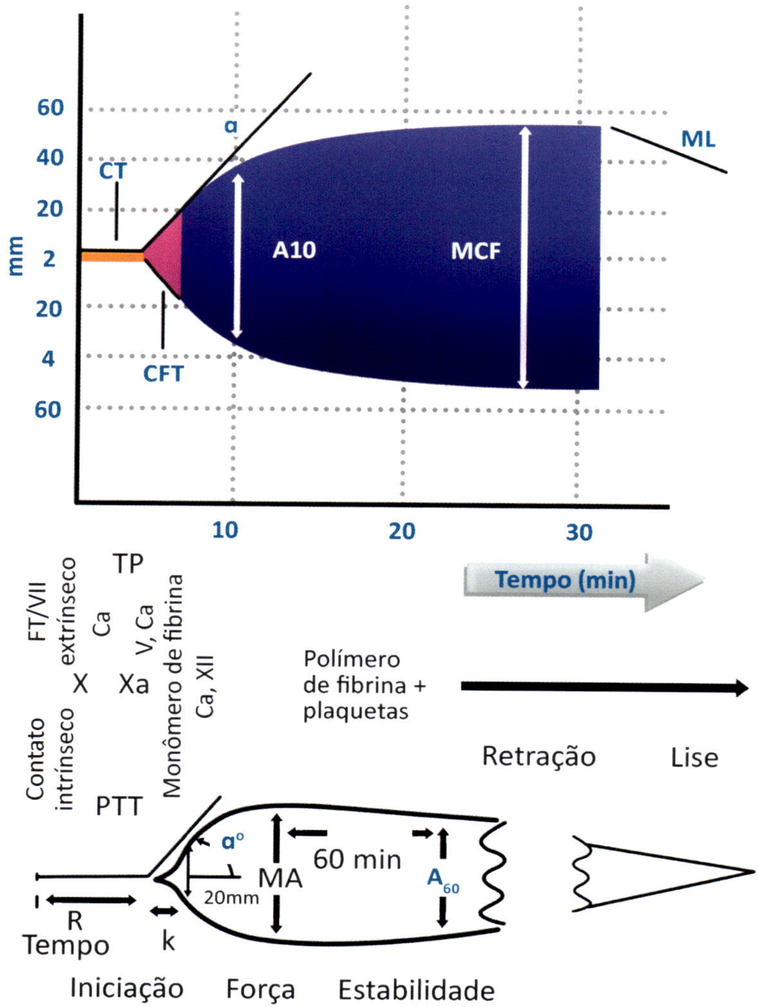

Figura 3. Elementos da tromboelastometria

FASES DA TROMBOELASTOMETRIA		O QUE AVALIA?
CT	Tempo de reação: valor medido entre o início do processo até que o gráfico se alargue. Vai de 1-2 mm.	Concentração plasmática dos fatores de coagulação e início da formação de trombina.
CFT	Cinética de formação do trombo: distância entre 2 mm até 20 mm. Reflete a taxa de formação do coágulo.	Polimerização do fibrinogênio em fibrina pelo fator XIII, atividade plaquetária.
ALFA	Avalia o estado de coagulação do paciente.	Quanto mais agudo, mais hipocoagulável.
MCF	Amplitude máxima do coágulo: é o momento de maior alargamento do gráfico e reflete a estabilidade do coágulo.	Principalmente interação entre plaquetas e fibrinogênio.
A5-A30	É a firmeza do coágulo entre o 5º minuto de exame até 30 minutos. É uma continuidade do MCF.	
ML	Lise do coágulo. O coágulo é considerado estável se a lise ocorre em < 1 5%. Se o paciente apresentar uma lise > 15% significa que está em hiperfibrinólise.	Os fatores envolvidos na fibrinólise. Indica estados de hiperfibrinólise.

1. **INTEM:** Usa o ácido elágico, inibe o complexo protrombínico de baixa eficiência (via fator VII), avaliando a formação do coágulo pela via do complexo de "alta eficiência" (VIII-IX-plaqueta). É a via mais importante *in vivo* e, portanto, com CT mais sensível à heparina (CT alarga mais facilmente com menores concentrações de heparina que no EXTEM);

Figura 4. Algoritmo global de análise da tromboelastometria

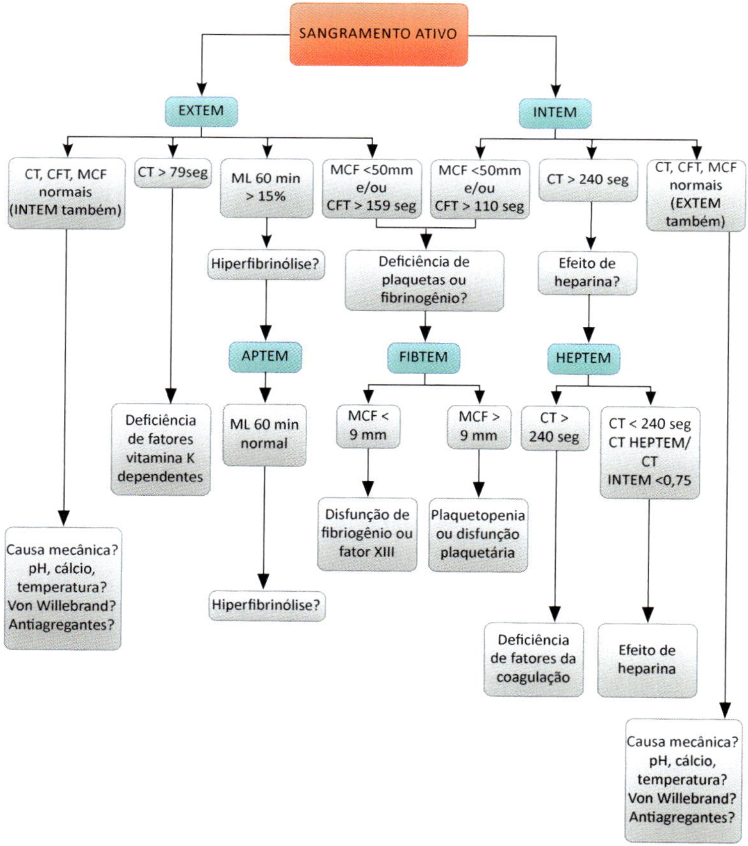

2. **EXTEM:** É um ativador da cascata de coagulação pela via do fator tecidual, ou seja, ativa somente a via de "baixa eficiência". É menos importante *in vivo*, contudo avalia bem os fatores dependentes de vitamina K e também tem um ML mais sensível à presença de fibrinólise;

3. **FIBTEM:** Usa citocalasina D que é um inibidor plaquetário. O bloqueio da plaqueta avalia o desempenho do fibrinogênio isoladamente.
4. **HEPTEM:** É usado heparinase na amostra sanguínea, um inibidor da heparina; dessa forma se no HEPTEM do sangue colhido, normalizar, significa que o paciente ainda está sob efeito de heparina e que o paciente necessita de protamina;
5. **APTEM:** Usa a aprotinina, um inibidor da fibrinólise (antifibrinolítico). Se a causa do sangramento for hiperfibrinólise, o APTEM normalizará o gráfico.

Compreendendo fatores do intraoperatório que impactam na evolução do paciente crítico: circulação extracorpórea, hemodiluição e reposição volêmica

O transplante cardíaco, do ponto de vista hemodinâmico, comporta-se como outra cirurgia cardíaca qualquer em que o paciente é submetido a circulação extracorpórea (CEC). De forma geral podemos dividir os tempos cirúrgicos em pré-CEC e pós-CEC.

No período pré-CEC a estratégia de reposição hídrica restritiva (caso não haja sangramento) é a preferencial e se limita à quantidade de fluidos necessária para manutenção dos acessos e administração de medicamentos. As metas são: PAM 65-70 mmHg, índice cardíaco > 2,2 L/min, avaliação da perfusão pela coleta de lactato arterial e avaliação constante do débito urinário no paciente sondado (> 0,5 mL/Kg/h)[7]. Durante a CEC todo circuito do aparelho é preenchido com cristaloide, totalizando 1.000-1.500 mL em média; invariavelmente isso implica em algum grau de hemodiluição dos fatores de coagulação até o término da CEC, o que causará queda da hemoglobina de 1-2 g/dL. Por isso, o anestesiologista deve realizar a reposição volêmica de forma cautelosa no primeiro tempo cirúrgico. Ainda, antes da "entrada" na CEC, deve-se proceder com administração de heparina não fracionada 300-400 UI/Kg com conseguinte confirmação da sua ação pela avaliação do tempo de coagulação ativa (TCA ≥ 400 segundos)[7]. Outro ponto importante nessa fase, é a utilização de antifibrinolíticos para minimizar o sangramento de microvasculatura no período pós-CEC, uma vez que hiperfibrinólise é um componente importante que predispõe ao sangramento nos pacientes que são submetidos à circulação extracorpórea.

Atualmente são utilizadas medicações chamadas de análogos da lisina para redução de sangramento perioperatório durante a cirurgia cardíaca, cuja finalidade é reduzir a fibrinólise induzida pelo circuito da CEC. O ácido tranexâmico (Transamin®) tem dose de ataque de 30-50 mg/Kg seguida de manutenção entre 1-16 mg/Kg/h; o ácido 3-aminocapróico (Épsilon®) tem uma dose de ataque de 50-150 mg/Kg com manutenção entre 15-25 mg/Kg/h. A diferença entre essas drogas reside na potência e meia-vida de eliminação: o transamin® é 6-10 vezes mais potente que o Épsilon®. Ambas as drogas têm eliminação renal e devem ser evitadas de serem administradas em pacientes com sangramento do trato urinário superior uma vez que o acúmulo dessa droga no trato urinário superior pode causar trombose.

O circuito de CEC, em poucas palavras, substitui temporariamente o coração e o pulmão enquanto o cirurgião realiza o procedimento (Figura 5). Ele é composto por tubos de silicone, bombas e filtros, de forma que o sangue sai do corpo pelo átrio direito ou cava superior e retorna através de uma cânula inserida na aorta ascendente. O sangue ao entrar em contato com a tubulação da CEC,

Figura 5. Circuito de circulação extracorpórea

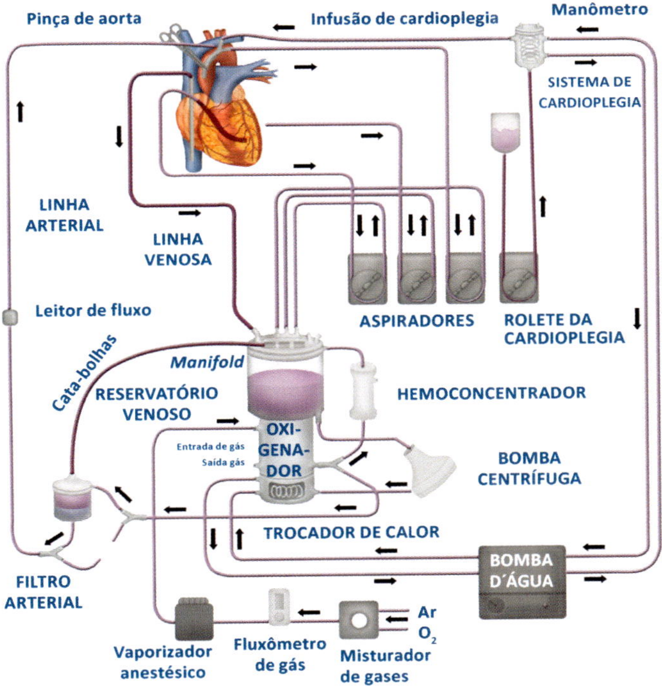

uma superfície não endotelial, gera resposta inflamatória. Ocorre a ativação da cascata de coagulação com grande geração de trombina, consumo de plaquetas e fatores de coagulação, principalmente conversão de fibrinogênio em fibrina, mesmo com paciente heparinizado. A fibrina adere ao circuito da CEC. As plaquetas podem cair em até 50% do valor inicial durante a CEC, além de ocorrer disfunção plaquetária por hipotermia. Além do fibrinogênio, os fatores V, VII, IX, XIII também são consumidos pela ativação da cascata e hemodiluição. Leucócitos são ativados gerando diversas interleucinas que provocam vasodilatação e edema, colaborando ainda mais para sangramento difuso. Além disso, a anemia dilucional pode contribuir ainda mais para o descontrole hemodinâmico e sangramento, uma vez que também ocorre queda do cálcio iônico por hemodiluição e consumo durante ativação. A hiperfibrinólise ocorre, porque ao ativar a cascata de coagulação concomitantemente, é ativada a calicreína, gerando bradicinina que é ativada e por conseguinte gera também plasmina; como a bradicinina é degradada nos pulmões e estes estão sem fluxo sanguíneo durante a CEC, o estado de hiperfibrinólise se perpetua.

Em suma, os motivos de sangramento após a CEC são: coagulopatia de consumo de plaquetas e fatores, disfunção plaquetária por hipotermia, hemostasia cirúrgica inadequada, hiperfibrinólise, rebote de heparina (mais discutido adiante), acidose e hipotermia (lembre-se que para qualquer reação enzimática ocorrer o pH e a temperatura são essenciais) e hipocalcemia dilucional.

Os principais fatores de risco para sangramento aumentando após a saída de CEC são: uso de antiagregantes ou anticoagulantes, tempo de CEC > 150 minutos, cirurgia de emergência, idade avançada, cirurgia de revascularização com > 5 pontes.

Em relação ao manejo da anemia dilucional no intraoperatório, os últimos trials apontam para valores de hemoglobina alvo ≥ 7,5 g/dL e hematócrito entre 21% e 24% (TRICS III, TITRe2 e TRACS). A decisão de transfundir entre Hb 6-7,5 g/dL deve ser individualizada e baseada em parâmetros metabólicos e hemodinâmicos como lactato arterial, saturação venosa mista, sinais de hipoperfusão e valor de hemoglobina de entrada. Por último, é consenso que Hb ≤ 6 g/dL deve ser tratado com transfusão.

O uso de autotransfusor de sangue (*cell savage*), ajuda reduzir a necessidade de administração de sangue; esse aparelho funciona da seguinte forma: um conservador de sangue é conectado à um aspirador, que faz a sucção de todo sangue remanescente no campo cirúrgico proveniente da cardiotomia e dissecção de tecidos adjacentes ao coração; esse sangue é então armazenado, e ocorre a concentração do fluido de modo que o paciente receba de volta suas células vermelhas, aumentando a hemoglobina sem que haja aumento do volemia e reduzindo os riscos de transfusões alogênicas.

A saída de CEC geralmente é feita com auxílio de drogas vasoativas e a reversão da heparina é feita com protamina após a saída completa de CEC, com dose de 1-1,5 mg de protamina para cada 1 mg de heparina infundida. A confirmação da reversão pode ser feita através da normalização do TCA. Um fenômeno raro, mas que o médico intensivista deve conhecer é o rebote heparínico em que o paciente volta a um estado de hipocoagulabilidade por motivos ainda não esclarecidos. Acredita-se que esse fenômeno ocorra, porque o *clearence* da protamina é mais rápido do que da heparina; associado a isso, há também a contribuição do retorno da heparina sequestrada por linfáticos à circulação sanguínea. Isso pode ocorrer até 6-8 horas após a reversão e pode ser detectado pelo TCA. É importante neste momento contudo, que seja realizado o diagnostico diferencial de outros motivos de hipocoagulabilidade e neste momento, a tromboelastometria pode contribuir.

Fatores de risco para rebote heparínico são: uso de altas doses de heparina e CEC prolongada. O tratamento é a realização de uma dose adicional de protamina.

Para compreender a reposição volêmica no intraoperatório é necessária a compreensão que o coração transplantado é desnervado e, portanto, desprovido de aferência simpática e parassimpática. O débito cardíaco é totalmente dependente da pré-carga, de forma que se deve evitar situações de hipovolemia e hipotensão. Atualmente, dá-se preferência à cristaloides balanceadas e ringer lactato em detrimento da reposição com soro fisiológico 0,9%, tendo em vista a acidose hiperclorêmica que este último pode levar. Deve-se estar atento para reposição de cálcio, uma vez que a hemodiluição leva à hipocalcemia.

O intensivista deve conhecer os fatores do intraoperatório que podem impactar no pós-operatório, principalmente aos dois maiores motivos de sangramento durante a CEC que são o consumo plaquetário e a hiperfibrinólise. Outros fatores para estar atento são: tempo de CEC (quanto maior, maior a chance de desenvolver coagulopatia), cálcio iônico e balanço hídrico. O teste viscoelástico é uma forma efetivo de diferenciar se a causa de sangramento é de origem cirúrgica ou coagulopatia.

3. DISTÚRBIOS DE COAGULAÇÃO NO PACIENTE TRANSPLANTADO

As transfusões são comuns nos pacientes provenientes de cirurgia cardíaca não é diferente dos transplantados. Contudo, deve-se sempre ter em mente que pacientes que recebem transfusões têm aumento de 70% na mortalidade e o dobro de chances de óbito nos primeiros 5 anos após a cirurgia. Segundo a American Society of Thoracic Surgeons (STS) e a Society of Cardiovascular Anesthesiologists (SCA) 6 fatores funcionam como preditores da necessidade de transfusão no intraoperatório: idade avançada, anemia no pré-operatório, uso de medicação antiplaquetária ou anticoagulante, reoperação, cirurgias de emergência e comorbidades não cardíacas.

Idealmente, toda instituição que pratica o transplante cardíaco, deveria seguir as recomendações de boas práticas como uso de eritropoietina no pré-operatório para correção de anemia, uso de antifibrinolíticos, usar meios para evitar transfusões alogênicas como autotransfusor, minimizar hemodiluição pela retirada de fluidos da CEC, possibilidade de avaliar a causa de sangramento pela disponibilidade de tromboelastometria e por último construção e aplicação de protocolos de transfusão. Contudo, se a avaliação do estado de coagulação do paciente se limitar a dosagem de fibrinogênio, tempo de protrombina e tempo de tromboplastina parcial ativada deve-se optar por iniciar a terapia empírica pois a realização desses exames demanda mais o tempo o que pode atrasar o início do tratamento.

Diagnóstico diferencial do sangramento e exames complementares

A definição de sangramento no pós-operatório do paciente transplantado é a presença de sangramento no dreno na velocidade de 250 mL/h por 2 horas ou sangramento maior ou igual 300 mL em 1 hora.[14] Visto isso, deve-se distinguir um sangramento de etiologia cirúrgica de uma discrasia sanguínea. Clinicamente, a discrasia vai se manifestar como um sangramento difuso e de microvasos, podendo ser visualizada em outros lugares, principalmente nas mucosas (p. ex.: hematúria em sonda vesical de demora ou débito sanguinolento em sonda nasoenteral) e pele com hematoma. As duas condições também podem coexistir em algumas situações.

Mediante suspeita de sangramento, deve-se prosseguir a investigação com a solicitação de exames para manejo do sangramento como hemograma, tempo de protrombina (TP) ou RNI, tempo de tromboplastina parcial ativada (TTPA), fibrinogênio,

D-dímero e tromboelastometria se disponível. O tempo de protrombina avalia os fatores dependentes de vitamina K que são II, V, VII e X, além da contagem do fibrinogênio, contudo, é mais sensível para detecção de alterações nos fatores VII e X. O teste é realizado colocando o sangue em contato com algum reagente que desencadeia a coagulação pela via do fator VII, dessa forma o tempo em segundos varia de acordo com cada reagente e para corrigir essas diferenças existe a relação normatizada internacional (RNI). O TTPA avalia a via de coagulação iniciada pelo fator IX, além dos fatores VIII e II. Ambos os exames apresentam como maior problema a demora da realização, o que atrasa o início da terapia, além de que os reagentes utilizados são amplamente variados e muitas vezes implicam na não detecção da queda de fatores até que sua concentração caia para níveis de 30% a 40% dos inicialmente encontrados. O D-dímero elevado, apesar de pouco acurado de forma isolada, quando associado com alargamento do TP, TTPA e hipofibrinogenemia pode revelar um estado de hiperfibrinólise e orientar a terapêutica subsequente. A fibrinogenemia é de suma importância, pois sozinho esse exame pode dar o diagnóstico de queda dos valores séricos do fibrinogênio, uma importante causa de sangramento após a CEC.

Também é importante lembrar que, não raro, esses pacientes fazem uso de antagonistas da vitamina K e não tiveram tempo hábil para suspenção da medicação, o que pode causar o sangramento persistente. No caso do uso de antiagregantes único como o ácido acetilsalicílico (AAS) os estudos não mostraram maior risco de sangramento no pós-operatório, contudo o uso de dupla antiagregação com AAS e inibidores da P2Y12, há um risco aumentado para sangramento.

Alterações das plaquetas

As alterações plaquetárias constituem uma das principais causas de sangramento no pós-operatório de cirurgia cardíaca, e devem ter uma atenção especial do intensivista, uma vez que podem ser de ordem numérica (plaquetopenia) ou qualitativa. Além da plaquetopenia por hemodiluição, as plaquetas aderem ao circuito da circulação extracorpórea sofrendo ativação e consumo.

Além disso, importantes receptores de superfície da plaqueta (p. ex.: GP IIb/IIIa) sofrem *downregulation* pelo estado inflamatório. A quantidade de fator de Von Willebrand contido nos grânulos citoplasmáticos também é reduzida. A hipotermia também afeta bastante a função plaquetária, principalmente de agregação. Por vezes, a contagem de plaquetas se encontra dentro do esperado, contudo a função plaquetária está prejudicada. O intensivista também deve ficar atento à trombocitopenia induzida por heparina, fenômeno autoimune que acontece em 5% dos pacientes recebendo altas doses de heparina. Pode se desenvolver entre 5-14 dias após exposição ao anticoagulante ou nas primeiras horas, se o paciente já tiver sido exposto à heparina (situação frequente deste paciente). Acredita-se que a heparina forme complexos com o fator 4 das plaquetas e anticorpos IgG, e esses complexos se ligam à um receptor plaquetário promovendo sua ativação, o que causa consumo plaquetário e formação de trombos arteriais e venosos. O diagnóstico é clínico e deve ser suspeitado em qualquer paciente com trombose e plaquetopenia > 50 % que fez ou está fazendo uso de heparina; os anticorpos podem ser dosados para confirmação. Mediante suspeita a heparina deve ser suspensa e substituída por outro fármaco anticoagulante (p. ex.: bivalirudin). O alvo plaquetário para pacientes após cirurgia cardíaca é de ≥ 50.000 plaquetas/mm3ou ≥ 100.000 plaquetas/

mm^3, caso haja suspeita de coagulação intravascular disseminada. A dose é de 1 unidade randômica a cada 10 Kg ou 01 *pool* de plaquetas randômicas ou 1 unidade de plaquetas por aférese; essa dose eleva a quantidade de plaquetas 3 a $4 \cdot 10^{-11}$.

A desmopressina (DDAVP) também pode ser usada em algumas situações na dose de 0,3 mcg/Kg, como opção no manejo do pós-operatório da cirurgia cardíaca. Ela pode ser considerada em pacientes com sangramento associado a quadros urêmicos, portadores de doença de Von Willebrand adquirida, portadores de estenose aórtica grave ou usuário de dispositivo de assistência ventricular (pois não raro o paciente do transplante cardíaco desenvolve déficit de fator de Von Willebrand por ser portador desses dispositivos antes do transplante); alguns estudos apontam benefício do uso do DDAVP nos pacientes com sangramento causado por hipotermia, uso de AAS, acidose e após a CEC, contudo mais evidências são necessárias.

Deficiência de fatores

O paciente transplantado está susceptível à depleção de todos os fatores da coagulação, com destaque principalmente para o fibrinogênio. Nesses casos o paciente vai apresentar sangramento difuso associado a alteração de FIB-TEM na tromboelastometria ou queda do fibrinogênio dosado diretamente no sangue. Existem diversas formas de repor este fator, sendo a mais preconizada através da administração do concentrado de fibrinogênio (p. ex.: Haemocompletan®) que é um preparo derivado de plasma humano e disponibilizado na forma de pó liofilizado; a dose varia de 30 a 50 mg/Kg.[15] No Brasil, o uso desse hemoderivado ainda é limitado pelo alto custo, desse modo faz-se mais comumente a reposição desse fator, por meio do uso de crioprecipitado.

Se não houver concentrado de fibrinogênio disponível no serviço deve-se optar por crioprecipitado (CRIO) que contém, além de fibrinogênio os fatores VIII, Von Willebrand e fator XIII. A concentração de fibrinogênio no crioprecipitado é 3-5 vezes maior que no PFC. O CRIO deve ser administrado na dose de 1-2 unidades a cada 10 Kg de peso. O CRIO é a é um conjunto de proteínas contidas no PFC que fica precipitada durante um processo de descongelação até 6º graus, logo é um derivado do PFC que como diz o próprio nome é fica "precipitado". Cada bolsa de CRIO deriva de uma bolsa de PFC e, portanto, provém do mesmo doador.

O PFC, contém água, albumina, globulinas, fatores de coagulação, carboidratos e lipídeos. As indicações para uso de PFC são sangramentos devido déficit de fatores de coagulação associado à ausência da possibilidade de repor aquele fator isolado OU no sangramento/intoxicação por cumarínicos, na indisponibilidade de complexo protrombínico. A dose é de PFC é 20 mL/Kg de peso. Cabe ressaltar que o PFC é o hemocomponente mais prescrito de maneira incorreta, visto que muitas vezes é administrado com finalidade de corrigir um RNI ≥ 1,5 ou um TP e TTPA ≥ 1,5x no valor original sem que haja sangramento ativo (p. ex.: transfusão profilática pré-operatória em um paciente com RNI de 1,7). É importante lembrar que, como todo hemocomponente, ele carrega os riscos de uma reação transfusional.

Reposição de hemácias

Conforme dito anteriormente no capítulo, a decisão de transfundir ou não paciente é multifatorial e usar somente o valor isolado de hemoglobina pode induzir o médico a transfusões desnecessárias, contudo, protocolos e algoritmos servem como base para desenvolver o raciocínio individualizado para cada paciente (Figura 6).

Figura 6. Algoritmo de tratamento da anemia em cirurgia cardíaca (Adaptado da fonte: 21)

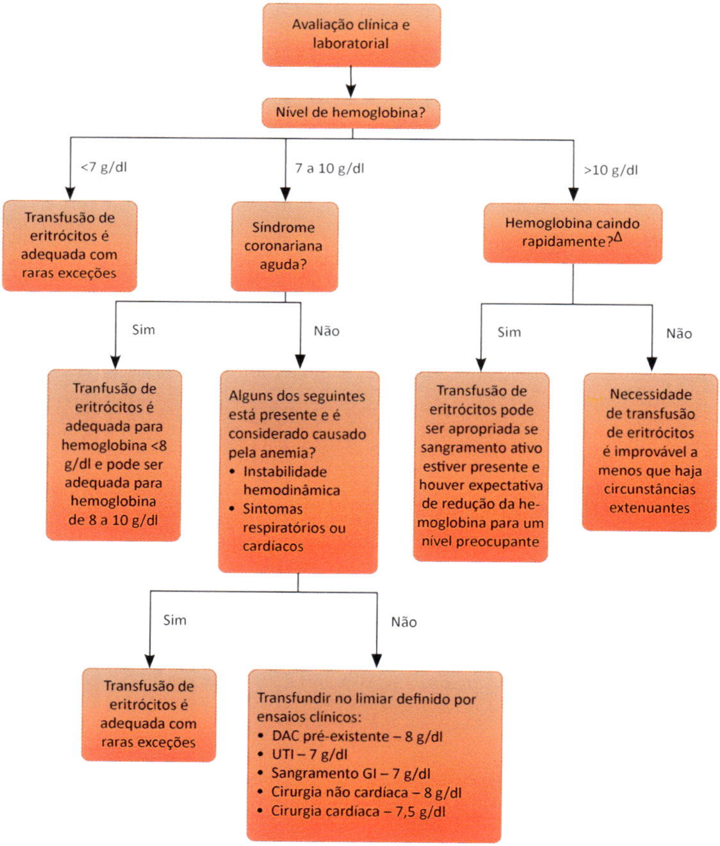

Todas as vezes que o intensivista pensar em transfundir concentrado de hemácias deve vir em mente a equação:

$$DO_2 = [\text{Débito cardíaco}] \times [(Hb \times 1{,}39 \times SaO_2) + (PaO_2 \times 0{,}003)]$$

Essa fórmula permite analisar, que a entrega de oxigênio depende não só da concentração de hemoglobina, mas também do débito cardíaco e disponibilidade de oxigênio. De forma geral, outros parâmetros que devem ser vislumbrados são lactato, consumo de bases, saturação venosa central e venosa mista, deflexão de segmento ST bem como presença de alterações hemodinâmicas. Cada concentrado de hemácia tem entre 200-300 mL e aumenta a hemoglobina em cerca de 1 mg/dL.

Conforme já discutido anteriormente, os *trials* preconizam um valor de hemoglobina ≥ 7,5 g/dL no paciente cardiopata, contudo, se o enxerto for saudável não é raro o paciente tolerar níveis menores sem grandes repercussões. Outro fator que aumenta a tolerabilidade à valores menores de hemoglobina é a presença de anemia crônica antes da cirurgia; tais pacientes conseguem manutenção da "entrega" de oxigênio com valores basais entre 6-7 g/dL. Caso o paciente evolua com instabilidade hemodinâmica mediante sangramento, o ritmo de transfusão deve ser baseado em parâmetros hemodinâmicos como pulso, pressão arterial, volume que está sendo perdido e não nos valores de hemoglobina.[17,18,19]

PONTOS-CHAVE NA ABORDAGEM DO SANGRAMENTO APÓS O TRANSPLANTE CARDÍACO

1. Antes de pensar em repor qualquer fator de coagulação deve-se lembrar de motivos que podem contribuir para o sangramento como hipotermia, hipocalcemia e acidose.
2. Os principais motivos de discrasia sanguínea no pós-operatório são: hipofibrinogenemia, hiperfibrinólise, disfunção plaquetária e heparina residual.

3. Avalie os fatores de risco para sangramento antes da cirurgia para melhor planejar o cuidado no pós-operatório: idade avançada, uso pré-operatório de dupla antiagregação, anemia pré-operatória, gênero feminino, cirurgia de urgência/emergência – sempre será o caso do transplante cardíaco –, uso de anticoagulantes no pré-operatório (principalmente se não houve tempo hábil para suspensão).

4. Ter em mente a "pirâmide de Klaus" para avaliação da coagulação (Figura 7) e repor somente o que está faltando. Na presença de tromboelastometria essa deve ser utilizada de rotina para guiar a terapêutica do sangramento.

    - → Hipofibrinogenemia (≤ 150 mg/dL): repor com concentrado de fibrinogênio OU crioprecipitado caso não haja fibrinogênio disponível.
    - → Déficit de fator de coagulação: corrigir com fator específico ou PFC.
    - → Plaquetopenia ≤ 50.000 associado à sangramento ativo: transfundir plaquetas.

5. Abolir progressivamente a prática de hemotransfusão liberal almejando níveis de hemoglobina diferentes dos encontrados no pré-operatório: o paciente portador de anemia crônica não precisa receber concentrados subsequentes para alcançar níveis maiores de hemoglobina do que o basal do qual ele está fisiologicamente adaptado.

Figura 7. Pirâmide de Klaus "adaptada".

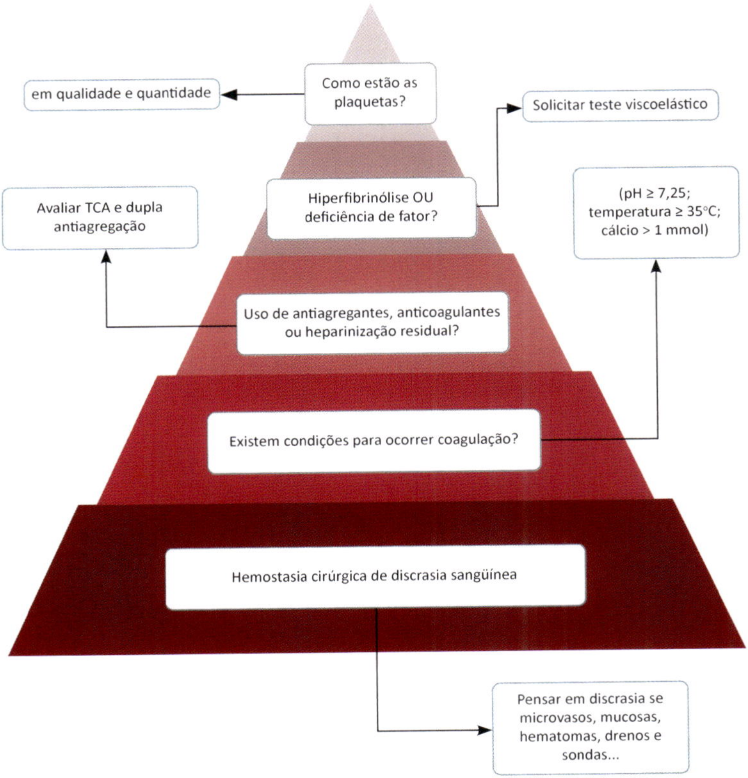

REFERÊNCIAS BIBLIOGRÁFICAS

1. Lund LH, Khush KK, Cherikh WS, et al. The registry of the International Society for Heart and Lung Transplantation: thirty-fourth adult heart transplantation report—2017; focus theme: allograft ischemic time. J Heart Lung Transplant. 2017;36[10]:1037–1046.

2. Haddad H, Isaac D, Legare JF, et al. Canadian Cardiovascular Society Consensus Conference update on cardiac transplantation 2008: executive summary. Can J Cardiol. 2009;25(4):197–205.

3. Hoffman M. A cell-based model of coagulation and the role of factor VIIa. Blood Reviews. 2002; 17: S1-S3.

4. Brass LF. Thrombin and platelet activation. Chest. 2003;124:18S–25S.

5. Crochemore T, Piza FMT, Rodrigues RR. A nova era da tromboelastometria. Einstein. 2017;15(3):380-5.

6. Lier H, Vowerg M, Hanke A. Thromboelastometry guided therapy of severe bleeding. Hämostaseologie. 2013; (33): 51-61

7. O'Carroll-Kuehn BU, Meeran H. Management of coagulation during cardiopulmonary bypass. Contin Educ Anaesth Crit Care Pain. 2007;7(6):195-8.

8. Whiting D, DiNardo J. TEG and ROTEM: Technology and clinical aplications. Am. J. Hematol. 89:228–232, 2014.

9. Ng W, Jerath A, Wasowicz M. Tranexamic acid: a clinical review. Anaesthesiol Intensive Ther 2015;47:339-50.

10. Carson JL, Guyatt G, Heddle NM, et al. Clinical practice guidelines from the AABB: red blood cell transfusion thresholds and storage. JAMA. 2016; (316): 2025-2035.

11. Mazer DC, Whitlock RP, Fergusson DA, et al. Restrictive or Liberal Red-Cell Transfusion for Cardiac Surgery. N Engl J Med. 2017; (377): 2133-2144.

12. Reeves BC, Pike K, Rogers CA, et al. A multicentre randomised controlled trial of Transfusion Indication Threshold Reduction on transfusion rates, morbidity and health-care resource use following cardiac surgery (TITRe2). Health Technol Assess 2016;(20): 1-260.

13. Ferraris VA, Ferraris SP, Saha SP, et al. Perioperative blood transfusion and blood conservation in cardiac surgery: the Society of Thoracic

Surgeons and The Society of Cardiovascular Anesthesiologists clinical practice guideline. Ann Thorac Surg. 2007;83:S27–S86.

14. Czer LSC, Bateman TM, GrayRJ, et al. Treatmentof severe platelet dysfunction and hemorrhage after cardiopulmonary bypass: reductionin blood productusagewithdesmopressin. J Am Coil Cardiol, 1987 ;9:1139-4.

15. Leal-Noval SR, Muñoz M, Asuero M, Contreras E, García-Erce JA, Llau JV, et al. Spanish Consensus State- ment on alternatives to allogeneic blood transfusion: the 2013 update of the “Seville Document”. Blood Transfus. 2013;11(4):585-610.

16. Holland LL, Brooks JP. Toward rational fresh frozen plasma transfusion: The effect of plasma transfusion on coagulation test results. Am J Clin Pathol. 2006;126(1):133-9.

17. Pagano D, Milojevic M, Meesters MI, et al. EACTS/EACTA Guidelines on patient blood management for adult cardiac surgery: The task force on patient blood management for adult cardiac surgery of the European Association Cardio-Thoracic Surgery (EACTS) and the European Journal of cardiothoracic surgery. 2018; (53): 79-111.

18. Mazer DC, Whitlock RP, Fergusson DA, et al. Restrictive or Liberal Red-Cell Transfusion for Cardiac Surgery. N Engl J Med. 2017; (377): 2133-2144.

19. Hajjar AL, Vincent JL, Filomena RB, et al. Transfusion Requirements After Cardiac Surgery: The TRACS Randomized Controlled Trial. JAMA. 2010;304(14):1559-1567.

20. Crochemore T, Piza FMT, Rodrigues RR. A nova era da tromboelastometria. Einstein. 2017; 15(3): 380-5.

21. Carson JL, Kleinman S. Indications and hemoglobin thresholds for red blood cell transfusion in the adult. UptoDate. Available from: https://www.uptodate.com/contents/indications-and-hemoglobin-thresholds-for-red-blood-cell-transfusion-in-the-adult?search=red%20blood%20transfusion&source=search_result&selectedTitle=1~150&usage_type=default&display_rank=1#H3927516223.

7

ASPECTOS INFECCIOSOS PÓS-TRANSPLANTE CARDÍACO

PROFILAXIAS E PRINCIPAIS COMPLICAÇÕES INFECCIOSAS

Guilherme Aroeira Moraes

INTRODUÇÃO

O transplante cardíaco ortotópico foi realizado pioneiramente pelo Dr. Christiaan Barnard e representou o início de importantes avanços no tratamento de pacientes com doença cardíaca terminal. No Brasil, o transplante cardíaco entre humanos foi introduzido pelo Dr. Euryclides de Jesus Zerbini e, nos últimos anos, tem se tornado uma importante técnica de tratamento para os pacientes com cardiopatia terminal.

Mesmo com todo aprimoramento, a infecção permanece como uma das principais causas de morbimortalidade no paciente transplantado cardíaco, a despeito de terapia antibiótica moderna. Isso acontece devido ao tratamento imunossupressor que, embora indispensável para a sobrevivência dos pacientes transplantados a longo prazo, leva ao comprometimento das defesas imunológicas do organismo e aumenta a probabilidade de infecções.

A frequência e a intensidade do quadro infeccioso estão intrinsecamente relacionadas ao grau de imunossupressão a que são submetidos os receptores de transplante cardíaco, imunossupressão essa indispensável para prevenção e, muitas vezes, para o tratamento dos episódios de rejeição. Alguns fatores podem influenciar no surgimento de processos infecciosos com a escolha do doador, técnica cirúrgica, perfil biopsicossocial do receptor e a presença de doenças crônicas.

Os patógenos infecciosos podem ser transmitidos ao receptor de transplante cardíaco pelo próprio órgão transplantado, hemotransfusão e por situações próprias do ambiente hospitalar. Os processos infecciosos podem também ser decorrentes da flora endógena do receptor, assim como de reativação de infecções latentes previamente adquiridas.

Todos pacientes candidatos a transplante cardíaco são considerados pacientes de alto risco infeccioso, o risco individual é determinado por uma relação entre as exposições epidemiológicas do indivíduo e o estado de imunossupressão desse mesmo indivíduo. A prevenção bem-sucedida da infecção no receptor de transplante cardíaco requer uma compreensão desses fatores, a fim de desenvolver uma estratégia preventiva adaptada para cada indivíduo.

Assim sendo, a avaliação pré-transplante identifica oportunidades para avaliar os riscos de infecções pós-transplante comuns e desenvolver estratégias preventivas individualizadas, incluindo tratamento de infecções existentes, profilaxia e vacinação. Portanto, a avaliação se concentra no histórico de exposições, testes sorológicos para exposições à distância, infecções anteriores, culturas para identificar colonizações e administração de vacinas.

No que se refere à profilaxia infecciosa, o uso de agentes antimicrobianos varia de acordo com a doença alvo de prevenção e a natureza dos riscos do receptor. Estratégias incluem a profilaxia universal e terapia preemptiva:

Profilaxia universal envolve a administração de um agente antimicrobiano a todos os pacientes considerados de alto risco de infecção durante um período definido; como exemplo temos o uso de Trimetropim/Sulfametoxazol para receptores de transplante não alérgicos a sulfa para prevenção de pneumonia por p*neumocystis*, que ocorre em até 10% dos transplantes de órgãos.

Terapia preemptiva envolve o uso de ensaios sensíveis (detecção de antígenos, ensaios moleculares entre outros) para monitorar pacientes em intervalos predefinidos no intuito de detectar infecção antes que a mesma progrida para doença invasiva. Um ensaio positivo desencadeia o início da terapia antimicrobiana, uma redução na intensidade da imunossupressão e/ou intensificação do monitoramento.

- Abordagens híbridas que incluem algum período de profilaxia e monitoramento subsequente também são estratégias comuns para indivíduos com alto risco de infecção ou que são incapazes de cumprir o monitoramento ou intolerantes à profilaxia. Como exemplo, após terapias de indução de anticorpos depletantes de células-T, muitos receptores recebem certo período de profilaxia antiviral para CMV (citomegalovírus) seguido por um período de monitoramento. Tal abordagem pode ser utilizada em casos onde o receptor do órgão é soronegativo para CMV e o órgão transplantado é soropositivo, ou quando o receptor é soropositivo para CMV.

PROFILAXIA PRÉ-TRANSPLANTE

Antes do transplante é mandatório definir o histórico de imunização do paciente receptor, seu histórico de viagens e exposições infecciosas para projetar uma estratégia preventiva apropriada.

Testes laboratoriais: exames laboratoriais que evidenciam exposições a infecções prévias são utilizados para diagnosticar infecções assintomáticas no candidato a transplante cardíaco. Alguns testes são recomendados para todos os pacientes candidatos e outros, direcionados de acordo com o risco epidemiológico individual.

Testes sorológicos são usados como um indicador de exposições passadas significativas e, em alguns casos, os resultados são usados para orientar estratégias profiláticas após o transplante. Além disso, os resultados podem ainda orientar imunizações, em certos casos.

Durante a pandemia de Covid-19 recomenda-se a triagem de rotina para receptores e doadores. Em candidatos a transplante a infecção por Covid-19 deve estar resolvida antes do transplante. Cada centro determinará seu protocolo em tais situações.

Imunizações: a prevenção de infecções por meio da imunização e fundamental para a população de receptores de órgãos, não sendo diferente para os receptores de transplante de coração. Idealmente, os receptores de transplante de coração devem receber imunização antes do transplante pois, são menos propensos a desenvolver resposta imune protetora após iniciarem imunossupressão devido ao transplante. A vacinação com imunizantes de vírus vivos geralmente não é recomendada após o transplante, pois pode resultar em proliferação descontrolada de cepas vacinais atenuadas. A segurança e eficácia dessas vacinas e paciente transplantados é pouco estudada.

Triagem para tuberculose latente: devido à alta morbidade associada a tuberculose no pós-transplante, todos os pacientes listados para transplante de órgãos devem submeter-se ao teste tuberculínico ou ensaios de liberação do interferon-gama da tuberculose.

A profilaxia ou terapia antituberculosa pré-transplante está indicada para candidatos a transplante de coração, entre outros, com as seguintes indicações específicas:

- História de reatividade tuberculínica sem profilaxia adequada;
- Conversão recente de teste tuberculínico para positivo;
- Reatividade a tuberculina >= 5 mm antes do transplante;
- Evidência radiológica de tuberculose antiga sem profilaxia prévia;
- Contato próximo com indivíduo portador de tuberculose pulmonar ativa;
- História de tuberculose inadequadamente tratada;
- Doador com histórico de tuberculose tratado inadequadamente ou não tratado.

O risco de infecção está intimamente ligado à intensidade e proximidade temporal da exposição. Idealmente, a terapia deve ser indicada antes do transplante. O uso rotineiro de profilaxia antituberculosa pós-transplante cardíaco é controverso, mas geralmente é fornecido a pacientes de alto risco de infecção ativa.

O tratamento de tuberculose pós-transplante seja latente ou de doença ativa, é frequentemente comprometido por toxicidades medicamentosas e interações com terapias imunossupressoras. Regimes de tratamentos alternativos estão disponíveis para tratamento de tuberculose latente e podem ser usadas, entretanto, interações medicamentosas ainda podem ocorrer.

Colonização microbiana: a avaliação dos padrões de colonização microbiana pode ser usada para orientar a profilaxia peritransplante para bactérias. Pacientes com infecções crônicas ativas devem ter organismos infectantes identificados e testes de suscetibilidade realizados antes do transplante para orientar a profilaxia peritransplante.

Tratamento de infecções ativas ou recorrentes: devido ao fato de as infecções serem mais difíceis de tratar após o transplante cardíaco, pela imunossupressão, qualquer infecção ativa identificada antes do transplante deve ser tratada, caso seja possível.

PROFILAXIA PERITRANSPLANTE

É sabido o fato do alto risco infeccioso inerente a qualquer procedimento cirúrgico, seja ele transplante ou cirurgias outras não relacionadas a transplante. Os receptores de transplante cardíaco são pacientes mais vulneráveis a complicações infecciosas, mais comumente por bactérias e fungos. Devido a isso, profilaxia antimicrobiana perioperatória deve ser usada de acordo com protocolos institucionais. Regimes profiláticos específicos são adaptados ao órgão transplantado e individualizados tendo em vista riscos exclusivos do receptor.

Profilaxia antibacteriana

A profilaxia antibiótica cirúrgico padrão é recomendada para todos os procedimentos de transplante de órgãos. As características técnicas únicas do transplante (anastomoses vasculares) predispõem a vazamentos (hematoma, linfocele) que são locais comuns de infecção.

A colonização pré-transplante com organismos multirresistentes, como bactérias gram negativas, está associada a taxas mais altas de infecções peritransplante e infecções recorrentes. Não existe consenso para o manejo de pacientes colonizados com esses organismos multirresistentes durante o período peritransplante. Estratégias de descolonização tem se mostrado eficazes na prevenção de infecções em alguns estudos, entretanto, a profilaxia peritransplante para organismos multirresistentes merece estudo pormenorizado. Cada centro transplantador normalmente desenvolve protocolos de profilaxia antibiótica com base nos padrões de suscetibilidade dos organismos mais frequentemente encontrados naquele centro. Lembrando que o uso de profilaxia antimicrobiana de amplo espectro aumenta o risco de colite por *C. difficile* e superinfecção por organismos fúngicos resistentes.

Além disso, se o doador for colonizado ou infectado por patógenos potenciais, incluindo organismos multirresistentes, a profilaxia deve ser expandida no receptor para evitar infecções pós-operatórias. Não incomum, os dados do doador só ficarem disponíveis após o transplante, devido a isso, ajustes devem ser considerados caso haja evidência de infecção de corrente sanguínea no doador ou infecção envolvendo o coração (órgão transplantado).

Profilaxia antifúngica

A incidência de infecções fúngicas invasivas pós-transplante de órgãos sólidos varia entre 3% e 42% e varia de acordo com órgão transplantado e a epidemiologia em cada centro transplantador. Em geral, a incidência tende a ser maior em receptores de pulmão e fígado e menor em receptores de coração e rim.

As espécies de Candida e *Aspergillus* são os principais agentes causadores, com o tempo médio de início após o transplante variando de acordo com o tipo de transplante. Tais infecções têm alta taxa de mortalidade. Como exemplo, um estudo retrospectivo multicêntrico de 1963, receptores de transplante cardíaco, coração-pulmão e pulmão, na Itália, relatou infecções fúngicas em 51 pacientes (2,6%) ocorrendo em uma média de 58 dias pós-transplante. *Aspergillus* e *Candida spp* foram responsáveis por 64% e 23% dos casos, respectivamente, com taxas de mortalidade de 29% e 33%, respectivamente.

Habitualmente, os centros transplantadores desenvolvem estratégias específicas da instituição para a prevenção de infecções fúngicas com base na incidência e natureza das infecções fúngicas observadas em suas instituições.

PROFILAXIA PÓS-TRANSPLANTE

Após o transplante, os receptores são vulneráveis a infecções nosocomiais, principalmente no período pós-transplante precoce. Pacientes com hospitalizações prolongadas ou com necessidade de ventilação mecânica apresentam risco particularmente alto. As infecções comumente encontradas no primeiro mês pós-transplante são causadas por patógenos nosocomiais. Cerca de 95% dessas infecções são acarretadas por agentes bacterianos e fúngicos. No entanto, a dificuldade na erradicação de tais infecções é aumentada no hospedeiro imunocomprometido.

Profilaxia contra bactérias

A profilaxia contra bactérias deve ser sempre instituída no pré-operatório do transplante cardíaco, utilizando antibióticos com atividade contra a flora habitual da pele (em geral, cefalosporinas de 1ª ou 2ª geração). Em pacientes previamente hospitalizados e/ou sabidamente colonizados, a escolha do esquema antimicrobiano deve ser individualizada. É recomendável a coleta de hemoculturas do doador, para identificação de possível infecção de corrente sanguínea.

Profilaxias contra fungos e protozoários

Pneumocistose

O *pneumocystis jirovecii* (anteriormente denominado *Ppneumocystis carinii)* é micro-organismo universalmente presente no ambiente, sendo causa bem conhecida de doença pulmonar em hospedeiro imunocomprometido. Tem como período de maior risco de infecção os primeiros 6 meses pós-transplante cardíaco devido a maior imunossupressão desse período, sendo esse período no qual recomenda-se o uso de profilaxia. Alguns fatores podem aumentar o risco de infecção em outros períodos, o que motiva a manutenção da profilaxia fora desse período de 6 meses, como exemplo temos o aumento de imunossupressão para tratamento de rejeição, infecção recorrente por Citomegalovírus (CMV) e neutropenia prolongada. O medicamento de escolha para profilaxia é o Sulfametoxazol-Trimetoprim (TMP-SMX) 160 a 800 mg, 3 vezes por semana, podendo também ser realizado dose diária. Entretanto, a recomendação da 3ª Diretriz Brasileira de Transplante Cardíaco é do uso 3 vezes por semana.

Toxoplasmose

A toxoplasmose é uma infecção incomum, mas com alta morbidade e letalidade no pós-transplante cardíaco. O grupo de maior risco são os receptores soronegativos com doadores soropositivos, chegando ao risco de 50% a 75% na ausência de profilaxia. A infecção pelo *T.*

gondii ocorre predominantemente nos primeiros 3 meses pós-transplante cardíaco, sendo mais comumente transmitida pelo enxerto neste período. Pode se manifestar com miocardite, encefalite, abscesso cerebral, pneumonite ou infecção disseminada. A profilaxia está sempre indicada em receptores soronegativos de doadores soropositivos. A profilaxia com TMP-SMX (160-800 mg) diário ou por três vezes por semana mostrou-se eficaz e é a mais comumente utilizada. A profilaxia com pirimetamina isoladamente (25 mg/dia) é também uma opção eficaz. Recomenda-se a realização mensal de sorologia até o final da profilaxia (6 meses). Em receptores soronegativos, orientações higiênicas sobre cozimento de carnes e alimentos crus devem ser realizadas para evitar infecção.

Profilaxia contra estrongiloidíase

A Estrongiloidíase pode ser uma doença grave com repercussão devastadora em pacientes transplantados cardíacos, atingindo mortalidade de até 50% na síndrome de hiperinfecção e 70% na infecção disseminada. Diante disso, a avaliação pré-transplante por meio de pesquisa nas fezes deve ser realizada para avaliar a necessidade de tratamento. Quando não disponível, o tratamento com Ivermectina 200 mcg/Kg/dia, por 2 dias, deve ser considerada empiricamente.

Profilaxia contra vírus

Citomegalovírus

O CMV é o agente infeccioso oportunista mais relacionado à infecção no pós-transplante cardíaco e é importante causa de morbidade e mortalidade. O CMV pode ser adquirido a partir do aloenxerto doado, hemoderivados de um doador soropositivo ou reativação de vírus endógeno. Uma vez adquirido, o CMV persiste como infecção latente por toda a vida do hospedeiro.

A grande maioria das infecções por CMV ocorre entre um e quatro meses após o transplante na ausência de profilaxia antiviral. Os pacientes com maior risco para doença por CMV são os soronegativos para CMV que recebem um aloenxerto de um doador soropositivo (D+/R-) e aqueles com infecção latente por CMV que necessitam de tratamento com anticorpos antilinfócitos como parte da terapia de indução ou como tratamento da rejeição do enxerto. A infecção assintomática é comum tanto na combinação D+/R- quanto em receptores soropositivos. É importante salientar que a doença por CMV está relacionada à maior incidência de Disfunção do Ventrículo esquerdo e rejeição aguda, além do aumento do risco de infecções virais, bacterianas ou fúngicas, e do desenvolvimento de diabetes no pós-transplante.

Até o momento, não há dados em literatura que demonstrem superioridade da profilaxia universal (terapia antiviral para todos os pacientes) sobre a terapia preemptiva (monitorização laboratorial regular para detecção precoce de replicação viral e, quando atingido um corte preestabelecido, tratamento antiviral para prevenir doença clínica).

A profilaxia primaria é sempre recomendada para receptores soronegativos de doadores soropositivos ou sorologia desconhecida por 3 a 6 meses, podendo ser seguida por terapia preemptiva, pelo aumento do risco de infecção tardia. Valganciclovir oral e Ganciclovir venoso estão associados a resultados semelhantes, a longo prazo, em receptores de transplante cardíaco na prevenção de doença por CMV. Assim, estes são os fármacos indicados para profilaxia de infecção por CMV. A dose recomendada é de 900 mg/dia para Valganciclovir oral, já Ganciclovir é de 5 mg/Kg/dose intravenosa, três vezes por semana.

Tabela 1. Terapia preemptiva e profilaxia universal para CMV

Parâmetros	Terapia preemptiva	Profilaxia universal
Custos	Alto custo laboratorial	Alto custo de medicamentos
Facilidade de seguimento	Difícil organizar seguimento de resultados laboratoriais e das ações a serem adotadas a cada tempo	Mais fácil organizar, mais é necessário monitorar toxicidade dos medicamentos
Toxicidade dos medicamentos	Baixa	Mais alta
Proteção contra infecção por herpes simplex	Não	Sim
Proteção contra efeitos indiretos da infecção por CMV	Menor	Sim
Desenvolvimento de imunidade específica para CMV	Sim	Não
Incidência de infecção pelo CMV	Baixa	Alta em D+\R-
Resistência antiviral	+	+
Escape de infecções	Pode ocorrer devido à rápida multiplicação do vírus	Não (infecções podem ocorrer em pacientes com doses insuficientes de medicamento antiviral)

Fonte: Bacal F, Marcondes-Braga FG, Rohde LEP, Xavier Júnior JL, de Souza Brito F, Moura LZ, et al. 3ª Diretriz Brasileira de Transplante Cardíaco. Arq Bras Cardiol. 2018; 111(2):230-289.

Durante o período de terapia preemptiva, dois métodos para detecção de replicação viral são recomendados: antigenemia para CMV (detecção do antígeno pp65 do vírus) ou reação em cadeia de polimerase (PCR) quantitativo para CMV (detecção do DNA do vírus).

O PCR quantitativo para CMV é método de escolha para diagnóstico, nortear o tratamento preemptivo e monitorar a resposta ao tratamento.

A antigenemia para CMV é o método semiquantitativo útil para diagnóstico de doença por CMV, ajuda a direcionar o tratamento preemptivo e monitorizar a resposta ao tratamento. Entretanto, apresenta baixa estabilidade do antígeno (amostra deve ser processada em até 6 a 8 horas), falta de padronização, não deve ser utilizado em pacientes que apresentam neutropenia $< 1000/mm^3$ e apresenta subjetividade na interpretação dos resultados. Motivos esses que fazem com que o PCR para CMV seja o método escolhido.

Herpes vírus

Pacientes que não estão recebendo profilaxia para CMV (ou seja, pacientes soronegativos para CMV que receberam aloenxerto de um doador soronegativo para CMV) é recomendado a profilaxia contra o vírus herpes simples e varicela-zóster nos primeiros três a seis meses pós-transplante e, nos períodos de linfo depleção para tratamento de rejeição. Tal profilaxia deve ser realizada com Aciclovir ou Valaciclovir

Vacinação

Sabidamente, pacientes transplantados são de maior risco decorrentes de complicações por infecções que podem ser prevenidas pela vacinação. Devido a isso, pacientes candidatos a transplantes cardíacos e seus cuidadores preferencialmente devem ser vacinados preventivamente antes da ocorrência do transplante. Após o transplante, imunizantes com agente inativado são seguros, no entanto, imunizantes com agente vivo atenuado, em geral, devem ser evitados. Na grande maioria dos centros transplantadores, a vacinação é reiniciada a partir do terceiro ao sexto mês pós-transplante, momento esse onde a imunossupressão de base já se encontra reduzida.

Tabela 2. Vacinas recomendadas antes e após o TxC

Vacina	I/VA	Recomendado antes do transplante	Recomendado depois do transplante
Influenza	I	Sim	Sim
Hepatite B	I	Sim	Sim
Hepatite A	I	Sim	Sim
Tétano	I	Sim	Sim
Pertussis	I	Sim	Sim
Polio (inativado)	I	Sim	Sim
Streptococcus pneumoniae	I	Sim	Sim
Neisseria meningitidis	I	Sim	Sim
HPV	I	Sim	Sim
Varicela	VA	Sim	Não
Sarampo-caxumba-rubéola (MMR)	VA	Sim	Não
BCG	VA	Sim	Não

Fonte: Bacal F, Marcondes-Braga FG, Rohde LEP, Xavier Júnior JL, de Souza Brito F, Moura LZ, et al. 3ª Diretriz Brasileira de Transplante Cardíaco. Arq Bras Cardiol. 2018; 111(2):230-289.

COMPLICAÇÕES INFECCIOSAS PÓS-TRANSPLANTE CARDÍACO

As complicações infecciosas podem acometer o paciente transplantado cardíaco durante toda a sua vida, no entanto, devido aos esquemas de imunossupressão, sabemos que o risco e incidência de quadros infecciosos pelos mais diversos agentes infecciosos diferem. No primeiro semestre pós-transplante o risco de rejeição é maior e, portanto, a imunossupressão deve ser mais intensa. Tal fato associado aos riscos inerentes aos cuidados de saúde tornam os primeiros seis meses após transplante o período de maior risco para infecção. Diante disso, dividimos a infecção no paciente imunossuprimido transplantado em períodos: precoce (< 30 dias pós-transplante), intermediário (1-6 meses pós-transplante) e tardio (> 6 meses). Essa divisão tem intuito de nortear a vigilância infecciosa nesses períodos tendo em vista que, devido ao tipo de imunossupressão adotada em cada um desses períodos, o risco e as manifestações clínicas e laboratoriais têm comportamentos peculiares a cada etapa. Após o sexto mês do transplante cardíaco, com a redução do risco de rejeição devido à tolerância imunológica e, por conseguinte, do nível de imunossupressão, o risco de infecção tende a ser menor.

Precoce (< 30 dias)

Nesse período os efeitos da imunossupressão ainda não estão tão evidentes e a infecção tem maior relação com o doador ou ao receptor, além de estarem diretamente relacionadas ao procedimento cirúrgico em si e a assistência à saúde. As infecções predominantes nessa etapa são bacterianas e fúngicas, muitas vezes por germes multirresistentes.

Intermediário (1-6 meses)

Esse período tem como característica ser o momento de maior imunossupressão e, portanto, tem grande risco de infecções oportunistas e reativação de infecções latentes. Predominam infecções virais (CMV, herpes zoster, herpes vírus), infecções por protozoários (toxoplasmose, criptosporidium, isospora belli) e infecções fúngicas.

Tardio (> 6 meses)

No período tardio a imunossupressão torna-se reduzida em relação ao primeiro semestre devido à tolerância imunológica, portanto, as infecções predominantes tornam-se as infecções da comunidade. As mais comuns são vírus e bactérias da comunidade.

As infecções nos pacientes transplantados imunossuprimidos podem decorrer de inúmeras etiologias variando desde bactérias e vírus comumente encontrados na comunidade até infecções associadas aos cuidados de saúde, passando ainda por agentes menos comuns, que oportunisticamente, causam doença devido à condição de imunossupressão de tais pacientes. Tal imunossupressão também acarreta inconvenientes como infecções graves, porém oligossintomáticas, sem apresentação típica que facilite a suspeita clínica. Devido a uma redução da resposta inflamatória do paciente transplantado, em decorrência da imunossupressão, até mesmo exames laboratoriais e de imagem podem estar pouco alterados, servindo de fator de confusão e mascarando infecções que podem desenvolver-se graves. Tudo isso torna o diagnóstico de infecções nessa população um desafio. No entanto, é mandatória investigação extensiva nessa população quando da suspeita de quadro infecciosos for aventada, usando todos os recursos diagnósticos possíveis como exames laboratoriais, culturas, exames histopatológicos, exames de imagem e endoscópicos caso indicados.

Figura 1. Perfil infeccioso conforme período pós-transplante

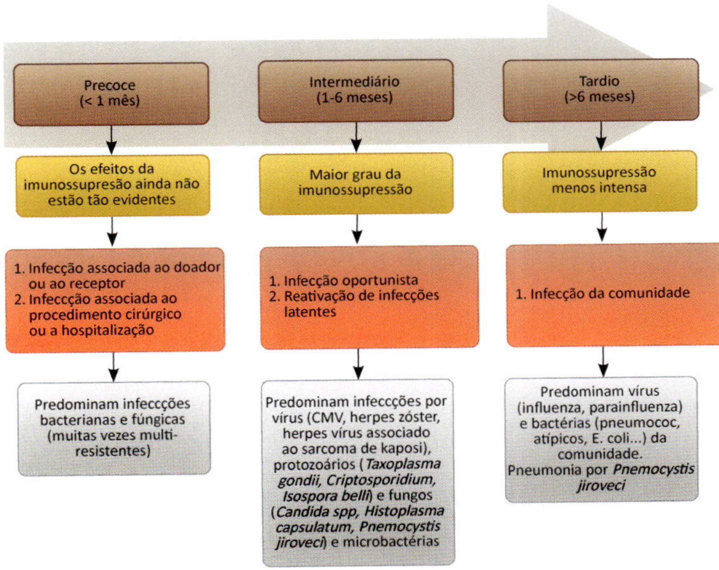

Fonte: Bacal F, Marcondes-Braga FG, Rohde LEP, Xavier Júnior JL, de Souza Brito F, Moura LZ, et al. 3ª Diretriz Brasileira de Transplante Cardíaco. Arq Bras Cardiol. 2018; 111(2):230-289.

Um dos mais importantes determinantes do risco infeccioso do paciente transplantado cardíaco é o *"net stage of imunossupression"*, termo inglês desenvolvido com intuito de definir uma série de fatores que, direta ou indiretamente, influenciam na possibilidade e probabilidade do paciente transplantado e imunossuprimido desenvolverem infecção.

Fatores associados ao *net stage of imunossupression:* imunossupressores (tipo, dose, duração e sequência temporal); comorbidades ou doenças subjacentes no receptor; presença de tecidos desvitalizados ou coleções no enxerto; presença de outros fatores imunossupressores (neutropenia, hipogamaglobulinemia ou distúrbios metabólicos); invasões (drenos, sondas, cateteres ou dispositivos de assistência ventricular); infecções concomitantes por vírus com atividade imunomoduladora, como vírus B e C, CMV, Epstein-Barr e alguns Herpesvírus.

As infecções mais frequentes na população de pacientes transplantados cardíacos são as infecções respiratórias e gastrointestinais, tendo ainda dermatoses como infecções comuns a essa população. As infecções do sistema nervoso central apesar de menos comuns, destacam-se devido a grande morbidade e mortalidade, tendo importância por potencial de gravidade.

Uma das infecções virais mais temidas no transplantado cardíaco é a infecção pelo CMV, por ser infecção com grande frequência nessa população e por se tratar de vírus com propriedade de imunomodulação, o que favorece a rejeição imunológica ao coração transplantado. Tal fato justifica a busca ativa de infecção por CMV no transplantado cardíaco. Protocolos onde a pesquisa de CMV por meio de antigenemia ou por PCR para CMV, com frequência semanal ou ao menos quinzenal, são fortemente encorajados no primeiro trimestre pós-transplante cardíaco. A antigenemia (detecção do antígeno pp65, considerada positiva se > 10 células positivas/300.000 neutrófilos) e o PCR para CMV são os métodos mais eficazes para identificação de infecção ativa por CMV, sendo o PCR o método mais sensível.

Preconiza-se o tratamento para CMV com Ganciclovir ou Valganciclovir podendo-se ainda ser utilizado o Foscarnet em casos de resistência do CMV ao tratamento padrão ou em casos de grave toxicidade medular.

Figura 2. Manifestações clínicas e manejo das infecções por CMV

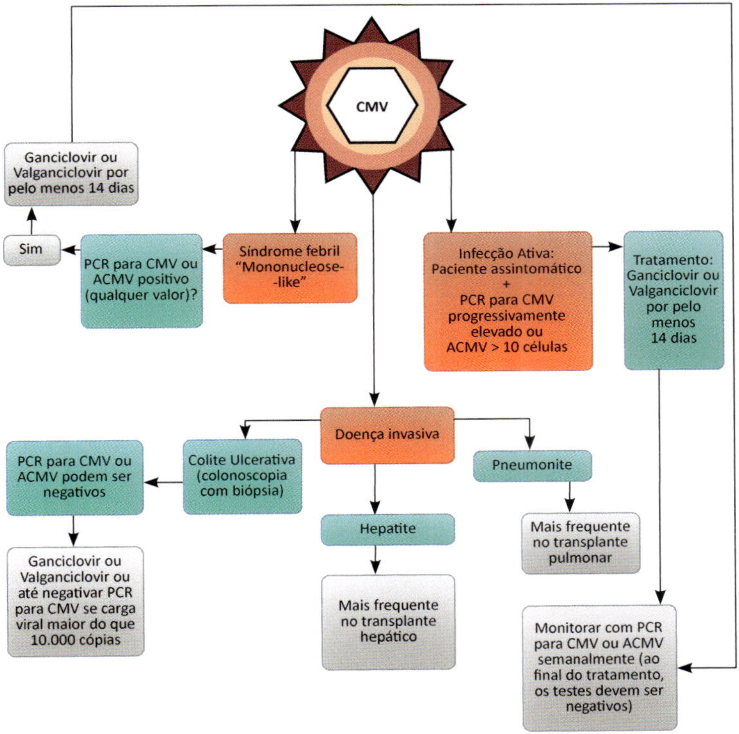

Fonte: Bacal F, Marcondes-Braga FG, Rohde LEP, Xavier Júnior JL, de Souza Brito F, Moura LZ, et al. 3ª Diretriz Brasileira de Transplante Cardíaco. Arq Bras Cardiol. 2018; 111(2):230-289.

RECEPTOR PORTADOR DE DOENÇA DE CHAGAS

No Brasil, a miocardiopatia chagásica é a terceira causa mais comum de indicação de transplante cardíaco sendo, portanto, a doença de chagas importante patologia no contexto da doença cardíaca. Por se tratar de quadro infeccioso causado pelo *T.cruzi* um protozoário flagelado, optamos pela inclusão breve nesse capítulo. Tendo como foco principal a monitorização e tratamento em caso de reativação da doença no receptor portador de doença de chagas, haja vista ser importante causador de alterações cardíacas no pós-transplante, que podem causar confusão com quadros de rejeição ao transplante cardíaco.

A terapia imunossupressora aumenta o risco de reativação da infecção pelo *T.cruzi*, cuja incidência após o transplante cardíaco varia de 21% a 45%. O diagnóstico da reativação se baseia em sinais e sintomas clínicos e/ou presença do parasita no sangue, liquor, medula óssea ou outros tecidos.

A monitorização clínica tem por objetivo identificar precocemente sinais de reativação e estabelecer tratamento o quanto antes. A reativação clínica tem manifestações cardíacas e extracardíacas, tendo como principais a miocardite, disfunção ventricular, arritmias, bloqueios atrioventriculares e intraventriculares novos, lesões cutâneas, febre, acometimento medular ou manifestações neurológicas. A diferenciação entre miocardite da reativação e da rejeição ainda segue sendo um desafio. Devido a isso, não incomum ocorrer equivocadamente tratamento de reativação como sendo rejeição, o que tem como tratamento o aumento da imunossupressão, conduta que pode agravar ainda mais a reativação.

Nos últimos anos, vários estudos mostraram o valor do PCR no sangue periférico e miocárdio em detectar precocemente a reativação, antes mesmo que sintomas ou disfunção do enxerto fossem estabelecidos. Com relação a frequência das visitas clínicas e a monitorização laboratorial ainda não há consenso na literatura. A Tabela 3 oferece uma sugestão de monitoramento clínico laboratorial e histológico para pacientes chagásicos submetidos ao transplante cardíaco e tratamento.

Tabela 3. Monitorização clinica e laboratorial da reativação de infecção pelo *T.cruzi*

Classe de Recomendação	Indicação	Nível de Evidência
I	Monitoramento	C
	Antes do transplante	
	Dois testes sorológicos para doença de Chagas, realizados por diferentes métodos, para o potencial receptor e potencial doador	
	Após transplante	
	Consultas clínicas periódicas com atenção para sinais/sintomas de reativação, incluindo eletrocardiograma e ecocardiograma	
	Pesquisa de ***Trypanosoma cruzi*** de rotina no sangue (esfregaço, hemocultura e xenodiagnóstico) para diagnóstico de reativação da infecção	
	Biópsias endomiocárdicas periódicas de rotina, com pesquisa de ***Tripanosoma cruzi*** por histologia	
	Biópsias endomiocárdicas da rotina, com pesquisa de ***Trypanosoma cruzi*** por imuno-histoquímica quando houver inflamação moderada	
	Pesquisa de ***Trypanosoma cruzi*** em tecidos (pele, medula etc.) em quadro compatível com reativação da infecção por ***Trypanosoma cruzi***	
IIa	Biópsias endomiocárdicas periódicas de rotina, com pesquisa de Trypanosoma cruzi por PCR	C
IIb	Pesquisa e ***Trypanosoma cruzi*** de rotina no sangue por PCR qualitativo e quantitativo	C
	Tratamento	
I	Benzonidazol 5 mg/Kg/dia durante 60 dias	C

PCR: reação em cadeia de polimerase. Fonte: Bacal F, Marcondes-Braga FG, Rohde LEP, Xavier Júnior JL, de Souza Brito F, Moura LZ, et al. 3ª Diretriz Brasileira de Transplante Cardíaco. Arq Bras Cardiol. 2018; 111(2):230-289.

CONCLUSÃO

Os receptores de órgãos sólidos, dentre eles os receptores de coração, são pacientes de alto risco de desenvolver quadros infecciosos; o risco individual é determinado por uma relação entre as exposições epidemiológicas do indivíduo e o estado de imunossupressão.

Antes do transplante é importante estabelecer o histórico de imunização do paciente, histórico de viagens e exposições infecciosas anteriores para elaborar uma estratégia preventiva adequada. A avaliação concentra-se em exames laboratoriais para identificar exposições infecciosas passadas, triagem de tuberculose latente, revisão de registros microbiológicos e administração de vacinas quando apropriado.

Imediatamente após o transplante o receptor torna-se vulnerável a infecções muitas vezes relacionadas ao procedimento cirúrgico, mais comumente infecções bacterianas ou fúngicas. A profilaxia peritransplante deve ser individualizada com base nos riscos do receptor.

A profilaxia pós-transplante cardíaco foi extensamente discutida no escopo deste capítulo e orientações para tratamento de quadros infecciosos devem ser individualizadas para cada paciente, tendo com norteador características do receptor, do doador e do período pós-transplante que o paciente se encontra.

REFERÊNCIAS BIBLIOGRÁFICAS

1. Fishman JA. Infecção em receptores de transplante de órgãos sólidos. N Engl J Med 2007; 357:2601.
2. Fishman JA. Infecção em Transplante de Órgãos. Am J Transplante 2017; 17:856.
3. Fishman JA. Pneumocystis carinii e infecções parasitárias em transplantes. Infect Dis Clin North Am 1995; 9:1005.
4. Singh N, Paterson DL. Infecção por Mycobacterium tuberculosis em receptores de transplante de órgãos sólidos: impacto e implicações para o manejo. Clin Infect Dis 1998; 27:1266.
5. Fishman JA. Prevenção da infecção por Pneumocystis carinii. Agentes Antimicrobianos Chemother 1998; 42:995.
6. Fishman JA. Pneumocystis jiroveci. Semin Respir Crit Care Med 2020; 41:141.
7. Rubin LG, Levin MJ, Ljungman P, et al. Diretriz de prática clínica IDSA 2013 para vacinação do hospedeiro imunocomprometido. Clin Infect Dis 2014; 58:e44.
8. Danziger-Isakov L, Kumar D, Comunidade de Prática AST ID. Vacinação de candidatos e receptores de transplante de órgãos sólidos: Diretrizes da comunidade de prática de doenças infecciosas da sociedade americana de transplante. Transplante de Clin 2019; 33:e13563.
9. Kawano Y, Suzuki M, Kawada J, et al. Efetividade e segurança da imunização com vacinas vivas atenuadas e inativadas para receptores de transplante hepático pediátrico. Vacina 2015; 33:1440.
10. Fischer SA, Avery RK, Comunidade de Prática de Doenças Infecciosas da AST. Triagem de doadores e receptores antes do transplante de órgãos sólidos. Am J Transplante 2009; 9 Supl 4:S7.
11. Bumbacea D, Arend SM, Eyuboglu F, et al. O risco de tuberculose em candidatos e receptores de transplante: uma declaração de consenso TBNET. Eur Respir J 2012; 40:990.
12. Richeldi L, Losi M, D'Amico R, et Realização de testes para tuberculose latente em diferentes grupos de pacientes imunocomprometidos. Peito 2009; 136:198.

13. Kim SH, Lee SO, Park IA, et al. Utilidade diagnóstica de um ensaio baseado em células T para infecção latente por tuberculose em candidatos a transplante renal antes do transplante. Transpl Infect Dis 2010; 12:113.

14. Kim SY, Jung GS, Kim SK, et al. Comparação do teste tuberculínico e do teste de liberação de interferon-γ para o diagnóstico de infecção tuberculosa latente antes do transplante renal. Infecção 2013; 41:103.

15. Manuel O, Kumar D. Ensaio QuantiFERON-TB Gold para o diagnóstico de infecção tuberculosa latente. Especialista Rev Mol Diag 2008; 8:247.

16. Manuel O, Humar A, Preiksaitis J, et al. Comparação do quantiferon-TB gold com teste tuberculínico para detecção de infecção latente por tuberculose antes do transplante de fígado. Am J Transplante 2007; 7:2797.

17. Hornum M, Mortensen KL, Kamper AL, Andersen AB. Limitações do teste QuantiFERON-TB Gold na detecção de infecção por Mycobacterium tuberculosis em pacientes imunocomprometidos. Eur J Intern Med 2008; 19:137.

18. Sterling TR, Njie G, Zenner D, et Diretrizes para o Tratamento da Infecção Latente da Tuberculose: Recomendações da Associação Nacional de Controladores da Tuberculose e CDC, 2020. MMWR Recomm Rep 2020; 69:1.

19. Mularoni A, Bertani A, Vizzini G, et al. Resultado do Transplante Utilizando Órgãos de Doadores Infectados ou Colonizados com Bactérias Gram-Negativas Resistentes a Carbapenêmicos. Am J Transplante 2015; 15:2674.

20. Paudel S, Zacharioudakis IM, Zervou FN, et al. Prevalência de infecção por Clostridium difficile entre receptores de transplante de órgãos sólidos: uma meta-análise de estudos publicados. PLoS Um 2015; 10:e0124483.

21. Friedman-Moraco RJ, Mehta AK, Lyon GM, Kraft CS. Transplante de microbiota fecal para colite por Clostridium difficile refratária em receptores de transplante de órgãos sólidos. Am J Transplante 2014; 14:477.

22. Cheng YW, Phelps E, Ganapini V, et al. Transplante de microbiota fecal para o tratamento de infecção recorrente e grave por

Clostridium difficile em receptores de transplante de órgãos sólidos: uma experiência multicêntrica. Am J Transplante 2019; 19:501.

23. Munoz-Price LS, Slifkin M, Ruthazer R, et al. O impacto clínico da profilaxia com ganciclovir na ocorrência de bacteremia em receptores de transplante ortotópico de fígado. Clin Infect Dis 2004; 39:1293.

24. Paya CV, Wiesner RH, Hermans PE, et al. Fatores de risco para citomegalovírus e infecções bacterianas graves após transplante de fígado: uma análise multivariada prospectiva dependente do tempo. J Hepatol 1993; 18:185.

25. Satlin MJ, Jenkins SG, Walsh TJ. O desafio global de Enterobacteriaceae resistentes a carbapenem em receptores de transplante e pacientes com neoplasias hematológicas. Clin Infect Dis 2014; 58:1274.

26. Bert F, Larroque B, Dondero F, et al. Fatores de risco associados ao transporte fecal pré-operatório de Enterobacteriaceae produtoras de β-lactamase de espectro estendido em receptores de transplante de fígado. Transpl Infect Dis 2014; 16:84.

27. Johnson K, Boucher HW. Comentário editorial: desafios iminentes: enterobacteriaceae resistente a carbapenem em receptores de transplante e pacientes com malignidade hematológica. Clin Infect Dis 2014; 58:1284.

28. Alexander BD, Petzold EW, Reller LB, et al. Sobrevida após transplante pulmonar de pacientes com fibrose cística infectados pelo complexo Burkholderia cepacia. Am J Transplante 2008; 8:1025.

29. Ziakas PD, Pliakos EE, Zervou FN, et al. Colonização de MRSA e VRE em transplante de órgãos sólidos: uma meta-análise de estudos publicados. Am J Transplante 2014; 14:1887.

30. Garzoni C, Vergidis P, Comunidade de Prática de Doenças Infecciosas da AST. Infecções por Staphylococcus aureus resistentes à meticilina, intermediárias à vancomicina e resistentes à vancomicina em transplante de órgãos sólidos. Am J Transplante 2013; 13 Supl 4:50.

31. Singh N, Squier C, Wannstedt C, et al. Impacto de uma estratégia agressiva de controle de infecção na infecção endêmica

por Staphylococcus aureus em receptores de transplante de fígado. Infect Control Hosp Epidemiol 2006; 27:122.

32. Clancy CJ, Bartsch SM, Nguyen MH, et al. Um modelo de simulação computacional da relação custo-benefício da triagem e descolonização de Staphylococcus aureus de rotina entre receptores de transplante de pulmão e coração-pulmão. Eur J Clin Microbiol Infect Dis 2014; 33:1053.

33. Husain S, Sole A, Alexander BD, et al. As Diretrizes da Sociedade Internacional de Transplante de Coração e Pulmão de 2015 para o manejo de infecções fúngicas em suporte circulatório mecânico e receptores de transplante de órgãos cardiotorácicos: Resumo executivo. J Coração Pulmão Transplante 2016; 35:261.

34. Pappas PG, Alexander BD, Andes DR, et al. Infecções fúngicas invasivas em receptores de transplante de órgãos: resultados da Transplant-Associated Infection Surveillance Network (TRANSNET). Clin Infect Dis 2010; 50:1101.

35. Gavalda J, Len O, San Juan R, et al. Fatores de risco para aspergilose invasiva em receptores de transplante de órgãos sólidos: um estudo caso-controle. Clin Infect Dis 2005; 41:52.

36. Muñoz P, Rodríguez C, Bouza E, et al. Fatores de risco de aspergilose invasiva após transplante cardíaco: papel protetor da profilaxia oral com itraconazol. Am J Transplant 2004; 4:636.

37. Fishman JA, Gonzalez RG, Branda JA. Registros de casos do Hospital Geral de Massachusetts. Caso 11-2008. Homem de 45 anos com alteração do estado mental após transplante hepático. N Engl J Med 2008; 358:1604.

38. Gavaldà J, Meije Y, Fortún J, et al. Infecções fúngicas invasivas em receptores de transplante de órgãos sólidos. Clin Microbiol Infect 2014; 20 Supl 7:27.

39. Briegel J, Forst H, Spill B, et al. Fatores de risco para infecções fúngicas sistêmicas em receptores de transplante de fígado. Eur J Clin Microbiol Infect Dis 1995; 14:375.

40. Paya CV. Infecções fúngicas em transplante de órgãos sólidos. Clin Infect Dis 1993; 16:677.

41. Dauber JH, Paradis IL, Dummer JS. Complicações infecciosas em receptores de aloenxerto pulmonar. Clin Chest Med 1990; 11:291.

42. Kramer MR, Marshall SE, Starnes VA, et al. Complicações infecciosas no transplante coração-pulmão. Análise de 200 episódios. Arch Intern Med 1993; 153:2010.

43. Maurer JR, Tullis DE, Grossman RF, et al. Complicações infecciosas após transplante pulmonar isolado. Peito 1992; 101:1056.

44. Paradis IL, Williams P. Infecção após transplante pulmonar. Semin Respir Infect 1993; 8:207.

45. Singh N. Profilaxia antifúngica para receptores de transplante de órgãos sólidos: buscando clareza em meio à controvérsia. Clin Infect Dis 2000; 31:545.

46. Grossi P, Farina C, Fiocchi R, Dalla Gasperina D. Prevalência e resultado de infecções fúngicas invasivas em 1.963 receptores de transplante de órgãos torácicos: um estudo retrospectivo multicêntrico. Grupo de Estudo Italiano de Infecções Fúngicas em Receptores de Transplante de Órgãos Torácicos. Transplante 2000; 70:112.

47. Eschenauer GA, Kwak EJ, Humar A, et al. Profilaxia antifúngica direcionada versus universal entre receptores de transplante de fígado. Am J Transplante 2015; 15:180.

48. Pappas PG, Andes D, Schuster M, et al. Infecções fúngicas invasivas em receptores de transplante de fígado de baixo risco: um estudo observacional prospectivo multicêntrico. Am J Transplante 2006; 6:386.

49. Sun HY, Cacciarelli TV, Singh N. Micafungina versus complexo lipídico anfotericina B para a prevenção de infecções fúngicas invasivas em receptores de transplante de fígado de alto risco. Transplante 2013; 96:573.

50. San-Juan R, Aguado JM, Lumbreras C, et al. Profilaxia universal com fluconazol para prevenção de infecção fúngica invasiva precoce em receptores de transplante de fígado de baixo risco. Transplante 2011; 92:346.

51. Shah T, Lai WK, Gow P, et al. Anfotericina em baixa dose para prevenção de infecção fúngica grave após transplante de fígado. Transpl Infect Dis 2005; 7:126.

52. Hadley S, Huckabee C, Pappas PG, et al. Resultados da profilaxia antifúngica em receptores de transplante de fígado de alto risco. Transpl Infect Dis 2009; 11:40.

53. Playford EG, Webster AC, Sorell TC, Craig JC. Agentes antifúngicos para prevenção de infecções fúngicas em receptores de transplante de órgãos sólidos. Sistema de banco de dados Cochrane Rev 2004; :CD004291.

54. George MJ, Snydman DR, Werner BG, et al. O papel independente do citomegalovírus como fator de risco para doença fúngica invasiva em receptores de transplante de fígado ortotópico. Boston Center for Liver Transplantation CMVIG-Study Group. Cytogam, MedImmune, Inc. Gaithersburg, Maryland. Am J Med 1997; 103:106.

55. Neoh CF, Snell GI, Kotsimbos T, et al. Profilaxia antifúngica em transplante de pulmão - uma pesquisa mundial. Am J Transplante 2011; 11:361.

56. Cadena J, Levine DJ, Angel LF, et al. Profilaxia antifúngica com voriconazol ou itraconazol em receptores de transplante de pulmão: hepatotoxicidade e eficácia. Am J Transplante 2009; 9:2085.

57. Shaikh SA, Zimmerman A, Nolan A, et al. A incidência de infecções fúngicas em receptores de transplante de pâncreas na ausência de profilaxia antifúngica sistêmica. Transplante de Clin 2019; 33:e13691.

58. Winston DJ, Limaye AP, Pelletier S, et al. Ensaio randomizado, duplo-cego de anidulafungina versus fluconazol para profilaxia de infecções fúngicas invasivas em receptores de transplante de fígado de alto risco. Am J Transplante 2014; 14:2758.

59. Fishman JA. Tratamento da infecção por Pneumocystis carinii. Agentes Antimicrobianos Chemother 1998; 42:1309.

60. Hadley S, Karchmer AW. Infecções fúngicas em receptores de transplante de órgãos sólidos. Infect Dis Clin North Am 1995; 9:1045.

61. Collins LA, Samore MH, Roberts MS, et al. Fatores de risco para infecções fúngicas invasivas que complicam o transplante ortotópico de fígado. J Infect Dis 1994; 170:644.

62. Hadley S, Samore MH, Lewis WD, et al. Principais complicações infecciosas após transplante ortotópico de fígado e comparação de resultados em pacientes que receberam ciclosporina ou FK506 como imunossupressão primária. Transplante 1995; 59:851.

63. Silveira FP, Kusne S, Comunidade de Prática de Doenças Infecciosas da AST. Infecções por Candida em Transplantes de Órgãos Sólidos. Am J Transplante 2013; 13 Supl 4:220.

64. Patterson TF, Thompson GR 3rd, Denning DW, et al. Diretrizes Práticas para o Diagnóstico e Tratamento da Aspergilose: Atualização de 2016 da Infectious Diseases Society of America. Clin Infect Dis 2016; 63:e1.

65. Husain S, Camargo JF. Aspergilose invasiva em receptores de transplante de órgãos sólidos: Diretrizes da Comunidade de Prática da Sociedade Americana de Transplantes Infecciosos. Transplante de Clin 2019; 33:e13544.

66. Aslam S, Rotstein C, Comunidade de Prática de Doenças Infecciosas da AST. Infecções por Candida em transplantes de órgãos sólidos: Diretrizes da Comunidade de Práticas da Sociedade Americana de Transplantes Infecciosos. Transplante de Clin 2019; 33:e13623.

67. Saliba F, Pascher A, Cointault O, et al. Ensaio randomizado de micafungina para a prevenção de infecção fúngica invasiva em receptores de transplante de fígado de alto risco. Clin Infect Dis 2015; 60:997.

68. Giannella M, Ercolani G, Cristini F, et al. Profilaxia antifúngica com anfotericina b lipossomal semanal em altas doses em pacientes submetidos a transplante de fígado: um estudo prospectivo de fase II. Transplante 2015; 99:848.

69. Winston DJ, Pakrasi A, Busuttil RW. Fluconazol profilático em receptores de transplante de fígado. Um estudo randomizado, duplo-cego, controlado por placebo. Ann Intern Med 1999; 131:729.

70. Menichetti F, Del Favero A, Martino P, et al. Solução oral de itraconazol como profilaxia para infecções fúngicas em pacientes neutropênicos com malignidades hematológicas: um estudo multicêntrico randomizado, controlado por placebo, duplo-cego. Programa de Infecção GIMEMA. Gruppo Italiano Malattie Ematologiche dell' Adulto. Clin Infect Dis 1999; 28:250.

71. Bula, VFEND, maio de 2002 Pfizer Inc, NY, NY 10017.

72. Singer JP, Boker A, Metchnikoff C, et al. A exposição de alta dose cumulativa ao voriconazol está associada ao carcinoma de

células escamosas cutâneo em receptores de transplante de pulmão. J Coração Pulmão Transplante 2012; 31:694.

73. Folheto Informativo do CRESEMBA. Administração de Alimentos e Medicamentos dos EUA. www.accessdata.fda.gov/drugsatfda_docs/label/2015/207500Orig1s000lbl.pdf (Acessado em 28 de agosto de 2015).

74. Perfect JR, Klotman ME, Gilbert CC, et al. Anfotericina B intravenosa profilática em receptores de transplante autólogo de medula óssea neutropênicos. J Infect Dis 1992; 165:891.

75. Lorf T, Braun F, Rüchel R, et al. Micoses sistêmicas durante o uso profilático de anfotericina B lipossomal (Ambisome) após transplante hepático. Micoses 1999; 42:47.

76. Reichenspurner H, Gamberg P, Nitschke M, et al. Redução significativa no número de infecções fúngicas após transplante de pulmão, coração-pulmão e coração usando profilaxia com anfotericina B em aerossol. Transplant Proc 1997; 29:627.

77. Monforte V, Roman A, Gavalda J, et al. Profilaxia com anfotericina B nebulizada para infecção por Aspergillus em transplante de pulmão: estudo de fatores de risco. J Coração Pulmão Transplante 2001; 20:1274.

78. Palmer SM, Drew RH, Whitehouse JD, et al. Segurança do complexo lipídico de anfotericina B aerossolizado em receptores de transplante de pulmão. Transplante 2001; 72:545.

79. Peghin M, Monforte V, Martin-Gomez MT, et al. 10 anos de profilaxia com anfotericina B lipossomal nebulizada e a mudança na epidemiologia de Aspergillus spp. Infecção em Transplante de Pulmão. Transpl Int 2016; 29:51.

80. Baker AW, Maziarz EK, Arnold CJ, et al. Infecção fúngica invasiva após transplante pulmonar: epidemiologia no cenário da profilaxia antifúngica. Clin Infect Dis 2020; 70:30.

81. Bula, CANCIDAS janeiro de 2003, Merck & Co., Inc, Whitehouse Station, NJ 08889.

82. Kramer MR, Stoehr C, Lewiston NJ, et al. Profilaxia trimetoprim-sulfametoxazol para infecções por Pneumocystis carinii em transplante de coração-pulmão e pulmão - quão eficaz e por quanto tempo? Transplante 1992; 53:586.

83. Fishman JA. Prevenção da infecção causada por Pneumocystis carinii em receptores de transplante. Clin Infect Dis 2001; 33:1397.

84. Peleg AY, Husain S, Qureshi ZA, et al. Fatores de risco, características clínicas e resultado da infecção por Nocardia em receptores de transplante de órgãos: um estudo de caso-controle pareado. Clin Infect Dis 2007; 44:1307.

85. Gordon SM, LaRosa SP, Kalmadi S, et al. A profilaxia para pneumonia por Pneumocystis carinii em receptores de transplante de órgãos sólidos deve ser descontinuada? Clin Infect Dis 1999; 28:240.

86. Rodriguez M, Fishman JA. Prevenção da infecção por Pneumocystis spp. em pacientes imunocomprometidos negativos para o vírus da imunodeficiência humana. Clin Microbiol Rev 2004; 17:770.

87. Khan DA, Knowles SR, Shear NH. Hipersensibilidade à Sulfonamida: Fato e Ficção. J Allergy Clin Immunol Pract 2019; 7:2116.

88. Prasad GVR, Beckley J, Mathur M, et al. Segurança e eficácia da profilaxia para pneumonia por Pneumocystis jirovecii envolvendo redução da dose de trimetoprima-sulfametoxazol em transplante renal. BMC Infect Dis 2019; 19:311.

89. Rodriguez M, Sifri CD, Fishman JA. Falha na profilaxia de baixa dose de atovaquona contra a infecção por Pneumocystis jiroveci em receptores de transplante. Clin Infect Dis 2004; 38:e76.

90. Derouin F, Pelloux H, Grupo de Estudo ESCMID em Parasitologia Clínica. Prevenção da toxoplasmose em pacientes transplantados. Clin Microbiol Infect 2008; 14:1089.

91. Gallino A, Maggiorini M, Kiowski W, et al. Toxoplasmose em receptores de transplante cardíaco. Eur J Clin Microbiol Infect Dis 1996; 15:389.

92. Montoya JG, Giraldo LF, Efron B, et al. Complicações infecciosas entre 620 pacientes consecutivos de transplante cardíaco no Stanford University Medical Center. Clin Infect Dis 2001; 33:629.

93. Baden LR, Katz JT, Franck L, et al. Profilaxia de toxoplasmose bem sucedida após transplante cardíaco ortotópico com sulfametoxazol-trimetoprim. Transplante 2003; 75:339.

94. Wreghitt TG, Gray JJ, Pavel P, et al. Eficácia da pirimetamina na prevenção da infecção por Toxoplasma gondii adquirida do doador em pacientes transplantados de coração e coração-pulmão. Transpl Int 1992; 5:197.

95. Muñoz P, Arencibia J, Rodríguez C, et al. Trimetoprim-sulfametoxazol como profilaxia da toxoplasmose em receptores de transplante cardíaco. Clin Infect Dis 2003; 36:932.

96. Centros de Controle e Prevenção de Doenças (CDC). Uso da vacina pneumocócica conjugada 13-valente e da vacina pneumocócica polissacarídica 23-valente para adultos com condições imunocomprometidas: recomendações do Advisory Committee on Immunization Practices (ACIP). MMWR Morb Mortal Wkly Rep 2012; 61:816.

97. Ison MG. Influenza, incluindo o novo H1N1, em pacientes transplantados de órgãos. Curr Opin Infect Dis 2010; 23:365.

98. Helanterä I, Anttila VJ, Lappalainen M, et al. Surto de Influenza A (H1N1) em uma Unidade de Transplante Renal - Efeito Protetor da Vacinação. Am J Transplante 2015; 15:2470.

99. Razonable RR, Humar A. Citomegalovírus em receptores de transplante de órgãos sólidos-Diretrizes da Sociedade Americana de Transplantação de Doenças Infecciosas Comunidade de Prática. Transplante de Clin 2019; 33:e13512.

100. Kotton CN, Kumar D, Caliendo AM, et al. As Diretrizes do Terceiro Consenso Internacional sobre o Tratamento de Citomegalovírus em Transplante de Órgãos Sólidos. Transplante 2018; 102:900.

101. Razonable RR, Humar A, AST Comunidade de Prática de Doenças Infecciosas. Citomegalovírus em transplante de órgãos sólidos. Am J Transplante 2013; 13 Supl 4:93.

102. Marty FM, Ljungman P, Chemaly RF, et al. Profilaxia Letermovir para Citomegalovírus em Transplante de Células Hematopoiéticas. N Engl J Med 2017; 377:2433.

103. Hodson EM, Jones CA, Webster AC, et al. Medicamentos antivirais para prevenir a doença por citomegalovírus e morte precoce em receptores de transplantes de órgãos sólidos: uma revisão sistemática de ensaios clínicos randomizados. Lancet 2005; 365:2105.

104. Kalil AC, Levitsky J, Lyden E, et al. Meta-análise: a eficácia das estratégias de prevenção de doenças de órgãos por citomegalovírus em receptores de transplante de órgãos sólidos. Ann Intern Med 2005; 143:870.

105. Small LN, Lau J, Snydman DR. Prevenção da doença por citomegalovírus pós-transplante de órgãos com ganciclovir: uma meta-análise comparando terapias profiláticas e preventivas. Clin Infect Dis 2006; 43:869.

106. Asberg A, Humar A, Jardine AG, et al. Resultados a longo prazo do tratamento da doença por CMV com valganciclovir versus ganciclovir IV em receptores de transplante de órgãos sólidos. Am J Transplante 2009; 9:1205.

107. Asberg A, Humar A, Rollag H, et al. O valganciclovir oral não é inferior ao ganciclovir intravenoso para o tratamento da doença por citomegalovírus em receptores de transplante de órgãos sólidos. Am J Transplante 2007; 7:2106.

108. Kallinowski B, Benz C, Buchholz L, Stremmel W. Cronograma acelerado de vacinação contra hepatite B em candidatos a transplante de fígado. Transplant Proc 1998; 30:797.

109. Engler SH, Sauer PW, Golling M, et al. Imunogenicidade de dois protocolos acelerados de vacinação contra hepatite B em candidatos a transplante de fígado. Eur J Gastroenterol Hepatol 2001; 13:363.

110. McMillan JS, Shaw T, Angus PW, Locarnini SA. Efeito de agentes imunossupressores e antivirais na replicação do vírus da hepatite B in vitro. Hepatologia 1995; 22:36.

111. Tur-Kaspa R, Shaul Y, Moore DD, et al. O receptor de glicocorticóide reconhece uma sequência de nucleotídeos específica no DNA do vírus da hepatite B, causando aumento da atividade do intensificador do HBV. Virologia 1988; 167:630.

112. Dickson RC, Everhart JE, Lake JR, et al. Transmissão da hepatite B por transplante de fígado de doadores positivos para anticorpos para o antígeno central da hepatite B. Banco de dados de transplante de fígado do Instituto Nacional de Diabetes e Doenças Digestivas e Renais.

113. Madayag RM, Johnson LB, Bartlett ST, et al. O uso de aloenxertos renais de doadores positivos para anticorpos do núcleo da hepatite B confere risco mínimo para o desenvolvimento

subsequente de doença clínica pelo vírus da hepatite B. Transplante 1997; 64:1781.

114. Kucirka LM, Peters TG, Segev DL. Impacto do status de infecção pelo vírus da hepatite C do doador na morte e necessidade de transplante de fígado em receptores de transplante renal positivo para o vírus da hepatite C. Am J Kidney Dis 2012; 60:112.

115. Terrault NA, Estoque PG. Manejo da hepatite C em pacientes transplantados renais: à beira da mudança. Am J Transplante 2014; 14:1955.

116. Malinis M, Boucher HW, Comunidade de Prática de Doenças Infecciosas da AST. Triagem de doadores e candidatos antes do transplante de órgãos sólidos - Diretrizes da Comunidade de Práticas da Sociedade Americana de Transplantes Infecciosos. Transplante de Clin 2019; 33:e13548.

117. Painel de Orientação AASLD-IDSA HCV. Atualização de 2018 da Orientação da Hepatite C: Recomendações da AASLD-IDSA para testar, gerenciar e tratar a infecção pelo vírus da hepatite C. Clin Infect Dis 2018; 67:1477.

118. Seem DL, Lee I, Umscheid CA, et al. Diretriz PHS para reduzir a transmissão do vírus da imunodeficiência humana, vírus da hepatite B e vírus da hepatite C por meio de transplante de órgãos. Representante de Saúde Pública 2013; 128:247.

119. Blumberg EA, Rogers CC, Comunidade de Prática de Doenças Infecciosas da AST. Vírus da imunodeficiência humana em transplante de órgãos sólidos. Am J Transplante 2013; 13 Supl 4:169.

120. Estoque PG, Barin B, Murphy B, et al. Resultados do transplante renal em receptores infectados pelo HIV. N Engl J Med 2010; 363:2004.

121. Bacal F, Marcondes-Braga FG, Rohde LEP, Xavier Júnior JL, de Souza Brito F, Moura LZ, et al. 3ª Diretriz Brasileira de Transplante Cardíaco. Arq Bras Cardiol. 2018; 111(2):230-289.

PARTE II

TRANSPLANTE PULMONAR

8

INDICAÇÕES, CONTRAINDICAÇÕES E AVALIAÇÃO DO CANDIDATO A TRANSPLANTE

Patrícia Albizu Piaskowy ▪ *Olívia Meira Dias*

INTRODUÇÃO

O número de transplantes pulmonares continua a crescer anualmente, atingindo o número de 4.500 em 2019, em 216 centros transplantadores no mundo. Os resultados obtidos nos serviços de referência brasileiros se equiparam aos dos grandes centros internacionais, o que se deve principalmente a melhor seleção de potenciais candidatos; melhor manejo perioperatório, tanto do doador quanto do receptor; e à implantação de rotinas de seguimento no pós-operatório que permitem a identificação mais precoce de complicações e suas intervenções. A pandemia de Covid-19 também aumentou a demanda de transplantes pulmonares, sendo mais de 200 cirurgias realizadas nos EUA até março de 2022. No Brasil, desde 2020, foram realizados 9 transplantes por essa indicação.

Pacientes com pneumopatias avançadas são complexos, com necessidade de abordagem e acompanhamento multiprofissional. Apesar do aumento do número de candidatos com indicação de transplante pulmonar, o momento adequado para referenciamento e os critérios de avaliação para listagem ainda não são amplamente difundidos entre os médicos, gerando encaminhamentos tardios e reduzindo a possibilidade de realização de transplantes nesta população. Diante da escassez de órgãos disponíveis, a adequada seleção de receptores tenta viabilizar o transplante para os pacientes com maiores chances de ganho de sobrevida e qualidade de vida. Uma das tentativas de uniformizar a avaliação dos candidatos é o consenso publicado pela *Internacional Society of Heart and Lung Transplantation* (ISHLT) em 2021, e utilizado como referência base para este artigo, com menção às particularidades dos protocolos brasileiros.

TRANSPLANTE PULMONAR— ALOCAÇÃO DE RECURSOS

O Brasil é composto por 27 unidades da federação, mas apenas quatro estados (Rio Grande do Sul, Rio de Janeiro, São Paulo e Ceará) contam com sete equipes ativas que permitem a inclusão de pacientes na lista. Em média, o tempo de espera para um paciente em lista é de 18 meses, sendo o aproveitamento do pulmão o menor entre todos os órgãos doados, com algumas casuísticas apontando taxas inferiores à 5%. Esses baixos valores se devem tanto ao manejo inadequado do potencial doador, quanto pela baixa tolerância à isquemia, impedindo grandes distâncias entre o local da captação e do implante. Além disso, alguns órgãos ainda são descartados por contraindicações verificadas após a retirada. Importante salientar que apesar de o cadastro ser único, a distribuição dos órgãos doados é estadual e feita posteriormente dentro de macrorregiões, definidas conforme Portaria 2600 do Ministério da Saúde.

Os candidatos podem se encontrar entre três status na fila de espera: inativos (cadastro desatualizado há mais de três meses); semiativos (cadastro incompleto, transfusões sanguíneas recentes ou sem condições clínicas no momento para transplante) ou ativos, únicos pacientes elegíveis ao transplante.

Os Estados Unidos foram o primeiro país em 2005 a implementar o LAS (Lung Allocation Score), classificação que procura balancear aspectos relacionados ao risco de morte na lista de espera e aspectos prognósticos relacionados à sobrevida no pós-transplante. Para tal, utiliza-se uma fórmula que integra a estimativa de morte em um ano na lista de espera sem transplantar (gravidade) com o número de dias ganhos em um ano transplante (utilidade) de acordo com cada afecção pulmonar. Entretanto, o LAS não é um *score* ideal, visto que subestima a mortalidade em lista em algumas doenças, como na hipertensão arterial pulmonar.

No Brasil, o critério de classificação ainda é feito de forma cronológica. Diante da disponibilidade de um órgão, a alocação é feita de acordo com a posição na lista, a compatibilidade ABO, a relação de tamanho da caixa torácica do doador e do receptor, e provas de compatibilidade imunológica (*crossmatch*). Pela legislação brasileira, não existem critérios de priorização em fila de espera para transplante pulmonar, sendo a única indicação a falência aguda após enxerto nos primeiros 30 dias após o transplante. Excepcionalmente, algumas decisões de priorização são feitas por consenso entre centros. Infelizmente, a mortalidade em lista de espera pode chegar a 22% no Brasil.

Os transplantes podem ser unilaterais ou bilaterais, sendo o último indicado obrigatoriamente nos casos de doenças supurativas, e nos casos de hipertensão pulmonar (maior risco de disfunção primária do enxerto com transplante unilateral).

QUEM SÃO OS DOADORES?

Segundo a legislação brasileira, a captação pulmonar só pode ocorrer em doadores falecidos por morte encefálica, excetuando-se os receptores pediátricos, passíveis de receberem um transplante lobar intervivos, proveniente de dois doadores distintos. Em alguns centros no mundo, pacientes com morte por parada cardiocirculatória (*donation after circulatory death)* também podem ser utilizados. Dados da Associação Brasileira de Transplante de Órgãos mostram que em 2020, apenas 65 transplantes de pulmão foram realizados, número extremamente pequeno quando comparado ao transplante renal, por exemplo (4.364 doações de pacientes falecidos, o que equivale a 0,3 doadores por milhão efetivos). Esses números são atribuídos à subnotificação de potenciais doadores, contraindicações médicas ou extremas más condições do doador na terapia intensiva. Ao longo do ano de 2020, 131 pacientes ingressaram na lista de espera por um transplante pulmonar, porém 46 faleceram no mesmo ano à espera de um órgão. A pandemia pelo coronavírus também impôs um grande desafio, já que não só reduziu o número de captações como também aumentou a demanda por transplantes em pacientes com sequelas pulmonares irreversíveis secundárias à síndrome respiratória aguda por SARS-Cov-2.

Os doadores podem ser classificados em ideais ou marginais, sendo que diversos estudos mostram que a utilização desse último perfil não interfere nos desfechos após o primeiro ano de procedimento.

Doador ideal	
Idade < 55 anos	Ausência de neoplasia
Carga tabágica < 20 anos/maço	Secreção traqueal ou lavado broncoalveolar com com bacterioscopia negativa
Ausência de trauma torácico	Gasometria arterial: PaO2 > 300 mmHg com PEEP =5 e FiO2 de 100%
Ventilação mecânica < 48 horas	Radiografia de tórax sem consolidações
Ausência de história de asma	Broncoscopia sem secreção nas vias aéreas

Doador marginal (≥ 2 critérios)	
Idade > 55 anos	Tumor em sistema nervoso central
Carga tabágica > 20 anos/maço	Secreção traqueal ou lavado broncoalveolar com com bacterioscopia positiva
Trauma torácico	Gasometria arterial: PaO2 < 300 mmHg com PEEP=5 e FiO2 de 100%
Ventilação mecânica > 48 horas	Radiografia de tórax anormal
Antecedente pessoal de asma	Broncoscopia com secreção nas vias aéreas

→ RECEPTORES - ENCAMINHAMENTO, AVALIAÇÃO E LISTAGEM

O encaminhamento para o transplante pulmonar é complexo e, quando possível, deve ser feito antes que a necessidade de um transplante se torne urgente. Idealmente, os pacientes devem ser encaminhados para ambulatórios de acompanhamento antes de preencherem os critérios para listagem para que possam ter contato com o conceito do transplante pulmonar, os pré-requisitos e resultados esperados. Além disso, o encaminhamento precoce oferece a oportunidade de reverter algumas situações que podem atrapalhar o transplante futuramente, como obesidade, desnutrição, comorbidades descompensadas ou suporte social inadequado. O calendário vacinal também deve ser revisto, já que vacinas com vírus vivos atenuados não podem ser administradas após o transplante.

Uma avaliação completa inclui a análise da gravidade da doença pulmonar, status nutricional, grau de fragilidade, condicionamento físico, a presença de comorbidades perfil psicossocial e comportamentos relacionados à saúde que podem impactar na recuperação e sobrevida a longo prazo. Deteriorizações clínicas podem acelerar o processo de listagem, e pacientes devem ser avaliados em centros de expertise quanto à elegibilidade para medidas de suporte como ponte ao transplante, como ventilação mecânica invasiva e circulação extracorpórea (ECMO).

Fatores de risco gerais

Os fatores de risco elevam as chances de insucesso do transplante pulmonar, especialmente quando cumulativos. A sobrevida após o transplante pulmonar segundo dados da literatura é a menor entre todos os transplantes de órgãos sólidos. Diante disso, os fatores de risco devem ser avaliados e pesados perante a indicação de transplante.

Idade

A contraindicação baseada somente na idade ainda é controversa. Nos guidelines da ISHLT de 2006 e 2014, pacientes acima de 65 anos e com baixa reserva fisiológica eram considerados como contraindicação relativa. Porém, nos Estados Unidos, pacientes acima de 65 anos já contabilizam mais de 30% dos candidatos em fila de espera, e correspondem ao maior grupo de transplantados.

Malignidade

O screening para neoplasias malignas de acordo com a idade deve fazer parte da avaliação pré-transplante de todos os candidatos. Pacientes com história prévia de malignidade devem ser avaliados criteriosamente quanto a doença residual e metástases. Entretanto, nem todas as neoplasias malignas são contraindicações absolutas ao transplante, dado o comportamento indolente e não significativamente afetado pela imunossupressão. Alguns exemplos são: a displasia cervical, displasia anal, alguns tipos de leucemias (como a leucemia mieloide crônica), e o câncer de pele não melanoma. O transplante pode ser indicado em pacientes com neoplasias com baixo risco de recorrência, sendo fundamental o papel do oncologista na avaliação complementar de potenciais candidatos. No Brasil, são necessários pelo menos 2 anos livres de doença, exceto para neoplasia de pele não melanoma quando tratada corretamente. Na maioria dos outros sítios, é prudente que haja 5 anos livre de doença, como no caso de algumas neoplasias hematológicas, sarcoma, melanoma, câncer de rim, bexiga e mama.

Função renal

O stress cirúrgico perioperatório associados à hipotensão e hipoperfusão podem piorar a função renal. Soma-se a isso a nefrotoxicidade dos inibidores de calcineurina, padrão de imunossupressão neste tipo de transplante. Há um risco aumentado em pacientes com clearance de creatinina < 60 mL/min/1,73 m2, especialmente se > 45 anos. O aparecimento de insuficiência renal com necessidade de hemodiálise no perioperatório impacta negativamente na evolução. Pacientes selecionados e com função renal alterada podem ser candidatos a transplante multivisceral pulmão-rim, o que ainda não ocorre no Brasil.

Doença arterial coronariana (DAC)

A prevalência é elevada, sendo a sobrevida semelhante entre os receptores unilaterais sem doença coronariana prévia, e os com doença coronariana leve à moderada ou previamente revascularizados. Já quando comparados aos receptores de transplante bilaterais, a sobrevida dos pacientes cardiopatas é menor. Mesmo assim, a DAC não deve ser considerada como uma contraindicação absoluta. No Brasil, pacientes com doença coronariana não tratada ou sem possibilidade de correção, bem como disfunção isquêmica miocárdica suspeita ou confirmada configuram contraindicações.

Doença vascular periférica

Pode ser um fator limitante para a reabilitação posterior, principalmente quando representa risco de isquemia de membros diante da necessidade do uso de ECMO perioperatória.

Insuficiência cardíaca

Embora pacientes com insuficiência cardíaca direita apresentem bons resultados ao transplante, não se tem dados sobre o comportamento de pacientes com insuficiência ventricular esquerda. Uma alternativa para esses casos seria o transplante duplo coração-pulmão.

Doenças do tecido conjuntivo

Não há mudança de sobrevida ou maior incidência de disfunção de enxerto em pacientes com doenças do tecido conjuntivo quando adequadamente selecionados. Esses pacientes devem idealmente ser avaliados em conjunto por reumatologistas, gastroenterologistas e nefrologistas. O acometimento cardíaco (incluindo anormalidades de condução, miocardite, insuficiência cardíaca e doenças coronarianas), gastrointestinal, renal, musculoesquelético e de outros órgãos que possam afetar a recuperação posterior devem ser avaliados caso a caso. Paciente com miopatias inflamatórias devem ser rastreados para neoplasias.

Doença do Refluxo gastroesofágico

Está associada à rejeição aguda, infecções pulmonares e maior precocidade da disfunção crônica de enxerto. A cirurgia de correção prévia do refluxo nem sempre é possível, pois muitos casos apresentam associação com dismotilidade esofagiana e gastroparesia. A presença de esclerodermia ou outras doenças do tecido conjuntivo podem aumentar o risco de micro ou macroaspiração, embora quando avaliadas em centros experientes não aparentam apresentar grandes impactos.

Anormalidades hematológicas

Trombocitopenia, leucopenia e anemia podem aumentar o risco cirúrgico, ou limitar o uso de imunossupressores e de medicamentos profiláticos. Alterações incuráveis como diáteses hemorrágicas, trombofilias e disfunção de medula óssea devem ser sempre avaliadas em conjunto com hematologista, e casos individuais podem ser considerados para transplante.

Índice de Massa Corpórea (IMC): Há um risco maior de disfunção primária de enxerto em pacientes com IMC > 35 Kg/m^2, ao passo que pacientes com fibrose cística e IMC < 17 Kg/m^2 têm uma sobrevida semelhante aos demais receptores. O ponto de corte de IMC no país para a realização da cirurgia é de 30 Kg/m^2.

Status funcional e fragilidade

Fragilidade, definida como uma vulnerabilidade generalizada a estressores resultante da presença de déficits fisiológicos múltiplos, é associada à maior mortalidade tanto na lista de espera como no pós-transplante. Por outro lado, essa mesma fragilidade também pode ser atribuída à doença pulmonar avançada, com chance de melhora após a cirurgia. O status funcional é um importante preditor dos resultados pós-transplante, sendo a reabilitação pré e pós-fundamental na recuperação. Alguns serviços em São Paulo utilizam uma distância percorrida < 200 m no teste de caminhada como contraindicação ao transplante.

Anticorpos contra antígeno leucocitário (HLA)

A presença de um painel HLA fortemente reator detectado no sangue periférico pode resultar em maior dificuldade para se encontrar um doador compatível, embora grandes centros apresentem bons resultados realizando transplante de pacientes *crossmatch* positivo através de protocolos de desensibilização perioperatória.

Fatores de risco infectocontagiosos

Organismos multirresistentes

Embora não sejam mais considerados contraindicação absoluta ao transplante, organismos multirresistentes oferecem um risco adicional, e os pacientes devem idealmente devem ser acompanhados conjuntamente por infectologistas especialistas em transplante.

Micobactéricas não tuberculose

M. abscessus subespécie *abscessus* é considerado um fator de risco para o transplante pulmonar devido a sua resistência intrínseca à antimicrobianos, tendência a recorrência mesmo após longos períodos de tratamento e associação com disfunção crônica do enxerto.

Infecções fúngicas não aspergilus

Scedosporium apiospermum ou *Lomentospora proliferans* podem levar a doenças disseminadas em pacientes transplantados. O segundo apresenta maior resistência ao tratamento, devendo a decisão sobre o transplante ser individualizada baseada no perfil de susceptibilidade, eficácia do tratamento sinérgico, resposta à terapia antifúngica e potenciais reservatórios de infecção.

Burkholderia cepacia complex

Esse complexo de bactérias inclui diversas bactérias genotipicamente distintas, sendo as mais comuns a *B. cenocepacia e B. multivorans.* Destas, a primeira é particularmente associada a infecções no pós-transplante, com aumento da mortalidade nos primeiros 6-12 meses. Enquanto consideradas como contraindicações absolutas em alguns centros, centros especializados têm tido resultados satisfatórios com protocolos de implementação de novas combinações antibióticas e tratamento da sinusite.

INFECÇÕES VIRAIS

Hepatite B

Antivirais para infecções por hepatite B tanto para profilaxia quanto para tratamento são seguros para pacientes após transplante pulmonar. Consequentemente, pacientes infectados por vírus B sem doença hepática não são contraindicados a receberem um pulmão.

Hepatite C

Idealmente devem ser tratados previamente ao transplante. Apesar disso, pacientes com carga viral detectável e sem fibrose hepática significativa podem ser tratados após o transplante.

HIV

Séries de casos tem demonstrado sobrevida de 1 ano comparável à de 5 anos em pacientes HIV positivos transplantados com CD4+ > 200/mm^3 e carga viral < 20 cópias/mL. As interações medicamentosas devem ser acompanhadas por especialistas, com regimes sem Efavirenz ou Ritonavir.

FATORES DE RISCO PSICOSSOCIAIS

A avaliação de candidatos ao transplante deve incluir avaliação psicológica, neuropsiquiátrica, suporte social, uso de substâncias psicoativas, avaliação quanto ao conhecimento do transplante e suas implicações, bem como aderência. Não aderência ao tratamento, doença cognitiva progressiva e uso de substâncias psicoativas configuram contraindicações absolutas. Quadros de demência se tornam mais comuns com o avançar da idade, sendo considerada uma contraindicação ao transplante, principalmente em formas progressivas. Algumas formas de disfunção cognitiva em pacientes com doença pulmonar avançada podem ser secundárias à hipóxia e à polifarmácia, com melhora após o transplante. Transtornos do humor e de ansiedade podem impactar negativamente o período perioperatório e qualidade de vida, sendo as possíveis interações do uso dos psicotrópicos com os fármacos imunossupressores revistos cautelosamente.

Uso de substâncias

Os pacientes devem ser abordados ativamente quanto ao uso de substâncias. Durante o período pré-transplante, testes de urina e sangue podem ser utilizados para verificar a abstinência. O paciente deve estar abstêmio por mais de 6 meses para a realização da cirurgia.

Nicotina

Candidatos devem estar abstêmios a todos os produtos de nicotina (inclusive tratamentos para cessação do tabagismo que usem doses baixas de nicotina) prévios à listagem. Períodos de abstinência inferior à 6 meses e exposição a outras formas de tabagismo (vaping) são grandes fatores de risco para recaídas.

Cannabis

A inalada deve ser suspensa antes do transplante. O uso de Cannabis oral (dronabinol) pode ser continuada se prescrita com orientação médica e aceita pelo time de transplante, embora tenha alto potencial de interação com as medicações imunossupressoras.

CONSIDERAÇÕES CIRÚRGICAS

Cirurgia torácica prévia

Cirurgias torácicas prévias, especialmente pleurodese, estão associadas a maior sangramento e complicações pós-operatórias, como disfunção primária do enxerto. Revisões recentes mostram que cerca de 45% dos pacientes candidatos a transplante já realizaram alguma cirurgia cardiotorácica, sem impacto na sobrevida. Pacientes com transplante pulmonar prévio, especialmente os que desenvolveram síndrome restritiva do enxerto, apresentam menor sobrevida.

Pneumotórax

O manejo da pleurodese com talco deve ser evitado, entretanto não configura como contraindicação absoluta ao transplante.

Transplante lobar

Pacientes com tórax pequeno podem ser candidatos a transplante lobar. Apesar das complicações precoces serem maiores, a sobrevida de 1-3 anos é comparável ao transplante convencional.

Demais alterações

Anormalidades significativas da caixa torácica, deformidades espinhais ou fibrose mediastinal requerem avaliações individualizadas quanto à dificuldades técnicas e grau de restrição.

Circulação extracorpórea (ECMO)

O avanço tecnológico permitiu o acesso a mais centros ao uso de tecnologias de ponte para o transplante pulmonar, entre elas a ECMO.

As indicações para o uso da ECMO incluem insuficiência respiratória hipercápnica/hipoxêmica refratárias à ventilação mecânica e falência ventricular direita. A presença de outras disfunções orgânicas é contraindicação à ECMO, com exceção a pacientes com hipertensão pulmonar e falência ventricular direita, nos quais as disfunções hepáticas e renais são geralmente revertidas após a instituição do suporte. O *timing* adequado para início da ECMO depende tanto das condições clínicas do paciente como da possibilidade de alocação de um órgão. O ideal é que após a canulação, o paciente esteja acordado (*awake ECMO*), permitindo a reabilitação antes do transplante._

Retransplante pulmonar

Aproximadamente 5% dos transplantes pulmonares são retransplantes. Os resultados são inferiores quando comparados aos transplantes primários, especialmente se realizados dentro do primeiro ano e devido à síndrome restritiva do enxerto. Em pacientes adequadamente selecionados, os resultados são aceitáveis. Para evitar a recorrência da perda do enxerto no retransplante, deve-se investigar as causas de falência do primeiro enxerto, tais como: aloimunização, baixa aderência, doença do refluxo gastroesofágico e infecções recorrentes.

TRANSPLANTE DE MÚLTIPLOS ÓRGÃOS

Pode ser considerado em pacientes cuja sobrevida após o transplante pulmonar isoladamente seja baixa sem o transplante dos demais órgãos. O transplante de múltiplos órgãos corresponde à 1,6% dos órgãos transplantados na Europa. Apesar do aumento da mortalidade no perioperatório, há benefícios em sobrevida a longo prazo. No Brasil, não se realizam transplantes que envolvam o pulmão e demais órgãos simultaneamente.

Cardiopulmonar

Embora cada vez mais rara, a principal indicação é a hipertensão pulmonar, seja secundária à hipertensão pulmonar primária ou doença cardíaca congênita. Será tratado em capítulo específico.

Pulmão-fígado

Pode ser uma alternativa à associação de doença pulmonar avançada e cirrose associada (fibrose cística, deficiência de alfa-1-antitripsina), ou nos casos de doença hepática terminal com comprometimento pulmonar. O transplante hepático associado deve ser considerado em pacientes com cirrose diagnosticada por biópsia e com gradiente portal > 10 mmHg. A mortalidade do transplante associado não é superior ao pulmonar isolado em pacientes com LAS < 50.

Pulmão-rim

Uma parcela significativa e crescente dos candidatos a transplante pulmonar apresenta disfunção renal. Esses pacientes apresentam sobrevida em 1 e 5 anos semelhante ao transplante pulmonar isolado.

CONTRAINDICAÇÕES ABSOLUTAS AO TRANSPLANTE

Os critérios para contraindicação absoluta ao transplante pulmonar definidos por consenso de especialistas estão listados na Tabela 1. Pacientes com essas condições são considerados de alto risco e baixa probabilidade de sucesso após o transplante pulmonar, devendo ser inativados em lista até compensação clínica e reavaliação.

Tabela 1. Contraindicações ao transplante pulmonar

Não aceite do paciente ao transplante	Choque séptico
Câncer com alto risco de recorrência ou óbito	Infecção extrapulmonar ou disseminada ativa
Taxa de filtração glomerular < 40 mL/min/1,73m^2, exceto se candidato à transplante multiorgânico	Infecção por ***M. tuberculosis*** ativa
Síndrome coronariana aguda ou infarto do miocárdio nos últimos 30 dias (excluindo infarto por demanda)	Infecção por HIV e carga viral detectável
Acidente vascular encefálico nos últimos 30 dias	Status funcional limitado com baixa possibilidade de reabilitação pós operatória
Cirrose hepática com hipertensão portal (exceto se candidato à transplante multiorgânico)	Alteração cognitiva progressiva
Falência hepática aguda	Episódios repetidos de não aderência
Falência renal aguda com creatinina em elevação ou em hemodiálise e baixa chance de recuperação	Uso ativo ou dependência de substâncias (tabaco, vaping, maconha, drogas endovenosas)
Outras condições médicas não controladas que podem limitar a sobrevida no pós transplante	

Referência: adaptado do *"Consensus Document for the Selection of Lung and Transplant Candidates: An Update from the International Society for Heart and Lung Transplantation"*

Fatores de risco elevado ou potencialmente elevado ao transplante pulmonar

Candidatos com essas condições devem ser referenciados a centros especializados. Condições modificáveis devem ser abordadas e otimizadas o mais precocemente possível. Estudos que validem o transplante nesses grupos são limitados, com necessidade de maiores pesquisas no futuro (Tabela 2).

Tabela 2. Fatores de risco elevados/potencialmente elevados ao transplante

Idade > 70 anos	Plano de cuidados pós-transplante insuficiente ou não confiável
Doença arterial coronariana com necessidade de revascularização miocárdica durante o transplante pulmonar	Ausência de compreensão sobre a patologia ou sobre o transplante apesar de orientações
Fração de ejeção < 40%	Infecção por *Mycobacterium abscessus*
Doença cerebrovascular significativa	Infecção por *Lomentospora prolificans*
Dismotilidade esofagiana importante	Infecção por *Burkholderia cenocepacia or gladioli*
Doenças hematológicas intratáveis resultando em diátese hemorrágica, trombofilias e disfunção medular óssea	Hepatite B ou C com carga viral detectável e fibrose hepática
IMC > 30 kg/m^2 ou < 16 kg/m^2	Deformidades torácicas ou espinhais que possam causar restrição após o transplante
Status funcional limitado com reabilitação questionável no pós- -transplante_	Retransplante < 1 ano

ECMO	Retransplante por perda do enxerto por rejeição mediada por anticorpo
Alterações cognitivas, psiquiátricas ou psicológicas com potencial para interferir na aderência aos medicamentos e sem rede de suporte	Retransplante por disfunção crônica restritiva do enxerto

Demais fatores de risco

Embora alguns programas de transplante avaliem esses pacientes, o somatório de vários fatores pode elevar o risco e impactar nos resultados pós-cirúrgicos a curto e longo prazo (Tabela 3). A avaliação e aceitação desses pacientes é feita de modo individual e de acordo com o centro transplantador.

Tabela 3. Demais fatores de risco ao transplante pulmonar

Idade 65-70 anos	Doença do refluxo gastroesofágico importante
Taxa de filtração glomerular 40-60 mL/min/1,73m^2	Dismotilidade esofagiana
Doença coronariana leve a moderada	Trombocitopenia, leucopenia ou anemia com chances de perpetuação no pós-transplante
Doença coronariana importante com possibilidade de revascularização previamente ao transplante	Osteoporose
Pacientes com revascularização miocárdica prévia	IMC entre 30-34 Kg/m^2 e entre 16-17 Kg/m^2
Fração de ejeção entre 40%-50%	Fragilidade

Doença vascular periférica	Diabetes mellitus sem controle adequado
Doenças do tecido conjuntivo	Infecção por *Scedosporium apiospermum*
Infecção por HIV com carga viral indetectável	Ventilação mecânica
Cirurgia torácica prévia	Retransplante > 1 ano por bronquiolite obliterante
Pleurodese prévia	

Indicação de transplante pulmonar de acordo com a patologia

Doença pulmonar obstrutiva crônica (DPOC)

Embora a evolução clínica seja heterogênea nestes pacientes, o uso de escalas mutiparamétricas é mais fidedigna para predizer prognóstico e ajudar a decidir sobre melhor momento para a listagem desses pacientes. A escala mais utilizada é a BODE: B*ody mass Index - BMI; Airflow* O*bstrution* (volume expiratório forçado em 1 segundo), D*yspneia e Exercise Capacity* (teste de caminhada de 6 minutos). Apesar de hiperestimar a mortalidade, ela ainda se mantém como um dos melhores *scores* para seleção dos pacientes para o transplante pulmonar. Apesar da capacidade de difusão de monóxido de carbono (DLCO) não ser um preditor independente de mortalidade, valores baixos são associados ao aumento dos sintomas, redução na capacidade de exercício, e aumento do risco de exarcebações graves, podendo ser utilizada para encaminhamento dos pacientes. A qualidade de vida é um fator adicional a ser considerado, uma vez que existe uma melhora sintomática significativa após o transplante, embora nem sempre acompanhada de maior sobrevida.

Tabela 4. Doença Pulmonar Obstrutiva Crônica

Quando encaminhar	Quando listar
BODE score 5-6 e a presença de fatores adicionais que aumentem mortalidade: Exacerbações agudas frequentes Aumento no BODE score > 1 nos últimos 24 meses Diâmetro de artéria pulmonar/ diâmetro aorta > 1 na tomografia VEF1 20-25% do predito	BODE score 7-10
	VEF1 < 20% do predito
	Hipertensão pulmonar moderada a grave
Deterioração clínica apesar de tratamento otimizado: medicamentoso, reabilitação pulmonar, oxigenioterapia e, quando indicado, CPAP noturno	Hipercapnia crônica
Baixa qualidade de vida segundo a percepção do paciente	≤ 3 exacerbações graves no último ano
Pacientes candidatos à redução de volume pulmonar por broncoscopia ou cirúrgica devem ser encaminhados simultaneamente para avaliação de transplante pulmonar	

Doença pulmonar intersticial (DPI)

A fibrose pulmonar idiopática é o protótipo desse grupo, com sobrevida de 3-5 anos após o diagnóstico. Duas medicações anti-fibróticas (nintedanibe e a pirfenidona) mostraram desaceleração na redução da capacidade vital forçada, redução na progressão da doença e no número de exacerbações em pacientes com padrão de pneumonia intersticial na tomografia. Devido à imprevisibilidade de deterioração clínica, é aconselhável que esses pacientes sejam encaminhados precocemente para avaliação para transplante pulmonar. Outros subtipos de DPI têm se beneficiado do uso de antifibróticos, em especial os fenótipos rapidamente progressivos. Preditores clínicos de sobrevida em pacientes com doença intersticial – com exceção da fibrose pulmonar idiopática - são o declínio do DLCO e da capacidade vital forçada (CVF), hospitalizações, presença de fragilidade, necessidade de uso de oxigênio e piora nos sintomas, devendo os fatores acima serem levados em consideração para a listagem. Em pacientes com enfisema associado, um declínio na CVF é um parâmetro menos fidedigno para progressão de doença e outros parâmetros devem ser utilizados, como a progressão tomográfica da doença, queda na DLCO ou desenvolvimento de hipertensão pulmonar secundária. Sinais de hipertensão pulmonar ou falência de ventrículo direito, bem como a ocorrência de pneumotórax são associados a pior prognóstico. Pacientes com quadros de fibrose familiar, vasculites ANCA positiva, sarcoidose, doenças do tecido conjuntivo ou Síndrome de Heřmnaský-Pudlák demandam avaliações mais criteriosas, uma vez que o envolvimento extrapulmonar pode dificultar a evolução adequada no pós-transplante.

Tabela 5. Doença Pulmonar Intersticial

Quando encaminhar	Quando listar
No diagnóstico, mesmo se ainda em início de tratamento, para definição histopatológica ou radiográfica de pneumonia intersticial usual provável ou definitiva	Qualquer forma de fibrose com um dos seguintes parâmetros nos últimos 6 meses, apesar de tratamento adequado: 1) Declínio absoluto da CVF > 10%; 2) Declínio absoluto da DLCO > 10%; 3) Declínio absoluto da CVF > 5% e piora radiológica
Qualquer fibrose pulmonar com CVF < 80% da predita e DLCO < 40% da predita	Dessaturação < 88% no teste de caminhada de 6 minutos, declínio > 50 m ou distância percorrida < 250 m no teste de caminhada de 6 minutos nos últimos 6 meses
Qualquer forma de fibrose com um dos seguintes nos últimos 2 anos: 1) Declínio CVF em 10%; 2) Declínio DLCO em 15%; 3) Declínio de 5% da CVF e piora dos sintomas respiratórios ou piora radiológica	Hipertensão pulmonar diagnosticada na cateterização cardíaca direita ou no ecocardiograma (na ausência de disfunção diastólica)
Necessidade de O2 suplementar em atividade ou repouso	Hospitalização devido a piora ventilatória, pneumotórax ou exacerbação aguda
Progressão radiográfica ou piora de função pulmonar apesar de tratamento	
Doença intersticial pulmonar inflamatória (pneumonite intersticial não específica), sintomas de difícil manejo, ausência de melhora funcional ou necessidade de O2 suplementar	
Encaminhamento precoce de pacientes com doenças do tecido conjuntivo ou fibrose pulmonar familiar, já que as manifestações extrapulmonares podem demandar considerações especiais	

Fibrose cística

O VEF1 é o melhor preditor individual de mortalidade nesse grupo, com dados de sobrevida de 6,6 anos após queda do VEF1 < 30% do predito. Entretanto, nos últimos anos, terapias direcionadas para mutações específicas no gene CTFR, como elexacaftor, tezacaftor ou ivacaftor, parecem alterar o curso da doença e aumentar a sobrevida, postergando a indicação para transplante pulmonar. Essas medicações ainda não foram liberadas pela ANVISA no Brasil. Outros preditores de mortalidade incluem: necessidade de O2 suplementar, infecções pelo complexo *Burkholderia cepacia*, IMC ≤ 17 Kg/m^2, sexo feminino, diabetes em uso de insulina, ≥1 exarcebação por ano, hemoptise maciça com necessidade de embolização, presença de pneumotórax, baixo desempenho no teste de caminhada de 6 minutos, e doença avançada em pacientes jovens. Diante da dificuldade em predizer a sobrevida e possível encaminhamento tardio de candidatos, é importante que exista uma discussão preemptiva sobre transplante pulmonar e encaminhamento precoce a centros transplantadores para todos os pacientes com doença avançada, bem como busca ativa por fatores de risco que possam resultar em progressão de doença.

Infecção ou colonização por organismos multirresistentes incluindo o complexo *Burkholderia cepacia, Pseudomonas aeruginosa* e micobactérias não tuberculose (em particular a *M. abscessus*) são causas de declínio da função pulmonar e mortalidade em pacientes com fibrose cística avançada não transplantados. Reinfecções no pós-transplante por esses agentes são geralmente associadas a reservatórios em via aérea alta ou sinusais, com elevado risco de disfunção de enxerto. Apesar da colestase ser um achado universal nesses pacientes, doenças hepatobiliares são complicações menos comuns Indicações de transplante pulmão-fígado devem ser avaliados adequadamente, sendo a sobrevida do transplante duplo semelhante a longo prazo à de pulmão isoladamente. A pancreatite (exócrina ou endócrina) influencia na escolha do imunossupressor (o tacrolimus é mais pancreatotóxico que a ciclosporina). Finalmente, o câncer colorretal é mais comum em pacientes com fibrose cística, devendo ser ativamente investigado com colonoscopia a partir dos 40 anos.

Bronquiectasias não fibrose cística

Representam 2,7% de todos os transplantes reportados à ISHLT entre 1995 e 2018. A heterogeneidade na apresentação dificulta a identificação do momento mais adequado de indicação do transplante. Dois scores foram desenvolvidos para esses pacientes: o FACED Score utilizado para prognóstico *(FEV 1, Age, Chronic Pseudomonas aeruginosa, Extension to 1-2 lobes, Dyspnea* pelos critérios modificados do *Medical Research Council Scale*), e o Índice de severidade de bronquiectasia (BSI) que acrescenta IMC e frequência das exacerbações. Valores elevados do FACED score têm sido associados a sobrevida média de aproximadamente 5,5 anos, sendo idade avançada e VEF1 fatores prognósticos.

Deve-se considerar a listagem precoce desses pacientes, uma vez que a deterioração clínica acontece de forma rápida, não permitindo tempo hábil de espera pelo transplante. Segundo consenso da ISHLT de 2014, é recomendado que pacientes com progressão ou manutenção de sintomas apesar de tratamento otimizado (incluindo uso de prostaciclinas) sejam referenciados para transplante. Atualmente as duas escalas mais utilizadas para avaliação de risco são: a *Registry to Evaluate Early e Long Term Pulmonary Arterial Hypertension Disease Management* (REVEAL) 2.0 e a da Sociedade Europeia de Cardiologia e Doenças Respiratórias de 2015 - ESC/ERS. Apesar do segundo score ser o mais utilizado na Europa, o primeiro parece refletir de maneira mais fidedigna a gravidade e mortalidade. O objetivo de ambas as escalas segundo o 2018 *World Symposium on Pulmonary Hypertension* é que com o tratamento, se atinja o status de baixo risco. A falha desse objetivo após 3-6 meses, leva a otimização mandatória da terapia, sendo que é mandatório o encaminhamento para avaliação para transplante se houver nova falha em se atingir esse nível após 6 meses. Ambas as escalas apresentam limitações: apesar das alterações renais serem fator de risco para complicações no pós-operatório, muitos pacientes com hipertensão pulmonar apresentaram algum grau de acometimento renal secundária à síndrome cardiorrenal, com tendência à melhora após o transplante. Da mesma forma, graus de disfunção hepática atribuíveis à disfunção ventricular direita também são reversíveis após o transplante. O transplante bilateral é a terapia de escolha, embora o unilateral possa ser uma alternativa em pacientes com pressão de artéria pulmonar média < 35 mmHg.

Linfangioleiomatose (LAM)

São raridade, associados a melhor sobrevida quando comparados às demais patologias. A necessidade de transplantes caiu após a padronização do tratamento com inibidores do mTOR. Apesar de a doença raramente recorrer ao pós-transplante, não aparenta ter impacto na sobrevida. O transplante bilateral pulmonar é o indicado, embora o unilateral confira sobrevida semelhante. O risco elevado de pneumotórax e as manipulações pleurais prévias ao transplante levam ao aumento de aderências pleurais, o que pode dificultar a cirurgia. A presença de angiomiolipomas não é critério de exclusão ao transplante. O tratamento com inibidores do mTOR pré-transplante pode potencialmente interferir na cicatrização da anastomose brônquica e aumentar a incidência de deiscência da anastomose; entretanto, a experiência de grandes centros não confirma essa hipótese.

Tabela 6. Fibrose cística

Quando encaminhar	Quando listar
Pacientes com qualquer um dos critérios abaixo, apesar de tratamento medicamentoso otimizado, incluindo trial com elexacaftor, tezacaftor ou ivacaftor (se elegível): FEV1 < 30% em adultos FEV1 < 40% em adultos +: a) Teste de caminhada de 6 minutos < 400 m b) PaCo2 > 50 mmHg c) Hipoxemia no esforço ou repouso d) Hipertensão pulmonar (Pressão de artéria pulmonar > 50 mmHg no ecocardiograma ou evidência de disfunção ventricular direita na ausência de hipoxemia secundária a exacerbação e) Piora do status nutricional apesar de suplementação f) 2 exacerbações por ano que exijam tratamento antibiótico endovenoso g) Hemoptise maciça (> 240 mL) que exija embolização de artéria brônquica h) Pneumotórax VEF1 < 50% e com rápido declínio baseado nos testes de função pulmonar ou sintomas progressivos Qualquer exacerbação com necessidade de ventilação com pressão positiva	Qualquer dos critérios mencionados na coluna ao lado associado à qualquer um dos seguintes: VEF1 < 25% do predito Rápido declínio da função pulmonar ou sintomas progressivos (> 30% de declínio no VEF1 em 12 meses) Hospitalizações frequentes, particularmente se > 28 dias de hospitalização no último ano Qualquer exacerbação com necessidade de ventilação mecânica Falência respiratória crônica hipoxemia ou hipercapnia, particularmente se necessidade de aumento na oferta de O_2 ou ventilação não invasiva por maiores períodos Hipertensão pulmonar (PSAP > 50 mmHg no ecocardiograma ou evidência de disfunção ventricular direita Piora do status nutricional, principalmente se IMC < 17, apesar de medidas de otimização Hemoptise maciça recorrente apesar de embolização arterial brônquica Classe IV pelo World Health Organization

HIPERTENSÃO PULMONAR

Tabela 7. Hipertensão pulmonar

Quando encaminhar	Quando listar
Risco intermediário ou alto pela ESC/ERS; REVEAL Score = 8 apesar de tratamento adequado para hipertensão pulmonar	Alto risco pela ESC/ERS ou score REVEAL > 10 apesar de tratamento adequado, incluindo análogos da prostaciclina
Disfunção de VD significativa apesar de tratamento otimizado (NYHA III ou IV)	Hipoxemia progressiva, especialmente em pacientes com doença veno-oclusiva pulmonar ou Hemangiomatose capilar pulmonar
Necessidade de prostaciclina EV ou SC (não disponíveis no Brasil)	Disfunção progressiva hepática ou renal secundárias (mas ainda sem caracterizar falência)
Progressão de doença apesar de tratamento otimizado	Hemoptise ameaçadora à vida
Hospitalização recente por piora da hipertensão pulmonar	Disfunção de VD significativa apesar de tratamento otimizado (NYHA III ou IV, derrame pericárdico)
Variantes conhecidas ou suspeitas como doença veno-oclusiva pulmonar, Hemangiomatose capilar pulmonar, escleroderma, aneurismas de artéria pulmonar em progressão	Pressão atrial direita > 15 mmHg
Sinais de disfunção hepática ou renal secundária à hipertensão pulmonar	Distância percorrida no teste de caminhada de 6 minutos < 350 m
Complicações ameaçadoras à vida, como hemoptises recorrentes	

ESC/ERS: European Society of Cardiology/European Respiratory Society; VD: Ventrículo direito; EV: endovenoso; SC: Subcutâneo.

Tabela 8. Linfangioleiomatose

Quando encaminhar	Quando listar
Deve ocorrer em qualquer indivíduo em tratamento com inibidor de mTOR e um dos abaixo:	Pacientes que preenchem os critérios anteriores e tem evidência de progressão de doença apesar do uso de inibidores de mTOR
Função pulmonar severamente alterada - VEF1 < 30%	A interrupção do inibidor do mTOR deve ser feita no momento do transplante, mas não deve ser critério necessário para a listagem. A troca por everolimus pode ser adequada, sendo a terapia guiada pelos níveis séricos no limite inferior em pacientes que esperam o transplante.
Dispnéia - NYHA classe III ou IV	
Hipoxemia em repouso	
Hipertensão pulmonar	
Pneumotórax refratário	

Malignidade Torácica

Rara indicação de transplante, contabilizando por apenas 0,1% dos casos entre 1995 e 2018, devendo ser restrita à adenocarcinomas *in-situ*. Há poucos dados sobre a sobrevida destes pacientes sendo que dados mais antigos mostram que a sobrevida de pacientes com carcinoma broncoalveolar multifocal é semelhante a das demais indicações de transplante.

Síndrome do Desconforto Respiratório Agudo (SDRA)

Até a pandemia por SARS-Cov-2, o transplante pulmonar raramente era uma opção para pacientes com SDRA, uma vez que a gravidade da doença originária de complicações extrapulmonares aumentava as chances de óbito antes que um doador compatível fosse encontrado. Além disso, havia um potencial de recuperação pulmonar sem a necessidade de um transplante. Em séries de casos, os fatores de melhor prognóstico incluíam pacientes jovens, ausência de comorbidades ou comprometimento extrapulmonar, uso de ECMO como ponte, e causa pulmonar primária como desencadeadora da síndrome. A Pandemia pela Covid-19 gerou uma demanda nova por transplantes pulmonares, iniciados para esse grupo a partir de janeiro de 2020. Tendo em vista a chance de recuperação da SDRA sem o transplante em pacientes em ECMO, a opinião de especialistas preconiza um prazo de 4-6 semanas após o início dos sintomas respiratórios antes do transplante pulmonar ser considerado, especialmente em pacientes com dano pulmonar irreversível - alterações fibróticas ou evidências de destruição do parênquima pulmonar e complacência pulmonar persistentemente reduzida.

Tabela 9. Malignidade Torácica

Em quais casos?	Quando encaminhar e listar
Deve ser restrito a casos específicos de adenocarcinoma pulmonar in-situ; adenocarcinoma minimamente invasivo ou adenocarcinoma com predomínio intra-alveolar (lepídico) nos pacientes em que: Ressecção cirúrgica não é possível por doença multifocal ou presença de doença pulmonar de base Doença multifocal resultando em doença restritiva ou comprometimento pulmonar Falha aos tratamentos oncológicos ou contraindicação aos mesmos Expectativa curativa do transplante pulmonar	Necessidade de ventilação mecânica persistente e/ ou ECMO, associado a ausência de expectativa de melhora clínica e evidências de lesão pulmonar irreversível.

Tabela 10. Avaliação do candidado ao transplante pulmonar

Exames laboratoriais gerais	hemograma completo; coagulograma; tipagem sanguínea; ureia; creatinina; sódio; potássio; cálcio ionizado; magnésio; colesterol total e frações; triglicérides; bilirrubinas totais e frações; proteínas totais e albumina; desidrogenase lática; transaminase oxalacética; transaminase pirúvica; fosfatase alcalina; gama glutamiltransferase; amilase; gasometria arterial em ar ambiente; TSH e tiroxina livre; glicemia; hemoglobina glicada; urina tipo I; clearance de creatinina;
Sorologias	HIV, hepatites (A, B e C), sífilis, doença de Chagas, citomegalovírus (CMV), toxoplasmose, vírus Epstein-Barr e HSV;
Imunológicos	Painel imunológico (quando da inclusão na lista, deve ser repetido a cada 6 meses)
Escarro	Cultura aeróbia, pesquisa e cultura de BAAR, pesquisa e cultura de fungos
Exame funcional	Prova de função pulmonar completa com DLCO
Exames de imagem	Radiografia de tórax (posteroanterior e perfil); eletrocardiograma; TCAR; TC de crânio; TC dos seios da face (se doença supurativa); cintilografia de perfusão pulmonar quantitativa; ecocardiograma; cateterismo esquerdo (pacientes > 40 anos); cateterismo direito (se sinais ecocardiográficos de hipertensão pulmonar); densitometria óssea
Pacientes com esclerodermia ou DRGE deverão realizar PHmetria e manometria esofágica	

O paciente em lista deve ter seu painel imunológico coletado, o qual identifica presença de anticorpos pré-formados para HLA tipo I e II. Um painel positivo > 10% aumenta o risco de rejeição hiperaguda, sendo necessária a realização de *crossmatch* virtual antes do transplante. Transfusões sanguíneas podem estimular a formação de anticorpos anti-HLA, sendo que um novo painel deve ser coletado a cada vez que um paciente em lista de espera recebe hemoderivados.

CONCLUSÃO

O transplante pulmonar é a terapia de escolha para pacientes com doenças pulmonares avançadas. A sobrevida após o transplante pulmonar varia de acordo com a doença de base e as características clínicas dos candidatos. Fatores modificáveis devem ser abordados precocemente para garantir melhores desfechos pós-operatórios. Dentre os desafios para o aumento do número de transplantes, está o aumento da oferta de órgãos através do melhor manejo do potencial doador, e o aumento no número de centros transplantadores.

REFERÊNCIAS BIBLIOGRÁFICAS

1. Internacional Society for Heart and Lung Transplantation. Consensus Document for the Selection of Lung and Transplant Candidates: An Update from the International Society for Heart and Lung Transplantation. The Journal of Heart and Lung Transplantation. Nov 2021:40(11): 1349-1379.

2. Camargo PCLB, Carraro RM, Campos SV, Afonso Junior JE, Costa AN, Fernandes LM, Abdalla LG, Samano MN, et al.

3. Transplante Pulmonar: Abordagem Geral sobre seus Principais Aspectos. J. Bras Pneumol 2015:41(6):547-55.3

4. Camargo J. Transplante Pulmonar: Indicações Atuais. Pulmão RJ 2014;23(1):36-4.4

5. Rodrigues-Filho E, Franke C, Jungues J.Transplante de pulmão e alocação de órgãos no Brasil: necessidade ou utilidade. Rev Saúde Publica. 2019;53(23):1-8.

6. Registro Brasileiro de Transplantes.Dimensionamento dos Transplantes no Brasil e em cada estado (2013-2020). Associação Brasileira de Transplante de Órgãos. 2020.Ano XXVI n°4.

7. Schuba B, Scheklinski M, Dossow V, Shneider C, Preissler G, Kneidinger N, Neurohr C, Michel S, et al.

8. Five-year experience using the Lung Allocation Score: The Munich Transplant Group. European Journal of Cardio-Thorarcic Surgery. Feb 2018:54:328-333.

9

MONITORIZAÇÃO E CUIDADOS PERIOPERATÓRIOS

José Mateus Costa ▪ Gustavo Niankowski Saliba

MONITORIZAÇÃO E CUIDADOS PERIOPERATÓRIOS NO TRANSPLANTE PULMONAR

Transplante pulmonar é um procedimento de alta complexidade, para pacientes selecionados com doença pulmonar terminal e que envolve diversas especialidades. O tratamento cirúrgico é a terapia definitiva para a doença, cujas causas mais frequentes são: pneumonia intersticial idiopática, doença pulmonar obstrutiva crônica (DPOC), fibrose cística e hipertensão pulmonar idiopática (HP).

Observamos um aumento constante no número de transplantes pulmonares desde o primeiro procedimento executado no mundo em 1963 e no Brasil em 1989. No mundo, cerca de 4000 pacientes são submetidos a transplante pulmonar anualmente, sendo que nos EUA realizam-se cerca de 2500 procedimentos, e no estado de São Paulo aproximadamente 55. Esse crescimento aumenta os desafios no cuidado perioperatório, pois além do número aumentado de internações em UTI em decorrência deste procedimento complexo, ele é cada vez mais realizado em pacientes mais velhos – vale destacar que a população que mais se beneficiou foram aqueles com idade acima de 65 anos, onde o aumento observado foi de 400% entre os anos de 2004 e 2016. Nesse perfil de pacientes naturalmente há um risco cirúrgico aumentado e que impacta no cuidado específico.

O manejo perioperatório preciso tem resultado na sobrevida a curto e longo prazo, e se inicia com a boa interação entre anestesiologista, cirurgião, equipe clínica e o intensivista, além de uma adequada manutenção do órgão desde a fase de cuidado do potencial doador até o implante. Neste capítulo discorreremos sobre:

- avaliação anestésica/pré-operatória;
- monitorização intraoperatória;
- técnica anestésica;
- manejo intraoperatório;
- cuidados pós-operatórios na UTI.

AVALIAÇÃO ANESTÉSICA/PRÉ-OPERATÓRIA

Um paciente é selecionado para transplante pulmonar quando, em geral, apresenta uma doença pulmonar terminal com risco de morte maior que 50% em 2 anos e perspectiva de sobrevida maior que 80% após o transplante.

Os principais fatores a serem avaliados pela equipe de anestesia neste período são:

- Condições ventilatórias basais e possíveis infecções vigentes; elas estão relacionadas com a dificuldade de oxigenação no intraoperatório. Pacientes com secreção brônquica podem ser bastante difíceis de ventilar, principalmente durante a fase monopulmonar da cirurgia;

- Cirurgias torácicas, assim como infecções graves e empiemas prévios são marcadores de atenção pelo maior risco de sangramento durante a pneumectomia;
- Avaliar função cardíaca com ecocardiograma recente, e observar antecedente de hipertensão pulmonar (HP), que nos casos mais graves pode ser indicado estudo de hemodinâmico de câmaras direitas antes do transplante;
- Antecedentes de tromboses venosas e sítios prévios de punção de cateteres;
- Qualidade dos pulsos arteriais radiais e femorais;
- Exames laboratoriais: Hemograma completo com contagem de plaquetas, eletrólitos, ureia, creatinina, coagulograma, fibrinogênio, função hepática;
- Cintilografia de ventilação/Perfusão: importante para determinar qual o pulmão mais acometido pela doença de base, principalmente quando considera-se realizar o transplante unilateral; para quando o transplante for realizado bilateralmente é um dos fatores relevantes para se decidir qual lado realizar a pneumectomia primeiro (tolerância à ventilação monopulmonar).

São considerados situações especiais, onde há maior risco de complicações:

- ECMO pré-operatória;
- Necessidade de O2 > 5 L/min;
- Retransplante;
- Idade > 70 anos;
- Disfunção renal;

- Disfunção hepática;
- HP severa;
- IMC elevado ou muito baixo;
- Uso crônico de corticoesteroides;

É importante que os profissionais envolvidos saibam identificar os pacientes com fatores de risco para desenvolver disfunção primária do enxerto no pós-operatório, pois é a complicação mais relevante e que ocorre em até 20% a 30% dos receptores.

Tabela 1. Fatores de risco associados a disfunção primária de enxerto

Fatores relacionado ao doador
Doadores com morte cerebral
Doadores com morte de causa cardíaca
Antecedente de uso de álcool e tabagismo
Longos períodos de isquemia do órgão
Idadades maiores, raça negra, sexo feminino
Fatores relacionados ao receptor
Raça negra, sexo feminino MC > 25
Doença renal crônica
Doença arterial coronariana
Idade avançada
Pacientes em ponte para o transplante com ventilação mecânica ou ECMO
Doença de base: fibrose idiopática, sarcoidose, HP idiopática
Fatores relacionados à interação doador-receptor
Enxerto menor do que o predito para o biótipo do receptor
Transfusão sanguínea maior que 1L
Cirurgia com circulação extracorpórea
Painel imunológico elevado

MONITORIZAÇÃO INTRAOPERATÓRIA

Por se tratar de cirurgia de grande porte, há especial importância em reunir a maior quantidade possível de dados clínicos cardiorrespiratórios e de função metabólica destes pacientes.

De maneira geral, os pacientes são invadidos e monitorizados da seguinte maneira:

- Monitorização standard padrão; cardioscopia com 5 eletrodos no dorso;
- Placas externa de desfibrilação no dorso, conectadas a desfibrilador;
- Monitor de profundidade anestésica com espectrograma;
- Pressão arterial invasiva (PAI);
- Ecocardiografia Transesofágica;
- Pressão de artéria pulmonar e débito cardíaco contínuo com cateter de Swan-Ganz;
- Débito urinário contínuo com sonda vesical de demora;
- Intubação orotraqueal com o tubo de ventilação monopulmonar de maior calibre possível para o paciente, posicionado com auxílio do fibroscópio, e mantendo o fibroscópio em sala para averiguar intercorrências ventilatórias;

TÉCNICA ANESTÉSICA

O preparo é o habitual para cirurgia de grande porte:

- Paciente deverá ser encaminhado ao CC sem medicação pré-anestésica em consequência do risco de depressão respiratória pela pneumopatia;
- Punção de pressão arterial invasiva e acesso venoso periférico calibroso antes da indução;

- Passagem de cateter venoso central e introdutor venoso central 8,5F para cateter de Swan-Ganz. Habitualmente, puncionamos no mesmo lado do pescoço os dois acessos;
- Tipagem sanguínea e reserva com, pelo menos, dois concentrados de hemácias, plasma fresco congelado e plaquetas. Dispositivo de recuperação de hemáceas intraoperatório montado em sala;
- Hemoderivados disponíveis na farmácia do centro cirúrgico: complexo pro-trombínico, fibrinogênio e albumina;
- Administração de profilaxia antimicrobiana e imunossupressão antes da incisão;
- Antes da indução averiguar se equipe cirúrgica está de prontidão e com equipamento para assistência circulatória (ECMO) presente;
- A indução anestésica deve ser suave e titulada pois os pacientes são muito sensíveis; deve-se evitar hipóxia e hipercapnia, sobretudo nos pacientes com HP, além de realizar ventilação sob máscara facial extremamente cuidadosa pois também pode provocar hipotensão;
- Manta térmica ou colchão térmico sob o corpo;
- Anestesia venosa total multimodal. Recomendamos infusão contínua de propofol + dexmedetomidina + cetamina + remifentanil + metadona EV 0,1-0,2 mg/Kg no início do procedimento;
- Em pacientes sem alteração de coagulação: pode haver benefício analgésico no pós-operatório ao se realizar anestesia regional com bloqueio do plano eretor da espinha bilateral em nível torácico. Em casos sem disfunção cardíaca ou instabilidade hemodinâmica pode-se optar pela realização de anestesia

peridural torácica, entretanto não recomendamos passagem de cateter peridural nesse momento por causa das inúmeras situações que podem levar a discrasia sanguínea no pós-operatório ou necessidade de uso contínuo de heparina em caso de assistência circulatória;

- Medicamentos disponíveis em sala e diluídos:
  - Adrenalina: 1 mg em seringa de 20 mL (50 μg/mL);
  - Noradrenalina 16 mg/250 mL: solução para infusão contínua;
  - Noradrenalina diluída em seringa: 2 mL da solução acima diluído para 20 mL (solução de 6 μg/mL), para resgate pressórico;
  - Dobutamina 500 mg/250 mL: solução para infusão contínua;
  - Solução cristaloide balanceada: 500 mL com 2 albuminas 20% (100 mL por bolsa
  - Opioide: fentanil ou sufentanil.
  - Bloqueador neuromuscular: rocurônio ou cisatracúrio em infusão contínua;
  - Cloreto de cálcio;
  - Atropina;

MANEJO INTRAOPERATÓRIO

Reposição volêmica e manejo hemodinâmico

A reposição volêmica deverá seguir o padrão mais restritivo possível de acordo com o perfil hemodinâmico de cada paciente. O objetivo é a euvolemia, evitando o extravasamento de líquido para o interstício do enxerto.

Não há consenso quanto a solução que deve ser utilizada, entretanto, quando utilizadas soluções balanceadas e coloides, a quantidade absoluta infundida tende a ser menor se comparadas às soluções cristaloides, fato que pode manter o balanço hídrico mais próximo de zero. Recomendamos utilização de solução de cristaloide balanceada com a adição de albumina.

A utilização de fluidos deve ser guiada por metas hemodinâmicas de macro e microcirculação, entretanto a macrocirculação é monitorada por cateteres arteriais e/ou cateter de artéria pulmonar, e pode constantemente fornecer dados imprecisos durante a fase intraoperatória já que são realizadas diversas manobras nos pulmões e coração como clampeamento arterial e tração do coração para acessar o hilo pulmonar, dentre outras manobras.

Monitorização adicional com ecocardiografia transesofágica é fortemente recomendada. Ela permite avaliação em tempo real e dinâmica da função biventricular de forma qualitativa e quantitativa, auxilia no diagnóstico de instabilidades hemodinâmicas e estado volêmico, e avalia o diâmetro e fluxo das veias pulmonares após o término das anastomoses de cada enxerto.

Para monitorização da microcirculação os valores de gasometria arterial, venosa, saturação venosa central, *GAP* de CO2 e lactato arterial são os marcadores mais utilizados.

Assistência circulatória intraoperatória

Em situações clínicas mais extremas, como por exemplo nos casos de Hipertensão Pulmonar (HP) muito elevada ou sinais de descompensação cardiopulmonar aguda atual, deve-se considerar em decisão multidisciplinar (equipes cirúrgica, anestésica e clínica) instalação de ECMO VA antes da indução anestésica sob sedação e analgesia leves.

Há indicação de assistência quando existe HP com PAPm > 25 mmHg. Outras situações são degeneração cardíaca ou pulmonar durante o procedimento cirúrgico, como por exemplo: disfunção importante de VD com instabilidade após o clampeamento da artéria pulmonar mesmo com medidas clínicas otimizadas, hipoxemia persistente mesmo após abertura do clampe da artéria pulmonar e/ou acidose respiratória refratária com pH < 7,20 após otimização clínica. Além dessas situações citadas, outras incluem motivos técnicos cirúrgicos durante a execução da cirurgia; durante as manobras cirúrgicas a manipulação cardíaca leva a vários episódios de hipotensão transitória que são mais facilmente contornados com a assistência, e uma melhor drenagem cardíaca promovida pela ECMO facilita a execução das dissecções e anastomoses.

Outra forma de assistência circulatória seria a circulação extracorpórea (CEC) tradicional. Dados recentes, e que vão de encontro com a fisiopatologia conhecida nas duas modalidades de assistência (ECMO e CEC), sugerem que no transplante com ECMO, comparado à CEC, há menor transfusão de hemoderivados, necessidade de heparinização menos agressiva e consequentemente menor sangramento intraoperatório, menor tempo de ventilação mecânica pós-operatória, e até uma menor disfunção de enxerto em sua fase aguda.

Quando indicada a ECMO, esta pode ser instalada pouco antes das manobras cirúrgicas principais de pneumectomia e anastomose dos enxertos, em canulação de vasos centrais, ou em casos mais selecionados ser instalada por via periférica femoral. Na maioria das vezes a instalação será central. Outra alternativa é a instalação central durante a primeira pneumectomia por incapacidade de manutenção adequada de trocas gasosas em ventilação monopulmonar com o pulmão doente, e/ou instabilidade hemodinâmica (principalmente disfunção de VD) refratária; outra possibilidade é, após a liberação do clampe do primeiro pulmão, constatar-se que o enxerto recém-transplantado é insuficiente para manutenção das trocas gasosas (hipoxemia persistente, acidose respiratória e hipercapnia importantes).

Antes da instalação da ECMO central deve-se proceder com a heparinização 100 UI/Kg para canulação, e ter como meta TCA entre 180-200 segundos. Durante a ECMO, o débito cardíaco sistêmico será proporcionado principalmente pelo fluxo que será dado pela máquina, e deverá ser algo entre 2,0-4,0 L/min. A estratégia de reposição volêmica permanece a mesma, entretanto em situação de hipovolemia importante, e sobretudo associada a manobras de compressão cardíaca pelo cirurgião, pode ocorrer "chicoteamente da cânula" da ECMO por diminuição da drenagem venosa para o circuito; nessa situação há necessidade de expansão volêmica associada a elevação dos membros inferiores (posição de Trendelemburg) e diminuição da compressão das câmaras cardíacas pelo cirurgião. É importante a estreita comunicação entre anestesiologista + cirurgião + perfusionista nessa modalidade.

Após o término da cirurgia bilateralmente, faz-se retenção de volume da ECMO para o paciente diminuindo o fluxo e retendo volume pelo circuito venoso, concomitantemente avaliamos a volemia pelo eco transesofágico e pelo aspecto do coração no campo cirúrgico. Com o paciente em assistência mínima da ECMO avaliamos a capacidade de troca gasosa pelos novos enxertos e o aspecto cardiovascular global antes de decanular a ECMO. Caso haja instabilidade hemodinâmica e/ou função pulmonar insatisfatória, opta-se por permanência em ECMO, que pode ser central com o paciente de tórax semiaberto e curativos oclusivos, ou transferência da ECMO central para periférica, de acordo com decisão da equipe em cada caso.

Transplante unilateral

Uma menor parcela dos transplantes pulmonares é realizada unilateralmente. Na maioria das vezes essa técnica é realizada em decúbito lateral, com toracotomia intercostal, e sem assistência circulatória. O manejo segue semelhante a uma cirurgia torácica de grande porte com ventilação monopulmonar, e monitorização do débito cardíaco com ecotransesofágico e Swan ganz, este último posicionado preferencialmente na artéria pulmonar que não será clampeada.

Transplante bilateral sem assistência circulatória

Essa é a técnica com exigência ainda maior no intraoperatório, pois o paciente fica mais sensível às oscilações hemodinâmicas e respiratórias nas diferentes fases do procedimento. Habitualmente ocorre a primeira pneumectomia no pulmão mais comprometido, e as manobras de compressão durante as anastomoses provocam mais hipotensão. Reposição volêmica titulada e manobras e Trendelemburg ajudam a tolerar melhor essas etapas. Hipotensão progressiva, acidose e hipóxia refratárias são indicadores de assistência circulatória.

O clampeamento da artéria pulmonar provoca aumento da pós-carga de VD, podendo ou não provocar instabilidade hemodinâmica; o diagnóstico é feito pela monitorização da curva de PSAP, ou no ETE com a PSAP estimada com o Doppler contínuo alinhado ao jato de regurgitação tricúspide, e sinais de sobrecarga de VD como *D-shape* do VE no corte transgástrico médio, movimentação do septo ventricular em direção à cavidade do VE, aumento da área do VD; são sinais qualitativos de disfunção moderada a grave do VD no ETE: diminuição da mobilidade do anel tricúspide e da parede livre do VD (principalmente a movimentação longitudinal).

Tratamento geral da disfunção moderada a grave do VD: inotrópicos (dobutamina, epinefrina), normocapnia, evitar hipóxia, tratamento rigoroso da acidose, redução da pós-carga de VD (óxido nítrico, milrinone inalatório, milrinone parenteral em infusão contínua).

Transfusão de hemoderivados

Recomendamos a utilização de dispositivo de recuperação de hemácias *(cell saver)* em todos os procedimentos, e estratégia farmacológica para redução de sangramento com ácido tranexâmico parenteral 15 mg/Kg após a indução anestésica. Considerar repetir a dose se houver assistência circulatória com ECMO, e principalmente com CEC.

Após o implante do(s) enxerto(s) e reversão da heparinização, colher teste viscoelástico (TEG® ou ROTEM®). Em nosso serviço utilizamos o ROTEM com os reagentes INTEM, EXTEM, FIBTEM e HEPTEM (este último somente se houver heparinização no intraoperatório), para tratamento direcionado em caso de sangramento em campo sugestivo de coagulopatia, e também para auxiliar mais rapidamente na tomada de decisão na UTI caso haja início de sangramento à admissão.

Cuidados com a Ventilação Mecânica

Utilizar estratégia ventilatório protetora, com volume corrente de 4-6ml/kg de peso predito do doador, peep 5-7 mmHg e FiO2 mínima para manter SpO2 acima de 90%. Ajustar de acordo com as condições clínicas.

CUIDADOS PÓS-OPERATÓRIOS NA UTI

As recomendações de cuidados pós-operatórios carecem de evidências robustas na literatura. A prática atual é baseada em estudos observacionais e conhecimento adquirido em grandes centros de transplantes, bem como na fisiopatologia envolvida nesse contexto e individualizada pelas comorbidades de cada paciente.

O pós-operatório de transplante pulmonar é um constante desafio para equipe multidisciplinar no ambiente da terapia intensiva, já que muitas vezes os pacientes são bastante consumidos, com pouco ou quase nenhuma reserva, experimentaram algumas internações prévias, muitas vezes por quadros infecciosos e portanto colonizados por bactérias multirresistentes, além claro de apresentar os desafios de uma cirurgia de grande porte e como citado anteriormente, ocasionalmente estar dependente de ECMO neste primeiro momento.

Admissão na UTI

Nesta primeira fase, a equipe multidisciplinar quando bem treinada cuidará de diferentes aspectos conforme descritos abaixo:

Passagem do caso

O caso deverá ser passado entres os enfermeiros do centro cirúrgico e da UTI, assim como equipe médica, e deve conter as seguintes informações:

- Identificação do paciente;
- Equipe responsável;
- Procedimento ao qual foi submetido;
- Dispositivos instalados;
- Quando utilizada CEC ou ECMO, informar o tempo que permaneceu em assistência (caso não esteja mais canulado);
- Transfusão de hemoderivados;
- Uso de drogas vasoativas, preferencialmente em mcg/Kg/min;
- Dispositivos (CVC, PAI, SVD, drenos);
- Sinais vitais e parâmetros hemodinâmicos ao final do procedimento.

Posicionamento no leito

- Conectar o paciente ao ventilador mecânico, utilizando parâmetros padrões previamente definidos, levando-se em conta estratégia protetora baseando-se no peso e altura do doador;
- Avaliar expansibilidade, e ausculta pulmonar;
- Fixação da cânula orotraqueal com dispositivo padrão da UTI;
- Confirmar e quando necessário ajustar pressão do cuff;
- Atenção aos drenos: posição, abertura das pinças na extensão destes, identificação, confirmação do nível do selo d'água,

conexão no vacuômetro (20 mmHg); comunicar imediatamente equipe se drenagem superior a 100 mL;

- Monitorização básica inicial: primeiramente conectar a pressão arterial invasiva e confirmar o zero. Oximetria, temperatura, monitorização cardíaca e hemoglicoteste (dextro);
- Coletas de exames de admissão (Tabela 2).

Tabela 2. Rotinas de exames laboratoriais e de imagem

Admissão	6 h	12 h	1° PO
Hemograma Gasometria Arterial Gasometria Venosa Na, K, Cai, Mg, Ureia, Creatinina TP, TTPa, Fibrinogênio Troponina, CKMB, CPK Bilirrubinas totais Rx de tórax Eletrocardiograma	Hb e Ht Gasometria Arterial Na, K, Cai, Mg Troponina, CKMB, CPK (s/n) TP, TTPa, Fibrinogênio (s/n)	Hb e Ht Gasometria Arterial Na, K, Cai, Mg Troponina, CKMB, CPK (s/n) TP, TTPa, Fibrinogênio (s/n)	Hemograma Gasometria Arterial Gasometria Venosa Na, K, Cai, Mg, Ureia, Creatinina TP, TTPa, Fibrinogênio Troponina, CKMB, CPK TGO, TGP Rx de tórax Eletrocardiograma

- Calibração e instalação da monitorização avançada - quando indicada (IC/DC, Swan Ganz®, FloTrac®,VolumeView®);
- Definir com equipe multidisciplinar a estratégia de cuidados para as primeiras 6 horas, utilizando critérios de risco e gravidade, assim como dados do intraopertaório. Nesta fase deve

ser estabelecida necessidade de sedação, metas para ajuste da ECMO (quando presente), e metas para monitorização.

Monitorização hemodinâmica

A monitorização hemodinâmica é um dos pilares do cuidado e manejo do pós-operatório de transplante pulmonar. Por isso, é fundamental contar com diversas ferramentas que forneçam dados suficientes e direcionem à melhor conduta.

A maioria dos pacientes retornará da sala de cirurgia com cateter de artéria pulmonar e linha arterial. Estes dispositivos podem ser utilizados para estimar débito/índice cardíaco, volume sistólico, fluidorresponsividade, resistência vascular sistêmica, pressão da artéria pulmonar (PAP), pressão capilar pulmonar, pressão venosa central (PVC). Estas variáveis nos fornecem dados sobre o estado hemodinâmico do paciente sob o aspecto da macrocirculação, e juntamente com os marcadores clínicos e laboratoriais da microcirculação proporcionam dados para avaliação do estado geral do paciente, funcionamento do enxerto e estado volêmico.

Nesta fase, é importante avaliar a função do ventrículo direito (VD), do ventrículo esquerdo (VE) e as medidas de enchimento de câmaras direitas (PVC) e de câmaras esquerdas (PAOP). Alguns pacientes cursam com alterações na função do VD, pois este responde mal a alterações súbitas de pós-carga como HP mesmo que transitória, por isso não é incomum os pacientes apresentarem algum grau de disfunção do VD nas primeiras horas na UTI.

A vigilância do padrão eletrocardiográfico é muito importante, pois após um período de muito estresse para o paciente no intraoperatório, uso de drogas vasopressoras, manipulação cirúrgica do coração, sobrecarga atrial, utilização de CEC ou ECMO, podem surgir arritmias e até mesmo alterações isquêmicas. Estas alterações são mais frequentes naqueles submetidos a transplante com uso de CEC ou ECMO V-A central, pois após ao final das anastomoses arteriais e venosas, são realizadas manobras para retirada de ar da circulação, e neste momento pode haver embolização para coronária, mais comumente coronária direita. O ECG pode apresentar apresenta supradesnivelamento do segmento S-T, e o ecocardiograma observa alteração de contratilidade segmentar, que pode até mesmo alterar a função do ventrículo afetado. Estas situações costumam ser transitórias, respondem bem ao uso de inotrópicos, e nos casos em que o paciente esteja sob assistência com ECMO V-A a conduta é conservadora.

Vale ressaltar que, em séries de casos, a incidência de arritmias, principalmente atriais pode ocorrer em até 25 % dos pacientes. Isto acontece, pela distorção do átrio esquerdo, pelas anastomoses venosas. Tendem a ser estáveis, e seu tratamento segue as diretrizes já estabelecidas.

Os pacientes com infecções pulmonares recorrentes previamente ao transplante (ex.:bronquiectasias), assim como aqueles submetidos à CEC, podem apresentar padrão vasoplégico nas primeiras horas do pós-operatório, e respondem bem ao uso de vasopressores.

O colapso cardiovascular na UTI demanda investigação adicional com ecocardiograma transtorácico ou transesofágico para descartar outras causas de instabilidade, estratificar o grau de disfunção cardíaca quando presente e direcionar a terapia com fluidos, inotrópicos e vasopressores.

Monitorização e cuidados neurológicos

Após a monitorização inicial do paciente, o exame neurológico deve ser realizado e quando necessária monitorização deve ser instalada. Durante o intraoperatório, estes pacientes apresentam diversas oscilações pressóricas, o que aumenta o risco de lesões isquêmicas e hemorrágicas do sistema nervoso central.

A complicação neurológica mais comum nestes pacientes, nesta fase, é o Delirium, e costuma iniciar após o 4º dia de PO, entretanto tem impacto na evolução, assim como na mortalidade pois aumenta o tempo de ventilação mecânica, tempo de internação na UTI e hospitalar. O principal fator desencadeante, é a utilização de corticosteroides em doses elevadas.

A Encefalopatia Posterior Reversível, conhecida pela sigla PRES, pode acometer esta população. É uma síndrome que esta associada ao uso de inibidores de calcineurina (p. ex.: Tacrolimus). O quadro clínico se caracteriza por aumento da pressão arterial e alteração neurológica tipo rebaixamento do nível de consciência. Os exames laboratoriais e a tomografia de crânio costumam ser normais, e o diagnóstico é feito por ressonância magnética.

Encefalopatia por hiperamonemia é uma complicação rara, ocorre em cerca de 1% dos pacientes e dentro das primeiras 2 semanas pós-transplante. Sua etiologia não é clara, entretanto pode estar associada à presença de *Mycoplasma hominis* e *Ureaplasma spp* isolados nas vias áreas de alguns pacientes. A mortalidade é elevada, alguns trabalhos reportam até 75%.

Clinicamente, apresenta-se com sonolência excessiva, letargia, confusão e agitação, o diagnóstico é confirmado pelo nível sérico de amônia, e requer intervenção rápida. O tratamento consiste em submeter o paciente a hemodiálise até que os níveis de amônia retornem a valores normais, por isso o método de escolha é o método contínuo.

Analgesia

Trata-se de um pós-operatório com potencial álgico dos mais elevados. É frequente a queixa de dor de forte intensidade após a descontinuação da sedação, e por vezes a extubação pode ser prejudicada por analgesia inadequada. Em nosso serviço a terapia analgésica é conduzida por equipe específica de tratamento de dor aguda, que realiza prescrição sistêmica multimodal e, quando há condições clínicas adequadas insere cateter peridural torácico com dispositivo de analgesia controlada pelo paciente (PCA).

Monitorização e cuidados com enxerto

A monitorização da função do enxerto pulmonar é feita por meio da análise dos gases arteriais, ventilador mecânico e radiografia de tórax. Sugere-se coletar a gasometria arterial com FiO2 de 100% no ventilador aproximadamente após 30 minutos de sua chegada à UTI.

Não há consenso quanto ao melhor modo de ventilar, assim como de monitorizar, o que é sugerido em consenso é manter padrão protetor da ventilação, o que evita complicações mecânicas do enxerto e reduz a incidência de lesão secundária pulmonar.

Após a coleta da gasometria, deve ser feito Rx de tórax, atentando-se para os seguintes itens:

- Expansibilidade do(s) enxerto(s);
- Posição da cânula orotraqueal e dos drenos;
- Posição dos cateteres, principalmente cateter de artéria pulmonar;
- Presença de líquido/sangue na cavidade torácica.

A ventilação mecânica respeita o padrão protetor, e o ajuste da PEEP e FIO_2 deve ser feito para atingir uma oximetria > 90% e uma pO_2 > 60 mmHg.

É recomendado realizar broncoscopia na primeira semana de pós-operatório, sendo que alguns serviços, esta é realizada antes da extubação com objetivo de verificar anastomoses brônquicas, e aspirar possíveis secreções que eventualmente podem estar impactadas.

Naqueles pacientes com tosse ineficaz e incapacidade de manter ventilação espontânea, a avaliação da motilidade diafragmática deve ser realizada. Nos casos mais graves, o tratamento cirúrgico deve ser considerado.

A disfunção primaria do enxerto pode ocorrer nesta fase, é caracterizada por infiltrado alveolar difuso evidenciado no Rx de tórax, e hipoxemia. Em 2005 a Sociedade Internacional de Transplante de Coração e Pulmão definiu os critérios para esta disfunção e desenvolveu um sistema de classificação. Esta classificação é graduada de 0 a 3 e segue os seguintes aspectos: presença de infiltrado pulmonar e relação PaO_2/FiO_2 ou Saturação O_2/FiO_2, caso não esteja disponível o valor de PaO_2 (Tabela 3):

Tabela 3. Classificação de disfunção primária de enxerto

Grau	Infiltrado alveolar no Rx	Relação PaO2/FiO2	Relação SaO2/FiO2
0	Não	N/A	N/A
1	Sim	> 300	> 315
2	Sim	200–300	235–315
3	Sim	> 200	> 235

O manejo desta disfunção tem como objetivos principais:

- Reverter a hipoxemia;
- Evitar lesão do enxerto.

Autores demonstraram que a utilização de um protocolo de reposição volêmica onde a PVC deve ser mantida abaixo de 7 mmHg e estratégia protetora de ventilação mecânica, reduz de forma importante a incidência de disfunção, principalmente dentro da primeira semana pós-transplante.

Nos casos mais graves o uso do Óxido Nítrico (NO), pode ser considerado, melhorando o nível sérico de oxigênio. Seu uso de forma profilática, não é indicado.

A ECMO também é uma estratégia que pode ser utilizada na presença de disfunção primária grave, e os critérios para instalação desta terapia são os mesmos utilizados de forma rotineira. A sobrevida dos pacientes que utilizaram ECMO por disfunção do enxerto é bastante variável, os trabalhos reportam sobrevida de 42% a 80%, isto se deve à rotina de cada centro e parece ter grande impacto a utilização de sedação profunda e bloqueio neuromuscular nestes pacientes. Centros que rotineiramente utilizam *"Awake Ecmo"* ou ECMO com paciente acordado, têm sobrevida maior que os que utilizam ECMO com pacientes sedados.

Manejo das alterações renais

A lesão renal aguda (LRA) é comum no pós-operatório de transplante, alguns estudos reportam que até 60% dos pacientes são acometidos com algum grau de LRA no pós-operatório.

Dentre os principais fatores de risco estão:

- Alterações hemodinâmicas/choque no intraoperatório;
- Uso prolongado de ventilação mecânica;
- Idade avançada;
- Uso de inibidores de calcineurina;
- Lesão renal crônica prévia.

O mecanismo da LRA é por vasoconstrição direta das arteríolas aferentes e eferentes, levando a redução do fluxo sanguíneo renal. Esta condição requer atenção aos distúrbios hidroeletrolíticos, ajuste de medicações e quando necessário hemodiálise, evitando a hipervolemia que é bastante deletéria ao enxerto.

Cuidados de manejos das alterações gastrointestinais e aporte nutricional

As complicações gastrointestinais estão associadas a um aumento substancial da morbimortalidade destes pacientes.

As complicações mais observadas são:

- Gastroparesia;
- Refluxo gastroesofágico;
- Íleo;
- Doenças colorretais.

A gastroparesia e o refluxo gastroesofágico, requerem especial atenção, pelo alto risco de broncoaspiração, e consequentemente quadros infecciosos como pneumonia e lesão direta por alteração do pH do enxerto. Ambos os acometimentos reduzem drasticamente a vida útil do pulmão transplantado, e dificultam o manejo da imunossupressão.

Assim como outros pacientes de transplantes de órgãos sólidos, aporte calórico adequado é mandatório. A ingestão calórica diária total durante a fase pós-operatória precoce é de 25 a 35 kcal/Kg. A alimentação oral geralmente é reiniciada após a extubação e na ausência de complicações (disfagia, alto risco de broncoaspiração); em todos os outros casos que requerem ventilação mecânica prolongada e permanência em UTI, iniciar nutrição enteral precoce é uma prioridade clínica.

Pacientes com fibrose cística necessitam de cuidados específicos em consequência de possível insuficiência pancreática e má absorção de gorduras, proteínas, carboidratos e vitaminas lipossolúveis. A nutrição enteral com formulações elementares ou semielementares é fornecida a esses pacientes, em associação com enzimas pancreáticas.

Manejo Infeccioso

Os receptores de pulmão são especialmente suscetíveis às infecções pulmonares, e muitos são portadores de bactérias multirresistentes, o que torna ainda mais difícil o cuidado.

Nos primeiros dias e semanas de PO, predominam as infecções bacterianas, seguidas posteriormente pelas virais e por fungos, sendo *Pseudomonas aureginosa* e *Staphilococcus aureus* os principais agentes.

Os protocolos de profilaxia variam de acordo com a rotina de cada centro de transplante, mas é fundamental levar em conta dados do doador, inclusive com monitorização das culturas de secreções de vias aéreas coletadas do enxerto antes do implante.

Em linhas gerais, habitualmente é utilizado esquema amplo de antibioticoterapia, com cobertura para bacilo gram negativo, cocos gram positivos, e bactérias atípicas. O esquema deve ser avaliado após 72 horas, a depender do resultado das culturas, podendo até mesmo ser descalonado com segurança.

A profilaxia para citomegalovírus, *Pneumocystis jirovecii* e infecção fúngica pode ser iniciada entre o 1º e 3º PO, o esquema pode variar de acordo com cada serviço. Detalhamento maior sobre antibioticoterapia será feito em capítulo dedicado.

Controle do sangramento

O potencial de sangramento é elevado assim como em cirurgias cardiotorácicas em geral. O mecanismo fisiopatológico para desenvolvimento de coagulopatia nesses pacientes é multifatorial: hemodiluição, consumo de fibrinogênio e outro fatores de coagulação, desenvolvimento de hiperfibrinólise. Além disso, sangramento de origem cirúrgica sempre deve ser descartado e a equipe cirúrgica deve estar ciente do débito sanguíneo aumentado nos drenos. Nesse contexto é essencial descartar sangramento por coagulopatia utilizando exames com especificidade elevada como os testes viscoelásticos (ROTEM ou TEG), além de coleta de exames de coagulação *standard* e dosagem sérica de fibrinogênio. Após correção de alterações guiadas por algoritmo *point of care* deve-se repetir o exame e reavaliar a causa do sangramento de forma dinâmica.

Imunossupressão

Rejeição aguda ocorre em mais de 50% dos casos dentro do primeiro ano pós-transplante. O diagnóstico nos primeiros dias de pós-operatório se confunde com disfunção primária, infecção e sobrecarga hídrica, e broncoscopia com biópsia pode ser necessária para guiar a terapia.

Detalhes sobre esse tópico e opções terapêuticas serão feitos em capítulo específico à frente.

Os Aspectos mais relevantes no cuidado pós-operatório estão resumidos a seguir:

Por fim, o cuidado perioperatório no transplante pulmonar é complexo e demanda interação multidisciplinar de equipe especializada, e o desfecho positivo está diretamente relacionado a intervenções assertivas. O número crescente de transplantes impacta positivamente cada vez mais vidas em doença pulmonar terminal, e a experiência de grandes centros e pesquisas em desenvolvimento nessa área nos levarão às melhores práticas e com evidências mais robustas.

Tabela 4. Principais cuidados pós-operatórios

Ventilação Mecânica
Parâmetros de ventilação protetora: • Volume corrente 5 mL/Kg (peso predito do doador) e pressão de platô < 25 cmH2O • Evitar PEEP > 12 a14 cmH2O (hiperdistensão alveolar e pior regeneração alveolar) • O2 inspirado suficiente para SpO2 > 90%, e CO2 para pH > 7,25 • Driving pressure < 15 cmH2O • Frequência respiratória < 35 Se PaO2/FiO2 > 200 mmHg: avaliar descontinuação da VM Se PaO2/FiO2 < 200 mmHg: • Manter o paciente sedado e com parâmetros citados acima Se PaO2/FiO2 < 150 mmHg: • Considerar bloqueio neuromuscular e óxido nítrico inalatório Se PaO2/FiO2 < 100 mmHg: Considerar ECMO
Manejo Hemodinâmico
Medida contínua de IC e PSAP pelo Swan Ganz PAM 65-75 mmHg Associar monitor com parâmetros dinâmicos de fluidorresponsividade Monitorar pré-carga de VD e VE: meta de PVC < 8 mm Hg, e PAOP < 11 mm Hg Débito urinário > 0,5 mL/Kg /h Se colapso hemodinâmico realizar ecocardiografia transtorácica ou transesofágica à beira do leito para diagnóstico preciso das possíveis causas Monitorizar SVO2 e lactato Não retardar e instalação de ECMO em casos de colapso cardiorrespiratório

Controle Infeccioso
Antibioticoterapia de amplo espectro por 72h
Ajuste de acordo com resultado de culturas do doador
Aporte Nutricional e Cuidados gastrointestinais
Aporte calórico adequado: 25-35 Kcal/Kg/dia
Cuidados específicos na fibrose cística em consequência de insuficiência pancreática e má absorção de nutrientes
Vigilância rigorosa contra refluxo esofágico e broncoaspiração, estratégias farmacológicas e não farmacológicas
Iniciar alimentação enteral precoce em caso de intubação
Manejo Renal e Metabólico
Evitar hipo e hipervolemia
Controle rigosoro de distúrbios hidroeletrolíticos
Terapia de substituição renal em casos de falência renal
Controle de Sangramento
Controle rigoroso do débito pelos drenos, atenção se sangramento maior que 100 mL por dreno por hora
Correção de coagulopatia e manutenção de adequadas condições hemostáticas: cálcio, pH e normotermia
Administração de hemoderivados guiado por testes viscoelásticos (ROTEM/TEG)
Cuidados Neurológicos e Analgesia
Vigilância para delirium e adoção de medidas preventivas ambientais e farmacológicas
Investigação de hiperamonemia
Analgesia multimodal sistêmica
Considerar fortemente analgesia controlada pelo paciente por cateter peridural torácico

REFERÊNCIAS BIBLIOGRÁFICAS

1. Di Nardo M, Tikkanen J, Husain S, Singer LG, Cypel M, Ferguson ND, Keshavjee S, Del Sorbo L. Postoperative Management of Lung Transplant Recipients in the Intensive Care Unit. Anesthesiology. 2022 Mar 1;136(3):482-499.

2. Tan Z, Roscoe A, Rubino A. Transesophageal Echocardiography in Heart and Lung Transplantation. J Cardiothorac Vasc Anesth. 2019 Jun;33(6):1548-1558.

3. Martin AK, Yalamuri SM, Wilkey BJ, Kolarczyk L, Fritz AV, Jayaraman A, Ramakrishna H. The Impact of Anesthetic Management on Perioperative Outcomes in Lung Transplantation. J Cardiothorac Vasc Anesth. 2020 Jun;34(6):1669-1680.

4. Kachulis B, Mitrev L, Jordan D. Intraoperative anesthetic management of lung transplantation patients. Best Pract Res Clin Anaesthesiol. 2017 Jun;31(2):261-272.

5. Snell GI, Yusen RD, Weill D, Strueber M, Garrity E, Reed A, Pelaez A, Whelan TP, Perch M, Bag R, Budev M, Corris PA, et al. Report of the ISHLT Working Group on Primary Lung Graft Dysfunction, part I: Definition and grading-A 2016 Consensus Group statement of the International Society for Heart and Lung Transplantation. J Heart Lung Transplant 2017; 36:1097–103.

6. Diamond JM, Lee JC, Kawut SM, Shah RJ, Localio AR, Bellamy SL, Lederer DJ, Cantu E, Kohl BA, Lama VN, Bhorade SM, Crespo M, Demissie E, Sonett J, Wille K, Orens J, et al. LungTransplant Outcomes Group:Clinical risk factors for primary graft dysfunction after lung transplantation. Am J Respir Crit Care Med 2013; 187:527–34.

7. Krutsinger D,Reed RM,BlevinsA,PuriV,De Oliveira NC, Zych B, Bolukbas S, et al.Lung transplantation from donation after cardiocirculatory death: A systematic review and meta-analysis.J Heart Lung-Transplant 2015;34:675–84.

8. SlutskyAS, Ranieri VM. Ventilator-inducedlunginjury. N Engl J Med 2013; 369:2126–36.

9. King CS, Valentine V, Cattamanchi A, Franco-Palacios D, Shlobin OA, Brown AW, Singh R, Bogar L, Nathan D.Early postoperative management after lung transplantation: Results of an international survey. Clin Transplant 2017; 31:1–7.

10. Beer A, Reed RM, Bölükbas S, Budev M, Chaux G, Zamora MR, Snell G, Orens JB, Klesney-Tait JA, Schmidt GA, Brower RG, Eberlein M. Mechanical ventilation after lung transplantation. An international survey of practices and preferences. Ann Am Thorac Soc 2014; 11:546–53.

11. Amato MB, Meade MO, Slutsky AS, Brochard L, Costa EL, Schoenfeld DA, Stewart TE, Briel M, Talmor D, Mercat A, Richard JC, Carvalho CR, Brower RG. Driving pressure and survival in the acute respiratory distress syndrome. N Engl J Med 2015; 372:747–55.

12. Diamond JM, Lee JC, Kawut SM, Shah RJ, Localio AR, Bellamy SL, Lederer DJ, Cantu E, Kohl BA, et al. LungTransplant Outcomes Group:Clinical risk factors for primary graft dysfunction after lung transplantation. Am J Respir Crit Care Med 2013; 187:527–34.

13. Tan Z, Roscoe A, Rubino A. Transesophageal Echocardiography in Heart and Lung Transplantation. J Cardiothorac Vasc Anesth. 2019 Jun;33(6):1548-1558. doi: 10.1053/j.jvca.2019.01.005.

10

VENTILAÇÃO MECÂNICA E DESMAME VENTILATÓRIO

Cássia Souza Farias do Vale ▪ Daniela Helena Machado de Freitas

INTRODUÇÃO

O transplante pulmonar (TxP) avançou rapidamente nos últimos anos e se difundiu como uma opção no tratamento da doença pulmonar grave em muitos países. Nos últimos 5 anos, mais de 4.000 transplantes pulmonares por ano foram realizados. As técnicas cirúrgicas e os manejos dos pacientes doadores e receptores foram aprimorados e a sobrevida, atualmente, é de 60% em 5 anos.

Os pacientes submetidos ao transplante pulmonar são admitidos no pós-operatório imediato na Unidade de Terapia Intensiva (UTI), em sua grande maioria, em uso de ventilação mecânica invasiva (VMI). A extubação na sala de cirurgia demonstrou ser benéfica em um único estudo. Ainda não há evidências de alto grau ou diretrizes específicas quanto ao manejo ventilatório em receptores de transplante pulmonar e o cuidado atual é baseado em evidências indiretas, estudos observacionais ou experiência dos centros transplantadores.

Outros cuidados essenciais ao paciente pós-TxP que impactam diretamente na ventilação mecânica são a analgesia adequada, fisioterapia respiratória para a limpeza traqueobrônquica e o controle rigoroso do balanço hídrico.

Após alcançada a estabilidade clínica, deve ser iniciado o desmame da ventilação, fisioterapia respiratória e motora, bem como mobilização precoce. O trabalho da equipe multidisciplinar dedicada ao cuidado do paciente submetido ao transplante pulmonar é fundamental no manejo pós-operatório e da ventilação mecânica na UTI.

COMPLICAÇÕES PÓS-OPERATÓRIAS EM TRANSPLANTE PULMONAR

Algumas complicações pós TxP podem ocasionar uma VMI prolongada e são os principais obstáculos à sobrevida hospitalar nos pacientes transplantados. Nas primeiras 72 horas, é comum a ocorrência da lesão pulmonar induzida pela isquemia e reperfusão, determinando a disfunção primária do enxerto (DPE). A classificação e os fatores de risco relacionados a DPE estão presentes nas Tabelas 1 e 2.

A DPE é definida pela relação pressão arterial de oxigênio/fração inspirada de oxigênio ($PaO2/FiO2$) < 300, infiltrado pulmonar difuso e baixa complacência pulmonar; hipertensão pulmonar pode estar presente. Clínica e histologicamente, a DPE é semelhante à Síndrome do Desconforto Respiratório Agudo (SDRA), com o mesmo espectro de gravidade. Cerca de 10% a 20% dos pacientes são afetados pela forma grave ($PAO2/FiO2$ < 200), sendo a causa mais comum de disfunção do enxerto a longo prazo e de óbito no pós-operatório, com taxas de mortalidade hospitalar de 30% a 40%.

Tabela 1. Classificação da disfunção primária do enxerto

Sistema de graduação de DPE, de acordo com a Definição Consensual da Sociedade Internacional de Transplante de Coração e Pulmão		
Grau	**Oxigenação**	**Infiltrados radiográficos**
0	• Qualquer PaO_2/FiO_2 • Paciente extubado com ou sem oxigênio suplementar	Ausente
1	• PaO_2/FiO_2 > 300 ou • SaO_2/FiO_2 > 315 • Paciente extubado em oxigênio suplementar com FiO_2 < 30	Presente bilateral TPI, ausente no pulmão nativo
2	• PaO_2/FiO_2 < 200-300 ou • SaO_2/FiO_2 235-315	Presente bilateral TPI, ausente no pulmão nativo
3	• PaO_2/FiO_2 < 200 ou • SaO_2/FiO_2 < 235 • Necessidade de SVEC • Ventilação mecânica com FiO_2 >50% por 48h	Presente bilateral TPI, ausente no pulmão nativo

DPE é graduado pela pior razão PaO_2/FiO_2 nas primeiras 72 horas após reperfusão do transplante. Abreviações: SVEC: suporte de vida extracorpóreo; PaO_2/FiO_2 pressão parcial de oxigênio arterial para fração da razão de oxigênio inspirado; SaO2: saturação de oxigênio arterial; TPI: transplante pulmonar isolado.

Tabela 2. Fatores de risco para a disfunção primária do enxertoPAO_2/FiO_2 <200 PAO_2/FiO_2 <200

Fatores de risco do doador, receptor e procedimento para DPE de grau 3, consistentemente relatado em estudos, com base no mais recente relatório da International Society of Heart and Lung Transplantation	
Categoria de fator de risco	**Fatores de risco para DPE de grau 3**
Relacionado com o doador	• Idade do doador • História de tabagismo (efeito dose-dependente) • Aspiração pulmonar • Traumatismo torácico • Doador pequeno em relação ao receptor
Relacionado com o receptor	• Índice de massa corporal >30 • Hipertensão arterial pulmonar • Fibrose pulmonar idiopática • Sarcoidose
Fatores do procedimento e perioperatórios	• Tempo isquêmico prolongado • Uso de circulação extracorpórea • Aumento da fração de oxigênio inspirado • Transfusão sanguínea de grande volume

Dados de Diamond J, Arcasoy S, Kennedy C., et al Report of the International Society of Heart and Lung Transplantation working group on primary graft dysfunction, part II: epidemiology, risk factors and outcomes – a 2016 consensus group statement of the International Society for Heart and Lung Transplantation. J Heart Lung Transplant 2017; 36(10):1104-13.

As complicações das anastomoses brônquicas e das vias aéreas, como isquemia, dificuldade de cicatrização e infecção ocorrem em aproximadamente 10% a 20% dos casos, de forma aguda ou a longo prazo.

Além disso, alteração da drenagem linfática pulmonar, a resposta inflamatória e a sobrecarga de volume podem piorar o edema pulmonar não cardiogênico e a hipoxemia. Outras intercorrências frequentes associadas a piores desfechos são pneumonia associada a ventilação mecânica (PAVM), atelectasia, disfunção do nervo frênico, rejeição aguda, obstrução do fluxo venoso pulmonar e sangramentos.

Cuidados pré-operatórios do doador

A estratégia de ventilação protetora associada a manobras de recrutamento, se houver desconexão do ventilador, comparada à estratégia convencional pode ser benéfica em doadores de órgãos após morte encefálica. Em estudo de comparação de tais estratégias, os critérios de elegibilidade de doação de pulmão 6 horas após a morte encefálica foram cumpridos em 95% dos doadores do grupo estratégia protetora e em 54% do grupo ventilação convencional. Os receptores da interleucina-6 (IL-6) e do fator de necrose tumoral estavam aumentados no grupo convencional após 6 horas de ventilação mecânica. Além disso, os pacientes que receberam os pulmões de doadores do grupo estratégia protetora tiveram uma sobrevida 6% maior, em 6 meses.

Cuidados pré-operatórios do receptor

Os cuidados pré-operatórios com o receptor podem prevenir complicações pós-operatórias do TxP. O suporte ventilatório do receptor listado para transplante depende da gravidade da insuficiência respiratória. A depender da necessidade, o suporte oferecido pode ser desde a suplementação de oxigênio, ventilação não invasiva (VNI) até ventilação mecânica invasiva e suporte de vida extracorpóreo.

Considerações intraoperatórias

TxP em pacientes sem hipertensão pulmonar grave pode ser realizado sem o uso de circulação extracorpórea (CEC). Neste caso, durante a retirada do segundo pulmão, após implante do primeiro aloenxerto, todo o débito cardíaco passa por ele. O aumento do fluxo sanguíneo no primeiro aloenxerto resulta em risco para desenvolver LPIV e DPE. Então, o controle adequado do VC é muito importante e deve ser reduzido em cerca de 50% devido a ventilação unilateral.

Um estudo controlado e randomizado sobre ventilação no intraoperatório de TxP bilateral, mostrou segurança e benefício da estratégia de ventilação protetora em pulmão recrutado. Foram observados melhores resultados em relação ao tempo de VM e taxas mais baixas de DPE. O grupo controle foi ventilado em modo volume controlado (VCV) com VC 4 mL/Kg na ventilação do primeiro aloenxerto implantado e de 6 mL/Kg após a colocação do segundo pulmão, com pressão expiratória final positiva (PEEP) de 5 cmH2O, e o grupo intervenção foi ventilado em modo pressão controlada (PCV) associado a manobras regulares de recrutamento alveolar com pressão de 16 cmH2O e PEEP de 10 cmH2O.

No intraoperatório, o controle do VC, evitando picos de pressão inspiratória maiores de 30 cmH2O, a escolha da PEEP entre 5 a 10 cmH2O e as manobras de recrutamento devem ser feitas para manutenção da ventilação protetora e da insuflação do aloenxerto. Altas FiO2 devem ser evitadas no período de reperfusão pela associação com aumento de risco de DPE. A FiO2 deve ser a necessária para manter pressão parcial de oxigênio arterial (PaO2) > 70 mmHg e saturações de oxigênio da hemoglobina (SpO2) > 92 %. A pressão parcial de gás carbônico (pCO2) deve ser mantida na faixa pré-transplante para não reduzir a perfusão cerebral ideal, com isso a hipercapnia permissiva intraoperatória pode ser praticada, mas com cuidado para não ocasionar vasoconstrição no aloenxerto, que tem a vasculatura sensível a pCO2. Se houver hipertensão pulmonar, o iNO ou a prostaciclina inalada podem ser usados, melhorando a oxigenação.

Princípios da Ventilação Mecânica em Transplante Pulmonar Bilateral

A ventilação mecânica protetora é definida a partir da manutenção do volume corrente (VC) de 4 a 8 mL/Kg de peso predito (pp) e pressão de platô (Ppl) menor que 30 cmHO2, visando manter pH maior que 7,25 e saturação de oxigênio maior que 90%, conforme medido por oximetria de pulso. Estes princípios da VM têm uma base sólida de evidências em pacientes com SDRA ou com risco de desenvolver a síndrome. O estudo ARMA, publicado em 2000, pela NHLBI ARDS Network, consolidou a estratégia de VM protetora na presença de SDRA. A estratégia protetora, VC de 6 mL/Kg pp e Ppl de até 30 cmHO2 foi comparada a estratégia liberal de VC de 12 mL/Kg pp e Ppl de até 50 cmHO2. Houve redução da mortalidade em 30 dias no grupo da VM protetora (31% versus 39,8%, p = 0,007). Os benefícios de uma estratégia de VM protetora se estendem até mesmo para pacientes sem lesão pulmonar, mas que estão em risco de desenvolver SDRA. Maior

VC foi associada ao desenvolvimento de lesão pulmonar nestes pacientes.

A hiperinsuflação por VC mais alto que o programado ou calculado pelo tamanho do doador nos casos de aloenxertos subdimensionados (isto é, pulmões menores que o tórax do receptor) pode aumentar o risco de LPIV, DPE, hipertensão pulmonar com sobrecarrega do ventrículo direito e desmame prolongado da ventilação, com aumento do número de traqueostomias. A partir dessas investigações, a estratégia protetora baseada no peso predito do doador, pode ser benéfica. Assim, é recomendado que a equipe assistente conheça as características do doador, principalmente no caso de aloenxertos subdimensionados.

A partir dessas evidências indiretas e da semelhança entre DPE e SDRA, extrapolamos a recomendação de manter a VM protetora em receptores de transplante pulmonar. A VM protetora após o TxP visa proteger os aloenxertos de lesão pulmonar induzida pelo ventilador mecânico (LPIV) e reduzir o risco de DPE, impactando em desfechos importantes como sobrevida, melhor função pulmonar, facilidade de desmame da ventilação e extubação precoce.

Os receptores têm outras características que impactam na mecânica ventilatória, incluindo anormalidades da caixa torácica pela toracotomia, disfunção frequente do nervo frênico e disfunção pleural. Outro aspecto importante é que o tamanho dos pulmões transplantados pode diferir significativamente do tamanho da cavidade torácica do receptor, apesar do pareamento pré-operatório do tamanho do pulmão dos doadores e receptores (Figura 1).

Uma pesquisa com os membros dos programas de transplante pulmonar dos Estados Unidos (EUA) e da Sociedade Internacional de Transplante de Coração e Pulmão (*International Heart and Lung*

Transplantation), mostrou que o VC escolhido na ventilação mecânica foi mais frequentemente baseado nas características do receptor. Muitas vezes as características do doador não eram conhecidas e, apenas em 35% dos casos, a equipe assistente considerava estas características no manejo da ventilação. Os pacientes com aloenxertos subdimensionados receberam VC consideravelmente maior quando o VC foi relacionado ao peso predito do doador. Nessa pesquisa, o nível máximo aceitável de pressão expiratória final positiva (PEEP) após TxP foi em média de 11 cmHO2 e percentagens aproximadamente iguais de entrevistados relataram usar ventilação em modo PCV e VCV.

O modo VCV garante o limite do VC, mas requer cuidado em relação às pressões de pico e platô das vias aéreas. O modo PCV pode evitar pico de pressão alto, mas não controla a pressão transpulmonar em paciente com drive respiratório, podendo fornecer VC maior do que o programado, perdendo a proteção pulmonar. Portanto, em pacientes mais graves, com necessidade de controle estrito do VC, o modo VCV ou o modo controle de volume regulado por pressão (PRVC) e hipercapnia permissiva são as melhores estratégias. Não só no intraoperatório, mas também no pós-operatório, FiO2 deve ser a mais baixa possível para reduzir o risco de hiperóxia (SatO2 > 95%, PaO2 > 80 mmg) e o estresse oxidativo.

A PEEP pode ser titulada seguindo uma tabela pré-específicada de acordo com os requisitos da FiO2. No entanto, PEEP elevada (maior que 12 cmHO2) pode ter efeitos negativos na cicatrização brônquica, hiperinsuflaçao pulmonar, além do risco de pneumotórax. A pressão de distensão, calculada subtraindo a Ppl da PEEP total, mais conhecida como *driving pressure* (DP), superior a 14 cm HO2, foi associada a maior mortalidade em pacientes com SDRA. Uma vez em ventilação espontânea, monitorar o esforço inspiratório excessivo à beira do leito é importante para evitar lesão pulmonar autoinfligida.

O uso de bloqueadores neuromusculares não é recomendado de rotina.

A Tabela 3 resume as recomendações para a VM pós-operatória do receptor de transplante pulmonar.

Tabela 3. Recomendações de configurações de VM após transplante pulmonar

	Modo	Estudo
Modo de ventilação	Modo de ventilação pós-operatória após TP varia entre os centros	Beer et al
Volume corrente	Deve provavelmente ser baseado no peso corporal previsto do doador Maioria dos centros usa volume corrente de 6 ml/kg	Beer et al, Eberlein et al, Dezube et al
Pressões das vias respiratórias	A PEEP de 5 cm H2O geralmente é preferida e PEEP acima de 12,5 cm H2 é evitada Nenhuma PEEP após TPI para DPOC/ enfisema Pico de pressão inspiratória deve ser limitada a 35 cm H2O	Beer et al, Yonan et al
PFIO2	FIO2 em vez de PEEP deve ser limitada PO2 pós-operatória de 60-80 mmHg é desejável	Beer et al, Diamond e Ahya

PIP= pico de pressão inspiratória; PEEP= pressão expiratória final positiva; TPI= transplante de pulmão isolado. Ver legenda da Tabela 1 para outras abreviações.

Outros aspectos importantes na determinação da VM pós TxP incluem as anastomoses e as paredes brônquicas. A pressão positiva pode prejudicar a sua perfusão e a cicatrização. No entanto, há estudos discordantes neste assunto e pouca evidência orientando a definição da PEEP ideal e do pico de pressão inspiratório na ventilação pós-transplante.

Resumindo, a recomendação é manter VM protetora, baseada nas características do doador, levando em conta o tamanho real do aloenxerto. Quando não é possível manter a VM protetora diante do paciente com DPE grave com hipoxemia refratária ou acidose respiratória associada a altas pressões no ventilador, a posição prona e o óxido nítrico inalado (iNO) podem ser benéficos. Essas estratégias visam reduzir a resistência vascular pulmonar, melhorar a função ventricular direita e a oxigenação. Além do recrutamento das áreas dependentes que a prona possibilita, melhorando a complacência pulmonar e a ventilação alveolar.

Casos refratários, seguindo as mesmas indicações da SDRA, podem exigir a necessidade de oxigenação por membrana extracorpórea (ECMO) ou sistema de remoção de dióxido de carbono extracorpóreo.

A ECMO pode garantir uma taxa de sobrevida entre 50% e 80% em pacientes com lesão de reperfusão. Também tem um papel nos casos de pacientes com hipertensão pulmonar porque possibilita a adaptação gradual do ventrículo esquerdo à pré-carga normal, o que ocorre do 5º ao 10º dia de pós-operatório. O sistema de remoção de CO2 extracorpóreo permite a manutenção das trocas gasosas em pacientes com acidose respiratória. Estes recursos permitem a retomada da VM protetora, minimizam a sedação e facilitam o desmame ventilatório e a extubação. Retransplante pulmonar é um último recurso e apresenta resultados ruins, nestes casos.

Figura 1. Efeito da incompatibilidade do tamanho do pulmão entre doador e receptor.

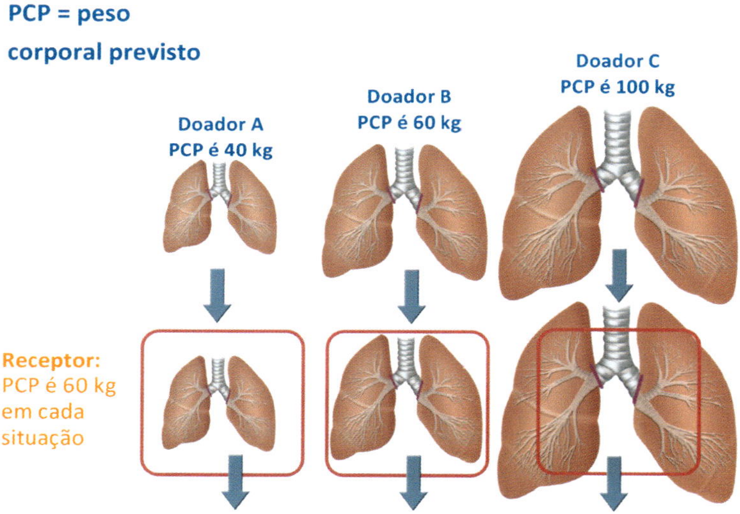

Parâmetro	"muito abaixo do tamanho"	"combinação perfeita"	"muito acima do tamanho"
VC absoluto	500	500	500
VC em ml/kg PCP recep	(=500/60) = 8,3	(=500/60) = 8,3	(=500/60) = 8,3
VC em ml/kg PCP Do	(=500/40) = **12,5**	(=500/60) = 8,3	(=500/100) = **5,0**

Princípios da Ventilação Mecânica em Transplante Pulmonar Unilateral

Uma minoria dos procedimentos são de TxP único. Neste caso, as características da doença presente no pulmão nativo devem ser consideradas na escolha dos parâmetros da ventilação mecânica.

Na fibrose pulmonar idiopática (FPI), o pulmão nativo tem baixa complacência, e a maior parte do VC será direcionada para o aloenxerto. Então, o VC deve ser reduzido para 4-6 mL/Kg *pp* do doador na fase inicial do pós-transplante. Por outro lado, na Doença Pulmonar Obstrutiva Crônica (DPOC) o pulmão nativo é mais complacente e tem obstrução das vias aéreas. Então, é importante um tempo expiratório longo que permita a expiração completa do VC, com frequência respiratória e PEEP baixas, evitando hiperinsuflação e auto-peep.

A incidência de hiperinsuflação do pulmão nativo foi relatada em 15% a 30% dos transplantes unilaterais. Os efeitos da hiperinsuflação no TxP unilateral são semelhantes aos que ocorrem no TxP bilateral. Ocorre uma redução do retorno venoso e do débito cardíaco podendo causar instabilidade hemodinâmica. Particularmente no caso de transplante unilateral, a hiperinsuflação pode levar ao desvio contralateral do mediastino e compressão do aloenxerto, causando atelectasia e prejuízo da troca gasosa.

Os pacientes submetidos a TxP unilateral podem necessitar de ventilação pulmonar independente, principalmente se o aloenxerto desenvolve DPE. É necessário um tubo endotraqueal de duplo lúmen e dois ventiladores com parâmetros escolhidos a partir da mecânica de cada pulmão a ser ventilado independentemente. O paciente deve permanecer sedado e bloqueado até a melhora da complacência do aloenxerto.

A ventilação independente requer alta habilidade da equipe e sedação profunda, então, a ECMO VV ou a remoção de CO2 extracorpórea podem ser estratégias melhores nesta situação.

Desmame ventilatório

O desmame ventilatório dependerá das condições clínicas do paciente, do nível de consciência adequado, da capacidade de manter a ventilação e a troca gasosa, complacência pulmonar aceitável, risco baixo de DPE e estabilidade hemodinâmica. Uma vez que esses objetivos sejam alcançados e os parâmetros laboratoriais mostrem um pH maior que 7,25 e uma PaO2/FiO2 maior que 200 mmHg, o paciente pode ser submetido a um teste de respiração espontânea.

Muitos pacientes podem ser extubados, dentro de 24 horas após o transplante, com sucesso, mesmo em uso dos drenos pleurais. A retirada dos drenos ocorre mediante redução do débito de drenagem, expansão pulmonar completa e ausência de fístula aérea. Vale ressaltar que a DPE é o principal obstáculo para a extubação precoce. Quanto mais precoce a extubação, melhores desfechos, com redução do estresse nas anastomoses brônquicas, na incidência de PAVM e na sobrevida.

Em pacientes não complicados, o desmame ventilatório ocorre dentro de 72 horas na UTI. A duração média da VM é de 2 a 3 dias. Porém, em pacientes com complicações o desmame da VM será prolongado. Em um estudo com 690 participantes pós-TxP, 14% foram ventilados mecanicamente por mais de 21 dias. A ventilação mecânica prolongada foi associada a pior sobrevida (61% *vs* 87% em 1 ano), mas os resultados entre pacientes que sobreviveram à alta hospitalar foram não afetados.

A broncoscopia deve ser evitada nos pacientes sem complicações e com desmame favorável. Caso contrário, a broncoscopia é útil para a limpeza brônquica, avaliação da cicatrização da anastomose e obtenção de lavado broncoalveolar para culturas em pacientes que estão sob suspeita de PAVM.

Nos pacientes que requerem tempo de ventilação mecânica ou suporte de vida extracorpóreo maior que 10 dias, a traqueostomia precoce deve ser considerada. Apesar de não haver evidências quanto ao tempo ideal para confecção da traqueostomia, sabemos que ela permite um desmame mais seguro quanto ao risco de broncoaspiração e maior conforto para o paciente. Além de possibilitar higiene bucal, aspiração de secreções pulmonares e menor risco de lesão das cordas vocais.

Falha de extubação

Pacientes com complicações intraoperatórias, necessidade de CEC prolongada e recuperação funcional do enxerto deficiente estão em risco de falha de extubação.

Nos casos de insuficiência respiratória após a extubação, o uso de ventilação não invasiva (VNI) previne reintubação nessa população. Em caso de falha na VNI, os pacientes apresentarão pior evolução e a traqueostomia precoce deve ser realizada, pelos motivos já citados.

A cânula nasal de alto fluxo (CNAF) tem sido cada vez mais utilizada, inclusive no pós-extubação, mas ainda sem evidências em pacientes submetidos a TxP.

Por fim, apesar dos avanços tecnológicos e das melhorias em termos de estratégias ventilatórias e cuidados pós-transplante, esse procedimento ainda representa um desafio para a equipe assistente da UTI.

REFERÊNCIAS BIBLIOGRÁFICAS

1. Jatene FB, Pêgo-Fernandes PM, Medeiros IL de. Transplante pulmonar. Rev. med. (São Paulo); 88(3): 111-122, jul.-set. 2009. (Acesso em 3 mar. 2022). Disponível em: https://www.revistas.usp.br/revistadc/article/view/42198

2. Beer A, Reed RM, Bölükbas S, Budev M, Chaux G, Zamora MR, Snell G, Orens JB, Schmidt GA, et al. Mechanical Ventilation after Lung Transplantation An International Survey of Practices and Preferences. Annals ATS 2014 May;11(4):546-53.

3. Barnes L, Reed RM, Parekh KR, Bhama JK, Pena T, Rajagopal S, Schmidt GA, et al. Mechanical ventilation for the lung transplant recipient. Curr Pulmonol Rep 2015 Jun;4(2):88-96.

4. Ventilation with lower tidal volumes as compared with traditional tidal volumes for acute lung injury and the acute respiratory distress syndrome. The Acute Respiratory Distress Syndrome Network. N Engl J Med 2000; 342:1301–8.

5. Geube M, Anandamurthy B, Yared JP. Perioperative management of he lung graft following lung transplantation. Crit Care Clin 2019 Jan;35(1):27-43.

6. Neto AS, Cardoso SO, Manetta JA, Pereira VGM, Espósito DC, et al.

7. Association between use of lung-protective ventilation with lower tidal volumes and clinical outcomes among patients without acute respiratory distress syndrome: a meta-analysis. Jama, 2012 Oct 24;308(16):1651-9.

8. Potestio C, Jordan D, Kachulis B. Acute postoperative management after lng transplantation. Clinical Anaesthesiology 2017, 31 (2): 273-284.

9. Lucangelo U, Del Sorbo L, Boffini M, Ranieri VM. Protective ventilation for lung transplantation, Current Opinion in Anaesthesiology. 2012 Apr;25(2):170-4.

10. Porteous MK, Diamond JM, Christie JD. Primary graft dysfunction: lessons learned about the first 72h after lung transplantation. Curr Opin Organ Transplant 2015; 20:506-514.

11. Mascia L, Pasero D, Slusky AS, et al. Effect of lung protective strategy for organ donors on eligibility and availability of lungs for transplantation. JAMA 2010; 304:2620–2627.

12. Fuehner T, Kuehn C, Welte T, Gottlieb J. ICU Care Before and After Lung Transplantation. CHEST 2016 Aug;150(2):442-50.

13. Verbeek GL, Myles PS, Westall GP, Lin E, Hastings SL, et al.Intra-operative protective mechanical ventilation in lungtransplantation: a randomised, controlled trial. Anaesthesia 2017 Aug;72(8):993-1004.

14. Hadem J, Gottlieb J, Seifert D, et al. Prolonged mechanical ventilation following lung transplantation - a single-center study. Am J Transplant. 2016 May;16(5):1579-87. http://dx.doi.org/10.1111/ajt.13632.

15. Tikkanen J, Husain S, Singer LG, Cypel M, Ferguson ND, Keshavjee S, et al. Postoperative Management of Lung Transplant Recipients in the Intensive Care Unit. Anesthesiology 2022 Mar 1;136(3):482-499.

16. Amato MB, Meade MO, Slutsky AS, Brochard L, Costa EL, Schoenfeld DA, Stewart TE, Briel M, Talmor D, Mercat A, et al. Driving pressure and survival in the acute respiratory distress syndrome. N Engl J Med 2015; 372:747–55.

11

IMUNOSSUPRESSÃO

Patrícia Albizu Piaskowy ▪ Rafael Medeiros Carraro ▪ Tomás de Azevedo Rodrigues

A necessidade e importância da imunossupressão após qualquer transplante é inquestionável. A flexibilização dos critérios de inclusão associada a maior expertise técnica dos centros transplantadores permitiu a inclusão de pacientes mais graves e de maior idade aos possíveis receptores. Nestes, o ajuste dos imunossupressores com certeza pode gerar maiores desafios a toda a equipe envolvida.

Em decorrência da semelhança entre as medicações imunossupressoras cardiotorácicas, um maior detalhamento farmacológico e da discussão está disponível na sessão "Imunossupressão no transplante cardíaco". Neste capítulo, iremos nos ater a dados mais objetivos sobre as mesmas medicações em questão.

FASES TERAPÊUTICAS

Da mesma forma que no transplante cardíaco, os esquemas de imunossupressão no transplante pulmonar podem ser divididos em três fases distintas: indução, manutenção e resgate, geralmente com a associação de diferentes classes medicamentosas concomitantemente. As terapias de indução e imunossupressão seguem três princípios gerais: 1°) A maior tendência a rejeição do enxerto bem como a maior reatividade imune ocorre no primeiro ano, mas sobretudo nos primeiros três meses do transplante, diminuindo com o avançar do tempo. Neste raciocínio, a maioria dos esquemas utiliza a maior intensidade de imunossupressão imediatamente após a cirurgia, com redução ao longo do primeiro ano. O ideal é que se estabeleça um nível suficiente de imunossupressão que tanto previna a rejeição do enxerto como traga mínima toxicidade medicamentosa. 2°) Prefere-se a associação de medicamentos em doses mais baixas (evitando a sobreposição de toxicidades) ao invés de doses mais elevadas de poucos fármacos mais potentes. 3°) Imunossupressão intensa a ponto de desencadear efeitos indesejáveis e maior susceptibilidade a infecções e neoplasias malignas devem ser evitadas.

Indução

A terapia de indução é aquela realizada durante o procedimento cirúrgico, mais precisamente ao menos 30 minutos antes do desclampeamento da artéria pulmonar, momento esse em que acontece o início da perfusão *in vivo* do enxerto. Virtualmente todos os centros de transplante pulmonar realizam indução com corticosteroide (metilprednisolona 500 a 1000 mg por via endovenosa), terapia que além da indução de imunossupressão também tem o objetivo de reduzir dano inflamatório precoce não alomediado, denominado disfunção primária do enxerto. A utilização de um outro agente de indução é realizada por cerca de 70% dos centros transplantadores, e visam reduzir a incidência de episódios de rejeição aguda durante o primeiro ano de pós-operatório, além de minimizar o risco do desenvolvimento de disfunção crônica do enxerto pulmonar. Ao mesmo tempo protege a função renal pois retarda o início de altas doses de ciclosporina ou tacrolimus nesse período, além de poupar ou reduzir as doses de corticoide logo após a cirurgia. Atualmente, a maioria dos centros utiliza inibidores da IL-2 (mais utilizado o basiliximabe) pelo seu maior perfil de segurança em relação a complicações infecciosas. A timoglobulina (anticorpos policlonais de coelho depletores de linfócitos T e B) e alentuzumabe (anticorpo monoclonal murino anti-CD52) atualmente são menos utilizados devido ao seu perfil de maior risco de complicações infecciosas, sobretudo durante o primeiro ano de pós-operatório. Alguns serviços também associam um inibidor da calcineurina (tacrolimus) e um antimetabólico (micofenolato mofetil ou micofenolato sódico) ainda no centro cirúrgico, porém essa prática é bem pouco frequente. Apesar da terapia de indução ainda ser controversa e utilizada em vários serviços apenas aos sensibilizados previamente, um aumento na sua realização de rotina é bem demonstrado nos registros da sociedade internacional para transplante de pulmão e coração durante a última década.

Anticorpos policlonais anti-linfócitos

Timoglobulina

- **O que é:** Imunoglobulina policlonal antilinfócitos T derivada de coelho;
- **Mecanismo de ação:** Preparado contendo fração de gama-globulina contra linfócitos B e T, levando a depleção importante destas células por meio de lise celular mediada pelo sistema complemento

- **Indicações:** Na terapia de indução, bem como resgate em pacientes com rejeição celular aguda recorrente ou refratária ao uso de pulsoterapia com corticosteroides. Pode ser usada como adjuvante nos casos de rejeição mediada por anticorpos;
- **Dose:** s esquemas terapêuticos podem variar, mas utilizamos as seguintes variações no nosso serviço: 1,0-1,5 mg/Kg/dia endovenoso, por 3 a 7 dias visando depleção de linfócitos abaixo de 100 células/mm^3 (para casos de terapia de resgate de rejeição celular aguda); ou uso de dose cumulativa de 5 mg/Kg divididos num total de 5 dias (para casos de indução em pacientes hipersensibilizados e risco aumentado de rejeição hiperaguda do enxerto mediada por anticorpos);
- **Contraindicações:** Hipersensibilidade (alergia ou anafilaxia) a proteínas do coelho ou outros componentes da medicação, infecção ativa aguda ou crônica;
- **Efeitos colaterais:** Reação do soro à infusão (mais frequente), cefaleia, dispneia, leucopenia, trombocitopenia, sintomas gastrointestinais, maior risco de infecções, aumento de incidência de desordem linfoproliferativa pós-transplante (PTLD) e linfoma;
- **Particularidades:** Não é nefrotóxica, podendo ser usada em pacientes com lesão renal no momento do transplante. Deve-se infundir a medicação por cateter venoso central. A administração de corticosteroides, acetaminofeno ou anti-H1 e H2 uma hora antes da infusão pode reduzir os efeitos colaterais ou a severidade desses (febre, calafrios, taquicardia, mialgia, rash cutâneo, hipo/hipertensão);
- Dem ter a dose ajustada guiada pelos valores de Linfócitos CD3 ou na presença de alterações hematológicas.

Basiliximabe

- **O que é:** Imunoglobulina monoclonal contra receptores de IL 2;
- **Mecanismo de ação:** Imunoglobulina contra receptores de IL 2 (CD25) de linfócitos T ativados, inibindo sua proliferação sem que haja lise dessas células;
- **Dose:** 20 mg por via endovenosa infundidos em 1 hora administrada no intraoperatório logo após a indução anestésica e a segunda dose 96 horas após a primeira;
- **Indicações:** Tem sido a medicação para indução mais utilizada no Brasil. Tem pouca utilidade como adjuvante nos casos de rejeição mediada por anticorpos, sendo preferíveis para essa indicação as drogas específicas antilinfócitos B (rituximabe ou bortezomibe);
- **Contraindicações:** Hipersensibilidade ao fármaco ou a componentes de sua formulação;
- **Particularidades:** Pode ser infundida tanto por cateter venoso central quanto por acesso venoso periférico. Por não gerar depleção de linfócitos T, são capazes de manter imunossupressão com baixas taxas de infecção. Sem necessidade de exames de vigilância por ser bem tolerado.

Alentuzumabe

- **O que é:** Imunoglobulina monoclonal de rato, humanizada;
- **Mecanismo de ação:** Direcionada aos antígenos CD52 presentes nos linfócitos T e B. Leva à depleção das células T através de um efeito direto celular citotóxico e mediado pela ativação do complemento;

- **Dose:** 30 mg do mAb, infundido em 2h;
- **Indicações:** Terapia de indução;
- **Contraindicações:** Sensibilidade aos componentes;
- **Particularidades:**
  - Forte reação em alguns pacientes, devendo ser prevenida com a administração de profilática de metilprednisolona 15 mg/Kg IV, difenidramina 50 mg VO ou IV e acetaminofem 500 a 1000 mg VO 30 minutos antes;
  - Linfopenia prolongada (níveis de células T (CD4 e CD8) baixos por até 3 anos;
  - Pode causar hemorragia alveolar difusa em alguns pacientes;
  - Pela sua maior potência imunossupressora, chegou a ser a droga mais utilizada para indução no transplante de pulmão por um breve período, porém recentemente vem sendo cada vez menos utilizado devido ao maior risco de complicações infecciosas.

Terapia de Manutenção

É sem dúvida a principal modalidade de imunossupressão e responsável pelo sucesso dos transplantes de órgãos sólidos em longo prazo, indicada a todos os pacientes para prevenção de rejeição celular aguda e da disfunção crônica do enxerto.

O objetivo da terapia para todos os pacientes se baseia no esquema tríplice, composto de uma medicação de cada classe: inibidores da calcineurina (ciclosporina ou tacrolimo), anti-metabólico (azatioprina ou micofenolato mofetila) e corticosteroides (prednisona).

Mas deverá ser ajustada e particularizada de acordo com o perfil de cada paciente, tendo-se alguns exemplos:

1. Pacientes mais idosos, com maior risco de neoplasias malignas e/ou com maior incidência de complicações infecciosas poderão ser mantido somente com um inibidor de calcineurina e corticosteroides;
2. Pacientes com episódios recorrentes ou tardios de rejeição aguda celular, após terapia apropriada de resgate, poderão ser adequado com esquema de 4 drogas, com associação de inibidor da mTOR ao esquema imunossupressor;
3. Pacientes com disfunção renal atribuída ao inibidor de calcineurina ou aqueles com diagnóstico de neoplasia maligna podem se beneficiar da troca do inibidor do ciclo celular por um inibidor da mTOR devido ao seu efeito antineoplásico e antiproliferativo.

Inibidores de Calcineurina

Ciclosporina:

- → **O que é:** Derivada do fungo *Tolypocladium inflatum;*
- → **Mecanismo de ação:** Liga-se às ciclofilinas citoplasmáticas, as quais diminuem a atividade enzimática da calcineurina, resultando na inibição da transcrição das citocinas principais no processo de rejeição (IL 2, IL 4, TNF-alfa e IFN-gama);
- → **Dose:** 2 a 3 mg/Kg endovenoso infundidos em 24 horas, iniciado preferencialmente nas primeiras 24-48h de pós-operatório, com posterior ajuste de dose pelo nível sérico da medicação.

Transicionar para via oral quando tolerado, na dose de 3 a 5 mg/Kg duas vezes ao dia;

- **Indicações:** Manutenção inicial (preferência nos SUS por reduzido custo), não havendo benefício como terapia de resgate;
- **Contraindicações:** Hipersensibilidade à ciclosporina ou a qualquer componente da sua formulação; nos pacientes com disfunção renal aguda deve-se fazer uma monitorização mais rígida e níveis séricos alvo um pouco reduzidos;
- **Efeitos colaterais:** Diabetes mellitus, dislipidemia, derrame pericárdico, vasoconstrição periférica, hipertensão arterial, distrofia simpática reflexa e síndrome álgica óssea; hiperplasia gengival, hipertricose, cefaleia, tremores, convulsões, depressão, neuropatia periférica; bem como desenvolvimento de neoplasias (pele e linfoproliferativas). A insuficiência renal por nefrotoxicidade é um problema comum e pode se tornar grave ao avanço do tratamento (necessidade de hemodiálise);
- **Particularidades:**
  - Acompanhar o nível sérico de ciclosporina pela medida de sua concentração no vale (C0) ou em 2 horas após a administração (C2), devendo manter os níveis mínimos em 250 a 350 ng/mL e em C2 entre 900 e 1200 ng/mL durante o primeiro ano após o transplante;
  - Interação com diversas medicações por ter metabolização hepática pela via CYP3A, entre elas os anticonvulsivantes, antifúngicos e bloqueadores de canal de cálcio;
  - Grande variabilidade inter e intraindividual na absorção, com janela estreita terapêutica;
  - Níveis séricos em C2 e C3 são altamente preditivos para estimar a exposição ao longo do tempo;

- Monitorar periodicamente durante o tratamento a função renal, hepática e pressão arterial;
- A administração não é compatível com sondas ou equipamentos com PVC;
- Se necessidade de administração EV, a dose deve ser reduzida para 25% a 33% da dose VO, infundir em 2-6 horas 12/12h;

A associação de bloqueador de canal de cálcio (ex.: diltiazem) por competição com receptores altera o nível sérico de ambas medicações assim como a interação com antifúngicos. Sendo algumas vezes essas associações realizadas exatamente com o objetivo de aumentar o nível sérico dos inibidores de calcineurina para se atingir a meta terapêutica.

Tacrolimus:

- **O que é:** Macrolídeo derivado do fungo *Streptomyces tsukubaensis;*
- **Mecanismo de ação:** Agente da classe dos antibióticos macrolídeos, se liga a proteína intracelular FKBP-12, resultando em uma via de inibição da atividade de fosfatase da calcineurina;
- **Dose:** 0,1 mg/kg via oral a cada 12 horas, devendo ser ingerido idealmente antes das refeições ou 2 horas após
- **Indicações:** Terapia de resgate (de escolha preferencial pelo SUS) nos quadros de rejeição. Terapia de manutenção por troca baseada no perfil dos fatores de risco e comorbidades associados a cada paciente;
- **Contraindicações:** Hipersensibilidade ao fármaco ou qualquer componente da sua formulação;

- **Efeitos colaterais:** Diabetes mellitus (mais frequente que com o uso da ciclosporina), anemia, hipomagnesemia, hipercalemia, turvação visual, hepatotoxicidade, prurido, alterações neuropsiquiátricas como hiporexia, insônia, confusão mental, fadiga, depressão, neuropatia periférica, leucoencefalopatia reversível, espasmos musculares, convulsões, tremor de extremidades e catatonia. Também doenças linfoproliferativas e derrame pericárdico. Em relação à ciclosporina, é menos nefrotóxica, gera menor incidência de hiperplasia gengival e hipertricose, bem como hipertensão. A alopécia é um efeito peculiar do tacrolimus;
- **Particularidades:**
  - Ajuste de dose pelo nível sérico da medicação, que deve ser mantido entre 5 e 15 ng/m, com valor exato a ser definido pela condição clínica do paciente e tempo em que o paciente se encontra de pós-operatório;
  - Interação com diversas medicações por ter metabolização hepática pela via CYP3A. Entre elas: anticonvulsivantes, antifúngicos e bloqueadores de canal de cálcio;
  - Monitorar função renal, hepática, eletrólitos e pressão arterial periodicamente;
  - Não administrar a formulação EV com material com PVC;
  - Se necessária, 50% a 75% da dose de cápsula de liberação rápida VO por ser administrada porsublingual.

Os valores séricos de tacrolimus também devem ser monitorados frequentemente para o manejo adequado da terapia. Apesar da dosagem no período de vale (C0) ser a mais indicada, a equipe médica pode ter que lidar com alguns cenários particulares, nos quais a dosagem dos níveis séricos 2 horas após a administração (C2) é a mais indicada. Exemplo 1: é o paciente que se apresenta com os níveis séricos no vale persistentemente baixos apesar do escalonamento das doses. Pacientes com níveis normais em C2, porém baixos em C0 podem ter um clearance aumentado, e a posologia mais frequentes (como a administração de 8/8 horas, por exemplo) ser necessária para que os valores em C0 atinjam os níveis adequados. Exemplo 2: Pacientes com níveis simultaneamente baixos de C2 e C0 sugerem baixa absorção medicamentosa e neste caso tanto o aumento da dose quanto a associação de medicações com propósito de interação podem ser prudentes. Exemplo 3: Repetidos episódios de rejeição ocorrendo em vigência de níveis séricos em C0 adequados. Se níveis baixos em C2 são detectados, as doses devem ser elevadas visando um valor terapêutico em C2 especificamente.

Essas noções de ajustes são baseadas no perfil farmacodinâmico dos inibidores de calcineurina, os quais exibem uma supressão máxima na IL-2, aproximadamente 2 horas após a sua administração. Finalmente, os pacientes com fibrose cística apresentam menor pico de concentração da medicação, menor área sob a curva e menor tempo de meia-vida. Nestes pacientes, muitas vezes é necessário o incremento em quase 40% das doses para que os níveis séricos sejam atingidos.

A dosagem da concentração sérica tanto da ciclosporina quanto do tacrolimus deve ser feita a cada 2-3 dias após o início da terapia ou a cada novo ajuste de dose.

Azatioprina:

- → **O que é:** É um análogo sintético da purina;
- → **Mecanismo de ação:** Inibição da síntese *de novo* das purinas pelo metabólito ativo 6-mercaptopurina, afetando a síntese de

DNA e RNA, e consequentemente a replicação das células T e B

- **Dose:** 1 a 2 mg/Kg/dia até no máximo 200 mg/dia, em dose única, via oral. Iniciar idealmente no primeiro dia após o transplante;
- **Indicações:** Manutenção em associação ao tacrolimus, não devendo ser associada à ciclosporina pelo maior risco de rejeição celular aguda; também não está indicada no ajuste de imunossupressão após terapia de resgate;
- **Contraindicações:** Hipersensibilidade ao fármaco, gestação ou plano de gestar, histórico de pancreatite aguda. Deve ser suspenso, no caso de queda dos leucócitos, abaixo de 3.000 a 4.000;
- **Efeitos colaterais:** Mielossupressão, hepatotoxicidade, alergia, pancreatite e neoplasias;
- **Particularidades:**
  - Evitar o uso de azatioprina combinado com alopurinol pela redução do metabolismo e aumento da toxicidade desta;
  - A dosagem no nível sérico não é indicada;
  - Deve ser manipulada como droga citotóxica. Não cortar comprimidos e não abrir cápsulas sem paramentação adequada.

Micofenolato Mofetil:

- **O que é:** Produto da fermentação de *Penicillium brevicompactum* e fungos relacionados. É uma pró-droga, convertida em ácido micofenólico;

- **Mecanismo de ação:** Inibição reversível da Inosina Monofosfato Desidrogenase, afetando a síntese de novo de purinas e consequentemente a replicação linfocitária.
- **Dose:** Inicialmente 500 mg via oral duas vezes ao dia, iniciado 72h após o transplante, até o máximo de 2000 mg/dia dividido em duas tomadas ao dia;
- **Indicações:** Preferido para terapia de manutenção quando associado à ciclosporina; como ajuste de imunossupressão troca de azatioprina após terapia de resgate;
- **Contraindicações:** Hipersensibilidade ao fármaco, mielossupressão;
- **Efeitos colaterais:** Sintomas gastrointestinais (náuseas, gastrite e diarreia), mielotoxicidade (qualquer uma das séries, porém mais frequente a neutropenia e leucopenia total);
- **Particularidades:**
  - Os efeitos colaterais podem requerer redução de dose ou mesmo suspensão temporária da medicação;
  - Acompanhar periodicamente com hemograma completo;
  - Não macerar pelo risco de teratogenicidade;
  - Não administrar concomitantemente com inibidores de bomba de prótons ou antiácidos;
  - A dosagem sérica do micofenolato mofetila pode ser feita em pacientes com quadros de rejeição celular.

Micofenolato sódico:

- **O que é:** Também conhecido como ácido micofenólico, é a apresentação com cobertura entérica do micofenolato mofetila;

- **Mecanismo de ação:** Semelhante ao do micofenolato mofetil, mantendo o mesmo perfil de segurança e eficácia;
- **Dose:** 500 mg de micofenolato mofetil equivalem a 360 mg de micofenolato sódico. A dose inicial varia de acordo com o protocolo do serviço, alguns iniciando em 180 mg, de 12/12h.
- **Indicações:** Preferido para terapia de manutenção quando associado à ciclosporina;
- **Contraindicações:** Hipersensibilidade ao fármaco, mielossupressão;
- **Eventos adversos:** Menores efeitos gastrointestinais que o micofenolato mofetil;
- **Particularidades:**
  - Não macerar pelo risco de teratogenicidade;
  - Não administrar concomitantemente à antiácidos;
  - Sem interação com pantoprazol segundo estudos;
  - Pico sérico mais tardio, o que contraindica o acompanhamento dos níveis séricos.

Corticosteroides:

- **O que são:** Potentes imunossupressores e anti-inflamatórios;
- **Mecanismo de ação:** Inibição da imunidade humoral e celular por redução na transcrição de citocinas fundamentais no processo de rejeição;
- **Dose:** Indução - metilprednisolona 500 a 1000 mg endovenoso em dose única administrada no ato cirúrgico (imediatamente antes da reperfusão do enxerto); seguido de metilprednisolona 0,5 a 1 mg/Kg/dia via endovenosa no pós-operatório, e transição para prednisona por via oral

após nível sérico em faixa terapêutica adequada dos inibidores de calcineurina. A pulsoterapia endovenosa constitui o tratamento de primeira linha para episódios de rejeição aguda celular, metilprednisolona na dose de 10 mg/Kg/dia (máximo de 1000 mg/dia) durante 3 a 5 dias, sendo posteriormente transicionada a prednisona por via oral 0,5mg/Kg com posterior redução gradual de dose;

- **Indicações:** Terapia de indução, mantido como manutenção. Pulsoterapia quando necessidade de resgate e adjuvante nos casos que rejeição humoral;
- **Contraindicações:** Hipersensibilidade ao fármaco;
- **Efeitos adversos:** Aumento da resistência insulínica com aparecimento e/ou piora do diabetes mellitus, dislipidemia, hipertensão arterial, retenção hídrica, miopatia, hirsutismo, acne, Síndrome de Cushing, osteoporose e predisposição à infecções oportunistas;
- **Particularidades:** Corticosteroides nunca são descontinuados durante o seguimento pós-transplante, contribuindo para ocorrências de diversos efeitos colaterais em longo prazo, sobretudo osteoporose com fraturas e glaucoma.

Inibidores de mTOR

São drogas contra indicadas nos primeiros 3 meses de todos os órgãos sólidos, inclusive nos transplantes de pulmão, pelo seu efeito antiproliferativo e risco de deiscência de anastomoses. Portanto nunca serão utilizadas no esquema de manutenção inicial, mas sempre como ajuste durante o pós-operatório mais tardio. Nos pacientes transplantados de pulmão é recomendável que também haja evidência de adequada cicatrização de anastomoses brônquicas por exame de broncoscopia.

Sirolimus

- **O que é:** Um antibiótico macrolídeo derivado do fungo *Streptomyces hygroscopicus;*
- **Mecanismo de ação:** Efeito imunossupressor por ligação a FKBP12, bloqueando o alvo da rapamicina em mamíferos (mTOR), interrompendo a síntese de DNA e a proliferação das células T, B e NK. Ambas as drogas também inibem a proliferação de fibroblastos, resultando em má cicatrização;
- **Dose:** Varia de acordo com o ajuste das demais medicações associadas
- **Indicações:** Terapia de manutenção associada a baixas doses de inibidores de calcineurina nos pacientes com disfunção renal crônica. Associação como quarta droga em quadros de disfunção crônica do enxerto ou como substituição dos inibidores da calcineurina (mais raro) ou antimetabólicos;
- **Contraindicações:** Hipersensibilidade aos componentes;
- **Efeitos adversos:** Dislipidemia, ulceração oral, edema de membros inferiores, supressão medular, trombocitopenia e anemia. Podem ocorrer também um aumento na incidência de tromboembolismo venoso, derrames pleurais e pericárdicos;
- **Particularidades:**
    - Administrar 4 horas após a ciclosporina para reduzir risco de intoxicações e piora renal;
    - Usar em combinação com inibidores da calcineurina;
    - Dose sérica ideal no vale: 5-10 ng/mL;
    - Aumento da incidência de infecções bacterianas e fngicas
    - Redução do risco de infecções por vírus da família herpes.

Everolimus

- **O que é:** Difere do sirolimus apenas pela presença de um grupo hidroxietil extra na posição 40;
- **Mecanismo de ação:** Semelhante ao sirolimus
- **Dose:** Varia com o ajuste das demais medicações associadas;
- **Indicações:** Terapia de manutenção associada a baixas doses de inibidores de calcineurina nos pacientes com disfunção renal crônica. Associação como quarta droga em quadros de rejeição crônica do enxerto ou como substituição dos inibidores da calcineurina ou antimetabólicos, infecção de repetição por citomegalovírus, neoplasias malignas associadas ao transplante;
- **Contraindicações:** Hipersensibilidade aos componentes;
- **Efeitos adversos:** Semelhantes ao sirolimus;
- **Particularidades:**
  - Preferível em relação ao sirolimus pela sua meia-vida mais curta, maior previsibilidade de nível sérico e sobretudo menos descrição de ocorrência de toxicidade pulmonar;
  - Usar em combinação com inibidores da calcineurina ou como substituição aos mesmos em caso de efeitos colaterais graves;
  - Dose sérica ideal no vale 6-8 ng/mL.

Terapia de resgate

A terapia de resgate refere-se ao uso de medicamentos imunossupressores para o controle da rejeição aguda celular ou da rejeição mediada por anticorpos.

O manejo da rejeição aguda celular já foi discutido anteriormente no texto, sendo realizado como primeira linha com pulsoterapia com metilprednisolona por via endovenosa, e os casos resistentes ou refratários deverão receber timoglobulina.

Para os casos de rejeição mediada por anticorpos o tratamento a ser utilizado consiste:

- Plasmaférese (sempre);
- Imunoglobulina Policlonal (sempre);
- Drogas antilinfócitos B-Rituximabe ou Bortezomibe (opcional);
- Timoglobulina (opcional).

Plasmaférese:

- **O que é:** Processo de remoção do anticorpo da circulação sanguínea;
- **Mecanismo de ação:** Remoção por meio da separação por centrifugação ou filtragem dos imunocomplexos, reduzindo conjuntamente mediadores liberados no processo de rejeição aguda que são tóxicos para as fibras miocárdicas, diminuindo o impacto dos anticorpos circulantes;
- **Dose:** Varia entre serviços. Sugestão de 3 a 6 sessões seguidas ou em dias intercalados, com possibilidades variadas de acordo com a experiência de cada serviço;
- **Indicações:** Rejeição mediada por anticorpos, sempre associada a reposição de imunoglobulina humana;
- **Contraindicações:** Quadro infeccioso grave não controlado, instabilidade hemodinâmica apesar do uso de vasoconstritores, alteração importante da permeabilidade da membrana alvéolo-capilar.

- **Efeitos adversos:** Hipotensão, reação alérgica, anemia, trombocitopenia, hipocalcemia;
- **Particularidades:** Pode levar a redução sérica de medicações carreadas pela albumina

Imunoglobulina (IVIg):

- **O que é:** Imunoglobulina humana
- **Mecanismo de ação:** Provoca a apoptose das células B e subregular vários antígenos de superfícies das células B, além de bloquear a ligação de anticorpos e inibir a ativação do sistema complemento.
- **Dose mais estudada:** 500 mg/kg/dia por 5-7 dias (dose total 2,5-3,5g/kg)
- **Indicações:** Casos de rejeição mediada por anticorpos, esta última associada à plasmaférese.
- **Contraindicações:** Hipersensibilidade a componentes
- **Efeitos adversos:** Divididos entre não hematológicas (febre, calafrios, cefaleia, mialgia, hipervolemia, meningite asséptica, insuficiência renal aguda e complicações trombóticas) e hematológicas (hemólise e neutropenia transitória);
- **Particularidades:** Eventos adversos presentes em 5-20% das infusões.

Tabela 1. Sugestões de doses para a indução, manutenção e resgate

Apresentação	**Esquemas de Administração Recomendados (medianas ± intervalo *)**
Ciclosporina: • cápsulas de 10, 25, 50 e 100 mg • solução oral de 100 mg/mL (frascos de 50 mL); • frasco-ampola de 50 mg	1-2 mg/kg/dia, EV ou 3-8 mg/Kg/dia, VO, com dose de manutenção guiada por sintomas de efeitos adversos, rejeição e nível sérico
Tacrolimus: • Cápsulas de 1 e 5 mg; frasco-ampola de	0,05-0,1 mg/Kg/dia VO inicial 4 mg 2x/dia ± 3 mg 2x/dia dose de manutenção guiada por sintomas, rejeição e nível sérico Níveis séricos no vale: 5 e 15 ng/mL
Azatioprina: • comprimidos de 50 mg.	1-2 mg/Kg/d mantendo leucócitos acima de 3000-4000 /mm3 Suspender se leucócitos < 3000 ou se queda > 50% do valor prévio
Prednisona: • comprimidos de 5 e 20 mg	Inicial: 0,5-1,g/Kg/d em dose única diária Manutenção: 0,5-0,75 mg/Kg/d, com redução gradual durante o primeiro ano; após 12 meses dose habitual de 5 mg/d por tempo indeterminado

Metilprednisolona: • Solução injetável de 500 mg	Indução: 500 mg-1000 mg no intraoperatório Rejeição aguda: 10mg/Kg/dia – 1.000 mg/dia, IV por 3-5 dias
Micofenolato de mofetila: • comprimido de 500 mg	1 g VO 2x/dia ± 500 mg 2x/dia
Micofenolato sódico (ou ácido micofenólico) • comprimidos de 180 e 360 mg	Inicial: 360-720 mg, VO de 12/12 horas Manutenção: 540 mg 2x/dia ±180 mg 2x/dia ** não pode ser macerado***
Everolimus: • comprimidos de 0,5; 0,75 e 1 mg	Inicial: 0,5-1,5 mg VO/dia dividido de 12/12H Manutenção: 0,5-1,5 mg/dia VO, dividida de 12/12h Controlar nível sérico no vale
Sirolimus:	Iniciar com 1-2 mg/d com aumento progressivo de dose Controlar nível sérico no vale
Imunoglobulina humana: • frascos de 320 mg; 0,5, 1,0, 2,5,3,0, 5,0 e 6,0 g	1-2g/Kg, esquemas de dias variável de acordo com o protocolo de plasmaferese institucional, frequentemente administrado após cada sessão de plasmaférese. Enquanto durar a rejeição a critério clínico.
Basiliximabe: • Frasco-ampola com 20 mg	20 mg, EV, sendo a primeira dose no momento do transplante no dia zero (D0) e a segunda dose 96 horas após a primeira dose (D4)

Imunoglobulina antitimócito (timoglobulina): • frasco-ampola com 25, 100 e 200 mg injetável	Indução: 5mg/Kg/dia EV divididos em 5 dias, somente para pacientes com sensibilização HLA Resgate:1-1,5 mg/Kg/dia IV por 3 a 7 dias Meta de linfócitos < 100 células/ mm^3
Plasmaférese	1-2 trocas de plasma diariamente por 4 sessões, em dias alternados ou consecutivos, seguidos de imunoglobulina humana, na dose total de 2g/Kg

*Doses podem variar de acordo com o nível sérico das medicações.

Fonte: Adaptação do Ministério da Saúde. Protocolos Clínicos e Diretrizes Terapêuticas: Imunossupressão em transplante pulmonar. Brasília: Ministério da Saúde; 2016.

CONCLUSÃO

Um adequado manejo das terapias de imunossupressão são peça chave para melhor qualidade de vida e sobrevida dos pacientes transplantados. Diante da variabilidade de doses e possibilidades de ajustes de classes medicamentosas, é necessário que cada serviço tenha um protocolo bem estabelecido de ação para as diferentes fases da imunossupressão, principalmente no que diz respeito às terapias de manutenção e resgate.

REFERÊNCIAS BIBLIOGRÁFICAS

1. Ministério da Saúde. Protocolos Clínicos e Diretrizes Terapêuticas: Imunossupressão em transplante pulmonar. Brasília: Ministério da Saúde; 2016.

2. Camargo PCLB, Teixeira RHOB, Carraro RM, Campos SV, Afonso Junior JE, Costa AN, et al. Lung Transplantation: Overall Approach Regarding its Major Aspects. J Bras Pneumol. 2015;41(6):547-55.3

3. Korom S, Boehler A, Weder W. Immunosuppressive Therapy in Lung Transplantation: State of The Art. Eur J Cardiothorac Surg. 200;35(6):1045-55.

4. Cochrane AB, et al. Report from the 2018 Consensus Conference on Immunomodulating Agents in Thoracic Transplantation: Access, Formulations, Generics, Therapeutic drug monitoring, and Special populations, The Journal of Heart and Lung Transplantation. 2020;39(10):1050-1069.

5. Santos F, Solé A, Borro JM, Cifrian JM,, Laporta R, Monforte V, Román A, Ussetti P, et al. Recommendations on the Use of Everolimus in Lung Transplantation. 2013 Jan;27(1):9-16. 6

6. McDermottD JK, Girgis RE. Individualizing Immunosuppression in Lung Transplantation, Global Cardiology Science and Practice 2018 Mar 14;2018(1):5.

7. Uptodate. Antithymocyte globulin (rabbit derived, Thymoglobulin): Drug information. Disponível em: <https://www.uptodate.com/contents/antithymocyte-globulin-rabbit-derived-thymoglobulin-drug-information?search=Thymoglobulin%20&source=panel_search_result&selectedTitle=1~47&usage_type=panel&kp_tab=drug_general&display_rank=1> Acesso em: 17 mar. 2022.

8. Uptodate. Basiliximab: Drug information. Disponível em: <https://www.uptodate.com/contents/basiliximab-drug-information?-search=Basiliximab%20&source=panel_search_result&selected-Title=1~33&usage_type=panel&kp_tab=drug_general&display_rank=1>. Acesso em: 17 mar. 2022

9. Uptodate. Cyclosporine (ciclosporin) (systemic): Drug information Disponível em: <https://www.uptodate.com/contents/cyclosporine-ciclosporin-systemic-drug-information?search=Ciclosporine.&source=panel_search_result&selectedTitle=1~145&usage_

type=panel&display_rank=1&showDrugLabel=true>. Acesso em: 17 mar. 2022.

10. Uptodate, Tacrolimus (systemic): Drug information. Disponível em: <https://www.uptodate.com/contents/tacrolimus-systemic-drug-information?search=Tacrolimu&source=panel_search_result&selectedTitle=1~145&usage_type=panel&display_rank=1&showDrugLabel=true>. Acesso em: 17 mar. 2022.

11. Uptodate, Azathioprine: Drug information. Disponível em: <https://www.uptodate.com/contents/azathioprine-drug-information?search=Azathioprine%20&source=panel_search_result&selectedTitle=1~148&usage_type=panel&kp_tab=drug_general&display_rank=1>. Acesso em: 17 mar. 2022.

12. Uptodate, Mycophenolate mofetil (Cellcept) and mycophenolate sodium (Myfortic): Drug information Disponível em: <https://www.uptodate.com/contents/mycophenolate-mofetil-cellcept-and-mycophenolate-sodium-myfortic-drug-information?search=Mycophenolate%20Mofetil&source=search_result&selectedTitle=1~150&usage_type=default&cisplay_rank=1>. Acesso em: 17 mar. 2022.

13. Uptodate, Prednisone: Drug information Disponível em: <https://www.uptodate.com/contents/prednisone-drug-information?search=Prednisone&source=panel_search_result&selectedTitle=1~148&usage_type=panel&kp_tab=drug_general&display_rank=1>. Acesso em: 17/03/2022

12

PRINCIPAIS COMPLICAÇÕES

COMPLICAÇÕES CIRÚRGICAS, DISFUNÇÃO PRIMÁRIA, REJEIÇÃO AGUDA E DISFUNÇÃO CRÔNICA DO ENXERTO

Daniel Bruno Takizawa ▪ Caio César Bianchi de Castro

INTRODUÇÃO

O transplante pulmonar consiste em uma opção terapêutica para um grupo seleto de pacientes portadores de pneumopatias avançadas, sendo capaz de conferir a estes uma expressiva melhora em sua qualidade e expectativa de vida. Para uma adequada compreensão das potenciais complicações pós-operatórias, o conhecimento das possíveis modalidades de transplante pulmonar e sua técnica cirúrgica são de fundamental importância.

Apesar de mais empregado, o transplante pulmonar sequencial bilateral não corresponde à única modalidade cirúrgica. Excetuando-se pacientes com componente supurativo e hipertensão arterial pulmonar, transplantes unilaterais por toracotomia posterolateral são uma opção menos mórbida nos portadores de pneumopatias fibrosantes e obstrutivas como a doença pulmonar obstrutiva crônica (DPOC). Outra modalidade empregada principalmente em pacientes portadores de fibrose cística é o transplante lobar, no qual somente o(s) lobo(s) do(s) doador(es) é transplantado.

Em linhas gerais, o transplante pulmonar consiste na ressecção do pulmão nativo doente (pneumectomia), com maior ou menor dificuldade a depender da quantidade de aderências prévias e tamanho de cada cavidade torácica; seguido do preparo do hilo pulmonar e implante do enxerto pulmonar doado. O implante ocorre por meio de anastomoses brônquica, arterial e do *cuff* atrial doado com as veias pulmonares do receptor, respectivamente (Figura 1). Uma vez encerradas as anastomoses, prossegue-se com o recrutamento alveolar e reperfusão do enxerto, momento este de potencial instabilidade intraoperatória e com importante impacto no desenvolvimento de disfunção primária do enxerto (*primary graft dysfunction* - PGD).

Atualmente, a tendência da maioria dos centros transplantadores é a utilização do suporte circulatório na modalidade de membrana de oxigenação extracorpórea (*extracorporeal membrane oxygenation - ECMO*) venoarterial (ECMO V-A), comumente em configuração central, durante o implante e reperfusão dos enxertos. Seu uso permite um melhor controle da reperfusão dos enxertos, reduzindo a incidência de disfunção primária de enxerto grave (grau 3), além de apresentar impactos positivos mensurados na sobrevida do enxerto a longo prazo. A ECMO pode ser explantada ainda no intraoperatório ou seguir como parte da terapia no pós-operatório na modalidade V-A ou veno-venosa (V-V), a depender evolução imediata do enxerto ou indicação preemptiva pela doença de base (ex.: hipertensão arterial pulmonar primária).

As complicações mais incidentes no pós-operatório do transplante pulmonar são as clínicas, sobretudo a disfunção primária do enxerto, infecções e rejeição celular aguda. No entanto, apesar de comparativamente menos frequentes, as complicações cirúrgicas também devem compreender os principais diagnósticos diferenciais.

Figura 1. Aspectos cirúrgicos do transplante pulmonar (figura "a" gentilmente cedida pelo Dr Anderson Fontes, foto "b" do acervo do autor Caio César Bianchi de Castro)
Legenda: (a) Implante do pulmão esquerdo com a anastomose brônquica já confeccionada e cotos vasculares preparados para as posteriores anastomoses. (b) Aspecto final de ambos os enxertos implantados, com acesso cirúrgico tipo *clamshell* (bitoracotomia com esternotomia transversa), com o paciente ainda em suporte de ECMO V-A.

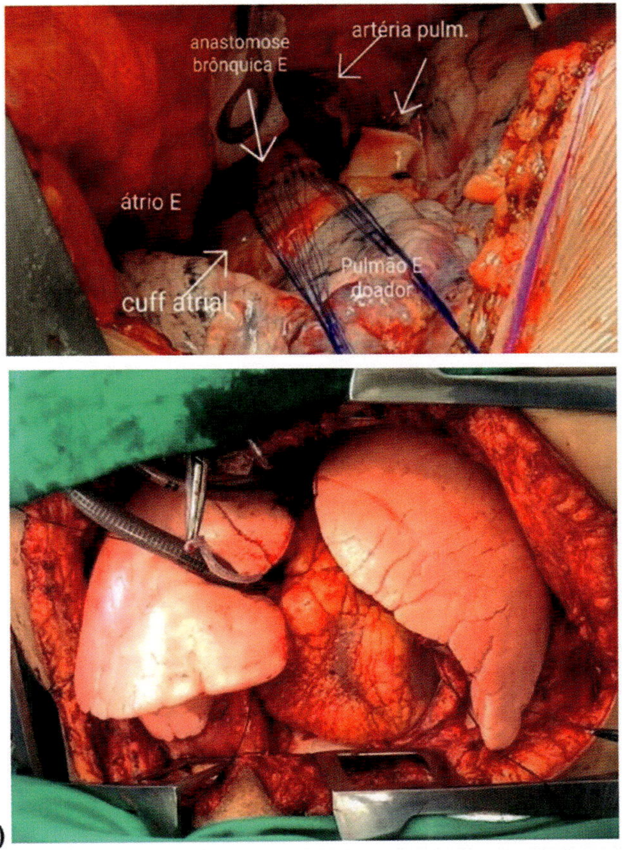

(a)

(b)

DISFUNÇÃO PRIMÁRIA DO ENXERTO

A disfunção primária do enxerto (*PGD)* pode ser definida como uma síndrome de lesão pulmonar aguda, com surgimento de opacidades pulmonares difusas associada á hipoxemia. Sua gravidade está diretamente relacionada com o grau de hipoxemia desenvolvido. Ocorre nas primeiras 72 horas do transplante pulmonar, sendo uma das principais e graves complicações do procedimento.

Sua incidência aproxima-se a 30% em todos os transplantes pulmonares. Está associada tanto a mortalidade precoce e tardia, quanto a outras complicações como a Disfunção Crônica do Enxerto (*Chronic allograft dysfunction - CLAD*). De acordo com estudos, a mortalidade nos primeiros 90 dias pode variar entre 7% a 33%, conforme a gravidade.

A fisiopatologia ainda não está elucidada por completo, mas está relacionada a diversas injúrias ao pulmão transplantado, que englobam fatores desde o explante do pulmão do doador, cuidados na preservação do órgão, inflamação secundária ao implante e reperfusão, lesão pulmonar aguda associada à transfusão (*transfusion-related acute lung injury* - TRALI) e lesão pulmonar associada à ventilação mecânica (Tabela 1).

O diagnóstico da PGD é de exclusão e é realizado por meio da radiografia de tórax e relação PaO2/FiO2. Dentre as causas que se assemelham à PGD podemos citar: obstrução brônquica, por mal posicionamento do tubo ou secreção; obstrução das anastomoses vasculares; insuficiência cardíaca; rejeição aguda; infecção; TRALI; derrame pleural e hemotórax. Para se afastar tais diagnósticos, normalmente são realizados diversos exames complementares, como broncoscopia, pesquisa de anticorpos do receptor contra antígenos do doador, ecocardiograma transtorácico e/ou transesofágico e tomografia computadorizada (TC) de tórax.

Tabela 1. Fatores de risco para disfunção primária do enxerto

Categoria	Fatores de risco para PGD
Do doador	Idade*; afrodescendente*; sexo feminino*; tabagismo prévio > 20 anos-maço ou ativo; alcoolismo; ventilação mecânica prolongada; aspiração; traumatismo craniano*; instabilidade hemodinâmica após morte encefálica. (*dados sobre morte de causa circulatória, idade, sexo feminino e causa da morte encefálica são conflitantes).
Do receptor	Obesidade (IMC > 25k/m²); sexo feminino; incompatibilidade no tamanho do órgão do doador para o receptor; diagnóstico de fibrose pulmonar idiopática, sarcoidose e hipertensão arterial pulmonar idiopática; hipertensão arterial pulmonar secundária; pressões elevadas da artéria pulmonar no momento da cirurgia; fatores genéticos e pleurodese prévia.
Perioperatórios	Transplante unilateral; uso de circulação extracorpórea (CEC); tempo de isquemia prolongado; grande quantidade de transfusão sanguínea (> 1000 mL) e reperfusão pulmonar com fração inspirada de oxigênio (Fi) acima de 40%; uso de soluções de preservação intracelulares - hipercalêmicas (p. ex.: Euro-Collins).

Pode ser classificada em quatro graus, com base na presença ou não de edema pulmonar, evidenciado na radiografia de tórax, e na relação PaO2 /FiO2 (Tabela 1). Deve ser avaliada em 4 tempos: T0 (0 a 6 horas), T24 (24 horas), T48 (48 horas) e T72 (72 horas). T0 se inicia logo após a reperfusão do segundo pulmão, e pode ser avaliada no momento da chegada à unidade de terapia intensiva (UTI). Caso não haja disponibilidade de se avaliar a pressão parcial arterial de oxigênio (PaO2), pode ser substituída pela saturação periférica de oxigênio (SpO2), com ajuste dos valores de 200 e 300 para 235 e 315, respectivamente.

Tabela 1. Classificação de disfunção primária do enxerto segundo a *International Society for Heart and Lung Transplantation - ISHLT* (traduzido de Snell GI, et al. J Heart Lung Transpl; 2016).

Grau	Presença de edema pulmonar na radiografia de tórax	PaO2 /FiO2
0	Não	> 300
1	Sim	> 300
2	Sim	200 a 300
3	Sim	< 200

* A PaO2/FiO2 deve ser idealmente medida com PEEP de 5 cm H2O e FiO2 100% enquanto o paciente permanecer em VM.

Caso paciente encontre-se em ECMO com edema pulmonar bilateral, deve ser graduado como PGD grau 3. Todavia, nos casos de seu uso sem hipoxemia evidente (p. ex.: uso preemptivo no pós-operatório de transplante por hipertensão pulmonar idiopática), o paciente é considerado como não graduado. A utilização de óxido nítrico inalatório (NOi), epoprostenol aerossolizado ou outros medicamentos, não altera o método de graduação. Mesmo naqueles já extubados com uma FiO2 > 40% a classificação não deve ser alterada. No cenário de múltiplas gasometrias arteriais, deve ser utilizado a pior relação PaO2 /FiO2.

Com o intuito de evitar o desenvolvimento da PGD, podemos utilizar diversas estratégias relacionadas à escolha e manejo do doador antes do explante, preservação do órgão e técnica de reperfusão. Para avaliar um possível doador, é utilizada a Capacidade Pulmonar

Total predita (CPTp), baseado no sexo, altura e peso do indivíduo. Diversos estudos mostraram que uma relação CPTp doador /CPTp receptor < 1 está relacionada ao aumento do risco de PGD. No pós-transplante, o volume corrente ideal para ventilação deve-se basear nos dados do pulmão do doador, com o intuito de evitar lesão pulmonar induzida por ventilação mecânica e possível PGD.

Para melhor preservação do órgão, dá-se preferência por soluções extracelulares (pobres em potássio), com flush anterógrado via artéria pulmonar e retrógrado pelas veias pulmonares, temperatura de preservação de 4ºC e tempo total de isquemia menor que 8 horas.

A utilização da ECMO para suporte intraoperatório é cada vez mais frequente, principalmente naqueles casos com hipertensão pulmonar. Apesar do seu custo elevado, quando comparado com a CEC, está associada a menor risco de PGD e outras complicações hemorrágicas e inflamatórias.

Não há consenso no tratamento da PGD, principalmente devido à falta de estudos com grande poder estatístico. Em vista de sua similaridade a Síndrome do Desconforto Respiratório Agudo (SDRA), extrapolam-se as medidas terapêuticas entre os quadros. Tem como fundamentos a estratégia de restrição de volume infundido, ventilação com parâmetros protetores e antibióticos empíricos. Em casos refratários, pode-se utilizar NOi e prostaglandina por via inalatória. Naqueles que não apresentam resposta com os vasodilatadores e relação PaO2/FiO2 < 100, a ECMO está indicada, com a modalidade a ser utilizada dependente da presença ou não de comprometimento hemodinâmico importante associado ao quadro ventilatório.

Em casos selecionados, o retransplante é uma opção somente definida após cautelosa e extrema discussão multidisciplinar; em vista dos piores resultados de sobrevida em comparação ao primeiro transplante.

COMPLICAÇÕES CIRÚRGICAS

Sangramento perioperatório

Uma das principais e mais frequentes complicações no pós-operatório imediato, mais evidente nas primeiras 48 horas pós procedimento. Situações de sangramentos críticos no intraoperatório, excluídas etiologias cirúrgicas, podem ainda indicar a necessidade de estratégias de controle de danos com adoção de fechamento temporário (*open chest*) e revisão programada em 48 a 72 horas.

Raramente provém das anastomoses vasculares, porém, estar relacionados à lesões nas artérias torácicas internas, lesões cardíacas ou, principalmente, pleura parietal após a ressecção de adesões pleuropulmonares. Os fatores de risco relacionados à sua incidência e gravidade incluem aspectos anatômicos, da doença de base e comorbidades do receptor, procedimentos prévios, além do manejo intraoperatório (Tabela 2). Deve-se destacar que quando utilizado suporte circulatório extracorpóreo, a modalidade de circulação extracorpórea clássica (CEC) possui maior prevalência de complicações hemorrágicas em relação a ECMO devido a maior necessidade de anticoagulação, maior resposta inflamatória, interface sangue–ar por um sistema aberto, maior trauma sanguíneo e hemólise, entre outros.

O adequado manejo de tais pacientes inclui a avaliação do conteúdo de drenagem pleural (aspecto macroscópico e sua evolução, débito horário), parâmetros hemodinâmicos e avaliação seriada de índices hematimétricos e de perfusão. A maior parte dos quadros são autolimitados, com boa resposta às medidas clínicas, incluindo reposição de hemocomponentes. Uma ferramenta auxiliar importante nesse contexto é a tromboelastografia (TEG) ou tromboelastometria rotacional (ROTEM), permitindo um uso mais racional de hemoderivados e menor perda sanguínea.

Tabela 2. Fatores de risco para sangramento perioperatório no transplante pulmonar

• Pneumonectomia extrapleural • Aderências pleuropulmonares densas • Quadros pleurais supurativos prévio • Procedimentos pleurais prévios (pleurodese/ pleurectomia/ toracostomia) • Adenopatia mediastinal e hilar expressiva • Circulação colateral brônquica (em especial em pacientes com tratamentos angioembólicos prévios por hemoptise)	• Anticoagulação farmacológica peroperatória • Hipotermia e acidose peroperatória • Uso de suporte circulatório extracorpóreo intra e pós-operatório (CEC > ECMO) • Coagulopatias da doença de base (deficiência de vitamina K, doenças pancreáticas e hepáticas, deficiência nutricional)

Perdas pleurais superiores a 200 mL/h por período maior que quatro horas indicam a necessidade de reintervenção cirúrgica precoce. Intervenções nas primeiras 48 horas de pós-operatório, normalmente são abordadas através de procedimento aberto. Tardiamente (> 48 horas), a via minimamente invasiva por videocirurgia é possível, com menor morbidade e risco de infecção pleural.

Eventualmente, a reintervenção cirúrgica pode ainda ser indicada na presença de perdas persistentes de pequena monta com evidência de grande quantidade de coágulos intrapleurais, os quais, uma vez retidos na cavidade pleural, promovem a perpetuação de um porejamento pleural por atividade proteolítica localizada (síndrome do coágulo retido). Sua remoção, com limpeza completa da cavidade além de adequado posicionamento dos drenos é fundamental para controle do sangramento e prevenção de complicações infecciosas pleurais.

Incompatibilidade tamanho doador-receptor

Além dos fatores imunológicos e tipo sanguíneo relevantes para definição da compatibilidade entre o enxerto doado e o receptor, a adequação de tamanho dos órgãos doados com o receptor (D/R) possui importante influência nos desfechos do transplante pulmonar. Múltiplos estudos demonstram que uma incompatibilidade de tamanhos apresenta impacto na sobrevida pós-transplante. Uma variabilidade de tamanhos, medida através da CPTp do receptor de 75% a 125% é tolerada na literatura.

O uso de enxertos muito pequenos para a cavidade do receptor está relacionado a complicações pleurais, tais como: tempo prolongado de drenagem e empiema. Ademais, há o potencial risco de redução da complacência pulmonar e aumento do trabalho respiratório pela hiperexpansão do enxerto. O desenvolvimento de hipertensão pulmonar e comprometimento hemodinâmico (particularmente no exercício) pela presença de leito vascular insuficiente do enxerto, são condições também descritas.

Por outro lado, enxertos muito grandes podem dificultar o fechamento da cavidade torácica, com risco do fenômeno de "superlotação" (*overcrowding*), caracterizado por comprometimento hemodinâmico, tamponamento cardíaco, hipertensão pulmonar e pressões de pico elevadas na ventilação mecânica. Outras situações adversas incluem formação de atelectasia; distorção da anatomia das vias aéreas com aumento de resistência e/ou colapso e desenvolvimento de infecções recorrentes, além de disfunção diafragmática. Nesses casos, durante o intraoperatório, a equipe cirúrgica pode optar pela redução volumétrica do enxerto por meio de ressecções em cunha/lobectomia ou ainda manutenção temporária do tórax aberto. Tais medidas são factíveis, apesar de não inócuas, podendo apresentar consequências no curto, médio ou longo prazo.

Cabe lembrar que em pacientes submetidos à transplantes unilaterais, não há uma recomendação estrita quanto a compatibilidade do tamanho D/R, em parte pelas adaptações mediastinais e diafragmáticas desenvolvidas pelo receptor. Desse modo, há a possibilidade de uso de enxertos significativamente maiores, particularmente em receptores portadores de DPOC.

Complicações pleurais

Incluem além do hemotórax, a ocorrência de fuga aérea prolongada, pneumotórax, derrame pleural, empiema pleural e quilotórax.

A fuga aérea prolongada (> 5 a 7 dias) é incomum devido a aerostasia rigorosa ainda no ato operatório, havendo geralmente a cessação do escape dentro de 24 a 72 horas do transplante. Sua etiologia pode decorrer de lesões no parênquima pulmonar, que podem ter ocorrido na fase da captação ou implante; ou a temida deiscência da anastomose brônquica. Esta normalmente é sugerida pela dificuldade em manter a expansão pulmonar associada a fuga aérea volumosa, devendo ser sempre prontamente investigada, através de broncoscopia flexível.

Pneumotórax pode decorrer da remoção inadequada ou mal posicionamento de um dreno pleural, disparidade de dimensões dos pulmões doados e receptor ou ainda após lesão do parênquima pulmonar após biópsia transbrônquica de vigilância. Outra etiologia é a complicação do pulmão nativo (não transplantado) em doentes enfisematosos ou com doença pulmonar fibrosante.

Quilotórax também é raro e origina-se de complicações cirúrgicas por lesões do ducto torácico, dissecção linfonodal mediastinal excessiva (em especial subcarinal); ou ainda relacionado às complicações da própria doença de base como na linfangioleiomiomatose (LAM). Geralmente é identificado por meio da drenagem pleural de aspecto turvo à reintrodução da dieta, associado a dosagem elevada de triglicerídeos no líquido pleural (> 110 mg/dL). A maioria dos quadros respondem à terapia conservadora com modificações dietéticas e drenagem pleural. Alguns raros casos necessitarão de embolização linfática do ducto torácico ou tratamentos cirúrgicos adicionais (pleurodese, ligadura do ducto torácico).

A restituição da drenagem linfática pleural fisiológica demora de duas a quatro semanas do transplante. A ocorrência de derrame pleural é comum nesta fase, todavia sua persistência e elevação do débito pode decorrer da corticoterapia, retenção hídrica ou representar um sinal de rejeição celular aguda e/ou infecções.

Hiperinsuflação do pulmão nativo

Trata-se de uma complicação exclusiva dos transplantes unilaterais por DPOC. Sua incidência na literatura varia de 15% a 30%, apresentando um comportamento imprevisível. Pode ocorrer no pós-operatório precoce ou tardiamente através da perda progressiva de função pulmonar, sendo um diagnóstico diferencial da disfunção crônica do enxerto.

Sua ocorrência está relacionada à diferença de complacência existente entre o pulmão nativo e aquele transplantado; mais evidente na presença de ventilação invasiva, com consequente ventilação preferencial do pulmão nativo em detrimento de uma perfusão preferencial do enxerto. Pode manifestar-se como apenas um achado radiológico com resolução espontânea dentro de alguns meses. Em alguns casos, pode comprometer agudamente a função do enxerto transplantado ao promover sua atelectasia com hipoxemia/hipercapnia e distúrbio tipo *shunt*. Em sua apresentação mais grave, gera repercussão hemodinâmica, em especial nos casos de enfisema bolhoso com predomínio no lobo inferior direito, ao reduzir do retorno venoso por desvio mediastinal contralateral e comprimir as câmaras cardíacas direitas.

Estudos demonstraram como fatores preditores para sua ocorrência receptores no -pré=transplante com volume expiratório forçado no primeiro segundo (VEF1) inferior a 15% e volume residual (VR) superior a 200% do predito; a presença de PGD com necessidade de ventilação mecânica prolongada e altos valores de pressão positiva ao final da expiração (PEEP), além de hipertensão pulmonar.

O diagnóstico dessa condição é normalmente radiológico com sinais hiperinsuflação do pulmão nativo, desvio mediastinal contralateral, aplainamento do diafragma, além de associação de sinais clínicos de disfunção ventilatória e/ou hemodinâmica.

Seu manejo é facilitado por medidas incluindo: (1) extubação precoce, (2) fisioterapia respiratória com mobilização precoce, (3) reconciliação breve dos broncodilatadores, idealmente com combinação de agente beta-agonista e antimuscarínico; (4) preferência sempre que possível pela ventilação não invasiva e/ou cateter nasal de alto fluxo no caso de descompensação respiratória e até mesmo (5) posicionamento do receptor em decúbito lateral sobre o pulmão nativo no pós-transplante. O uso de broncoscopias para toalete da árvore traqueobrônquica ainda auxilia na redução da resistência nas vias aéreas. No caso de pacientes que se mantenham em ventilação mecânica, ou que necessitem de reintubação, as estratégias incluem ventilação protetora (volume corrente de 4 a 6 mL/Kg, com PEEP mais baixa inicialmente de 5 cmH2O, limitar auto-peep e hiperinsuflação dinâmica com fluxo inspiratório alto 60 a 100mL/min, redução do tempo inspiratório e prolongamento do tempo expiratório), melhora da sincronia paciente-ventilador e limitar a FiO. Nos casos com pior evolução, pode ser empregada a ventilação pulmonar independentemente se é síncrona ou assíncrona a ser realizada por meio de tubo orotraqueal duplo lúmen ou bloqueador endobrônquico e dois ventiladores mecânicos, com desconexão intermitente do lado nativo para sua desinsuflação. Outras medidas terapêuticas incluem o uso de válvulas endobrônquicas unidirecionais nos casos de enfisema heterogêneo com fissuras intactas ou ausência de ventilação colateral. Essas promovem uma atelectasia de reabsorção do lobo-alvo, no entanto com potencial risco de pneumotórax e colonização bacteriana. Em situações mais extremas particularmente de desenvolvimento tardio, a cirurgia de redução do volume pulmonar (CRVP) é uma opção. Esta apresenta um risco perioperatório considerável dada a fragilidade dos pacientes, presença de tecidos friáveis, aderências e potencial risco de fuga aérea prolongada com mortalidade estimada em uma das maiores séries publicadas de 20%. Entretanto, quando realizada a adequada seleção do paciente, idealmente com comprovação da não contribuição funcional expressiva do segmento pulmonar nativo através de cintilografia de ventilação/perfusão, as ressecções pulmonares anatômicas ou não, permitem melhora na função pulmonar e dos sintomas clínicos.

A literatura apresenta como medidas preventivas do desenvolvimento dessa complicação a ressecção de bolhas gigantes, a seleção do pulmão doado com capacidade vital maior que do nativo, a realização preferencial de transplante unilateral direito em enfisema homogêneo e simétrico, extubação precoce (na sala cirúrgica ou no pós-operatório imediato) e limitação dos valores de PEEP.

Figura 2. Algoritmo de manejo da hiperinsuflação do pulmão nativo (traduzido de Shehata IM, et al. Pulm Ther. 2021) Legenda: VNI - ventilação não invasiva; CNAF - cateter nasal de alto fluxo; Vt - volume corrente; PEEP - pressão positiva ao final da expiração; PEEPI - pressão positiva ao final da expiração intrínseca; PCV - ventilação com pressão controlada; VCV - ventilação com volume controlada; PSV - ventilação com pressão de suporte; CV - ventilação controlada; FiO2 - fração inspirada de oxigênio; CRVP - cirurgia redutora de volume pulmonar.

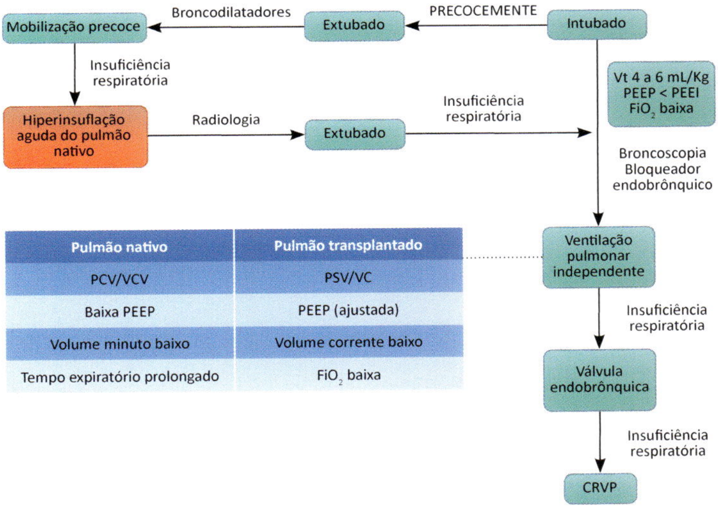

Complicações anastomóticas vasculares

São alterações raras, ocorrendo em 1% a 3% dos transplantes. Incluem quadros arteriais e venosos, podendo decorrer de estenoses, deiscências, acotovelamento (*kinks*) e tromboses. Etiologias relatadas incluem a disparidade de tamanho doador-receptor, técnica cirúrgica empregada e torção das estruturas vasculares.

Complicações das anastomoses venosas (e *cuff* atrial) são mais comuns em mulheres com quadros fibróticos e nas veias pulmonares inferiores (especialmente à esquerda). Obstruções venosas são observadas mais precocemente e costumam evoluir com gravidade marcada por hipoxemia grave, edema e infiltrados pulmonares precoces no lobo acometido. A suspeição maior deve recair no acometimento isolado de um dos lobos inferiores. Um dos métodos mais acurados para diagnóstico é o ecocardiograma transesofágico, sendo o transtorácico uma opção, apesar de menos sensível. Alternativamente, há a possibilidade de realização de angiotomografia com reconstruções, que ainda permite avaliação da perfusão distal. O tratamento do quadro deve ser precoce e inclui desde anticoagulação sistêmica plena em tromboses e estenoses parciais, até ressecção do lobo acometido (se transplante bilateral) e/ou retransplante nos casos de obstrução total nos casos de transplante recente. Nos casos de estabilidade clínica com diagnóstico mais tardio e características anatômicas favoráveis, a realização de dilatação por angioplastia percutânea com ou sem implante de *stent* pode ser considerada.

Complicações da sutura arterial, são ainda menos incidentes, apresentando comportamento mais tardio, associado a quadro de hipoxemia persistente, edema pulmonar refratário, hipertensão pulmonar nova ou recorrente e falência cardíaca direita. Trombos na linha da sutura arterial podem levar a embolia e acidente vascular encefálico isquêmico. O diagnóstico depende da realização de angiotomografia e/ou angiografia pulmonar. O exame angiográfico é o padrão-ouro permitindo ainda a mensuração do gradiente pressórico em caso de estenose. Em casos estáveis há ainda a possibilidade de realização de cintilografia de perfusão pulmonar como método comprobatório adicional. Conforme a alteração diagnosticada, o tratamento inclui anticoagulação sistêmica nos casos de trombose; terapias endovasculares até reconfecção da anastomose arterial.

Independentemente do diagnóstico precoce e manejo adequado, até mesmo em mãos experientes, tais tipos de complicações estão normalmente associadas à elevada morbimortalidade.

Complicações das vias aéreas

As complicações das vias aéreas são significantes fontes de morbidade mortalidade para os transplantados de pulmão. Estudos recentes reportam uma incidência variando de 2% a 18%, com parte da variabilidade relacionada às inconsistentes definições e protocolos de seguimento. Tais complicações podem ser classificadas em precoces e tardias, podendo acometer não somente as anastomoses brônquicas, como também as vias aéreas distais.

A etiologia desse tipo de complicação é principalmente atribuída à isquemia a qual a porção brônquica do doador é submetida em função da interrupção do fluxo arterial brônquico derivado principalmente das artérias sistêmicas brônquicas. Desse modo, na condição pós-transplante haverá uma vascularização inicialmente dependente exclusivamente do fluxo retrógrado de baixa pressão e pobremente oxigenado do sistema arterial pulmonar. Geralmente, após duas a quatro semanas ocorre um processo de neovascularização das vias aéreas do enxerto por meio da circulação brônquica do receptor. As alterações são apresentadas inicialmente na mucosa brônquica, prosseguindo para processos transmurais conforme há prolongamento da isquemia, com risco de necrose e deiscência (Figura 3).

Nesse período crítico de adaptação inicial, quaisquer fatores que reduzam ainda mais o fluxo retrógrado ou aumentem a resistência à circulação pulmonar como preservação inadequada do enxerto, lesão isquemia-reperfusão, edema intenso, rejeição, infecção, inflamação, uso elevado de drogas vasoativas, prolongamento da ventilação com pressão positiva ou disfunção primária do enxerto; impactam negativamente aumentando o risco de isquemia brônquica. Outros fatores relevantes relatados na literatura incluem o tamanho dos cotos brônquicos e sua manipulação cirúrgica, infecção anastomóticas especialmente por fungos e uso precoce de imunossupressores inibidores mTOR.

Figura 3. Complicação das vias aéreas em paciente pós-transplante pulmonar (arquivo pessoal do autor Caio César B. de Castro) Legenda: a) broncoscopia de vigilância após 6 semanas do transplante pulmonar bilateral com evidência de áreas necróticas em brônquio intermédio (BI) e brônquio lobar superior direito (B1+2+3). b) broncoscopia de vigilância após 6 meses do mesmo paciente com evolução da área necrótica para estenose do brônquio intermédio e recuperação do restante do aspecto da mucosa.

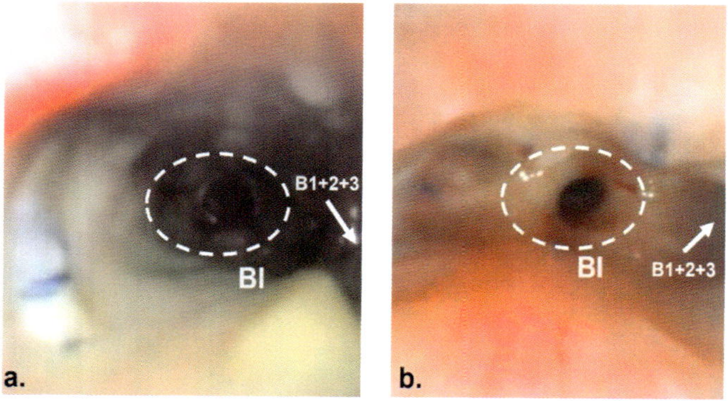

Visando unificar os achados a ISHLT, em seu consenso de complicações das vias aéreas transplantes pulmonares em 2018, propôs uma classificação dos achados em quatro grupos: (1) estenose e isquemia; (2) deiscência; (3) estenose e (4) malácia; cada um com suas especificações (Tabela 3).

Tabela 3. Sistema de graduação ISHLT para complicações das vias aéreas pós-transplante pulmonar em crianças e adultos (traduzido na íntegra de Crespo MM, et al. J Heart Lung Transplant. 2018).

Isquemia e necrose	Localização: Perianastomótica (< 1 cm da anastomose) Extensão > 1 cm da anastomose para as via aéreas principais (brônquio intermédio e principal esquerdo) Extensão > 1 cm da anastomose para as vias aéreas distais (lobar ou segmentar)
	Extensão: Isquemia < 50% da circunferência Isquemia >50% e < 100% da circunferência Necrose < 50% da circunferência Necrose > 50% e < 100% da circunferência
Deiscência	Localização: Cartilaginosa Membranácea Ambas
	Extensão: 0% a 25% da circunferência > 25% a 50% da circunferência > 50% a 75% da circunferência > 75% da circunferência
Estenose	Localização: Anastomótica Anastomótica + lobar/segmentar Lobar/segmentar apenas
	Extensão: 0% a 25% de estreitamento da área de secção transversal > 25% a 50% de estreitamento da área de secção transversal > 50% mas < 100% de estreitamento da área de secção transversal Obstrução completa (100%)
Malácia	Localização: Perianastomótica (até 1 cm da anastomose) Difusa (envolvendo a anastomose com extensão > 1 cm)

A deiscência anastomótica, caracterizada pela separação em espessura completa da parede brônquica, ocorre em menor frequência (1% a 10%). É dividida conforme a extensão na circunferência da via aérea, em parcial ou completa. Está incluída no continuum de progressão de um processo de inflamação e necrose que se propaga ao longo da parede brônquica. Sua ocorrência costuma ser precoce (entre as primeiras seis semanas pós-transplante). Corresponde à complicação com maior gravidade, estando associada a grande morbidade e mortalidade, em especial pelo risco de mediastinite infecciosa. O emprego de broncoscopias de vigilância rotineiras permite o diagnóstico precoce e seguimento dessas lesões.

O diagnóstico clínico pode ser sugerido por fuga aérea persistente ou piora do débito de ar pelos drenos pleurais, incapacidade de expansão pulmonar completa, além de novo quadro infeccioso com evolução para sepse. A tomografia computadorizada (TC) de tórax apresenta elevada acurácia para sua detecção, com achados incluindo ar peribrônquico, irregularidades na parede das vias aéreas, fístulas broncomediastinais ou broncopleurais, pneumomediastino, enfisema subcutâneo ou ainda coleções mediastinais. No entanto, em vista da evolução do processo o qual inicia a partir de alterações mucosas, a broncoscopia é definida como exame padrão-ouro. Apesar de não haver consenso quanto ao manejo mais adequado, a tendência é iniciar com medidas conservadoras com drenagem pleural (se houver fuga), antibioticoterapia, redução da dose de corticoides se possível, profilaxia antifúngica incluindo tratamento sistêmico e tópico inalatório além de broncoscopias regulares (a cada 2 a 3 dias) para seguimento. Lesões focais e menores (particularmente até 5 mm) podem ser passíveis de terapia endoscópica com instilação de colas biológicas (cianocrilato, fibrina). Nos quadros mais extensos, apesar de controverso, próteses autoexpansíveis endobrônquicas (recobertas ou não) podem ser posicionadas nas regiões acometidas, com posterior remoção após cicatrização em 6 a 8 semanas. Por fim, em quadros muito graves e refratários há a possibilidade de eventual reintervenção cirúrgica com desbridamento e reanastomose com auxílio de retalhos vascularizados (intercostal, omento etc.), pneumonectomia ou até retransplante.

Sem dúvida a complicação mais comum das vias aéreas é a estenose (1,6% a 32%), definida como um estreitamento fixo do calibre da via aérea. Ocorre normalmente de forma tardia, dois a nove meses do transplante. Dividida em central (na anastomose brônquica ou até 2 cm desta) e distal (distal à anastomose ou lobar, principalmente no brônquio intermédio). A estenose pode decorrer de mecanismos variados como tecido fibrótico ou tecido de granulação. Seu diagnóstico é definido por exames de imagem como a TC de tórax com reconstruções, broncoscopia virtual e a broncoscopia flexível. A estratégias envolvidas no seu manejo incluem conduta expectante nos casos assintomáticos ou oligossintomáticos, procedimentos broncoscópicos (dilatação com balão; terapia ablativa - laserterapia, crioterapia, eletrocauterização, argon plasma; braquiterapia) com ou sem emprego de endopróteses nos quadros recorrentes. Quadros refratários podem necessitar de reintervenção cirúrgica (broncoplastias, ressecção lobar ou em manga – *sleeve*).

A malácia é definida como uma redução dinâmica superior a 50% do calibre da via aérea durante a expiração. Decorre da perda do suporte cartilaginoso da via aérea, podendo acometer focalmente a anastomose ou difusamente a via aérea do doador. Difere do colapso dinâmico excessivo da via aérea no qual o estreitamento decorre apenas do acometimento da porção membranácea da via aérea. Sua apresentação geralmente é tardia (4 meses após o transplante) e inclui dispneia especialmente em posição recumbente, aumento do trabalho ventilatório, dificuldade de toalete brônquico, infecções recorrentes e tosse crônica (tipo "latido"). As espirometrias de controle podem demonstrar queda no VEF1 e no volume expiratório forçado intermediário (VEF25-75%); sinais de obstrução dinâmica na curva fluxo-volume com atenuação dos picos de fluxo e variação no traçado expiratório. A TC de tórax dinâmica (em inspiração--expiração) pode sugerir o quadro, mas a broncoscopia dinâmica, na ausência de pressão positiva, permite o diagnóstico definitivo. Casos assintomáticos devem apenas serem seguidos. Naqueles sintomáticos, as terapias variam entre medidas conservadoras de higiene pulmonar, fisioterapia respiratória, mucolíticos, uso de pressão positiva não invasiva atuando como um "*stent pneumático*"; endopróteses siliconadas ou broncotraqueoplastias, desde que haja prévia resposta adequada às endopróteses.

Complicações gastrointestinais

O trato gastrointestinal corresponde à fonte principal de complicações cirúrgicas extratorácicas. É responsável por grande morbidade no pós-operatório do transplante pulmonar, tanto precoce (30 a 90 dias) quanto tardio. A incidência dessas complicações é variável na literatura dada a falta de uniformidade em sua definição, todavia, dados apontam uma ocorrência de 7% a 48.6%. Sua presença no pós-operatório é apontada como fator independente na sobrevida e qualidade de vida do receptor pós-transplante.

Uma série de complicações são relatadas na literatura (Tabela 4), com frequências variáveis entre pacientes transplantados no Ocidente e no Oriente.

A etiologia dos quadros é multifatorial, incluindo hipotensão peroperatória, uso de suporte extracorpóreo, polifarmácia, imunossupressão, doenças abdominais pré-existentes além da própria pneumopatia de base. Estudos apontam uma maior prevalência em pacientes portadores de DPOC e fibrose cística, com possível correlação com uso prévio de altas doses de corticoesteroides, insuficiência pancreática e alterações nas secreções intestinais. Transplantes bilaterais e receptores com idade avançada também apresentam maior incidência de acometimento gastrointestinal.

Tabela 4. Principais complicações gastrointestinais pós-transplante pulmonar relatadas na literatura

• Gastroparesia • Íleo paralítico • Síndrome de Ogilvie (pseudo-obstrução intestinal) • Colite pseudomembranosa (*C. dificille*) • Doenças biliares (colelitíase e colecistite aguda) • Úlcera péptica (duodenal e gástrica) • Síndrome da obstrução intestinal distal, DIOS – específica da fibrose cística	• Pneumatose intestinal • Perfuração intestinal • Hemorragia digestiva • Doença do refluxo gastroesofágico • Obstrução intestinal mecânica • Gastroenterite por CMV • Síndrome da artéria mesentérica superior • Pancreatite aguda • Diverticulite aguda

Para um adequado desfecho, o diagnóstico depende de alta suspeição e precocidade na propedêutica visto que, principalmente pela imunodepressão, muitos desses pacientes são oligossintomáticos.

Grande parte das complicações pode ser manejada clinicamente com bons desfechos desde que precocemente identificadas e imediatamente tratadas. A avaliação e seguimento pela equipe cirúrgica abdominal desde o início do quadro é fundamental para a evolução favorável.

O tratamento cirúrgico de urgência é indicado em 7% a 21% dos casos, principalmente por perfuração intestinal normalmente no cólon direito (ceco) e etiologias biliares (colelitíase e colecistite aguda), sendo a colectomia direita a cirurgia mais realizada na emergência. Os principais fatores de mortalidade nesses pacientes são o desenvolvimento de peritonite e sepse intra-abdominal, com risco de óbito em até 50% dos casos.

Complicações da ferida operatória

São raras e mais comuns em pacientes obesos (índice de massa corporal, IMC > 30 Kg/m^2), com uso prévio de elevadas doses de corticosteroides, cirurgias cardiotorácicas anteriores e diabéticos. Incluem complicações como deiscências dos planos de sutura, pseudoartrose esternal e infecção de sítio cirúrgico (ISC).

Figura 4. Deiscência no vértice da ferida operatória em paciente submetido à transplante bilateral havendo extrusão dos fios de aço (arquivo pessoal do autor Caio César B. de Castro).

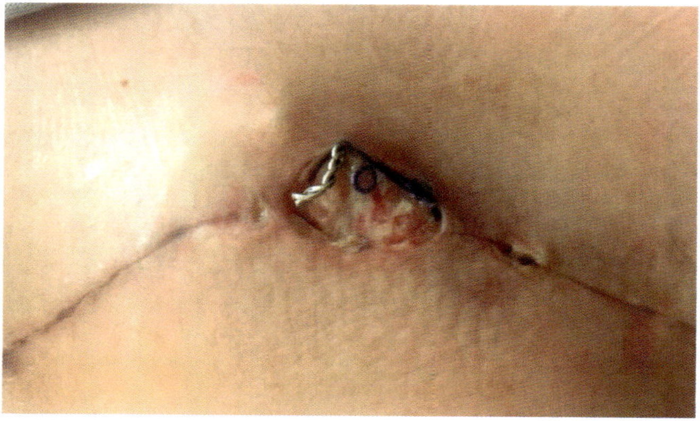

Os casos de ISC profunda são representadas por empiema (principal), mediastinite, osteomielite e pericardite. Além dos agentes Gram-positivos, normalmente isolados em quadros de ISC profunda em cirurgias cardiotorácicas; pacientes transplantados de pulmão apresentam como possibilidade infecções por outros microrganismos. Notadamente, destacam-se a *Pseudomonas aeruginosa* e outras bactérias Gram-negativas, patógenos atípicos, fungos e micobactérias; dos quais 51% apresentam algum grau de multirresistência.

Pericardite constritiva

Complicação rara com incidência de 0,4% a 0,8% na literatura, sua ocorrência tende a ser mais tardia (6 meses a 8 anos do transplante) e insidiosa.

Não possui etiologia definida, podendo ser atribuída tanto a um processo inflamatório crônico localizado quanto a infecções (um caso relatado à infecção pelo *fungo L. profilicans*). A manipulação pericárdica durante a cirurgia é um potencial fator de risco, seja através do preparo das estruturas hilares pulmonares quanto pela pericardiotomia para implante de suporte circulatório extracorpóreo; além da ocorrência de síndrome de Dressler (pós-pericardiotomia) no pós-operatório. Há alguma evidência da maior incidência do quadro em pacientes com fibrose pulmonar idiopática.

Seu diagnóstico demanda alta suspeição clínica em combinação com exames de imagem confirmatórios. Deve ser pensado em casos de piora funcional tardia com sinais de insuficiência biventricular (edema de membros inferiores, ascite, derrame pleural bilateral, síncope), uma vez excluída a rejeição do enxerto e a cardiomiopatia restritiva. Na investigação de imagem, o ecocardiograma é de suma importância na confirmação diagnóstica evidenciando sinais de espessamento pericárdico, dilatação biatrial, movimentação anormal do septo (patognomônico), dilatação da veia cava inferior, variação ventilatória expressiva durante o enchimento ventricular e *inflow* da valva mitral e tricúspide. Caso persista a dúvida, a realização de ressonância magnética e/ou TC de tórax podem auxiliar, demonstrando o espessamento/calcificação pericárdicos. Em última instância, pode-se utilizar a cateterização cardíaca direita que permite a confirmação do quadro através do clássico achado de equalização das pressões diastólicas finais em todas as câmaras cardíacas, entre outros achados.

O tratamento indicado além do controle clínico com diuréticos, é a pericardiectomia anterior e inferior frênico a frênico, ou nos casos de dificuldade de separação do pericárdio parietal do epicárdico, a realização de incisões intercaladas de relaxamento longitudinais e transversas (procedimento tipo *waffle*). A mortalidade peroperatória varia de 4 a 8%, permitindo desfechos positivos tanto na sobrevida quanto qualidade de vida daqueles submetidos à correção cirúrgica.

Complicações de nervos periféricos

As lesões dos nervos frênicos e vagos são relativamente comuns no transplante pulmonar. Estão relacionadas à manipulação intraoperatória do pericárdio, dissecção mediastinal e do hilo pulmonar, hipotermia tópica, entre outros. Sua incidência é maior em pacientes com aderências pleuropulmonares firmes ao mediastino, nos casos de transplante por doenças supurativas e silicose; ou nos transplantes bilaterais pela tração do mediastino na cirurgia.

Lesões nos nervos vagos, particularmente quando bilaterais, estão relacionadas à alterações gastrointestinais, como íleo paralítico, gastroparesia ou alterações na contração colecística com risco de desenvolvimento de colelitíase.

Lesões dos nervos frênicos ocorrem em 2% a 30% dos transplantes pulmonares. Estão normalmente relacionadas à disfunção frênica transitória, principalmente pelo mecanismo de neuropraxia (nervo intacto, porém sem condução). Nos casos de secções ou rupturas, 32% dos casos, a evolução é compatível com paralisia completa permanente. Complicações frênicas possuem impacto direto na capacidade de tosse e mecânica ventilatória, dificultando o desmame ventilatório e posterior reabilitação dos pacientes. Cabe lembrar que a disfunção diafragmática pós-transplante pode ser afetada por outros mecanismos que não somente o neural, incluindo o geométrico (nova capacidade funcional residual) e o mecânico.

Também são possíveis lesões do nervo laríngeo recorrente à esquerda, com consequente disfonia e risco de aspiração brônquica. Costuma estar associada à dissecção na janela aortopulmonar para ressecções linfonodais, facilitando-se, assim, a anastomose da artéria pulmonar esquerda.

REJEIÇÃO AGUDA

Em conjunto a PGD, complicações cirúrgicas e infecção, a rejeição aguda corresponde a uma das principais complicações precoces do transplante pulmonar. Cerca de 26,6% dos pacientes apresentam, ao menos, um episódio de rejeição até o primeiro ano de transplante, sendo um dos principais fatores de risco para o desenvolvimento de disfunção crônica do enxerto. Pode ser dividida em rejeição celular aguda (RCA) e humoral, também denominada rejeição mediada por anticorpos (RMA).

Sua apresentação clínica é variável, podendo ocorrer em pacientes assintomáticos (no qual o diagnóstico é normalmente realizado através da broncoscopia de vigilância), ou de forma sintomática expressa por piora da função pulmonar, febre, dispneia, tosse e até insuficiência respiratória aguda.

Rejeição mediada por anticorpos

A RMA tem uma incidência menor em comparação com a rejeição celular. Decorre da presença de anticorpos específicos do receptor contra o complexo de antígenos leucocitários humanos (*Human leucocyte antigens - HLA)* do doador, denominados anticorpos específicos do doador (*donor specific antibodies* - DSA). Tais anticorpos podem estar presentes antes do transplante ou se formarem após o procedimento. O complexo antígeno-anticorpo gera uma resposta imune do receptor mediada pelo sistema complemento, tanto pela via dependente quanto pela independente, com consequente lesão do pulmão transplantado.

A rejeição hiperaguda, uma forma grave de rejeição humoral, acontece nas primeiras 24 horas do transplante e sendo decorrente da presença de anticorpos específicos pré-existentes. Promove insuficiência respiratória aguda e opacidades pulmonares difusas culminando com elevada mortalidade. Com o advento da prova imunológica cruzada (*crossmatch*), sua incidência diminuiu drasticamente.

Sua histopatologia inclui a formação de capilarite neutrofílica e arterite, pneumonia em organização e depósito de C4d. No entanto, estes achados não são específicos para o quadro, podendo estar presentes em outras condições.

Seu diagnóstico é complexo, sendo necessário uma abordagem multidisciplinar com análise histopatológica, imunológica, além da exclusão de outras etiologias. É fundamental destacar que a rejeição humoral e celular podem ocorrer de forma simultânea.

Pode ser classificada como definitiva, provável e possível; na presença ou ausência dos seguintes critérios: detecção de DSA; disfunção do enxerto (alteração da função pulmonar ou radiológica, piora clínica ou da troca gasosa); alterações histopatológicas compatíveis e deposição de C4d.

- **RMA definitiva:** Presença de todos os critérios e exclusão de outras causas;
- **RMA provável:** Ausência de um critério ou na impossibilidade de exclusão de outras etiologias; e
- **RMA possível:** Ausência de dois critérios.

Na suspeita do quadro humoral, é necessária a pesquisa dos DSAs, objetivando a identificação dos anticorpos que não estavam presentes na prova cruzada do transplante; realizar broncoscopia com biópsia transbrônquica (BTB) e lavado broncoalveolar (LBA), bem como outros exames complementares com a finalidade de se afastar outros diagnósticos diferenciais. Dentre os exames podemos citar ecocardiograma, TC de tórax, angiotomografia arterial de tórax, análise laboratorial geral, dosagem de troponina e peptídeo natriurético (BNP).

Há poucos dados quanto ao tratamento da RMA. Seu fundamento é a remoção dos anticorpos circulantes, supressão de células B e minimização das lesões do enxerto mediadas por anticorpos. Tais objetivos podem ser atingidos por protocolos específicos combinando o uso de imunoglobulina endovenosa, plasmaférese, rituximabe, bortezomibe ou eculizumabe.

Rejeição celular aguda

A RCA é a forma predominante de rejeição aguda após o transplante pulmonar. Está relacionada à ativação de linfócitos T do receptor contra o HLA do doador. Diversos fatores de risco já foram descobertos, dentre os quais: incompatibilidade HLA, idade do receptor, genética, deficiência de vitamina D e escolha dos imunossupressores de manutenção. Sua histopatologia consiste em um infiltrado mononuclear perivascular e intersticial, associado ou não a um infiltrado linfocítico na via aérea.

Assim como na RMA, é necessário a exclusão de outras patologias antes de se confirmar o seu diagnóstico. O exame padrão-ouro é a broncoscopia flexível com realização de BTB e LBA das áreas suspeitas. É graduada conforme a intensidade da inflamação no espaço perivascular e intersticial (A0 até A4) e na via aérea (B0 até B2R) [Tabela 2]. Porém, seu diagnóstico é baseado somente na presença de infiltrado mononuclear perivascular e intersticial.

Tabela 2. Classificação e graduação da Rejeição celular aguda (adaptado de Stewart S, et al. J Heart Lung Transplant. 2007).

Grau	Inflamação perivascular	Grau	Inflamação na via aérea
Ax	não graduado	Bx*	não graduado
A0	ausente	B0	ausente
A1	mínima	B1R	baixa
A2	leve	B2R	alta
A3	moderada		
A4	grave		

* Não há amostra de pequena via aérea na biópsia.

O diagnóstico diferencial RCA é amplo, e podemos citar: PGD, congestão pulmonar, infecção, complicações da anastomose, embolia pulmonar, derrame pleural, hemotórax, TRALI e pneumonite por aspiração.

A RCA ocorre com maior frequência no primeiro ano após transplante, e, frequentemente, seu diagnóstico ocorre através da broncoscopia de vigilância, realizada ambulatorialmente, onde o paciente pode encontrar-se assintomático.

No seguimento ambulatorial, são realizados espirometrias e exames de imagem. Achados compatíveis com o quadro incluem espirometria normal ou com redução no VEF1 e/ou da capacidade vital forçada (CVF). Quanto aos exames de imagem, a TC de tórax é realizada para demonstrar a gravidade da doença e avaliar o melhor local para coleta do LBA e das BTB. As alterações sugestivas incluem opacidades em vidro fosco, espessamento septal e derrame pleural. Vale ressaltar que todos os achados citados em ambos os exames não são específicos, podendo estar presentes em vigência de processos infecciosos.

Existe consenso em tratar somente pacientes graduados em A2 ou mais. Em pacientes com graduação A1 sintomáticos, a conduta varia conforme cada centro transplantador. Nos casos isolados de inflamação em via aérea, conhecida como bronquiolite linfocítica, o tratamento é controverso. Dentre as opções terapêuticas são incluídos inicialmente o ajuste de imunossupressores e a pulsoterapia com metilprednisolona (com dose e duração do tratamento ainda não bem estabelecidas). Em casos persistentes, pode-se utilizar novamente a pulsoterapia, imunoglobulina antitimocítica (ATG), alemtuzumabe, irradiação linfoide total ou fotoférese extracorpórea.

DISFUNÇÃO CRÔNICA DO ENXERTO

A Disfunção Crônica do Enxerto (*chronic allograft dysfunction* - CLAD) é a principal causa de mortalidade tardia nos transplante e apresenta dois fenótipos: a síndrome da bronquiolite obliterante (*bronchiolitis obliterans syndrome* – BOS) e síndrome restritiva do enxerto (*restrictive allograft syndrome* - RAS).

Ambas podem coexistir ou uma progredir para outra. A RAS tem uma incidência menor em relação à BOS, representando 25% a 35% dos casos de CLAD. Apresenta pior prognóstico e sobrevida média de 6 a 18 meses após seu diagnóstico. Quanto à BOS, cerca de 50% dos pacientes desenvolvem tal síndrome após 5 anos do transplante, com uma sobrevida média de 3 a 5 anos.

A definição da CLAD é baseada em parâmetros espirométricos: uma queda sustentada do VEF1 ≥ 20% em relação ao valor basal do paciente pós-transplante, na ausência de causas potencialmente reversíveis. Estas incluem infecção, rejeição aguda, derrame pleural, congestão pulmonar, ganho ponderal, estenose da anastomose brônquica ou hiperinsuflação do pulmão nativo (em casos de transplante unilateral). Entende-se por valor basal prós-transplante a média dos dois melhores valores de VEF1 no pós-operatório, mensurados em um intervalo acima de 3 semanas. Conforme o fenótipo, a disfunção crônica pode manifestar-se como um distúrbio ventilatório restritivo, obstrutivo ou ambos. Sua classificação varia conforme VEF1 em:

- CLAD 0: VEF1 > 80% do basal;
- CLAD 1: VEF1 entre 65%-80% do basal;
- CLAD 2: VEF1 entre 50%-65% do basal;
- CLAD 3: VEF1 entre 35%-50% do basal;
- CLAD 4: VEF1 ≤ 35% do basal.

A BOS é caracterizada por um Distúrbio Ventilatório Obstrutivo (DVO), devido a Bronquiolite Obliterante (BO). Devido à dificuldade de diagnóstico da BO por BTB ou outros exames não invasivos, a BOS é caracterizada pela espirometria. O DVO apresenta-se como uma queda da VEF1 ≥ 20% do basal e relação VEF1/CVF < 0,7, com ausência de opacidades pulmonares no exame de imagem. A histopatologia da BO é descrita como um excesso de tecido fibroso subepitelial, com evolução para obliteração do lúmen por fibrose.

A RAS é determinada pela queda persistente do VEF1 ≥ 20% comparado com o basal; redução persistente da CPT ≥ 10% do basal e presença de opacidades na radiografia ou TC de tórax. A TC de tórax pode mostrar opacidades em vidro fosco, consolidações, reticulado periférico ou espessamento pleural. Sua histopatologia consiste em dano alveolar difuso que progride para fibrose pulmonar, associado ou não com acometimento pleural. Fibroelastose pleuroparenquimatosa, pneumonia aguda fibrinosa e organizante (*Acute fibrinous and organizing pneumonia* - AFOP) e BO também podem ser identificadas.

Apesar dos parâmetros da espirometria e de exame de imagem, alguns pacientes podem ser classificados como CLAD sem definição. A exemplo de pacientes com DVO associado a opacidades na TC de tórax e CPT normal; ou DVO e queda da CPT sem opacidades no exame de imagem.

Diversos fatores de risco já foram identificados para o desenvolvimento de BOS, dentre os quais, rejeição aguda e bronquiolite linfocítica, que também são citados como fatores de risco para a RAS. Outros fatores associados à BOS são: PGD, presença de DSA, doença do refluxo gastroesofágico, infecção pulmonar, colonização por *Pseudomonas aeruginosa*, *Aspergillus* ssp. e citomegalovírus (CMV).

O quadro clínico pode variar desde uma queda de VEF1 ou CPT em um paciente ambulatorial que se encontra assintomático, até a insuficiência respiratória rapidamente progressiva.

A CLAD provável é definida com uma queda persistente do VEF1 ≥ 20% após três semanas e tratamento de possíveis causas reversíveis. Caso o VEF1 se mantenha alterado após três meses, o diagnóstico de CLAD é confirmado. Apesar da CLAD ser definida como uma queda persistente do VEF1 ≥ 20% do basal, em casos de queda acima de 10%, já é realizada uma investigação criteriosa, a fim de excluir possíveis etiologias reversíveis.

Devido à baixa sensibilidade da BTB, a confirmação histológica de CLAD não é necessária, sendo seu diagnóstico realizado pela espirometria, quadro clínico e exame de imagem. A broncoscopia com LBA e BTB é realizada com o intuito de afastar possíveis causas tratáveis e, idealmente, deve ser realizada assim que houver suspeita de CLAD. Algumas alterações não específicas na citologia do LBA foram descritas como neutrofilia (acima de 15%) e eosinofilia (acima de 2%). Presença de eosinofilia no LBA, associado a eosinofilia periférica e proteína C reativa elevada, estão associados ao desenvolvimento de RAS, por mecanismos desconhecidos.

Há poucos tratamentos disponíveis para CLAD, sendo a maioria relatada para a BOS, mesmo assim com pouca eficácia. A administração de doses elevadas de corticoides deve ser evitada, diante da falta de benefício e possíveis efeitos colaterais. Dentre as opções disponíveis, podemos citar: troca de ciclosporina por tacrolimo, *trial* de azitromicina por mais de oito semanas, montelucaste e cirurgia de fundoplicatura para correção de refluxo gastroesofágico, se documentado. Podemos mencionar ainda a irradiação linfoide total e fotoférese extracorpórea.

Em relação a RAS, as opções terapêuticas são ainda mais escassas, com pequenos estudos demonstrando benefício do alemtuzumabe ou uso de antifibróticos, como a pirfenidona e nintendanibe. O retransplante pode ser uma alternativa em casos selecionados, no entanto, possui uma sobrevida menor em comparação com o primeiro transplante e incidência maior de BOS. Ainda, pacientes que foram retransplantados por RAS apresentam pior prognóstico em comparação com a BOS.

Até o momento, o único tratamento profilático para evitar a BOS, evidenciado em estudo clínico randomizado, é a azitromicina. Estatinas também apresentaram benefício demonstrado apenas em estudos não randomizados.

CONCLUSÃO

O transplante pulmonar é uma opção terapêutica para um grupo seleto de pacientes. Dada a complexidade da terapêutica, diversas complicações envolvendo não apenas o sistema respiratório podem acometer os receptores transplantados, apesar da seleção apropriada dos candidatos e correta técnica cirúrgica. Em se tratando de pacientes em pós-operatório de cirurgia de grande porte, todos transplantados são suscetíveis às complicações de qualquer paciente crítico. Entretanto, complicações específicas são de fundamental conhecimento para o adequado manejo no curto e longo prazo.

A PGD é a complicação mais relevante na fase inicial do pós-operatório, apresentando elevada morbimortalidade. Seu manejo adequado tem impacto em uma série de outras possíveis complicações e na própria sobrevida do enxerto. Outras complicações mais frequentes no primeiro ano pós-transplante incluem a rejeição celular aguda e infecções nosocomiais e/ou oportunistas, em consonância com o estado de imunossupressão desses pacientes. No longo prazo, a principal causa de óbito é a CLAD.

O manejo multidisciplinar por profissionais com expertise é essencial para a coordenação e instituição de terapias precoces e exitosas nesses pacientes.

REFERÊNCIAS BIBLIOGRÁFICAS

1. Camargo JJ, Camargo SM, Perin FA, Soder SA. Complicações cirúrgicas do transplante pulmonar. In: Carmargo JJ, Pinto Filho DC, organizators. Cirurgia Torácica Contemporânea. 1 ed. Rio de Janeiro: Thieme Revinter Publicações; 2019. p 520-536.

2. Hoetzenecker K, Benazzo A, Stork T, Sinn K, Schwarz S, Schweiger T, et al. Bilateral lung transplantation on intraoperative extracorporeal membrane oxygenator: An observational study. J Thorac Cardiovasc Surg. 2020 Jul;160(1):320-327.

3. Chambers DC, Cherikh WS, Harhay MO, Hayes D Jr, Hsich E, Khush KK, et al. The International Thoracic Organ Transplant Registry of the International Society for Heart and Lung Transplantation: Thirty-sixth adult lung and heart–lung transplantation Report—2019; Focus theme: Donor and recipient size match. J Heart Lung Transplant 2019 Oct;38(10):1042-1055.

4. Snell GI, Yusen R, Weill D, Strueber M, Garrity E, Reed A, et al. Report of the ISHLT Working Group on Primary Lung Graft Dysfunction, part I: Definition and grading—A 2016 Consensus Group statement of the International Society for Heart and Lung Transplantation. J Heart Lung Transplant 2017; 36(10):1097-1103.

5. Diamond JM, Arcasoy S, Kennedy CC, Eberlein M, Singer JP, Patterson GM, et al. Report of the International Society for Heart and Lung Transplantation Working Group on Primary Lung Graft Dysfunction, part II: Epidemiology, risk factors, and outcomes—A 2016 Consensus Group statement of the International Society for Heart and Lung Transplantation. J Heart Lung Transplant 2017; 36(10):1104-1113.

6. Gelman AE, Fisher AJ, Huang HJ, Braz MA, Shaver CM, Egan TM, et al. Report of the ISHLT Working Group on Primary Lung Graft Dysfunction Part III: Mechanisms: A 2016 Consensus Group Statement of the International Society for Heart and Lung Transplantation. J Heart Lung Transplant 2017; 36(10):p1114-1120.

7. Van Raemdonck D, Hartwig MG, Hertz MI, Davis RD, Cypel M, Hayes D Jr. Report of the ISHLT Working Group on primary lung graft dysfunction Part IV: Prevention and treatment: A 2016 Consensus Group statement of the International Society for Heart and Lung Transplantation. J Heart Lung Transplant 2017; 36(10):p1121-1136.

8. Suzuki Y, Cantu E, Christie JD. Primary Graft Dysfunction. Semin Respir Crit Care Med. 2013 Jun;34(3):305-319.9

9. Dumonceaux M, Knoop C, Rondelet B, Estenne M. Complications de la transplantation pulmonaire: complications péri-opératoires, rejet aigu et chronique. Rev Mal Respir. 2009 Jun;26(6):639-53.

10. De la Torre M, Fernández R, Fieira E, González D, Delgado M, Méndez L, et al. Postoperative surgical complications after lung transplantation. Rev Port Pneumol. 2015 Jan-Feb;21(1):36-40.

11. Clark SC, Levine AJ, Hasan A, Hilton CJ, Forty J, Dark JH. Vascular Complications of Lung Transplantation. Ann Thorac Surg.1996 Apr;61(4):1079-82.2

12. Sulser P, Lehmann K, Schuurmans MM, Weder W, Inci I. Early and late abdominal surgeries after lung transplantation: incidence and outcome. Interact CardioVasc Thorac Surg. 2018 Nov 1;27(5):727-732.

13. Costa HF, dos Reis FP, Gomes-Junior O, Fernandes LM, Abdalla LG, Campos SV, et al. Abdominal Complications After Lung Transplantation in a Brazilian Single Center. Transplant Proceedings. 2017, 49(4): 878–881.

14. Orens JB, Boehler A, de Perrot M, Estenne M, Glannville AR, Keshavjee S, et al. A Review of Lung Transplant Donor Acceptability Criteria. J Heart and Lung Transplant. 2003 Nov;22(11):1183-200.

15. Montoya P, Bello I, Ascanio F, Romero L, Perez J, Rosado J, et al. Graft reduction surgery is associated with poorer outcome after lung transplantation: a single-centre propensity score-matched analysis. Eur J Cardiothorac Surg. 2021 Dec 1;60(6):1308-1315.

16. D'Cunha J. Measure twice, cut once: Increasing the precision of size matching in lung transplantation. J Thorac Cardiovasc Surg. 2016;151(4):916-7.

17. Montoya P, Bello I, Ascanio F, Romero L, Pérez J, Rosado J, et al. Graft reduction surgery is associated with poorer outcome after lung transplantation: a single-centre propensity score-matched analysis. Eur J Cardiothorac Surg. 2021;60(6):1308-1315.

18. Judson MA, Handy, JR, Sahn SA. Pleural Effusion From Acute Lung Rejection. Chest. 1997 Apr;111(4):1128-30.

19. Gill RR, Poh AC, Camp PC, Allen JM, Delano MT, Jacobson FL, et al. MDCT Evaluation of Central Airway and Vascular Complications of Lung Transplantation. Am J Radiol. 2008 Oct;191(4):1046-56.

20. Crespo MM, McCarthy DP, Hopkins PM, Clark SC, Budev M, Bermudez CA, et al. ISHLT Consensus Statement on adult and pediatric airway complications after lung transplantation: Definitions, gradingsystem, and therapeutics. J Heart Lung Transplant. 2018 May;37(5):548-563.

21. Varela A, Hoyos L, Romero A, Campo-Cañaveral JL, Crowley S. Management of Bronchial Complications After Lung Transplantation and Sequelae. Thorac Surg Clin. 2018 Aug;28(3):365-375.

22. Samano MN, Minamoto H, Junqueira JJM, Yamaçake KGR, Gomes HAP, Mariani AW, et al. Bronchial Complications Following Lung Transplantation. Transplantation Proceedings. 2009; 41:921-926.

23. Paul S, Escareno CE, Clancy K, Jaklitsch MT, Bueno R, Lautz DB. Gastrointestinal Complications After Lung Transplantation. J Heart Lung Transplant. 2009 May;28(5):475-9.

24. Arndt A, Boffa DJ. Pleural Space Complications Associated with Lung Transplantation. Thorac Surg Clin. 2015;25(1):87-95. 5

25. Shehata IM, Elhassan A, Urits I, Viswanath O, Seoane L, Shappley C, et al. Postoperative Management of Hyperinflated Native Lung in Single-Lung Transplant Recipients with Chronic Obstructive Pulmonary Disease: A Review Article. Pulm Ther. 2021 Jun;7(1):37-46. 6

26. Samano MN, Junqueira JJM, Teixeira RHOB, Caramori ML, Pêgo-Fernandes PM, Jatene FB. Hiperinsuflação pulmonar após transplante unilateral por enfisema. J Bras Pneumol. 2010; 36(2):265-269

27. Slama A, Taube C, Kamler M, Aigner C. Lung volume reduction followed by lung transplantation- considerations on selection criteria and outcome. J Thorac Dis. 2018;10(Suppl 27):S3366-S3375.

28. Deshwal H, Ghosh S, Hogan K, Akindipe O, Lane CR, Mehta AC. Spontaneous pneumothorax in a single lung transplant recipient-a blessing in disguise: A case report. World J Clin Cases. 2020; 8(14): 3031-3038.

29. Wilson H, Carby M, Beddow E. Lung volume reduction surgery for native lung hyperinflation following single-lung transplantation for emphysema: which patients? Eur J Cardiothorac Surg. 2012; 42:410-413.

30. Stephens G, Bhagwat K, Marasco S, McGiffin D. Constrictive Pericarditis Post-Lung Transplant. J Card Surg. 2015; 30:651–655.

31. Armstrong JL, Wojnarski CM, Choi AY, Hartwig MG, Klapper JA, Haney JC, et al. Constrictive Pericarditis After Lung Transplantation. Transplantation. 2020; 104(5):1081-1084. 2

32. Shields RK, Clancy CJ, Minces LR, Shigemura N, Kwak EJ, Silveira FP, et al. Epidemiology and outcomes of deep surgical site infections following lung transplantation. Am J Transplant. 2013; 13(8):2137-45.

33. LoMauro A, Righi I, Privitera E, Vergari M, Nigro M, Aliverti A, et al. The impaired diaphragmatic function after bilateral lung transplantation: A multifactorial longitudinal study. J Heart Lung Transplant. 2020 Aug;39(8):795-804.4

34. Protocolo Clínico e Diretrizes Terapêuticas Imunossupressão em Transplante Pulmonar. Ministério da Saúde (Brasil). 2016.

35. Stewart S, Fishbein MC, Snell GI, Berry GJ, Boehler A, Burke MM, et al. Revision of the 1996 working formulation for the standardization of nomenclature in the diagnosis of lung rejection. J Heart Lung Transplant 2007 Dec;26(12):1229-42.

36. Levine DJ, Glanville AR, Aboyoun C, Belperio J, Benden C, Berry GJ. Antibody-mediated rejection of the lung: A consensus report of the International Society for Heart and Lung Transplantation. J Heart Lung Transplant 2016 Apr;35(4):397-406.

37. Parulekar AD, Kao CC. Detection, classification, and management of rejection after lung transplantation. J Thorac Dis 2019;11(Suppl 14):p1732-S1739.

38. Verdelen GM, Glanville AR, Lease ED, Fisher AJ, Calabrese F, Corris PA. Chronic lung allograft dysfunction: Definition, diagnostic criteria, and approaches to treatment—A consensus report from the Pulmonary Council of the ISHLT. J Heart Lung Transplant 2019; 38(5):p493-503.

39. Glanville AR, Verdelen GM, Todd JL, Benden C, Calabrese F, Gottlieb J, et al. Chronic lung allograft dysfunction: Definition and update of restrictive allograft syndrome—A consensus report from the Pulmonary Council of the ISHLT. J Heart Lung Transplant 2019; 38(5):p483-492.

40. Todd JL, Palmer SM. Bronchiolitis Obliterans Syndrome: The Final Frontier for Lung Transplantation. CHEST. 2011 Aug;140(2):502-508.

41. Di Nardo M, Tikkanen J, Husain S, Singer LG, Cypel M, Ferguson ND, et al. Postoperative Management of Lung Transplant Recipients in the Intensive Care Unit. Anesthesiol. 2022 Mar 1;136(3):482-499.

13

ASPECTOS INFECCIOSOS PÓS-TRANSPLANTE PULMONAR

PROFILAXIAS E PRINCIPAIS COMPLICAÇÕES INFECCIOSAS

Cássia Souza Farias do Vale ▪ Sandro Henrique de Souza Dantas Oliveira

CONCEITO E ETIOLOGIA

As complicações infecciosas perfazem 25% de todas as mortes pós-transplantes de enxertos pulmonares de diversas etiologias bacterianas, patógenos oportunistas, fungos e vírus. Entretanto, devido ao uso de drogas imunossupressoras, nem todo paciente apresentará clínica clássica de infecção como febre e sinais de resposta inflamatória devendo-se ter alta suspeita clínica nos quadros de disfunções orgânicas novas e súbita piora de mecânica ventilatória e função pulmonar.

A depender do tempo de pós-operatório pode-se distinguir 3 períodos: uma fase precoce correspondente até 30 dias da cirurgia em que a infecção provavelmente deve ter como foco o enxerto doador; proveniente de colonização prévia do receptor, em especial transplantados de pulmão único; de complicações da própria cirurgia e secundárias à infecções relacionadas à assistência durante hospitalização por germes da flora hospitalar; fase intermediária que corresponde entre 30 dias a 6 meses da cirurgia com maior incidência de infecções oportunistas devido maior imunossupressão; e fase tardia após 6 meses, período em que a depressão imunológica é menor, com maior incidência de infecções pneumônicas bacterianas e virais da comunidade ou mesmo expressão de infecções fúngicas.

FISIOPATOLOGIA

O transplante de um enxerto pulmonar promove alterações anatômicas e funcionais ao organismo receptor que comprometem seus sistemas de defesas naturais do trato respiratório e facilitam a colonização por patógenos e sua infecção.

Durante o transplante há interrupção da inervação pelo vago, cadeias simpáticas e da circulação de vasos pulmonares, bronquiais e linfáticos. As artérias brônquicas não são revascularizadas e os nervos frênico e laríngeo recorrente podem ser lesados. A consequência disso é a perda do reflexo de tosse, redução do clearance mucociliar, disfunção de motilidade gastroesofágica com gastroparesia e disfagia orofaríngea com risco de microaspirações silentes, além de isquemia de anastomoses, infecção das anastomoses com obstrução ou desabamento de via aérea, além de risco de rejeição crônica do enxerto com formação de Síndrome da Bronquiolite Obliterante.

Essas condições associadas à imunossupressão expõe o paciente transplantado a um alto risco infeccioso. Outros fatores de risco de infecção do transplante pulmonar estão listados no Tabela 1

Tabela 1. Fatores de risco para infecção de transplante pulmonar.

Relacionadas ao enxerto doador
Colonização prévia do enxerto por bactérias e fungos
Infecção latente por toxoplasmose, CMV, micoses endêmicas, TB, HSV
Relacionadas ao procedimento de transplante
Variáveis e complicações cirúrgicas (tempo cirúrgico, hemorragia, deiscências)
Suporte pós-operatório (ventilação mecânica, dispositivos intravasculares e intravesical, ECMO)
Transfusão sanguínea
Tempo de internação em UTI
Relacionados ao receptor
Comorbidades prévias (diabetes mellitus, insuficiência renal, hipogamaglobulinemia)
Ausência de imunidade contra CMV, toxoplasmose, EBV, VZV
Infecções latentes
Colonização por germes multirresistentes ou colonização de pulmão nativo em transplantes de pulmão único
Terapia imunossupressora
Exposição ambiental
Rejeição do enxerto
CMV: citomegalovírus; TB: tuberculose; HSV: herpes simples vírus; ECMO: oxigenação por membrana extra-corpórea; EBV: Epstein-Barr vírus; VZV: varicela-zóster vírus

ALTERAÇÕES E MECANISMOS ESPECÍFICOS

Como o pulmão enxertado tem seus mecanismos de defesa locais comprometidos e sistemicamente tem-se um paciente imunossuprimido todo quadro pneumônico é considerado crítico e deve ser reconhecido e tratado o mais precocemente possível não havendo benefício ou mudança de conduta na distinção de pneumonia adquirida em comunidade, nosocomial ou associada à ventilação mecânica.

A escolha do antimicrobiano será sempre de largo espectro levando-se em conta histórico de infecções e colonizações prévias com possíveis patógenos. O lavado, testes diagnósticos e culturas auxiliarão no ajuste e descalonamento antibiótico posterior.

Qualquer tipo de bactéria pode gerar pneumonia no paciente transplantado, entretanto, populações específicas como portadores de fibrose cística possuem risco de colonização crônica por *Staphylococccus aureus* meticilino-resistente, Pseudomonas aeruginosa e *Burkholderia cepacia*.

Mesmo que tenham risco de colonização por germes multirresistentes isso não seria uma contraindicação absoluta ao transplante a não ser colonizações por *Burkholderia* que podem desencadear um quadro fulminante de pneumonia necrotizante e sepse com letalidade em torno de 30% conhecida como "Síndrome cepacia". O *actinomiceto aeróbio Nocardia* é favorecido pelas alterações estruturais e fisiológicas do pulmão transplantado ocasionando 1,5 a 2 vezes mais infecção em pacientes transplantados.

O erro na escolha do tamanho do pulmão doador pode levar a problemas como pneumotórax, efusão pleural e empiema. Em quase 100% dos transplantados há a ocorrência de derrame pleural pelo aumento da permeabilidade capilar e redução do fluxo linfático que resolvem-se espontaneamente em um período de 14 dias com a realização de toracostomia. Derrames persistentes e recorrentes podem ocorrer em fase tardia associada à complicação infecciosa e rejeição celular aguda de caráter linfocítico e exsudativo.

O tempo cirúrgico prolongado (acima de 9h) assim como a duração de permanência do tubo de toracostomia (> 14 dias) são fatores de risco para infecção de sítio cirúrgico com estudos sugerindo um *odds-ratio* de 2 vezes mais infecção a cada hora que se passa na sala de operação. Os principais germes responsáveis pela infecção são Candida albicans e Candida tropicalis, *Staphylococcus aureus*, Gram negativos não fermentadores como Acinetobacter baumanii e *Pseudomonas aeruginosa* seguidos de *Enterococcus faecium* e *Stenotrophomonas maltophilia*.

Dentre os transplantes de órgão sólidos o transplante pulmonar tem maior risco de infecção por micobactérias não tuberculosis com incidência de 0,46% a 18%. Alterações estruturais prévias do pulmão do paciente receptor, principalmente naqueles submetidos ao transplante de pulmão único, doadores CMV reagentes e rejeição celular aguda estão nos grupos com maior risco de desenvolvimento de infecção.

As infecções fúngicas do trato respiratório possuem uma incidência acumulada no ano de 8,6% sendo os principais agentes etiológicos o *Aspergillus fumigatus*, *Aspergillus terreus* (sendo este com resistência *in vitro* à anfotericina B) e *Candida spp.* Outros importantes agentes são os *Cryptococcus*, agentes de mucormicose e fungos endêmicos. A maioria das infecções, exceto a candidemia, se dá pela inalação de esporos no ambiente ou colonização prévia do enxerto se expressando em qualquer fase, porém principalmente nas fases intermediária e tardia. Podem gerar perda progressiva da função do enxerto e rejeição crônica. A candidemia, por outro lado, geralmente ocorre na fase precoce por conta da cirurgia recente, exposição a antimicrobianos de largo espectro e uso de dispositivos invasivos. A candidíase pulmonar invasiva é rara mesmo com resultado positivo em lavado broncoalveolar e escarro representando na maioria das vezes colonização.

Os fatores de risco para aspergilose pulmonar invasiva são colonização prévia do enxerto, isquemia da via aérea, rejeição crônica do enxerto, infecção por CMV, uso de altas doses de corticoides, insuficiência renal, uso de agentes anti-células T, transplante único de pulmão e hipogamaglobulinemia (IgG < 400 mg/dL). Quando se isola *Aspergillus* das secreções respiratórias nos primeiros 6 a 9 meses após o transplante, sempre se realiza uma broncoscopia a fim de descartar traqueobronquite ulcerativa ou pseudomembranosa.

A criptococose leva média de 190 dias para desenvolvimento da doença complicando-se com a Síndrome de Reconstituição Imune durante a fase tardia de melhora da imunossupressão.

A mucormicose geralmente se manifesta como doença pulmonar, mas pode ter manifestações em anastomoses e trato gastrointestinal. Se apresenta como infarto e necrose do tecido afetado com mortalidade de 87% se não tratada adequadamente com antifúngico e debridamento cirúrgico.

Fungos endêmicos como *Histoplasma capsulatum*, *Coccidioides immitis* e *Blastomyces dermatitidis* podem ocorrer por reativação de infecção dormente, nova aquisição do ambiente ou transmissão pelo enxerto de doadores de áreas endêmicas. Pneumonia e doença disseminada são as manifestações mais frequentes com alta mortalidade.

Pneumocitose por *Pneumocystis jirovecii* ocorre em cerca de 5% a 15% dos pacientes na fase intermediária pós-transplante, entretanto, sua incidência reduziu de maneira significativa com o uso de profilaxia universal com sulfametoxazol-trimetoprima.

O isolamento de espécies fúngicas pré-transplante não o contraindicam, entretanto é recomendado transplante bipulmonar e realização de screencing torácico para descartar possibilidade de aderência de micetomas na parede torácica.

Pela imunossupressão pacientes transplantados podem também ser expostos às infecções de vírus respiratórios comunitários que podem se associar com disfunção crônica do enxerto pulmonar ou reativação de vírus latentes como Citomegalovírus (CMV), Herpes simples vírus (HSV) e Variella-zoster vírus (VZV). Entretanto essa proporção tem reduzido graças ao uso de medicações antivirais usadas de forma profilática.

O CMV pode gerar danos ao paciente de forma direta ou indireta por meio de sua capacidade imunomodulatória e depressora com favorecimento de infecções oportunistas associadas. Sua infecção tem se associado com aumento da incidência de rejeição aguda e crônica. Sua infecção é definida pelo achado de partículas do CMV em qualquer fluido ou tecido corporal, independentemente de sintomas que pode ocorrer por transmissão pelo enxerto doado, reativação de infecção latente do receptor e contato direto com infectados. A doença é caracterizada por infecção associada aos sintomas podendo se manifestar desde uma síndrome viral até doença tecidual invasiva. Receptores não reagentes para CMV com doadores reagentes, uso de anticorpos antilinfocíticos ou rejeição resistente a altas doses de corticosteroides são os fatores de risco para doença por CMV.

DIAGNÓSTICOS

Como as manifestações clínicas podem ser muito pobre ou inespecíficas para diferenciar o agente etiológico infeccioso e até mesmo de rejeição aguda do enxerto, na identificação de paciente com piora aguda da função pulmonar e suspeita de infecção deve ser introduzido antibioticoterapia de largo espectro para os principais germes causadores enquanto se aguarda o resultado de culturas e investigação com exames complementares de imagem como Tomografia de Tórax de Alta Resolução, broncoscopia com lavado broncoalveolar e biópsia brônquica ou pulmonar transbrônquica com histopatológico, inclusive para diagnóstico diferencial com rejeição aguda devido quadro clínico semelhante.

Caso não se perceba disfunção respiratória nem sintomas respiratórios, mas o paciente apresente disfunções orgânicas novas devem ser investigados sítios extrapulmonares como infecção de ferida operatória, infecção primária de corrente sanguínea e infecção do trato urinário pela sondagem vesical de demora.

A TC de Tórax de Alta Resolução pode revelar diferentes manifestações sendo que alguns padrões podem sugerir o agente etiológico, entretanto, sendo necessária de preferência o isolamento do germe por culturas, PCR ou confirmação histopatológica após biópsia transbrônquica (Tabela 2).

O empiema ocorre em 3% a 7% dos pós-operatórios sendo 25% com desenvolvimento em 90 dias e redução da sobrevida em um ano de 87% para 67%. O quadro clínico pode ser oligo ou assintomático devido imunossupressão, devendo-se ter alta suspeição clínica. A análise do líquido pleural deve incluir cultura para bactérias, fungos, micobactérias, PCR para fungos e micobactérias, citometria, DHL, glicose, proteína, triglicerídeos. Dosagem de adenosina deaminase, beta-d-glucana e galactomanana podem ser úteis para suspeição etiológica de infecção fúngica.

Tabela 2. Manifestações radiológicas em TC de Alta resolução e os principais agentes etiológicos.

Manifestação tomográfica	Principal agente
Consolidação lobar	Pneumonia bacteriana
Infiltrado intersticial	Bactérias atípicas como Mycoplasma e Chlamidia
Nódulos, cavidades, árvore em brotamento	Micobactéria não tuberculosis
Miliar, nódulos, efusão pleural, intersticial difuso e cavidades	Micobactéria tuberculosis
Nódulos com vidro fosco	Fungos
Opacidade em vidro fosco, espessamento de septos, consolidações ou normal.	Vírus (Citomegalovírus)
OBS: Rejeição aguda pode produzir diferentes manifestações sendo sempre um diagnóstico diferencial.	

Na infecção do espaço pleural os fungos são prevalentes com 61% dos casos, bacterianas com 25% e 8% por micobactérias. Diferentemente do comprometimento do parênquima pulmonar, no empiema a Candida spp é o germe predominante.

A manifestação clínica da aspergilose traqueobrônquica/pulmonar pode se dar desde um quadro assintomático com achado apenas em lavado broncoalveolar, oligossintomático de traqueobronquite com febre, tosse seca, dispneia e hemoptise; a pneumonia e doença disseminada com comprometimento sistêmico e de sítios extrapulmonares como seios paranasais, sistema nervoso central, discos intervertebrais (osteomielite vertebral), olhos (endoftalmite), espaço pleural (empiema) e pele.

O diagnóstico se dá por meio da broncoscopia com achados de eritema, pseudomembrana, ulcerações, obstruções por estenoses, formações de fístulas broncopleurais por deiscência de suturas e broncomalácia sendo confirmado por análise histopatológica e/ou cultura fúngica. Quanto mais tempo da cirurgia maior o risco de evolução para doença invasiva. A TC de Tórax pode definir a extensão do envolvimento pulmonar, se há deiscência de via aérea, além de mostrar consolidações, lesões cavitárias ou nodulares. TC de Crânio e punção de LCR deve ser realizado quando da suspeita de aspergilose invasiva cerebral naqueles com alteração do exame neurológico ou cujo exame físico não possa ser adequadamente avaliado. Cerca de 40% dos pacientes com aspergilose invasiva não são detectados no lavado.

A candidíase pulmonar invasiva é rara mesmo com resultado positivo em lavado broncoalveolar

A suspeição de pneumonia complicando o transplante pulmonar deve ser sempre aventado em pacientes com sinais de resposta inflamatória inespecíficos que cursem com novo aparecimento ou piora de infiltrados radiológicos e de sintomas respiratórios (Figura 1).

Um arsenal de testes diagnósticos deve ser realizado com a finalidade de identificar o quanto antes o agente etiológico com objetivo de direcionar a terapêutica e descalonar antimicrobianos (Figura 2).

Deve-se investigar com painel viral todos os transplantados pulmonar com febre e sintomas respiratórios e/ou com mudanças nos testes de função pulmonar com coleta de amostra da nasofaringe com técnica molecular, especialmente para influenza, parainfluenza, vírus sincicial respiratório, adenovírus e metapneumovírus. O limiar de suspeição clínica para influenza deve ser baixo se é reconhecido circulação local do vírus e se houver terapia antiviral disponível.

Figura 1. Critérios clínicos e de exames complementares a serem considerados no diagnóstico de pneumonia no paciente transplantado de pulmão.

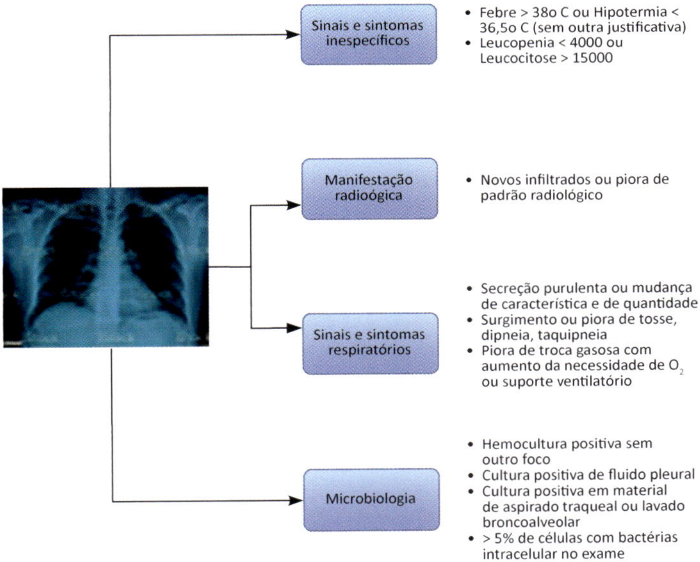

Figura 2. Testes diagnósticos para avaliação de pneumonia para pacientes receptores de transplante de pulmão.

Respiratório	PCR ou antígeno viral: Influenza, Parainfluenza, VSR, ADV, rinovírus, coronavírus Análise para ***Pneumocystis jirovecii*** Culturas para bactérias, fungos e micobactérias Galactomanana
Sangue	Culturas para bactérias PCR para Citomegalovírus Galactomanana Antígeno para Histoplasma, ***Cryptococcus***, ***Blastomycosis***
Urina	Antígeno para Histoplasma, Legionella, Pneumococo

Figura 3. Fluxograma de profilaxias a serem realizadas no paciente transplantado de pulmão.

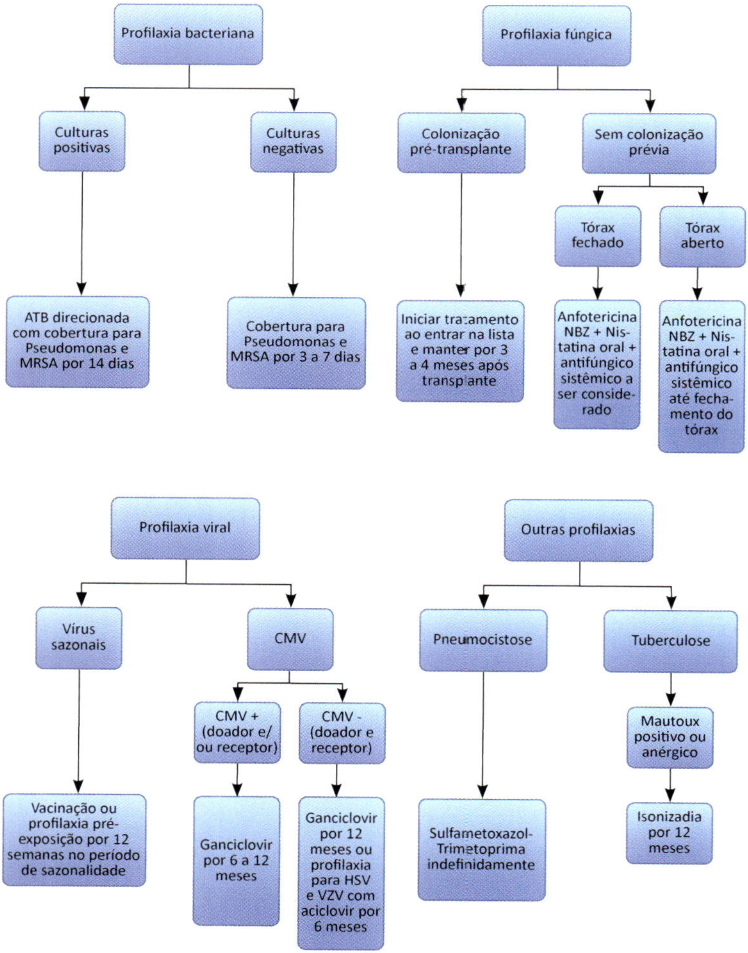

Deve também fazer parte do diagnóstico diferencial complicações não infecciosas, principalmente se paciente com culturas negativas e sem resposta clínica adequada:

- **Disfunção primária do enxerto:** ocorre em até 72h do transplante com resultado de lesão de reperfusão, aumento da permeabilidade capilar e edema pulmonar não cardiogênico manifestando-se como opacidade radiográfica nova e hipoxemia. Ocorre em 15% dos pacientes e tratamento baseado em suporte avançado de vida, ventilação mecânica protetora, óxido nítrico inalatório, ECMO ou retransplante;
- **Complicações mecânicas de vias aéreas:** 20% dos casos ocorrem nos primeiros 3-6 meses em decorrência de obstrução ou necrose por isquemia transitória da parede brônquica pela não reanastomose intraoperatória ou deiscência de anastomoses. Dilatação e colocação de stents são utilizados como terapêutica;
- **Rejeição aguda:** 40% dos casos ocorrem no primeiro ano de pós-operatório expressando-se com sintomatologia inespecífica, deterioração do VEF1 na espirometria ou aumento de hipoxemia. O padrão ouro diagnóstico é a biópsia transbrônquica e o tratamento consiste de altas doses de metilprednisolona por 3 dias com terapia imunossupressora;
- **Rejeição crônica:** caracterizada por obstrução progressiva e irreversível das vias aéreas devido processo fibroproliferativo em pequenas vias aéreas secundária à Bronquiolite Obliterante (suspeitada quando ocorre redução do VEF1 abaixo de 80% do valor de base). Ocorre por volta de 18 meses após o transplante. Como as lesões são irreversíveis devem ser realizadas medidas que reduzam sua progressão como controle da doença do refluxo gastroesofágico, imunomodulação oral com

macrolídeos e fotoforese extracorpórea. O tratamento paliativo muitas das vezes é prioritário;

- **Microangiopatia trombótica:** lesão endotelial e agregação plaquetária caracterizada por anemia em desenvolvimento, trombocitopenia, insuficiência renal aguda, haptoglobina baixa e desidrogenase lática aumentada. Ocorre no primeiro ano pós-cirurgia principalmente nos primeiros 3 meses. Pacientes tratados com inibidor da calcineurina e sirolimus têm maior risco de desenvolver. O tratamento inclui suspensão das medicações anteriores e plasmaférese.

PREVENÇÃO E TRATAMENTOS

Infecções bacterianas

Qualquer quadro de infecção no pós-operatório de paciente transplantado pulmonar é considerado crítico independentemente da expressão clínica. Embora não tenha estudos randomizados para avaliação de antibioticoprofilaxia ampliada ela é amplamente utilizada. Os antibióticos sistêmicos devem cobrir os principais germes gram negativos e positivos da instituição.

Rotineiramente é realizada cobertura anti-pseudomonas e contra *Staphylococcus aureus* meticilino-resistente com cefalosporinas ou carbapenêmicos e vancomicina, respectivamente. Caso paciente tenha histórico de infecção/colonização por *Staphylococcus* resistente à vancomicina e *Enterococcus* deverá ser utilizado Linezolida ou Daptomicina (Tabela 3).

Usualmente, inicia-se o antimicrobiano 60 minutos antes da incisão cirúrgica. O tempo ideal de duração varia de cerca de 72h a 7 dias a depender da presença de peito aberto (onde profilaxia antifúngica também deverá ser realizada), da presença dos drenos torácicos ou culturas prévias do doador e do recepetor. A coleta de culturas do pulmão doador e do receptor previamente ao transplante também podem nortear os antibióticos utilizados.

Se a cultura do doador for positiva para *Staphylococcus aureus* ou bacilo gram negativo, o tempo de antibiótico será em torno de 14 dias (podendo-se reduzir no caso de bactérias menos virulentas). Se a cultura do receptor for positiva para germe multidroga resistente, a cobertura será realizada por 2 a 3 semanas (no caso de isolamento de *Burkholderia cepacia*, o tempo será maior, por isso, geralmente é considerado como contraindicação ao transplante). Se ambas culturas forem negativas, o tempo de antibiótico pode ser encurtado para 3 a 5 dias.

Tabela 3. Esquemas antibióticos para infecção bacteriana em pacientes transplantados de pulmão

Cobertura anti-pseudomonas	Cobertura-MRSA
Ceftazidima 1 g, IV, 8/8h	Vancomicina 15-20 mg/Kg/dose, IV, 12/12h
Cefepime 2 g, IV, 8/8h	Se resistência conhecida à Vancomicina ou Enterococos
Piperacilina-Tazobactan 4,5 g, IV, 6/6h	Linezolida 600 mg, IV, 12/12h
Imipenem 500 mg, IV, 6/6h	Daptomicina 6-9 mg/kg, IV, 24/24h
Meropenem 2 g, IV, 8/8h	
Polimixina B 25.000-30.000U/Kg/dia, IV, 12/12h	
Adjuvantes	
Amicacina 15 mg/kg/dia, IV, 24/24h	

Terapias adjuvantes podem ser tomadas como controle de dispositivos suspeitos e administração inalatória de aminoglicosídeos. Para antibioticoterapia não há dados de alta qualidade para guiar tempo de uso. Esquemas curtos de 7 dias têm validade apenas em pacientes imunocompentententes, Na maioria dos casos, é razoável o uso por 2 semanas para pneumonia bacteriana.

Nas infecções do espaço pleural é necessário um tempo mais prolongado de antibioticoterapia e drenagem. Infecções de partes moles também podem necessitar de debridamento. O tratamento para infecção primária de corrente sanguínea é parecida para não transplantados.

No primeiro mês da cirurgia todo isolamento de bactérias no trato respiratório é recomendado o seu tratamento, com uso de aminoglicosídeo ou colistina nebulizada se presença de anastomose isquêmica. Do 2° ao 6° mês deverão ser tratados casos sintomáticos ou cujo isolamento de patógeno persista após uma semana.

Nas infecções provocadas por tuberculose, o uso da rifampicina pode interferir com imunossupressores devido ao estímulo ao citocromo P-450. A recomendação é utilizar isoniazida, etambutol, pirazinamida e ofloxacino por 3 meses, seguido pela remoção da pirazinamida e manutenção do restante do esquema por 18 a 24 meses. Caso os candidatos a transplante tenham prova de intradermorreação de Mantoux positiva ou anérgicos, devem receber profilaxia por 12 meses com isoniazida após se descartar infecção ativa por tuberculose.

Nas infecções por *Legionella*, o uso de macrolídeos pode inibir o citocromo P-450 dando-se preferência ao uso de levofloxacino 500mg, IV, 12/12h para tratamento.

Infecções por *Nocardia* ocorrem em 75% dos pacientes com transplante único do pulmão. A terapia medicamentosa deve se estender por 1 ano sendo a melhor terapia para imunodeprimidos a associação de carbapenêmicos com aminoglicosídeos. O uso de sulfametoxazol-trimetoprima profilática não é protetivo contra *Nocardia*.

Infecções que ocorram após a alta hospitalar do paciente deverão levar em conta o histórico de infecção ou colonização e de hospitalização prévia nos últimos 90 dias para escolha do antimicrobiano empírico que deverá ser de maior espectro e cobrir germes hospitalares caso as condições anteriores estejam presentes.

INFECÇÕES FÚNGICAS

A profilaxia contra infecções fúngicas apesar de ainda ter dados inconsistentes é recomendada pelo benefício frente à imunossupressão e quadros graves em pós-transplantados infectados. O uso de anfotericina inalatória pode reduzir a chance de infecção pulmonar, porém não protege contra infecções sistêmicas ou do espaço pleural necessitando de terapias com azólicos que tem como desvantagem a interação medicamentosa com imunossupressores como tacrolimus, ciclosporina e sirolimus.

A terapia indicada depende do centro de transplante. O uso de anfotericina B lipossomal é preferida por ter menos efeitos colaterais e melhor deposição que a convencional, sendo administrada por via inalatória na dose de 100 mg em pacientes intubados e 50 mg em extubados diariamente por 4 dias e depois semanalmente até alta hospitalar. Alguns centros recomendam a manutenção de nebulização de anfotericina B lipossomal 3 vezes por semanas nos 2 primeiros meses. Nos pacientes cujo trato respiratório é colonizado por fungo no período pré-transplante a terapia sistêmica é iniciada assim que o paciente é listado no transplante e mantido por 3 a 4 meses após o transplante podendo ser reiniciado naqueles com aumento de imunossupressão com timoglobulina, alemtuzumab e altas doses de glicocorticoides.

O azólico mais utilizado é o voriconazol devido sua comodidade de uso via parenteral e oral com boa cobertura contra *Aspergillus*. Itraconazol, posaconal e isavuconazol são alternativas. É administrado na dose de 6 mg/Kg (até dose máxima de 400 mg) a cada 12 horas por 2 doses e seguido de 4 mg/Kg (máximo 200 mg) a cada 12h. Nos pacientes que mantém o tórax aberto sem indicação de profilaxia anterior é feita antibioticoprofilaxia para *Candida spp* com equinocandina (micafungina, anidulafungina, caspofungina) ou fluconazol até fechamento do tórax.

TC de Tórax pode ajudar a excluir doença fúngica invasiva antes de suspender a terapia e documentação com lavado broncoalveolar negativo. Recomenda-se também a administração de nistatina 5 mL, 4 vezes ao dia, por 6 meses após o transplante, para reduzir a colonização por Candida.

Para pneumocistose o uso de sulfametoxazol-trimetoprima na dose de 400+80 mg/dia ou 800 mg+160 mg, 3x na semana, de forma indefinida reduziram drasticamente a infecção pelo *Pneumocystis jirovecii*.

Caso seja diagnosticado infecção pulmonar por *Aspergillus* a terapia fúngica mais comum é o voriconazol devendo-se sempre reavaliar a possibilidade de reduzir temporariamente a imunossupressão durante o tratamento (Tabela 4).

A eficácia da nebulização não foi comprovada, mas usualmente é utilizada na suspeita de comprometimento de anastomoses e concomitância com stent para patência da via aérea obstruída. No uso de azólicos recomenda-se dosar o nível de voriconazol na primeira semana entre o 4° e 7° dia (alvo sérico de 1 – 5,5 mcg/mL). Os imunossupressores também devem ser dosados.

Tabela 4. Tratamento das infecções por *Aspergillus spp* no transplante pulmonar

	Tratamento	Duração
Aspergilose invasiva	Inicial: • Anfotericina B lipossomal 5 mg/kg/24h ou voriconazol Manutenção: • Itraconazol 10 mg/Kg/24h ou voriconazol Doença refratária: • Caspofungina • Posaconazol • Voriconazol + caspofungina • Anfotericina B lipossomal 5 mg/kg/24h + caspofungina	Uso de terapia inicial por via IV até o desaparecimento das imagens em TC de Tórax e início de terapia de manutenção por 12 a 18 meses. Doença refratária caracterizada por piora de lesões em uma semana ou ausência de melhora em duas semanas do início da terapia.
Aspergilose traqueobrônquica		
Colonização	Anfotericina B nebulizada 6 mg/8h + Anfotericina B lipossomal 25 mg/48h + itraconazol 400 mg/24h	De 15 a 21 dias ou até que as culturas sejam negativas
Traqueobronquite	Anfotericina B lipossomal 2 mg/Kg/24h ou Itraconazol 400-800 mg/24h ou voriconazol + Anfotericina B nebulizada 6 mg/8h ou Anfotericina B lipossomal nebulizada 25 mg/48h	Pelo menos 21 dias até o desaparecimento dos sintomas e culturas negativas

Traqueobronquite ulcerativa	Inicial: • Anfotericina B lipossomal 2-3 mg/Kg/24h ou Anfotericina B Complexo lipídico 5 mg/Kg ou voriconazol + Anfotericina B nebulizada 6 mg/8h ou Anfotericina B lipossomal 25 mg/48h Manutenção: • Itraconazol 400 mg/24h + Anfotericina B nebulizada 6 mg/8h ou Anfotericina B lipossomal 25 mg/48h Doença refratária: • Anfotericina B lipossomal ou voriconazol + Anfotericina B lipossomal nebulizada	Desaparecimento dos achados em broncoscopia e culturas negativas. No caso de refratariedade é importante a limpeza de secreções e debridamento de tecidos necróticos pela broncoscopia.
Doses de antifúngicos: • Voriconazol: 6 mg/Kg/24h no primeiro dia e 4 mg/Kg/24h a partir do segundo dia; • Caspofungina: 70 mg/24h no primeiro dia e 50 mg/24h a partir do segundo dia; • Posaconazol: 400 mg/12h no primeiro dia e 200 mg/12h a partir do segundo dia;		

Apesar de não ser comum infecção pulmonar por Candida não é infrequente a infecção de sítios extrapulmonares como ferida operatória, em caso de tórax aberto, e infecções de corrente sanguínea associada ao dispositivo intravascular central. Sempre deverá ser suspeito na vigência de quadro infeccioso sem foco definido em pacientes que possuem cateter venoso central, uso prévio de antibióticos de largo espectro, hemodiálise, cirurgias do aparelho digestivo e em uso de nutrição parenteral.

Para investigação é necessária a coleta de culturas e dosagem beta-d-glucana, que embora não confirmem o diagnóstico, tem alto valor preditivo negativo.

Durante a investigação deverão ser iniciados equinocandinas, de preferência, principalmente se já expostos previamente a azólicos ou colonizados por espécies de Candida resistentes. A ausência de resposta clínica após tratamento empírico com antifúngicos com culturas negativas devem sinalizar a interrupção da terapia e busca por outros diagnósticos.

Caso a candidemia seja confirmada, todos os dispositivos centrais devem ser removidos, se possível; avaliação oftalmológica para pesquisa de endoftalmite por Candida, e coleta de hemoculturas seriadas até resultado negativo, devem ser procedidas. Se suspeita ou confirmação de resistência à equinocandina deverá ser iniciado anfotericina B lipossomal e terapia mantida por pelo menos duas semanas após primeira hemocultura negativa.

INFECÇÕES VIRAIS

Devido o grave risco de complicações por Citomegalovírus (CMV) há recomendação de profilaxia universal no pós-operatório de transplante pulmonar e sempre que houver necessidade de aumento ou associação de terapia imunossupressoras. No pós-operatório imediato, os pacientes devem receber ganciclovir, com atenção de ajuste para função renal. Quando o paciente estiver se alimentando ou de alta hospitalar a terapia endovenosa deverá ser modificada para valganciclovir via oral 900 mg/dia. A profilaxia deverá ser mantida com base no risco de reativação de CMV, toxicidade da droga e monitoriamento da carga viral.

Para pacientes reagentes ou cujo doador era reagente, que evoluíram com rejeição aguda do enxerto e estão recebendo terapia antilinfocítica ou aumento da dose de corticoide, deverá ser reiniciada profilaxia com valganciclovir e mantido por 1 a 3 meses após término da terapia anti-rejeição.

O valganciclovir é uma pró-droga do ganciclovir com excelente biodisponibilidade via oral. Entretanto, deve-se estar atento pelo risco de toxicidade medular com supressão hematológica e leucopenia. Ao menos semanalmente o número de neutrófilos deve ser avaliado. Caso ocorra neutropenia entre 500 e 1000, o uso de fator estimulante de colônias de granulócitos deve ser considerado antes de descontinuar o antiviral pelo risco de induzir resistência ao vírus.

O uso de imunoglobulina anti-CMV ainda não possui recomendação para seu uso podendo ser utilizado em conjunto com o antiviral em estudos, nunca isolado. Ainda não há vacina contra o CMV disponível para uso. Na ocorrência de doença por CMV o tempo de terapia é em torno de 15 dias, exceto para pneumonite viral que são 3 semanas.

Caso não seja optado por profilaxia contra CMV, nos pacientes receptores e doadores não reagentes, a profilaxia contra herpes vírus e varicela-zóster vírus deverá ser instituída com aciclovir 400-800 mg, 2 vezes ao dia; valaciclovir 500 mg, 2 vezes ao dia; ou famciclovir 500 mg, 2 vezes ao dia; deve ser mantida por 3 a 6 meses, assim como reintroduzida em períodos de terapia antirrejeição.

No caso de infecção aguda sintomática deverá ser ofertado imunoglobulina específica e terapia antiviral endovenosa. Na apresentação cutânea exclusiva o tratamento deverá ser realizado com aciclovir 400 mg, 3 vezes ao dia; ou valaciclovir 1 g, 2 vezes ao dia; ou famciclovir 500 mg, 2 vezes ao dia, até as lesões cutâneas estarem completamente recuperadas. Caso não ocorra melhora em 2 a 3 dias de terapia oral os pacientes deverão ser internados para administração endovenosa. Todos os candidatos a transplante soronegativos para varicela devem receber 2 doses da vacina com intervalo de 4 a 8 semanas entre doses não podendo ser submetido a transplante ao menos 2-4 semanas após ser imunizado.

No caso de infecções por vírus respiratórios comunitários é importante a diferenciação pela chance de terapia específica contra determinados vírus como o Influenza cuja terapia deverá ser dada para todos os infectados e suspeitos independentemente do quadro clínico. O tratamento usual é o oseltamivir na dose de 75 mg, 2 vezes ao dia, mantido até que o RT-PCR não seja mais detectável. Se sintomas persistirem, RT-PCR persistentemente positivo ou deterioração clínica deve ser aventada a resistência terapêutica. A vacinação contra Influenza é recomendada para todos os receptores após fase precoce e seus contactantes.

Nas infecções por vírus sincicial respiratório tem-se observado atividade *in vitro* da ribavirina na dose de 600-800 mg, 2x ao dia via oral, por 7 dias ou até melhora sintomática. Entretanto, não existe consenso, com muitos autores sugerindo apenas terapia de suporte visto benefício incerto da ribavirina e risco potencial de toxicidade hematológica.

Infecção disseminada por adenovírus ou severa recomenda-se o uso de brincidofovir, se disponível. Em caso contrário a associação de cidofovir 5 mg/Kg, probenecida e hidratação venosa agressiva poderá ser utilizada se o benefício superar o risco de toxicidade renal pelo cidofovir. A função renal deverá ser acompanhada e poderá ser administrada nova dose, em uma semana, se paciente ainda sintomático, PCR viral positivo e ausência de sinais de toxicidade. No caso de parainfluenza ou metapneumovírus, até o momento, apenas terapia de suporte tem sido indicada.

Com a pandemia da Covid-19, em 2020, alguns relatos tem sido descritos sobre infecção em paciente transplantados e a mensagem é que se deve ter alta suspeição clínica pois, devido imunossupressão, muito pacientes tendem a evoluir de forma assintomática com hipoxemia silenciosa e risco de superinfecção bacteriana.

REFERÊNCIAS BIBLIOGRÁFICAS

1. Aigner C, Dittmer U, Kamler M, Collaud S, Taube C. COVID-19 in a lung transplant recipient. J Heart Lung Transplant. 2020.

2. Alsaeed M, Husain S. Infection in heart and lung transplant recipients. Crit Care Clin. 2019. 35: 75-93.

3. Fuehner T, Greer M, Welte T, Gottlieb J. The lung transplant patient in the ICU. Curr Opin Crit Care. 2012. 18 (5): 472-478.

4. Gavaldà J, Román A. Infección em el transplante de pulmón. Enferm Infecc Microbiol Clin. 2007. 25(10): 639-50.

5. Goldberg HJ. Lung transplantation. ACP Medicine. 2012.

6. Hochhegger B, Irion KL, Marchiori E, Bello R, Moreira J, Camargo JJ. Achados tomográficos nas complicações pós-operatórias do transplante pulmonar. J Bras Pneumol. 2009. 35(3): 266-274.

7. Nosotti M, Tarsia P, Morlacchi LC. Infections after lung transplantation. J Thoracic Dis. 2018. 10 (6): 3849-3868.

8. Villalobos AP, Husain S. Infection prophylaxis and management of fungal infections in lung transplantation. Ann Transl Med. 2020 Mar 8(6):414.

9. Kosmidis C, Denning DW. The clinical spectrum of pulmonary aspergillosis. Thorax. 2015;70(3):270-7.

10. Ison MG. Viral infections following lung transplantation. Uptodate. 2021. Disponível em: https://www.uptodate.com/contents/viral-infections-following-lung-transplantation?search=Viral%20infections%20following%20lung%20transplantation&source=search_result&selectedTitle=1~150&usage_type=default&display_rank=1

11. Kabbani D, Kozlowski HN, Cervera C, Chaparro C, Singer L, Rotstein C, Keshavjee S, Husain S. Granuloma in the explanted lungs: infectious causes and impact on post-lung transplant mycobacterial infection. 2019. Tranpl Infect Dis. 2020. 22: 1-9.

12. Leard L. Pleural complications in lung transplantation. Uptodate. 2021. Disponível em: https://www.uptodate.com/contents/pleural-complications-in-lung-transplantation?search=Pleural%20complications%20in%20lung%20transplantation&source=search_result&selectedTitle=1~150&usage_type=default&display_rank=1

13. Moraes JLS, Oliveira RA, Samano MN, Poveda VB. A retrospective cohort study of risk factors for surgical site infection fllowing lung transplant. Progress in Transplantation. 2020.

14. Palmer SM, Zaas A, Messina JÁ. Fungal infections following lung transplantation. Uptodate. 2021. Disponívem em: https://www.uptodate.com/contents/fungal-infections-following-lung-transplantation?search=Fungal%20infections%20following%20lung%20transplantation&source=search_result&selectedTitle=1~150&usage_type=default&display_rank=1

15. Singer LG. Physiologic changes following lung transplantation. Uptodate. 2021. Disponível em: https://www.uptodate.com/contents/physiologic-changes-following-lung-transplantation?search=Physiologic%20changes%20following%20lung%20transplantation&source=search_result&selectedTitle=1~150&usage_type=default&display_rank=1

16. Zaas A, Palmer SM, Messina JA. Bacterial infections following lung transplantation. Uptodate. 2021. Disponível em: https://www.uptodate.com/contents/bacterial-infections-following-lung-transplantation?search=Bacterial%20infections%20following%20lung%20transplantation&source=search_result&selectedTitle=1~150&usage_type=default&display_rank=1#H1627022787

17. Zamora M. Prevention of cytomegalovirus infection in lung transplant recipients. Uptodate. 2021. Disponível em: https://www.uptodate.com/contents/prevention-of-cytomegalovirus-infection-in-lung-transplant-recipients?search=Prevention%20of%20cytomegalovirus%20infection%20in%20lung%20transplant%20recipients&source=search_result&selectedTitle=1~150&usage_type=default&display_rank=1

PARTE III

TRANSPLANTE HEPÁTICO

14

INDICAÇÕES, CONTRAINDICAÇÕES E AVALIAÇÃO DO CANDIDATO A TRANSPLANTE

Michele Oliveira de Marco ▪ Flávia Vanessa Carvalho Sousa Esteves

INTRODUÇÃO

O primeiro transplante ortotópico de fígado humano bem sucedido foi realizado em 1967 por Thomas Starzl nos Estados Unidos. No ano seguinte, Sir Roy Calne, em Cambridge, realizou o primeiro transplante hepático (TH) na Europa. No Brasil, o primeiro TH ocorreu em 1968 por Machado et al no Hospital das Clínicas da Faculdade de medicina da Universidade de São Paulo (HC FMUSP), todavia, o paciente faleceu após 7 dias por complicações relacionadas à rejeição e infecção. Em 1985, Silvano Raia et al, reiniciou o programa de transplante hepático no HC FMUSP e, em 1988, fez o primeiro transplante hepático intervivos do nosso país.

Desde então, o TH tem evoluído rapidamente, tornando-se o tratamento padrão para insuficiência hepática aguda, crônica e doenças genéticas, com mais de 80.000 procedimentos realizados até a data. As taxas de sobrevida melhoraram significativamente nos últimos 25 anos, atingindo índices de 90% e 71% em 1 e 10 anos, respectivamente. Este enorme sucesso é principalmente atribuível a vários avanços, como a introdução de novos agentes imunossupressores e soluções de preservação, as melhorias nas técnicas cirúrgicas, o diagnóstico precoce, o tratamento de complicações após o TH e a evolução na terapia intensiva.

Como consequência destes resultados, as indicações para TH registraram um aumento, fato que promoveu uma crescente procura por enxertos, seguida da desafiadora falta de órgãos. Por conseguinte, um dos principais desafios pelos quais os grupos transplantadores enfrentam é aumentar o número de doadores, de forma a minimizar a taxa de mortalidade dos doentes em lista de espera.

Por outro lado, os doentes que conseguem o enxerto e são submetidos ao transplante do fígado registram períodos de sobrevida cada vez mais prolongados, fato que promove aumento das complicações secundárias a terapêutica imunossupressora contínua de longo prazo.

Considerando a falta de órgãos disponíveis para todos que necessitam e a alta mortalidade dos doentes em lista de espera, a indicação de transplante hepático avalia não apenas a hepatopatia e a condição clínica para ser submetido a cirurgia de grande porte. Outros fatores são extremamente importantes, que englobam desde a possibilidade de pontuação adicional em lista de espera e priorização dos doentes mais graves, até o suporte social que o paciente possuirá após receber o novo fígado.

INDICAÇÕES PARA TRANSPLANTE HEPÁTICO

O TH deve ser considerado em todos os doentes com doença hepática avançada, nas quais o transplante possa prolongar a esperança de vida para além da previsão da história natural da doença hepática subjacente ou nos quais exista a probabilidade elevada de o TH melhorar a qualidade de vida (QV). Os doentes devem ser selecionados caso a sua sobrevida prevista, sem a realização da transplantação, seja igual ou inferior a um ano, ou se o doente tiver uma QV inaceitável devido à doença hepática. É realizada uma avaliação médica pormenorizada para assegurar a exequibilidade do TH.

O TH está indicado em pacientes com doença hepática em fase terminal, caracterizado pela cirrose hepática descompensada; em doentes que possuem carcinoma hepatocelular (CHC) cuja característica esteja dentro dos critérios de Milão; em enfermos com hepatite fulminante; algumas neoplasias hepáticas específicas e em pacientes com doenças genéticas cuja alteração do metabolismo intra-hepático leve a manifestações graves sistêmicas.

Cada país possui uma legislação específica de alocação e prioridade dos órgãos, com variações regionais a depender da federação. A maioria é baseada no MELD, conceito que será explicitado a seguir. Todavia, o MELD possui falhas, não sendo fidedigno para algumas condições graves. Logo, cada central de transplante engloba também situações consideradas "especiais", nas quais condições específicas são aceitas para transplante hepático mesmo se a função hepática estiver preservada. Nestes casos, o paciente recebe uma pontuação especial para MELD/PELD. Na Tabela 1 está resumida as indicações de transplante hepático baseada na Central de Transplantes do Estado de São Paulo. Cada indicação possuiu detalhes específicos que não abrange o objetivo deste capítulo. Condições excepcionais podem também ser aceitas, a depender da avaliação da equipe multiprofissional e da autorização da central de transplantes. Um exemplo de indicação de transplante hepático, até então não existente e que surgiu com a pandemia da

Covid-19 está na colangiopatia pós-Covid-19 com manifestações graves sequelares. Neste caso, a equipe transplantadora avalia detalhadamente o caso e, se indicado, envia uma carta para a análise e aceite da central de transplantes.

A indicação mais comum para TH na doença hepática em fase terminal em adultos é a cirrose. A cirrose representa a fase final de qualquer doença hepática crônica, logo possuiu inúmeras etiologias. Até o momento, a cirrose pela hepatite C e por álcool são as principais etiologias de transplante hepático no mundo. Todavia, nos próximos anos, a etiologia predominante de transplante hepático será a cirrose por esteato-hepatite não alcoólica (NASH), em partes devido ao programa internacional de erradicação da hepatite C com os novos antivirais associado ao fato da obesidade e síndrome metabólica serem patologias crescentes no mundo ocidental.

A hepatite fulminante é o mais grave subtipo de insuficiência hepática aguda e representa uma indicação urgente para TH. Detalhes sobre a mesma será tema de outro capítulo. Algumas etiologias de doenças hepáticas crônicas podem apresentar um curso agudo em qualquer fase de sua história natural e ganham priorização como fulminante na central de transplantes, a depender da sua apresentação. Esta condição pode acontecer em pacientes com hepatite autoimune, reativação do vírus da hepatite B e doença de Wilson. O TH revolucionou o prognóstico da hepatite fulminante, fazendo com que a taxa de sobrevida aumentasse de 10% a 20% (todas as causas combinadas) para 75% a 80% a 1 ano e para 70% em 5 anos.

Tabela 1. Indicações de transplante hepático

INDICAÇÕES PARA TRANSPLANTE HEPÁTICO
Doença hepática terminal
Cirrose descompensada
Cirrose com carcinoma hepatocelular
Hepatite fulminante
Budd Chiari
Doenças do metabolismo com manifestações sistêmicas
Deficiência de alfa1-antitripsina
Amiloidose familiar
Glicogenoses
Hemocromatose
Hiperoxalúria primária
Doença de Wilson
Situações especiais
Metástase hepática de tumor neuroendócrino
Adenomatose múltipla irressecável
Carcinoma fibrolamelar irressecável
Hemangioendotelioma epitelioide primário de fígado irressecável
Hemangioma gigante irressecável
Hemangiomatose ou doença policística com síndrome compartimental
Hepatoblastoma
Indicação de transplante pós-doação de fígado ou de qualquer órgão sólido
Síndrome hepatopulmonar
Não funcionamento primário do enxerto

Trombose arterial após o 15º dia de Transplante hepático
Trombose arterial até o 15º dia de Transplante hepático
Ascite refratária
Encefalopatia hepática de repetição
Prurido intratável em hepatopatia de causa colestática
Colangite de repetição
Doença policística com síndrome compartimental
Amiloidose familiar
Doenças infantis: Atresia biliar, Doenças metabólicas com indicação de transplante: fibrose cística, glicogenose tipo I e IV, doença policística, oxalose primária, doença de Crigler-Najjar, doenças relacionadas ao ciclo da ureia, acidemia orgânica, tirosinemia tipo 1, hipercolesterolemia familiar, hemocromatose neonatal, infantil e juvenil, defeito de oxidação de ácidos graxos, doença da urina de xarope de bordo.

ALOCAÇÃO EM LISTA DE ESPERA

O momento do TH é crucial. Os pacientes com doença hepática terminal não devem ser submetidos a um transplante demasiado cedo, dado o benefício do transplante poder ser suprimido pelo risco da cirurgia e de imunossupressão durante toda a vida. A alocação e prioridade na lista de espera, no passado, tinha por base o tempo de espera e a gravidade da doença hepática. Hoje, no Brasil, não há prioridade em tempo de espera em fila, sendo o mesmo utilizado apenas como desempate.

Desde 2002, a pontuação do modelo de doença hepática em fase terminal (Model of End-stage Liver Disease – MELD) (com base em medições objetivas como creatinina, bilirrubina e Razão Normalizada Internacional (INR) derivada do tempo de protrombina) são utilizadas para a priorização dos doentes. O MELD foi concebido para determinar o prognóstico a curto prazo de doentes submetidos a TIPS após hemorragia gastrointestinal sendo, posteriormente, proposto para a previsão da mortalidade a 3 meses de doentes com uma doença hepática em fase terminal.

Nos doentes com MELD ≤ 14, a taxa de sobrevida em 1 ano foi mais baixa com transplantação do que sem esta. Por conseguinte, recomenda-se uma pontuação MELD de ≥ 15 para listar doentes com doenças hepáticas em fase terminal. Contudo, não disponibiliza uma previsão de mortalidade após a TH, exceto para doentes com pontuações MELD muito elevadas, como os superiores a 30. Foi demonstrado que para MELD elevado, o número de MELD pré-transplante é inversamente proporcional a sobrevida. Quanto maior, piores os desfechos, principalmente no primeiro ano pós-transplante. Este fato não é uma contraindicação ao transplante, todavia, requer equipe preparada para manejar o paciente em condições extremas de inflamação sistêmica no pós-operatório imediato, assim como equipe multidisciplinar para a reabilitação a longo prazo.

Apesar de o MELD ser utilizado para alocação dos pacientes em fila, ele possui falhas, como supracitado. Não reflete o impacto de complicações, como ascite refratária e encefalopatia recorrente, no risco da mortalidade sem transplante. Por isto existem exceções ao MELD. Situações nas quais é atribuído pontuação extra ao MELD funcional do paciente para que o mesmo tenha benefício de sobrevida com o transplante hepático. Na Tabela 1 está descrito o grupo de situações especiais aceitas pela Central de Transplantes do Estado de São Paulo. Nestes casos, é possível atribuir pontos adicionais aos doentes, de modo a conceder-lhes prioridade em termos de transplantação.

Na tentativa de melhorar a acurácia do MELD no manejo de pacientes graves, foram propostos índices compostos de resultados de sódio sérico (MELD-Na), sódio sérico e idade (MELD integrado) para melhorar o valor preditivo de MELD, e O MELD Delta (MELD D), o qual representa a alteração de MELD ao longo do tempo, também pode ser um melhor preditor da mortalidade. O MELD-Na foi o melhor em predizer mortalidade em 6 meses comparando curva ROC em 535 pacientes com carcinoma hepatocelular e é tida como uma boa ferramenta prognóstica e marcador independente de desfecho a curto e longo prazo.

A hiponatremia está relacionada a gravidade e mortalidade do paciente com doença hepática terminal, logo, o MELD-Na é o utilizado atualmente na maioria dos centros transplantadores do mundo para alocação dos pacientes em fila. No cirrótico, a hiponatremia é considerada como Na < 130. É classificada como grave nos casos com Na < 120. Quanto menor o Na, maior será o MELD-Na do paciente, logo, maior será a chance de o mesmo ficar entre os primeiros da fila de transplante. Não é objetivo do capítulo, porém, este é o motivo pelo qual não se corrige o "Na" nos cirróticos apenas considerando o valor numérico, exceto se Na < 120 com sintomas avaliado por profissional com experiência. A hiponatremia, na maioria das vezes, faz parte da fisiopatologia da cirrose descompensada e deve ser motivo para acelerar a transferência para avaliação em centro transplantador.

Outra exceção ao MELD que vale a pena destacar é o carcinoma hepatocelular e a síndrome hepatopulmonar. Nestes casos, assim como as outras situações especiais, como já supracitado, é possível atribuir pontos adicionais aos doentes, de modo a conceder-lhes prioridade em termos de transplantação. Após envio de todos os exames necessários para a câmara técnica da central de transplantes, ocorre avaliação multiprofissional e a pontuação extra ao MELD é concedida, caso a situação especial seja deferida.

A pontuação MELD-NA orienta a atribuição de enxertos em diversos países do mundo, incluindo o Brasil. Contudo, a decisão final quanto à atribuição tem frequentemente por base vários parâmetros além do MELD, incluindo a compatibilidade do sistema ABO com o doador e, também, prioridades locais/regionais.

AVALIAÇÃO DO PACIENTE CANDIDATO A TRANSPLANTE HEPÁTICO

O Manejo de um doente na lista de espera tem por objetivo a eliminação das contraindicações da cirurgia, bem como das contraindicações da realização a longo prazo do tratamento imunossupressor. Esta avaliação não é uniforme e deve ser debatida em cada centro transplantador. As contraindicações do TH são dinâmicas e variam ao longo do tempo e, possivelmente, entre centros transplantadores, consoante os conhecimentos especializados locais.

Um exemplo da variação ao longo do tempo da contraindicação ao transplante é a trombose da veia porta. No passado, a mesma já foi contraindicação absoluta ao TH, porém, hoje em dia, a trombose de veia porta, inclusive a trombose crônica, não é contraindicação, per si, ao transplante. A avaliação da trombose é classificada de acordo com as inúmeras classificações existentes, sendo a mais comum a de Yerdel. A equipe transplantadora cirúrgica analisará cada caso e avaliará a factibilidade técnica. Por definição, a trombose de veia porta Yerdel IV é a única com contraindicação ao transplante hepático, mas com possível indicação de transplante multivisceral, a depender de outras análises realizadas no paciente em questão. A Tabela 2 resume a classificação de Yerdel.

O transplante realizado em paciente com trombose de veia porta é tecnicamente mais difícil, com tempo cirúrgico mais prolongado e passível de mais complicações no pós-operatório, com maior chance de SIRS pronunciada.

Tabela 2. Classificação de Yerdel – Trombose de veia porta

Classificação de Yerdel - Trombose de veia Porta
Yerdel 1: Trombose < 50% em v. porta
Yerdel II: Trombose > 50% da v. porta
Yerdel III: Obstrução completa da v. porta e v. mesentérica superior proximal
Yerdel IV: Obstrução completa da v. porta e v. mesenética superior

A avaliação e seleção de um bom receptor de TH requer a colaboração de vários especialistas, os quais abrangem todas as comorbidades. A decisão final deve ser tomada, em cada centro especializado, no seio de um grupo multidisciplinar que inclua membros como o gastroenterologista clínico/hepatologista, o cirurgião transplantador, anestesista, cardiologista, intensivista, a equipe de psicologia, o serviço social, a equipe de enfermagem e fisioterapia.

Todos os potenciais candidatos a TH devem ser submetidos a exames extensos antes de sua inscrição na lista de espera, assim como avaliação psicológica e social. A avaliação global do paciente a ser submetido a cirurgia de grande porte não difere em relação as outras cirurgias, logo não será o foco deste capítulo, visto que cada centro transplantador possuiu um protocolo estruturado específico que não se afasta do escopo básico da avaliação pré-operatória de qualquer outra cirurgia de grande porte. Detalharemos de resumida alguns pontos relevantes na avaliação pré-operatória do hepatopata com indicação de transplante hepático.

Idade

Não existe um limite etário formal do potencial receptor de TH, mas os doentes com mais de 65 anos necessitam de uma avaliação multidisciplinar mais detalhada. O TH foi realizado com sucesso em doentes com mais de 70 anos, apesar de estes apresentarem um risco mais elevado de complicações cardiovasculares. A tendência do aumento da idade dos candidatos a transplante está relacionada com a mudança demográfica, a qual reflete maior expectativa de vida da população, mas também com a alteração da epidemiologia das doenças hepáticas. Algumas equipes consideram que a idade fisiológica é mais importante do que a idade cronológica na avaliação. A decisão final para inscrever um doente com uma idade de mais de 70 anos deve ser tomada após um rigoroso debate multidisciplinar.

Avaliação cardiovascular

Em doentes com cirrose descompensada ocorre progressivamente uma vasodilatação esplâncnica devido a liberação de óxido nítrico e outros vasodilatadores locais pela hipertensão portal. Isto acarreta hipotensão arterial e consequente ativação dos sistemas vasoativos endógenos (sistema renina angiotensina aldosterona – SRAA) para compensar a hipoperfusão relativa. A evolução da hepatopatia e desta ativação do SRAA leva a vasoconstrição renal associada a aumento da volemia com perda da capacidade renal de excretar sódio e água livres, fisiopatologia também da síndrome hepatorrenal. Ocorre uma taquicardia compensatória característica destes pacientes, que associado ao aumento da volemia, promove a elevação do débito cardíaco. Pode ser observado, em alguns, a presença de um distúrbio cardíaco latente associado, o qual inclui uma combinação de contractilidade cardíaca reduzida com discreta disfunção sistólica e diastólica associado a anormalidades eletrofisiológicas. Esta síndrome é denominada cardiomiopatia cirrótica e é uma entidade polêmica entre hepatologistas, pois alguns acreditam que seja apenas a evolução da doença com incapacidade de compensação. Detalhes da hemodinâmica do cirrótico serão explicitados nos próximos capítulos.

Recomenda-se um eletrocardiograma e uma ecocardiografia transtorácica em todos os candidatos a transplante hepático. Em doentes com vários fatores de risco cardiovasculares, deve ser realizada uma prova de esforço cardiopulmonar. Em alguns casos, é indicado cateterismo cardíaco antes da inserção em fila. A liberação final para o transplante hepático em relação à capacidade cardiopulmonar será após a avaliação do cadiologista e, em alguns centros, também do anestesiologista.

Até 2015, 192 transplantes duplos coração-fígado foram realizados nos EUA, a maioria na Mayo Clinic (n = 33) e no Hospital of the University of Pennsylvania (n = 31). A indicação se concentrou em doenças restritivas cardíacas secundárias a amiloidose familiar (PAF), cirrose cardíaca associada a falência ventricular grave e doenças congênitas. As indicações não são bem estabelecidas e devem ser avaliadas caso a caso pelos cardiologistas e hepatologistas da equipe transplantadora.

Avaliação pulmonar

Para avaliar a função respiratória, recomenda-se a realização de exames da função pulmonar e de uma radiografia do tórax em todos os doentes candidatos ao TH. Em caso de suspeita de síndrome hepatopulmonar (SHP) ou de hipertensão portopulmonar (PPHTN), devem ser realizados estudos adicionais.

A SHP é detectada em 10%–17% dos doentes com cirrose e é caracterizada por dilatações vasculares intrapulmonares, especialmente nas partes basais do pulmão. Tal resulta em hipoxemia, podendo ser necessária oxigenoterapia contínua. Devido ao poder de reverter a SHP através do fechamento dos shunts, o transplante hepático é o único tratamento curativo. A SHP pode ser diagnosticada através do cálculo do gradiente de oxigênio alvéolo-arterial associado a uma ecocardiografia com microbolhas. A gravidade da SHP não está relacionada com a gravidade da doença hepática e pode ser uma indicação isolada para TH. É importante avaliar corretamente a gravidade da SHP, visto que, em teoria, os doentes com PaO2 < 50 mmHg e sem reversibilidade sob 100% de oxigénio, são os que possuem risco de insuficiência respiratória irreversível no período pós-transplante e um alto risco de mortalidade perioperatória. Todavia, há casos de transplante bem-sucedido em pacientes com PaO2 < 50. A decisão de transplantar ou de contraindicar pacientes com PaO2 < 50 depende da análise da equipe multidisciplinar de cada centro transplantador. Também deve ser enfatizado que na maioria dos doentes com SHP ocorre uma deterioração da função respiratória nos primeiros dias após o TH, devido ao próprio procedimento cirúrgico de grande porte. A melhora e reversão da SHP pode levar meses ou anos após o transplante hepático.

PPHTN ocorre em 2%–8% dos doentes com cirrose. Um desequilíbrio entre os agentes vasodilatadores e vasoconstritores pode ser responsável pela angiogênese e hipertensão pulmonar errôneas. A suspeita de um diagnóstico de PPHTN ocorre quando a pressão sistólica da artéria pulmonar é superior a 30 mmHg na ecocardiografia e deve ser confirmada pelo cateterismo cardíaco direito. A PPHTN moderada (pressão média de artéria pulmonar [MPAP] ≥ 35 mmHg) e grave (MPAP ≥ 45 mmHg) estão associadas a uma maior mortalidade após a TH e são consideradas contraindicação ao transplante hepático. O manejo de doentes com PPHTN pré-TH requer um diagnóstico precoce e tratamento com vasodilatadores pulmonares. O TH pode ser realizado nos doentes com PPHTN que respondam ao tratamento médico com vasodilatadores pulmonares e com MPAP ≥ 35 mmHg. A atenção perioperatória cuidadosa para evitar a insuficiência do ventrículo direito, causada pela pressão bastante elevada da artéria pulmonar ou pelo aumento repentino na pré-carga do ventrículo direito, é fundamental para a gestão de PPHTN.

Há descrição na literatura de 103 casos de transplantes duplos fígado-pulmão nos EUA até 2019, a maioria realizados em Houston Methodist Hospital (14), Duke University (15), Cleveland Clinic Foundation (10), University of Pennsylvania (10) e St. Louis Children's Hospital (7). A maioria das etiologias foi por comprometimento pulmonar e hepático secundário a fibrose cística e deficiência de alfa1-antitripsina. Alguns casos de hipertensão porto-pulmonar graves e fibrose pulmonar idiopáticas. Sobrevida descrita até o momento foi similar ao transplante hepático isolado.

Função renal

Os doentes cirróticos com insuficiência renal têm um risco 7 vezes maior de morte. Cerca de 50% dos doentes evoluem para óbito em de 30 dias após instalado a insuficiência renal, caso não consigam transplantar. Por conseguinte, a análise da função renal é fundamental durante a avaliação de um doente para TH. A síndrome hepatorrenal, causa potencialmente reversível caso ainda haja alguma reserva hepática, tem de ser diferenciada de outras causas de lesão renal aguda, como sepse, hipovolemia e doença renal parenquimatosa.

A avaliação de clearance renal é difícil em doentes com cirrose e pouco fidedigna. Assim, a realização da clearance de inulina ou de outros marcadores exógenos e de biópsias renais pode ajudar nos processos de tomada de decisão, que devem ser compartilhados com equipe de nefrologia experiente em manejo de cirróticos.

Os doentes com doença hepática terminal e com GFR inferior a 30 mL/min, ou com síndrome hepatorrenal que necessitem de hemodiálise durante mais de 8–12 semanas; e os doentes com uma biópsia renal que revele mais de 30% de fibrose e glomeruloesclerose são beneficiados pela central de transplantes de enxertos hepático e renal. Estas são as indicações de transplante duplo fígado-rim. Existe um debate sobre a necessidade de transplante hepático e renal combinado em doentes com clearance de creatinina entre 30 mL/min e 60 mL/min. Sempre há uma avaliação crítica pela equipe transplantadora hepática e renal ao se indicar um transplante duplo, pois há o risco de deterioração da função renal após a TH, como consequência da cirurgia e da toxicidade dos medicamentos, associado à falta de enxertos renais.

Avaliação nutricional

A cirrose hepática está associada à desnutrição e a sarcopenia está presente em quase 70% dos doentes com doença hepática terminal, fato que aumenta o risco perioperatório. Faz parte da avaliação e seguimento dos pacientes em fila de transplante a estratificação nutricional e motora, com consequente reabilitação. Não há indicação de restrição dietética nos pacientes cirróticos, sendo a mesma proscrita. A avaliação nutricional é mandatória assim como a avaliação global da fragilidade. A dieta deve ser hiperproteica e hipossódica por via oral, se possível.

A fragilidade do hepatopata é uma ferramenta importante para predizer desfecho em pacientes cirróticos candidatos ao transplante hepático. A avaliação da fragilidade e intervenção antes do transplante com exercício e aconselhamento alimentar está associado a aumento na massa muscular, força e qualidade de vida. Existem alguns estudos em andamento com avaliações mais objetivas de fragilidade no cirrótico. Guidelines recomendam que pacientes cirróticos com fragilidade baixa ou ausente devam ser estimulados a 150 mL de atividade física por semana; enquanto pacientes com fragilidade moderada a exercícios domiciliares de reabilitação em 4 a 12 semanas e reavaliados semanalmente; e os pacientes com fragilidade severa podem ser admitidos em programa de reabilitação internados, além de que deve ser considerado inativação na lista de transplante, com reavaliação a cada 2 a 4 semanas.

Avaliação anatômica

A avaliação anatômica pela equipe de cirurgiões transplantadores faz parte da avaliação pré-transplante. Através dela avaliam se há possibilidade técnica de anastomosar os vasos e via biliar do receptor-doador de maneira adequada. Ocorre a programação da estratégia cirúrgica de revascularização hepática nesta avaliação, que pode ser fisiológica ou não fisiológica. Detalhes técnicos cirúrgicos do transplante não faz parte do escopo deste capítulo.

Como já citado, a trombose da veia porta crônica (TVP) era considerada uma contraindicação absoluta para TH. Como resultado das melhorias nos cuidados de saúde, nas técnicas cirúrgicas e nas intervenções radiológicas, a TVP, por si só, pode constituir uma indicação para TH, a depender do subtipo. Vários estudos evidenciaram que a trombectomia cirúrgica, a tromboendarterectomia com reconstrução venosa, a interposição de enxerto de veia, a hemitransposição porto-caval e as intervenções endovasculares radiológicas podem resolver a obstrução venosa em receptores de transplante hepático. Apesar de um intraoperatório mais prolongado e trabalhoso, com maior risco de sangramento e prolongamento do tempo cirúrgico, as taxas de sobrevida dos doentes com TVP a 1 e 5 anos após a TH são iguais. Todo paciente cirrótico que apresenta piora clínica relacionada a evolução da doença, piora de ascite ou retorno de hemorragias digestivas, deve ser reavaliado em conjunto com a equipe transplantadora para a possibilidade de se reestudar a anatomia do sistema porto-mesentérico, para avaliação de TVP ou progressão da mesma. Poderá ser realizado ultrassonografia com doppler ou TC abdominal com contraste, a depender da avaliação da equipe.

Rastreio de lesões neoplásticas

Antecedente de neoplasia já tratada não deve contraindicar o transplante hepático. A avaliação do oncologista é fundamental para documentar a cura. A sobrevida e o risco de recidiva a 1, 5 e 10 anos no âmbito de um tratamento imunossupressor a longo prazo devem ser avaliados, caso a caso, com um oncologista. A prática comum é a de considerar o doente adequado para TH se o risco de recidiva for estimado como inferior a 10%.

No geral, pacientes que já tiveram câncer, é necessário estar livre de doença há pelo menos 2 a 5 anos para ser elegível. O rastreio de lesões neoplásticas deve ser sempre realizado, durante a avaliação do doente para TH, tendo em conta a idade, o sexo, o consumo de álcool e de tabaco do receptor.

Avaliação psicossocial

É importante analisar a rede social, as doenças psiquiátricas e a dependência para avaliar a adesão do receptor após o transplante. Em caso de encefalopatia hepática, os testes neuropsicológicos, a tomografia ou a ressonância magnética nuclear, eletroencefalografia e avaliação do neurologista podem ajudar a determinar a reversibilidade das condições neuropsiquiátricas.

O abuso ativo de drogas ou álcool é considerado uma contraindicação para a TH por vários motivos: o risco de recidiva, o risco de não adesão, o risco de lesões e perda do enxerto. A avaliação e seguimento com equipe multidisciplinar, incluindo psicólogo e psiquiatra podem liberar o paciente para transplante caso a abstinência de no mínimo 6 meses seja comprovada para bebidas alcoólicas. Em relação a outros tipos de substâncias ilícitas não há consenso. É necessário sempre uma avaliação individualizada pela equipe multidisciplinar.

A avaliação psicológica pré-transplante pode afetar o prognóstico, capacidade de adesão ao tratamento medicamentoso e diretivas médicas. O suporte familiar é fundamental para garantia de aderência após o transplante. Rastrear e tratar doenças psiquiátricas também deve ser objetivo pré-transplante. Usualmente, pacientes depressivos no pós-operatório tem pior sobrevida.

Em alguns países do mundo, o tabagismo ativo é uma contraindicação absoluta ao transplante hepático, por aumentar o risco de complicações nas anastomoses vasculares e diminuição da sobrevida a longo prazo. Todavia, a decisão fica a critério de cada centro transplantador.

De modo semelhante, a obesidade mórbida (IMC > 40) também já foi uma contraindicação absoluta ao transplante hepático, porém, hoje, é relativa, a depender do centro transplantador. Transplantar o obeso significa maior risco de complicações perioperatórias, porém é possível obter resultados satisfatórios. Há cada vez mais relatos na literatura de cirurgia bariátrica associado ao transplante hepático. Há descrição de série de casos de cirurgia bariátrica realizada antes, durante e após o transplante hepático. Tema interessante e desafiador, visto que a cirrose por NASH será em breve a principal causa de transplante hepático no mundo.

A Tabela 3 resume a avaliação inicial necessária no possível candidato a transplante hepático.

Tabela 3. Avaliação inicial do candidato à transplante hepático

Exame Geral
Anamnese e exame físico
História de vacinação
Avaliação do hepatologista
Avaliação cirurgião
Avaliação da enfermagem, da psicologia, do serviço social, da nutrição e da fisioterapia.
Exames Laboratoriais
ABO e Rh
Hemograma
Função renal e eletrólitos
Provas de coagulação (TAP, TTPa, Fator II e Fator V)
Perfil hepático
Cinética do Ferro
Hormônios tireoidianos
Marcadores tumorais se indicado
Urina tipo 1
Sorologias para vírus hepatotrópicos (hepatite A, B, C, D)
Citomegalovírus, Epstein Barr, Varicela-zóster, HIV, tuberculose, HTLV

Pesquisa de tumores
Avaliação dentista / bucomaxilofacial
Exame dermatológico
Exame ginecológico / urológico
Endoscopia digestiva alta
Colonoscopia > 40 anos
Exames de Imagem
Ecocardiograma transtorácico com doppler (e microbolhas, se possível)
Angiotomografia de abdome trifásico (tórax em casos selecionados)
Mamografia > 40 anos
USG doppler hepático

CONTRAINDICAÇÕES AO TRANSPLANTE HEPÁTICO

Como supracitado, as contraindicações na maioria são relativas e sempre dependerão da avaliação da equipe multidisciplinar e da decisão do centro transplantador. Além das contraindicações relativas supracitadas ao longo do texto, existem outras que estão explicitadas na Tabela 2.

Em pacientes com MELD < 15, sem outros motivos que aumentem a mortalidade contemplados nas situações especiais, não está indicado transplante hepático, sendo uma contraindicação pela sobrevida ser maior sem o transplante.

Doenças cardiopulmonares avançadas que impossibilitem cirurgia de grande porte, que não seja reversível com nenhuma medida pré-transplante e sem indicação de transplantes duplos, também são contraindicações.

Infecções bacterianas não controladas são uma contraindicação, porém infecção com foco controlado e terapêutica antimicrobiana direcionada por 48h não é uma contraindicação. A equipe de infectologia sempre deve ser consultada para liberação e avaliação em relação a microrganismos específicos.

A infecção por HIV já foi uma contraindicação, porém, hoje apenas a SIDA é uma contraindicação. O transplante hepático em pacientes HIV + pode ser realizado desde que a carga viral esteja indetectável.

Tabelo 4. Contraindicações para transplante hepático

Contraindicações para transplante hepático
MELD < 15 (exceto situações especiais)
Doenças cardíacas ou pulmonares graves
SIDA
Etilismo ativo ou abuso de outras substâncias ilícitas
Carcinoma hepatocelular com metástase
Sepse não controlada
Anormalidades anatômicas que impossibilitem o transplante
Neoplasias extra-hepáticas
Hepatite fulminante com PIC sustentada > 50 e PPC <40
Hemangiossarcoma
Não aderência
Suporte psicossocial deficitário

CONCLUSÃO

A avaliação do paciente como possível candidato a transplante hepático é detalhada e dependerá sempre se inúmeras variáveis. A depender do grau de descompensação, a avaliação deve ser rápida pois nestes casos a mortalidade é elevada. A principal causa de mortalidade em fila é a infecção. Infecção esta que pode ser a causa ou consequência da descompensação. A avaliação, como vimos de maneira bem resumida, leva em análise a etiologia da cirrose, a anatomia do paciente, a fase da doença no qual se encontra, o tempo de espera em fila de transplante, avaliação cardiopulmonar, renal e a avaliação psicossocial. Logo, a atuação rápida e eficaz da equipe multidisciplinar de um centro transplantador é fundamental na avaliação para inserção do paciente com indicação em fila de transplante.

REFERÊNCIAS BIBLIOGRÁFICAS

1. Leise M, Cárdenas A. Hyponatremia in cirrhosis: Implications for liver transplantation. Liver Transpl. 2018 Nov;24(11):1612-1621.

2. Lai J, Tandon P, Bernal W, Tapper EB, et al. Malnutrition, Frailty, and Sarcopenia in Patients With Cirrhosis: 2021 Practice Guidance by the American Association for the Study of Liver Diseases. Hepatology. 2021 Sep;74(3):1611-1644.

3. Burra P, Burroughs A, Graziadei I, Pirenne J, Valdecasas JC, Muiesan P, Samuel D. Forns X - European Association for the Study of the Liver (EASL). EASL Clinical Practice Guidelines: Liver transplantation. Hepatology. 2016 fev;64(2):433-485.

4. Martin P, DiMartini A, Feng S, Brown Jr R, Fallon M. Evaluation for the liver transplantation in adults: 2013 practice guideline by the American Association for the Study of Liver Diseases and the American Society of Transplantation. Hepatology. 2014 Mar;59(3):1144-65.

5. Bacchella T, Machado MCC. The first clinical liver transplantation of Brazil revisited. Transplant Proc. 2004;36(4):929-30.

6. Raia S, Nery JR, Mies S. Liver transplantation from live donors. Lancet. 1989;2(8661):497.

7. Resolução SS – 151, de 13 de agosto de 2010 -

8. Dispõe sobre a estrutura organizacional e operacional do Sistema Estadual de Transplantes de São Paulo – Sistema Estadual de Transplantes – disponível em: www.saude.sp.gov.br

9. Wiesner R, Edwards E, Freeman R, Harper A, Kim R, Kamath P, et al. Model for end-stage liver disease (MELD) and allocation of donor livers. Gastroenterology 2003;124:91–96.

10. Merion RM, Schaubel DE, Dykstra DM, Freeman RB, Port FK, Wol¬fe RA. The survival benefit of liver transplantation. Am J Transplant. 2005;5: 307–313.

11. Habib S, Berk B, Chang CC, Demetris AJ, Fontes P, Dvorchik I et al. MELD and prediction of post-liver transplantation survival. Liver Transpl. 2006;12: 440–447

12. Chen H, Turon F, Hernandéz-Gea V, Fuster J, et al. Nontumoral portal vein thrombosis in patients awaiting liver transplantation. Liver Transpl. 22:352–365, 2016.

13. Beal EW, Mumtaz K, Hayes Jr D, Whitson BA, Black SM. Combined heart–liver transplantation: Indications, outcomes and current experience. Transplant Rev (Orlando). 2016 October; 30(4): 261–268.

14. Han JL, Beal EW, Mumtaz K, Washburn K, Black SM. Combined liver-lung transplantation: Indications, outcomes, current experience and ethical Issues. Transplant Ver (Orlando). 2019 Apr;33(2):99-106.

15. Goh GB, Schauer PR, McCullough AJ. Considerations for bariatric surgery in patients with Cirrhosis. World J Gastroenterol. 2018 July 28; 24(28): 3112-3119.

16. Are VS, Knapp SM, Banerjee A, Shamseddeen H, et al. Improving Outcomes of Bariatric Surgery n Patients With Cirrhosis in the United States: A Nationwide Assessment. Am J Gastroenterol. 2020 Nov; 115(11): 1849–1856.

17. Suraweera D, Dutson E, Saab S. Transplantation and Bariatric Surgery: Best Approach. Clin Liver Dis. 2017. May;21(2):215-230.

18. Latt NL, Niazi M, Pyrsopoulos NT. Liver transplant allocation policies and outcomes in United States: A comprehensive review. World J Metodhol. 2022.

19. Brown Jr RS, Kumar KS, Russo MW, et al. Model of end-stage liver disease and Child-Turcotte-Pugh score as predictors of pretransplantation disease severity, posttransplantation outcome, and resource utilization in United Network for Organ Sharing Status 2A Patients. Liver Transplantation, Vol 8, No 3 (March), 2002: pp 278-284.

20. Farkas S, Hackl C, Schlitt HJ. Overview of the indications and contraindications for liver transplantation. Cold Spring Harb Perspect Med 2014;4:a015602

21. Huo TI, Lin HC, Hsia CY et al. The MELD-Na is and independente short- and long-term prognostic predictor for hepatocellular carcinoma: a prospective survey. Digestive and Liver Disease 40 (2008) 882-889.

22. Braun HJ, Mello A, Kothari R, Ku E, et al. Expedited evaluation for liver transplantation: a critical look at processes and outcomer. Clin Transplant. 2022 Mar;36(3):e14539.

23. Kawut SM, Krowka MJ, Forde KA, et al. Impact of hepatopulmonary syndrome in liver transplantation candidates and the role of angiogenesis. Eur Respir 4 de agosto de 2022;60(2):2102304

24. Yang M, Peng B, Zhunag Q, et al. Models to predict the short-term survival of acute-on-chronic liver failure patients following liver transplantation. BMC Gastroenterol. 2022 Feb 23;22(1):80.

15

DOENÇA HEPÁTICA CRÔNICA × INSUFICIÊNCIA HEPÁTICA AGUDA

Michele Oliveira de Marco ▪ Ana Laura Jardim Tavares

PREFÁCIO DO CAPÍTULO

O paciente internado em unidades de terapia intensiva portador de disfunção hepática, seja ela por agudização em pacientes com disfunção prévia seja por apresentação inicial naqueles sem antecedente de doença hepática, traz peculiaridades no manejo, tanto pela extensa gama de manifestações multissis-têmicas, quanto pela complexidade das características de cada uma de tais situações clínicas.

O manejo entre a disfunção aguda em paciente não portador de doença hepática prévia e agudização de doença hepática crônica se demonstra como desafio ao intensivista que promove atendimento a tais pacientes, fato que é especialmente importante devido a peculiaridades na interpretação das disfunções orgânicas instaladas e seu impacto no manejo específico de cada paciente. Muitas vezes a avaliação requer conhecimento prévio do quadro clínico, acesso a exames complementares específicos, suporte tecnológico para diagnóstico e auxílio da equipe multidisciplinar assistente.

Considerando que o paciente com doenças hepáticas agudas ou crônicas agudizadas podem ser potenciais candidatos ao transplante como única terapêutica curativa, é fundamental o conhecimento por todos os profissionais da equipe de saúde da melhor evidência disponível para o adequado cuidado destes doentes. O Objetivo deste capítulo será resumir o manejo de pacientes portadores das duas principais indicações de transplante hepático: Cirrose na sua forma descompensada aguda (ACLF) e hepatite fulminante.

→ INTRODUÇÃO

A incidência de doença hepática crônica está aumentando em todo o mundo. A progressão deste tipo de doença hepática é lenta, silenciosa e relacionada a inúmeras etiologias, muitas vezes em associação. O Estágio final de lesão hepática crônica é a cirrose. A média de sobrevida na fase compensada dura em torno de 12 anos, muitas vezes sem diagnóstico pela ausência ou discretas manifestações clínicas. Quando torna-se descompensada, a sobrevida do paciente com esta condição é ao redor de 2 anos, que varia dependendo do tratamento médico direcionado a descompensação. A possibilidade de cura e aumento da sobrevida só é possível através do transplante hepático. A insuficiência hepática crônica agudizada (ACLF- *Acute-on-Chronic Liver Failure*), uma entidade recentemente descrita, é diagnosticada quando ocorre uma associação de falência hepática e extra-hepática, com potencial de acelerar o óbito destes pacientes.

Explicitar todas as fases e classificações da cirrose com todas as peculiaridades de cada descompensação não é objetivo deste capítulo. O paciente cirrótico possuiu tratamentos diferentes a depender da fase da doença. Nível de tratamento ambulatorial, de enfermaria e intensivo são complementares, mas nem sempre semelhantes; e variam a depender da gravidade e transplantabilidade. O foco deste capítulo será o cuidado da descompensação aguda (ACLF) direcionado ao paciente possível candidado a transplante hepático.

DEFINIÇÃO

Existem 3 definições principais de ACLF no mundo, a depender da região (Tabela 1).

1. A Associação do Pacífico Asiático para o Estudo do Fígado (APASL) define ACLF como um insulto hepático agudo que se manifesta como icterícia (bilirrubina sérica 5 mg/dL [85 mmol/L]) e coagulopatia (razão normalizada internacional [INR] 1,5 ou atividade de protrombina, 40%) complicada dentro de 4 semanas por ascite clínica e/ou encefalopatia hepática (HE) em um paciente com doença crônica previamente diagnosticada ou não. Está associada a uma alta mortalidade em 28 dias. A falência de órgãos extra-hepáticos não é necessária para o diagnóstico.
2. A Associação Europeia para o Estudo do Fígado Cirrótico – Consórcio Liver Failure (EASL-CLIF) define ACLF como uma síndrome específica em pacientes com cirrose que é caracterizada por descompensação aguda (DA), falência de órgãos e alta mortalidade a curto prazo. O desenvolvimento da ascite, encefalopatia hepática (EH), hemorragia gastrointestinal e/ou infecções bacterianas define DA; no entanto, os pacientes podem desenvolver ACLF sem necessariamente possuir um fator agudo claro de descompensação, visto que em cerca de 40% não são identificados fator de descompensação. As falências orgânicas incluem fígado, rim, cérebro, sistema respiratório, circulação e

coagulação, e são avaliados pelo escore de falências de órgãos do consórcio CLIF (EASL_CLIF) (https://www.efclif.com/scientific-activity/score-calculators/clif-c-aclf).

3. O Consórcio Norte-Americano para o Estudo de Doenças do Fígado em Estágio Terminal (NACSELD) define ACLF pela presença de, pelo menos, duas falências orgânicas extra-hepáticas graves, incluindo choque, grau III/IV EH, terapia de substituição renal (TRS) ou ventilação mecânica (www.nacseld.org).

Neste capítulo, adotaremos a seguinte definição, que engloba o conceito cerne das 3 principais definições conhecidas: ACLF é uma síndrome potencialmente reversível em pacientes com doença hepática crônica, em fase cirrótica ou não, que apresenta intensa resposta inflamatória sistêmica, na maioria precipitada por algum evento (Figura 1), associado a falência de múltiplos órgãos. Síndrome esta que possui alta mortalidade dentro de 3 meses, na ausência de tratamento do fator de descompensação, da doença hepática subjacente ou de transplante hepático.

ACLF é reconhecida pela presença de doença hepática crônica pela elevação da bilirrubina sérica e prolongamento do INR. A falência renal, pulmonar, circulatória ou cerebral suporta o diagnóstico. A gravidade da falência orgânica pode ser avaliada pelo Score EASL-CLIF ou o Score NACSELD, ambos pontuam e estratificam a falência orgânica. Pacientes com ACLF devem ser manejados em unidade de terapia intensiva (UTI), e alguns podem se beneficiar do transplante hepático precoce.

Em pacientes com cirrose hospitalizados, o Score NACSELD está associado à futilidade, enquanto o Score EASL-CLIF está associado ao prognóstico em 28 dias.

Tabela 1. Resumo das 3 principais definições de ACLF

Orgão/sistema	APASL ACLF	EASL-CLIF-C	NACSELD
Fígado	Bilirrubina Total /INR	BT/INR	--
Rim	Creatinina (Score AKI)	Cr/Hemodiálise	Hemodiálise
Cérebro	Encefalopatia hepática	Encefalopatia hepática	Encefalopatia hepática graus III/IV
Cardiovascular	Lactato	PAM/ Vasopressores	PAM < 60 Vasopressores
Ventilatório	--	PaO2/FiO2 <200 ou SpO2/ FiO2 < 214 ou VM	Ventilação mecânica
Maior categoria de falência orgânica	Predominantemente hepática. Diagnóstico precoce.	Combinação de falência hepática e extra-hepática. Diagnóstico mais tardio.	Falência predominante extra-hepática. Diagnóstico mais tardio.

As definições EASL-CLIF e NACSELD de ACLF requerem a presença de falências orgânicas extra-hepática. Como a falência de órgãos ocorre em um estágio tardio da evolução, a ACLF, conforme definido por essas renomadas instituições de estudo hepático, pode ser irreversível apesar do tratamento intensivo. Assim, as definições atuais da ACLF podem promover uma abordagem passiva e reativa da gestão. As várias definições para ACLF também resultaram em confusão substancial entre as equipes que cuidam desses pacientes, principalmente relacionado a decisão de se estes pacientes devem receber transplante precoce ou se devem ser excluídos inicialmente da possibilidade de transplante, esperando alguma melhora. Uma comparação dos critérios NACSELD e EASL-CLIF ACLF sugere que os critérios NACSELD superaram a classificação EASL-CLIF ACLF na previsão de mortalidade em 7 dias. Houve significativamente maior especificidade, valor preditivo positivo e precisão geral e sensibilidade comparável. No entanto, na previsão de mortalidade em 90 dias, os critérios NACSELD tiveram menor sensibilidade e valor preditivo negativo do que os critérios de EASL-CLIF ACLF. Parece, portanto, que o Score EASL-CLIF pode ser utilizado para priorizar pacientes para transplante hepático e o Score NACSELD para excluir pacientes de transplante.

O clássico estudo CANONIC, que envolveu 1.343 pacientes cirróticos descompensados, classificou a ACLF em 3 grupos, baseados no critério de falência orgânica adaptado para o cirrótico (CLIF-SOFA), conforme as Tabelas 2 e 3.

A escala amplamente utilizada na terapia intensiva de *Sequential Organ Failure Assessment* (SOFA) foi adaptada e deve ser mais um score utilizado para avaliação destes pacientes. Atualmente usa-se a versão *CLIF-C Organ Failure score* (CLIF-C OF), uma versão simplificada. Podemos utilizar a escala de CLIF-C OF, tanto para diagnóstico quanto para o prognóstico. Após o diagnóstico é útil uma reavaliação em 3-7 dias, preferencialmente com a escala de CLIF-C ACLF, por ser discretamente melhor em predizer prognóstico. Esta escala pode auxiliar na decisão sobre manter o suporte e indicar transplante hepático ou limitar a terapêutica, especialmente se forem identificadas mais de 4 disfunções orgânicas e um CLIF-C ACLF maior de 64.

Tabela 2. Classificação do ACLF

Grau I	Disfunção renal isolada Qualquer outra disfunção com Cr 1,5-1,9 ou EHI-II
Grau II	Presença de 2 disfunções
Grau III	Presença de 3 ou mais disfunções

Tabela 3. Pontuação de *falência de órgãos do Liver Failure Consortium* – Adaptado de Arroyo, et al. NEJM 2020.

Orgão/Sistema	1 Ponto	2 Pontos	3 Pontos
Fígado	BT < 6 mg/dL	BT 6, 0 a 11.9	BT > = 12 mg/L
Rim	Cr < 1,5 mg/dL Cr 1,5 – 1,9	Cr 2, 0 – 3,4	Cr > = 3,5 ou HD
Cérebro (West Haven)	Grau 0	Grau 1-2	Grau 3-4
Coagulação	INR < = 2,0	INR 2, 0 – 2,4	INR > = 2,5
Circulação	PAM > =70	PAM < 70	Vasopressores
Ventilatório	PaO2/FiO2 > 300 SpO2/FiO2> 357	PaO2/FiO2 201-300 SpO2/FiO2> 215-357	PaO2/FO2 < = 200 SpO2/FIO2 < = 214

Figura 1. Curso do ACLF – Adaptado de Bajaj, et al. Gastroenterology 2022.

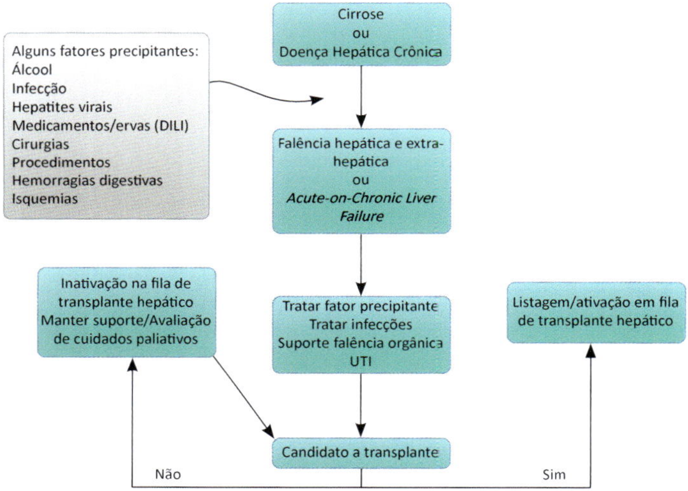

Figura 2. Probabilidade de sobrevida (sem transplante) no decorrer dos dias – Adaptado de Arroyo, et al.

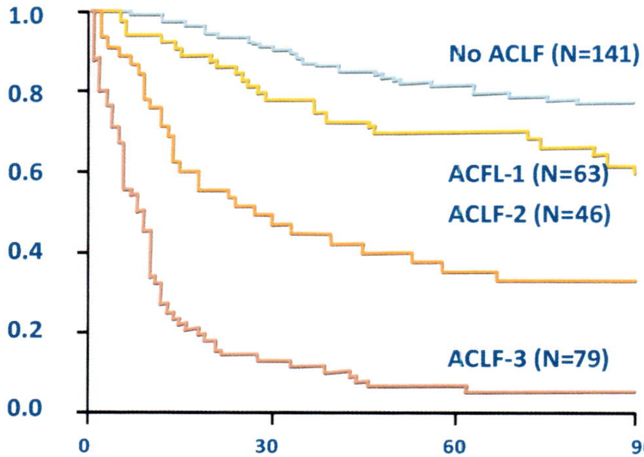

FISIOPATOLOGIA

A fisiopatologia do ACLF ainda não é completamente elucidada. Pacientes com ACLF apresentam intensa inflamação, estresse oxidativo, disbiose intestinal e disfunção mitocondrial, ao contrário dos pacientes que têm descompensação aguda, mas não falências orgânicas. Estudos demonstraram que a inflamação exarcebada nestes pacientes está associada à presença de *pathogen-associated molecular patterns ou PAMPs*, provenientes especialmente de infecções bacterianas/translocação intestinal e de indutores endógenos, como *Damage-Associated Molecular Patterns* ou DAMPs, que são originários de células do fígado danificado. Estudos de ACLF mostraram que a inflamação se correlaciona diretamente com a gravidade da síndrome; quanto maior a intensidade de inflamação sistêmica, maior é o número de falências de órgãos e maior é a mortalidade a curto prazo. Infecções bacterianas e a hepatite alcoólica aguda são dois frequentes fatores precipitantes.

Os mecanismos pelos quais a hemorragia gastrointestinal pode precipitar o ACLF são ainda menos claros. No entanto, hemorragia grave pode causar hepatite isquêmica, resultando em necrose celular e liberação de citocinas inflamatórios. Além disso, hemorragias gastrointestinais aumentam a probabilidade de infecção bacteriana, principalmente por translocação intestinal, fato que intensifica a síndrome de resposta inflamatória sistêmica.

Manejo por sistemas do ACLF direcionado ao paciente candidato à transplante.

DISFUNÇÃO NEUROLÓGICA

A falência cerebral é a única falência orgânica consistentemente definida pela EASLCLIF, NACSELD e APASL, sendo definido como encefalopatia hepática (EH) grau 3 ou 4. A insuficiência cerebral é um marcador prognóstico independente em pacientes hospitalizados com cirrose. A patogênese da EH está relacionada a hiperamonemia, disfunção na neurotransmissão GABA pelo baixo clearance hepático, inflamação sistêmica, disbiose microbiana no cenário de fatores precipitantes e presença de *shunts* porto-sistêmicos. Esses fatores são muitas vezes agravados por medicamentos concomitantes, como opioides, benzodiazepínicos, inibidores da bomba de prótons (IBPs) e por infecções.

Apesar da hiperamonemia fazer parte da fisiopatologia da encefalopatia hepática nos pacientes cirróticos, ela não possuiu NENHUM valor diagnóstico, de estadiamento ou prognóstico nos pacientes cirróticos. O seu valor funciona como critério preditivo negativo naqueles pacientes em investigação inicial de alteração do nível da consciência. É considerado má prática médica solicitar/seriar amônia nos pacientes cirróticos em ACLF internados por encefalopatia, além de onerar a internação pelo valor do exame. Atenção que este conceito não se aplica na hepatite fulminante, como será evidenciado a seguir, em que a amônia está diretamente associada ao prognóstico neurológico e edema cerebral. Tal fato não acontece da insuficiência hepática crônica e nem na ACLF.

Apesar da preponderância da EH como estado mental alterado, pacientes com cirrose também são propensos a disfunção neurológica relacionadas aos medicamentos, infecções, distúrbios de eletrólitos, álcool, drogas ilícitas e acidentes vasculares cerebrais. Essas causas alternativas e/ou sinérgicas de estado mental alterado são importantes na avaliação inicial dos pacientes com encefalopatia hepática.

As 4 etapas a seguir precisam ser realizadas simultaneamente no paciente com encefalopatia hepática:

1. Proteção das vias aéreas (IOT) para prevenir pneumonia aspirativa nas encefalopatias graus 3 e;.
2. Confirmação se a condição é HE (ou pesquisa para causas alternativas, conforme necessário);
3. Investigar e tratar fatores precipitantes (Tabela 4);
4. Terapia empírica para EH. (Tabela 5).

Monitoramento cuidadoso da dor, delírio e evitar medicamentos que prolongam a sedação são muito importantes para promover um retorno à consciência. Se necessário, sugerimos o uso de dexmedetomidina para sedação em comparação com outros agentes disponíveis para encurtar o tempo de intubação.

Tabela 4. Etiologias de precipitação ou piora da encefalopatia hepática

Precipitadores de encefalopatia hepática
Desidratação
Constipação
Infecções
Hemorragias digestivas
Diuréticos
Distúrbios hidroeletrolíticos/metabólicos
Desconhecido/Evolução de doença/*Shunts* porto-sistêmicos

Tabela 5. Medicamentos disponíveis para EH

Medicamentos para encefalopatia
Lactulona
Rifaximina
Alternativas: L-ornithine L-aspartate (LOLA), metronidazol, neomicina

O tratamento baseia-se em reversão dos fatores descompensadores associado a medicamentos e transplante hepático, que é o tratamento definitivo. Em alguns centros transplantadores evita-se a lactulona em pacientes ativos para transplante devido à distensão abdominal causada, fato que dificulta o fechamento das aponeuroses e parede abdominal no intra-operatório do transplante hepático, pela distensão intestinal que a mesma pode causar. Por isso, apesar de ser um dos melhores tratamentos com evidência para encefalopatia hepática, o início e permanência da lactulona deve sempre ser acordado com a equipe cirurgiã transplantadora em pacientes ativos em lista de transplante e principalmente naqueles em que existe chance de ser transplantado a curto prazo.

Pode ser um desafio tomar decisões referentes a medidas de fim de vida e avaliação para transplante hepático quando os pacientes estão em coma. Isto é especialmente relevante se os pacientes ainda não se recuperaram apesar das medidas instituídas acima. Portanto, toda tentativa deve ser realizada para discutir os objetivos do cuidado com o paciente e equipe multidisciplinar, antes do início da encefalopatia, sempre que possível.

Depois que os pacientes se recuperam, com ou sem o transplante hepático, alguns podem sofrer de doenças pós-traumáticas, como o estresse de sua experiência na terapia intensiva. Esta complicação, muitas vezes negligenciada, precisa ser reconhecida como uma possível sequela e tratada de maneira adequada, uma vez que o paciente tenha se recuperado total ou parcialmente.

O grau de reversibilidade da disfunção neurológica com o transplante hepático é alto, porém, em alguns casos, existem sequelas permanentes. A maioria delas sem comprometimento funcional ou prejuízo na qualidade de vida. A reabilitação otimizada pós-transplante e o seguimento com neurologista é fundamental.

DISFUNÇÃO CARDIOVASCULAR

O EASL-CLIF define insuficiência circulatória como o uso de dopamina, dobutamina, norepinefrina, epinefrina ou terlipressina e o NACSELD define insuficiência circulatória como uma PAM < 60 mm Hg ou uma queda de 40 mm Hg na pressão arterial sistólica basal do paciente, após reposição hídrica adequada.

Na cirrose, a hipertensão portal e a consequente vasodilatação arterial esplâncnica e *shunts* porto-sistêmicos levam a alterações hemodinâmicas levando redução da resistência periférica total, circulação hiperdinâmica e hipotensão. À medida que a cirrose e a hipertensão portal pioram, a PAM do paciente tende a diminuir. E dados consistentes mostraram que uma PAM alta é inclusive protetora.

A piora da vasodilatação e incapacidade de compensação da circulação hiperdinâmica ocorre principalmente em infecções. Os conceitos do Sepsis 3 e o qSOFA foram validados para cirróticos e devem ser usados nestes pacientes, todavia, sempre lembrar na avaliação do paciente das alterações fisiopatológicas hemodinâmicas basais supracitadas.

Alguns pacientes com cirrose desenvolvem cardiomiopatia cirrótica, entidade polêmica e com diversas teorias e definições ao longo dos anos. Cardiomiopatia cirrótica pode estar presente em até 40% dos pacientes em ACLF e se caracteriza por resposta inotrópica e cronotrópica deficientes, disfunção diastólica e sistólica associado a alterações eletrofiológicas. A disfunção sistólica muitas vezes está mascarada pelo estado de vasodilatação e baixa pós-carga, mas pode se tornar evidente em situações que exigem alta demanda. Os critérios desta complicação foram recentemente atualizados. Especificamente, a disfunção sistólica é definida como fração de ejeção de < 50% ou *global longitudinal strain < 18% ou > 22%*. O diagnóstico de doença diastólica avançada requer, pelo menos, 3 dos 4 critérios a seguir: (i) velocidade do anel mitral diastólico (e') < 7 cm/s, (ii) razão da velocidade diastólica do influxo mitral precoce/e' > = 15, (iii) volume do átrio esquerdo >0,34 mL/m2e (iv) velocidade de regurgitação tricúspide > 2,8m/s na ausência de hipertensão pulmonar. No entanto, nenhum estudo de ACLF até o momento analisou seus resultados em subgrupos específicos de pacientes com características de cardiomiopatia cirrótica. Porém, sabe-se que a sua presença pode fazer parte da disfunção hemodinâmica e ventilatória de muitos destes pacientes.

Nos cirróticos que necessitem de expansão volêmica, os cristaloides balanceados são os fluidos de escolha. Múltiplos estudos foram realizados com a albumina em pacientes cirróticos. Alguns demonstraram um potencial efeito imunomodulador da albumina EV nos pacientes com cirrose, porém, em estudos recentes, foi demonstrada que o uso de albumina sem indicação foi deletério ao paciente, principalmente em relação a congestão sistêmica. Logo, a recomendação atual é não utilizar albumina além das recomendações a seguir. As únicas indicações, até o momento, para uso de albumina são as clássicas: após paracentese de grande monta (> 5L), no manejo de pacientes com síndrome hepatorrenal e na prevenção de disfunção renal após episódio de peritonite bacteriana espontânea. Qualquer outra indicação, até o momento, que não englobe estas será considerado uso *off label.*

Existe uma insuficiência adrenal relativa em muitos pacientes com cirrose e esta pode ser uma causa adicional em pacientes com disfunção circulatória, principalmente nos pacientes infectados e/ou com choque séptico. Estudo de Park SH et al evidenciou que cerca de 34,8% dos cirróticos possuem algum grau de insuficiência adrenal mesmo na ausência de infecção. A insuficiência de corticosteroides relacionada à injúria crítica pode ser confirmada com o cortisol sérico randômico abaixo de 10 mcg/mL ou um delta corticol sérico < 9 mcg/mL, após estimulação com 250 mcg de corticotropina. Todavia, o cirrótico possui baixos níveis de proteínas carreadoras de cortisol o que aumentará os falsos-positivos. É recomendado reposição de hidrocortisona no choque séptico como em outros pacientes. Sugere-se hidrocortisona 50 mg 6/6h ou 100 mg 8/8h.

DISFUNÇÃO PULMONAR

Detalhes em relação a síndrome hepato-pulmonar e hipertensão porto-pulmonar foram explicitadas no capítulo anterior.

A insuficiência respiratória no ACLF é definida como PaO2/FiO2 de <200 ou SpO2/FiO2 de < 214 ou necessidade de ventilação mecânica.

A intubação endotraqueal é obrigatória em pacientes com EH grau 3–4 para prevenir aspiração. O risco de pneumonia associada à ventilação pode ser diminuído com os cuidados básicos protocolares, como a elevação da cabeceira de 30 a 45 graus e tubo com aspiração subglótica. O uso rotineiro de sedativos é desencorajado em pacientes com grau 3-4 encefalopatia e pode estar associada a atraso na extubação. Caso necessário, dexmedetomidina é a escolha. Propofol também pode ser utilizado.

Sugerimos que os inibidores de bomba de prótons (IBPs) sejam usados em pacientes com cirrose em ventilação mecânica. Em um estudo multicêntrico, os pacientes em uso de IBP tiveram um risco de sangramento gastrointestinal menor do que os pacientes que receberam bloqueadores dos receptores H2, mas a diferença foi pequena. A hemorragia digestiva alta ocorreu em 1,3% do grupo IBP e 1,8% do grupo bloqueador do receptor H2 (RR 0,73 [IC 95% 0,57–0,92]. A infecção por clostridium em pacientes com cirrose não foi significativa pela presença do inibidor de ácido gástrico. Logo, entre os pacientes cirróticos em UTI que necessitam de ventilação mecânica, a estratégia de profilaxia de úlcera de estresse é com o uso de IBP.

Hidrotórax hepático (HH) é a presença de derrame pleural em um paciente com cirrose sem evidência de doença cardiopulmonar, doenças infecciosas ou neoplásicas. Ocorre em 5% a 15% dos pacientes com hipertensão portal cirrótica e está associada a alta mortalidade. A maioria dos pacientes apresenta sintomas apenas quando o derrame é volumoso. O mecanismo exato pelo qual a HH se desenvolve não é totalmente compreendido, no entanto, a teoria predominante é que o líquido ascítico da cavidade peritoneal passa diretamente para a cavidade pleural através de falhas diafragmáticas. Pacientes cirróticos que desenvolvem HH são mais propensos a ter lesão renal aguda (LRA), encefalopatia hepática (HE), choque séptico e maior mortalidade. O manejo é multidisciplinar e novos estudos estão em andamento com novas estratégias. O tratamento definitivo é o transplante hepático. O tratamento para controle dos sintomas incluiu: dieta hipossódica, diuréticos caso o paciente tolere e toracocentese de repetição. Recordar que quanto mais grave o paciente menor a chance de resposta aos diuréticos. Manejo multidisciplinar com radiologia intervencionista e cirurgião tem sido sugerido em alguns estudos. O TIPS pode estar indicado para casos refratários. Outros tratamentos propostos em literatura incluem: CPAP, correção dos defeitos diafragmáticos, cateter pleural, *shunt* pleuro-venoso, pleurodese e drenagem tubular. Este último com alguns relatos evidenciando alta taxa de complicações, ao redor de 88%.

DISFUNÇÃO RENAL

A insuficiência renal é a falência orgânica mais comum em pacientes com ACLF. Lesão renal aguda (LRA) e doença renal crônica (DRC), conforme descrito por o *International Club of Ascites* (ICA), deve substituir a antiga nomenclatura de Síndrome Hepatorrenal (SHR) tipo 1 e tipo 2. O conceito de insuficiência renal na cirrose continua a evoluir à medida que identificamos diferentes tipos de disfunção renal, conforme resumido na Tabela 6. A fisiopatologia está resumida na Figura 3.

A fisiopatologia da insuficiência renal na cirrose está relacionada a vários fatores, incluindo uma combinação de anormalidades hemodinâmicas e inflamação (Figura 3). A definição de disfunção renal na cirrose sofreu mudanças recentes significativas, como supracitado. A disfunção renal aguda agora é renomeada como LRA e é definida como aumento agudo da Cr em 0,3 mg/dL em 48 horas ou um aumento de 50% na Cr basal, com este aumento presumivelmente ter ocorrido nos últimos 7 dias.

O EASL-CLIF define insuficiência renal como Cr 2 mg/dL, enquanto NACSELD define insuficiência renal no contexto de ACLF como qualquer paciente com disfunção renal que requer TRS. A definição de LRA da *ICA* está se tornando mais amplamente utilizada na prática diária na avaliação da disfunção renal em pacientes com cirrose porque existem algoritmos desenhados para o tratamento de disfunção renal na cirrose com base na definição da ICA.

Tabela 6. LRA no cirrótico – *International Club of Ascites* (ICA)

Lesão Renal Aguda (LRA) no cirrótico	
Cr basal	Considerada a Cr estável nos últimos 3 meses. Caso não avaliável, a Cr estável antes da admissão. Caso não avaliável, considerar a Cr da admissão.
Definição de LRA	Aumento de 0,3 mg/dL em até 48h ou 50% na Cr basal
Estágios	Estágio I: Aumento de 0,3 mg/dL em 48h OU aumento Cr 1,5- 2,0 x o basal. Estágio II: Aumento na CR > = 2 a 3x o basal Estágio III: Aumento na Cr > 3 x o basal OU Cr > 4,0 mg/dL em doença aguda OU início de TSR
Síndrome Hepatorrenal - LRA	
Critérios diagnósticos	1. Cirrose e ascite 2. Estágios II ou III de LRA 3. Nenhuma melhora na Cr (Decréscimo < 0,3 mg/dL) após 48hde suspensão dos diuréticos e expansão volêmica com albumina 1 g/Kg por 2 dias. 4. Ausência de choque hipovolêmico ou infecção não controlada com necessidade de vasopressores 5. Nenhum tratamento recente com drogas nefrotóxicas 6. Proteinúria < 500 mg/d e nenhuma microhematúria (< 50RBCs/mL)

Figura 3. Resumo da fisiopatologia da cirrose e da SHR. Adaptado de Solé, et al.

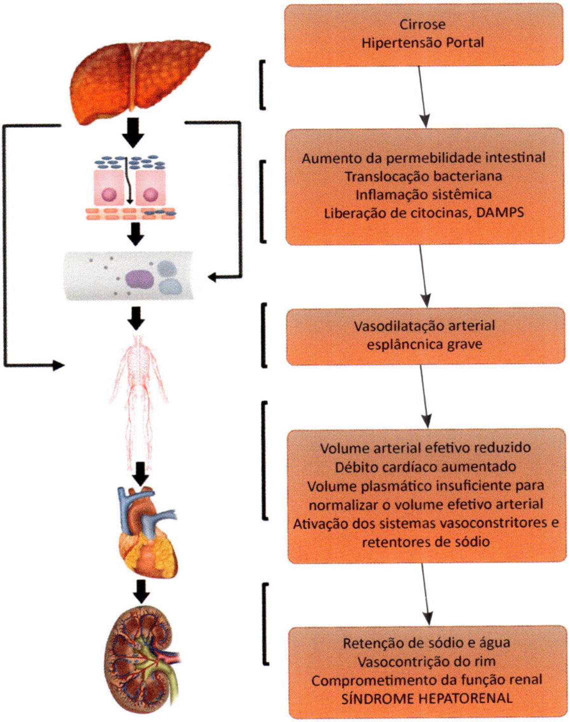

A DRC é definida como a redução persistente da filtração glomerular para 0,60 mL/min por 3 meses. Esta pode ser funcional, observada principalmente em pacientes com ascite refratária e seria equivalente ao que costumava ser conhecido como SHR tipo 2, ou relacionadas a doenças renais estruturais, como a nefropatia diabética. A prevalência de DRC na cirrose está aumentando, principalmente devido ao fato da esteato-hepatite ser uma etiologia cada vez mais comum de cirrose, com diabetes e/ou hipertensão sistêmica altamente prevalentes neste grupo. Deve-se notar que os pacientes com DRC com Cr basal mais alta têm um curso mais grave de LRA. A fisiopatologia da insuficiência renal na cirrose envolve tanto alterações hemodinâmicas que levam à vasoconstrição renal e intensa inflamação levando à dano na microcirculação renal, bem como danos tubulares.

Os vasoconstritores são usados para melhorar a hemodinâmica esplâncnica e sistêmica, com consequente melhora da perfusão e da função renal. Todos os estudos sobre farmacoterapia para SHR-LRA foram realizados em pacientes classificados com a definição tradicional de SHR tipo 1, em vez de a definição mais recente de SHR-LRA. O mais comumente usado vasoconstritor mundial para SHR-1 é a terlipressina, associada a uma taxa de resposta de até 44%. A taxa de resposta depende na gravidade do ACLF, sendo significativamente reduzido com graus mais elevados de ACLF. Estudos atuais têm usado protocolos que fornecem tratamento vasoconstritor por até 14 dias, com interrupção precoce se não houver resposta no tratamento no dia 4 (redução inferior a 25% na Cr com vasoconstritor). A albumina sozinha não se mostrou eficaz para o tratamento de HRSAKI, mas é recomendado como terapia adjuvante aos vasoconstrictores (20 a 40 g/dia) para HRS-AKI, tanto por suas propriedades expansoras de volume e anti-inflamatórias. A noradrenalina pode ser utilizada também como vasoconstritor.

Eventos isquêmicos em pacientes com doença arterial coronariana ou doença vascular periférica devem ser considerados e contrabalanceados aos benefícios. Dados evidenciam que a terlipressina pode estar associada à insuficiência respiratória em pacientes com comorbidades respiratórias subjacentes, especialmente naqueles com grau 3 ACLF e, portanto, deve-se ter cautela quando usado nesses pacientes.

A infusão contínua de terlipressina (2 mg/dia inicialmente) possui a mesma efetividade que a administração em bolus (dose inicial 1 mg a cada 4-6h/dose máxima: 2 mg a cada 4-6h) com a vantagem de redução de até 50% dos efeitos colaterais (dor abdominal, hipervolemia, eventos isquêmicos e diarreia).

Os respondedores à terlipressina possuem melhora na sobrevida. Pacientes que não respondem aos vasoconstritores necessitarão de transplante hepático para tratamento da sua disfunção renal, com a hemodiálise funcionando como ponte. Caso não seja elegível para transplante, deverá ser encaminhado para cuidados paliativos.

O encaminhamento para transplante hepático não deve ser postergado. Isto devido ao fato de que, até o momento, o mais forte preditor para a não recuperação da função renal após o transplante hepático ser a duração da TRS pré-transplante, com 14 dias de TRS pré-transplante sendo a duração de corte para prever a não recuperação da função renal após transplante. Nos pacientes sem previsão de recuperação da função renal, em muitos casos, é avaliado pela equipe da nefrologia o transplante duplo ou o transplante renal após o transplante hepático, caso a função não se recupere com o mesmo. A indicação do transplante duplo fígado-rim foi explicitada no capítulo anterior.

A prevenção da LRA no cirrótico deve ser realizada continuamente. Como as infecções bacterianas são um precipitante comum de LRA, o diagnóstico precoce e o tratamento de infecções bacterianas são fundamentais para prevenir o desenvolvimento de LRA. O uso de albumina em adição aos antibióticos é recomendado em pacientes com PBE para prevenir SHR-LRA e falências de órgãos subsequentes, mas não recomendado em infecções que não sejam PBE. Outras medidas preventivas incluem: (i) uso criterioso de laxantes e diuréticos; (ii) infusões de albumina com paracentese de grande volume; (iii) tratamento de hemorragias gastrointestinais e uso de profilaxia antibiótica em pacientes com sangramentos gastrointestinais estabelecidos; (iv) evitar drogas nefrotóxicas ou contrastes; e (v) profilaxia primária contra PBE em indivíduos de alto risco e profilaxia secundária para pacientes após o primeiro episódio de PBE. Dados recentes sugerem que, apesar dos antibióticos profiláticos, 10% dos pacientes em profilaxia primária e 22% dos pacientes em profilaxia secundária ainda desenvolveram PBE com desfechos negativos.

DISFUNÇÃO NA COAGULAÇÃO

EASL-CLIF define disfunção de coagulação como INR > 2,5 ou plaquetas < 20 mil. No entanto, nenhum destes parâmetros laboratoriais medem a coagulação no cirrótico. Dados recentes mostraram claramente que o INR, embora fortemente ligado à função hepática na ausência de deficiência de vitamina K, não medem coagulação em pacientes com cirrose. TEG e ROTEM são testes viscoelásticos que são mais fisiológicos do que estes testes. Medidas normais de TEG ou ROTEM em pacientes com cirrose compensada, cirrose descompensada ou ACLF podem evitar a necessidade de transfusão de hemoderivados em pacientes submetidos procedimentos, mesmo quando o INR é elevado.

Em pacientes com sangramento varicoso e não varicoso, a avaliação da coagulação guiada por TEG resulta em uma diminuição acentuada nas transfusões sem alteração do risco de ressangramento.

No entanto, quando os valores de TEG ou ROTEM são anormais, cortes claros para o tipo e número de transfusões necessárias não foram desenvolvidos. Quando esses testes não estão disponíveis, fibrinogênio e os níveis de plaquetas devem ser avaliados. Nenhum dado comprova o benefício do uso de transfusões profiláticas na ausência de sangramento ou necessidade de procedimentos invasivos. No entanto, quando ocorre sangramento da mucosa ou procedimentos invasivos, são necessários um estudo TEG anormal para transfusão direcionada.

Crioprecipitado, fibrinogênio ou concentrado de complexo de protrombina são as alternativas preferidas de baixo volume para aumentar o nível de fibrinogênio. A transfusão de plasma fresco congelado não é recomendada porque seu alto volume aumenta a hipertensão portal e fornece não apenas pró-coagulantes, mas também anticoagulantes. Na presença de ACLF, um TEG hipocoagulável é fortemente associada à inflamação sistêmica. É sempre essencial descartar infecção em todos os pacientes com ACLF, porém o nível de suspeita de infecção em pacientes com ACLF e hipocoagulabilidade deve ser ainda maior.

Em pacientes com cirrose sem ACLF, ocorre um reequilíbrio na coagulação; no entanto, em circunstâncias específicas, hipercoagulabilidade pode ser encontrado. Isto é particularmente verdadeiro em áreas de fluxo baixo e turbulento, como o sistema venoso portal. Um estudo mostrou não só uma diminuição da taxa de trombose de v. porta, mas também uma menor taxa de descompensação em pacientes randomizados para HBPM em comparação com placebo. Porém, não há estudos para justificar a terapêutica de HBPM cronicamente em pacientes com cirrose sem presença de trombo; no entanto, a anticoagulação em dose plena deve ser usado em pacientes com tromboembolismo agudo, especialmente trombose aguda da veia porta sintomática, na ausência de contraindicações. Ao considerar a profilaxia de TEV, uma meta-análise mostrou que pacientes cirróticos hospitalizados correm maior risco do que pacientes não cirróticos para TEV. Em geral, a profilaxia de TEV não demonstrou aumentar o risco de sangramento; entretanto, pacientes com sangramento recente (hemorragia varicosa antes que as úlceras da banda tenham cicatrizado e hemorragia não varicosa antes que a cura tenha sido alcançada) e trombocitopenia (plaquetas < 50 mil) não são ideais candidatos à profilaxia farmacológica de TEV.

MANEJO ACLF

O cuidado do paciente ACLF é melhor realizado por uma abordagem de equipe multidisciplinar, incluindo profissionais com experiência em cuidados intensivos, hepatologia e transplantes.

O objetivo do tratamento é a reversão da causa precipitante, tratamento da sepse, suporte do(s) órgão(s) em falência e transplante hepático para os pacientes selecionados.

As infecções são uma importante causa de descompensação e o grau de suspeição deve ser alta com tratamento empírico imediatos, pois caso progridam para choque séptico, a mortalidade é ao redor de 65%. Mortalidade esta que é melhor em relação há 20 anos, em que cirrótico com choque séptico a mortalidade era quase de 100%. A meta de PAM em pacientes com cirrose é de 60 mm Hg. A ecocardiografia é a modalidade preferida para monitorar o estado do fluido durante a ressuscitação volêmica. A presença de ascite eleva a pressão intra-abdominal e torna impreciso o monitoramento da pressão venosa central destes pacientes. A paracentese cuidadosa de grande volume é recomendada em pacientes com ascite tensa. Catéter vesical deve ser colocado para monitorar o débito urinário como um marcador de status de volume porque os níveis de Cr podem ser baixos em pacientes com sarcopenia apesar da insuficiência renal. O cateter de artéria pulmonar (Swan Ganz) é recomendado apenas em pacientes com hipertensão arterial pulmonar moderada a grave. O lactato sérico pode estar elevado em pacientes com cirrose pela depuração hepática prejudicada ou por causa de hipóxia tecidual. Em pacientes hemodinamicamente instáveis, até que se comprove caso contrário, uma elevação no lactato sérico sugere hipóxia tecidual.

O uso de albumina na ressuscitação volêmica em pacientes em choque é polêmico. Dois estudos avaliando o uso ambulatorial de rotina de albumina IV chegaram a conclusões diferentes. O estudo ANSWER, que incluiu pacientes ambulatoriais com cirrose descompensada em estágio inicial, mostrou uma clara melhora na mortalidade e nas complicações, enquanto o estudo MACHT, que incluiu pacientes mais avançados na lista de LT, não mostrou benefício. Análise subsequente do estudo ANSWER mostrou que atingir uma albumina sérica de 4,0 g/dL proporcionou melhora para na sobrevida. No entanto, um RTC recente em pacientes cirróticos admitidos mostrou que infusão de albumina para manter uma albumina sérica de 3,0g/L não apresentou desfechos favoráveis em relação a combinação de infecção, disfunção renal ou morte. Pacientes no braço de albumina desenvolveram mais edema pulmonar e infecções. Atualmente, também não há evidências de que pacientes internados com infecções além da PBE se beneficiem da administração intravenosa de rotina albumina. Apesar desses desafios, pesquisas e experiências descobriram que os médicos usam albumina para condições tão variadas de maneira off-label como hiponatremia, HE, hipoalbuminemia, hipervolemia e outras infecções em pacientes internados e ambulatoriais.

Vários sistemas de suporte extracorpóreo artificial e bioartificial do fígado foram tentados como tratamento para ACLF, nenhum com eficácia em melhora na sobrevida. Este tema será abordado em outro capítulo.

Apesar das maiores complicações após o transplante, alguns trabalhos relatam que a taxa de sobrevida em 1 ano após o transplante de fígado entre os pacientes com ACLF com falência de um ou dois órgãos não diferem significativamente da taxa entre os pacientes sem ACLF. Para pacientes com falência de três ou mais órgãos, a taxa de sobrevida de 1 ano pós-transplante pode se aproximar 80%, em comparação com uma taxa de sobrevivência de menos de 20% entre os pacientes que não submetidos ao transplante. Esses dados fornecem evidências convincentes a favor do transplante para pacientes com ACLF.

Uma análise retrospectiva da *United Network para Organ Sharing* evidenciou que os pacientes EASL-CLIF ACLF-3 evoluíram de maneira satisfatória após o transplante, exceto aqueles em ventilação mecânica. Existe controvérsia na literatura se o ACLF por si merece pontos extras de MELD. Dado o provável viés de seleção no sentido de transplantar apenas o "melhor", pacientes ACLF-3 (usando critérios que não podem ser capturados pela administração de análises de conjuntos de dados), mais pesquisas são necessárias antes da recomendação da situação especial para o ACLF. Uma recente pesquisa com médicos de transplante nos Estados Unidos mostrou que não há consenso em fornecer pontos de MELD adicionais. Estudos avaliando resultados após TH em pacientes com ACLF demonstraram resultados aceitáveis, mas devem ser interpretados com cautela, dado o viés de seleção inerente, pois transplantam apenas aqueles que são mais propensos a alcançar desfechos favoráveis.

Pacientes com ACLF-3 experimentaram uma maior taxa de complicações após o transplante de fígado (por exemplo, infecções, trombose de artéria hepática, complicações biliares e neurológicas), com consequente maior tempo de permanência (tanto no hospital e na UTI). Preditores de maus resultados após TH incluíram ventilação mecânica, idade avançada e transplante 30 dias após a listagem.

A decisão nem sempre é simples, e a seleção de pacientes muito doentes (muitas falências de órgãos) para transplante hepático é mais arte do que ciência. Entre os pacientes com pontuações MELD ou ACLF idênticas, a decisão sobre prosseguir com TH pode depender da presença ou ausência de fragilidade; gravidade da hipertensão portal; cirurgia abdominal prévia; ventilação mecânica para encefalopatia hepática; ascensão de aminas vasoativas; qualidade do enxerto.

→ CONCLUSÃO

ACLF emergiu como uma das principais causas de mortalidade em pacientes com cirrose e doença hepática crônica em todo o mundo. Prevenção e tratamento imediato dos principais fatores precipitantes é fundamental para melhorar o prognóstico de indivíduos. O suporte intensivo e a indicação de transplante hepático sempre devem ser equilibrados com considerações em relação a futilidade naqueles com mau prognóstico. A decisão final deve ser após análise minuciosa do caso pelos profissionais da equipe multidisciplinar de cada centro transplantador.

INSUFICIÊNCIA HEPÁTICA AGUDA GRAVE – HEPATITE FULMINANTE

DEFINIÇÃO

A Insuficiência hepática aguda grave (IHAG) ou hepatite fulminante é uma síndrome altamente específica e rara, caracterizada por uma anormalidade dos exames laboratoriais do fígado em um indivíduo sem doença hepática crônica subjacente. O processo da doença está associado com o desenvolvimento de uma coagulopatia de etiologia hepática, diferente do distúrbio de coagulação observado na sepse, associado à alteração do nível de consciência devido à encefalopatia hepática (EH). Nos casos em que o paciente desenvolve coagulopatia mas não tem qualquer alteração no seu nível de consciência são definidos como hepatite aguda grave. Assim, o termo hepatite fulminante (insuficiência hepática aguda grave) é apropriadamente usado para descrever pacientes que desenvolvem coagulopatia e alteração mental. (Tabela 7).

Coagulopatia, aumento das transaminases séricas, bilirrubina anormal e níveis alterados de consciência podem ser observados em pacientes com uma variedade de processos patológicos sistêmicos. Porém, se não houver lesão hepática primária, deve ser encarada como lesão secundária e não hepatite fulminante. O manejo deve se concentrar no tratamento da doença subjacente.

Em relação à temporalidade, a IHAG foi originalmente definida por Trey e Davidson em 1970 como insuficiência hepática fulminante, que era "uma condição potencialmente reversível, consequência de lesão hepática grave, com início de encefalopatia dentro de 8 semanas do aparecimento do primeiro sintoma e na ausência de doença hepática pré-existente". Em 1993, a síndrome foi redefinida para levar em conta a etiologia, frequência de complicações e prognóstico. Considerando a icterícia como primeiro sintoma, a hepatite fulminante hiperaguda descreve pacientes que desenvolvem EH dentro de 7 dias após a icterícia. A hepatite fulminante (aguda) ocorre quando os pacientes desenvolvem EH entre 8 e 28 dias do início da icterícia; e a hepatite fulminante subaguda quando a EH acontece dentro de 5-12 semanas do início icterícia (Figura 4). Duração da doença superior a 28 semanas antes do início da encefalopatia é categorizado como doença hepática crônica. A Associação Internacional para o Estudo do Fígado (IASL) em declaração do subcomitê em 1999 definiu hepatite fulminante hiperaguda como menos de 10 dias de evolução, hepatite fulminante entre 10 dias a 30 dias e hepatite fulminante subaguda entre 5 a 24 semanas.

Tabela 7. Definições de lesão hepática

Definição	Tempo	AST/ ALT	FA	BT	INR	Encefalopatia
Hepatite aguda	< 6 meses	+/+++	+/-	+/-	<1,5	Não
Hepatite aguda grave	< 6 meses	+++	+/-	+/++	>1,5	Não
Insuficiência hepática aguda grave (fulminante)	< 6 meses	++++/+	+/-	+/++	>1,5	Sim
Hepatite crônica	> 6 meses	+/++	+/-	+/-	Variável	Variável

Figura 4. Hepatite aguda grave. ZAdaptada do EASL

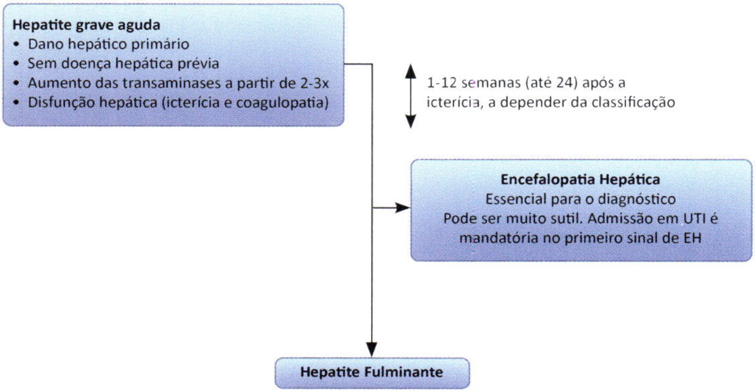

Figura 5. Semanas do início da icterícia para encefalopatia. Adaptado de EASL

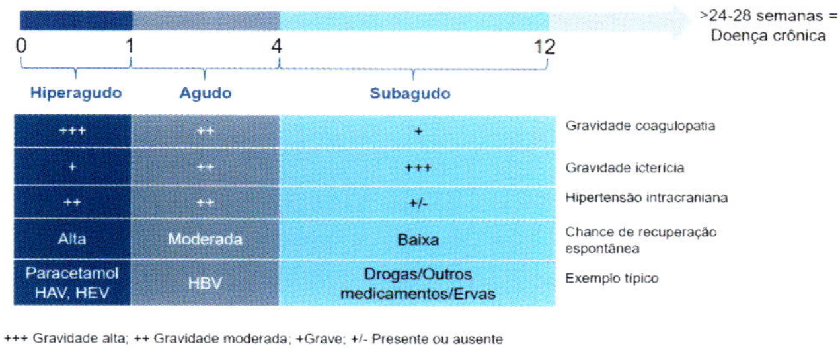

Pacientes com IHAG subaguda muitas vezes também têm esplenomegalia, ascite e diminuição do volume do fígado. Uma vez que a EH se desenvolve, esses pacientes têm uma chance muito baixa de sobrevivência espontânea, sendo o transplante hepático essencial

para a sobrevida. Em contraste, as apresentações hiperagudas têm uma chance muito maior de recuperação espontânea, apesar de poder ter falência significativa de órgãos extra-hepáticos. A ausência de doença hepática prévia é mandatória, porém existem exceções, situações nas quais ocorre um *flare* da doença com evolução catastrófica semelhante à hepatite fulminante, a saber: hepatite autoimune, reativação hepatite B, Budd Chiari e doença de Wilson. A análise destes casos para definição adequada deve ser realizada por hepatologista experiente.

ETIOLOGIA

A Tabela 8 apresenta um resumo das principais causas. Ocorre uma variação geográfica na etiologia. No mundo, de modo geral, as hepatites virais e a doença hepática induzida por drogas são as causas mais frequentes. Mesmo com ações específicas de informação e comercialização, a intoxicação por acetaminofeno ainda é causa comum na América do Norte e Europa. Ingestão acima de 10-12 g induzem necrose hepatocitária na grande maioria dos indivíduos, sendo alguns com doses menores. Em países em desenvolvimento, as hepatites virais (Vírus das hepatites A, B, C, D e E, e mais raramente, CMV, EBV, Adenovírus, Herpes vírus simples, parvovírus B19 etc) ainda representam importante causa, porém o uso de ervas, fitoterápicos e suplementos para emagrecimento e ganho de massa muscular tem se elevado nas etiologias.

A hepatite fulminante ocorre em menos de 1% dos pacientes com hepatite pelo vírus da hepatite A, com raridade em crianças e maior letalidade em idosos. A hepatite B evoluiu para fulminante em 1% dos casos (infecção aguda/reativação) ou nos casos de coinfecção com o vírus da hepatite D (Delta). A hepatite E é causa considerável em regiões com condições precárias sanitárias, como algumas áreas da Índia, sendo mais comum em gestantes. O vírus da hepatite C é muito raramente associado a causas de hepatite fulminante. Outros vírus menos comuns, como Epstein Barr, Herpes vírus e citomegalovírus podem ser causas de hepatite fulminante, sendo mais comuns em pacientes imunodeprimidos. A doença hepática induzida por outros medicamentos sem ser o acetaminofeno também possuiu relevância como etiologia. Analgésicos e anticonvulsivantes são os mais comuns, porém não é estabelecido uma relação direta entre dose e efeito, na maioria delas. Estas reações idiossincrásicas são mediadas pela formação de reação imunológica que interrompe o funcionamento do hepatócito. Em gestantes, a síndrome HELLP e a infiltração gordurosa do fígado são causas frequentes no Ocidente.

Em alguns pacientes, geralmente apresentando um fenótipo de IHAG agudo ou subagudo, nenhuma etiologia é identificada. Uma proporção desses pacientes pode ter tomado medicamentos ou fitoterápicos. Outros fornecem uma história compatível com um fenótipo viral, embora nenhum agente etiológico viral possa ser identificado. Alguns, posteriormente, apresentam características imunomediadas, sugerindo que a doença original pode ter uma etiologia autoimune. Em alguns pacientes destes grupos, bem como naqueles de etiologia conhecida, o potencial para a co-toxicidade induzida por paracetamol, álcool e drogas pode estar associada. Da mesma maneira, estudos sugeriram que alguns casos de etiologias presumidas soronegativas podem ter uma infecção por hepatite E e testes apropriados quanto à sensibilidade e especificidade devem ser sempre realizados.

Tabela 8. Resumo das etiologias de IHAG e sua indicação de transplante

Grupo	Hepatite fulminante – Doenças primárias	Falência hepática secundária
Insuficiência hepática aguda grave	Medicamentos\ Drogas Hepatite viral aguda Toxinas Síndrome de Budd-Chiari Hepatite Autoimune Doenças hepáticas da gestação	Hepatite isquêmica\ hipóxica Doenças sistêmicas: • Síndrome hematofagocifica • Doenças metabólicas • Doenças infiltrativas • Linfomas • Infecções (ex. malária)
Doença crônica com apresentação fenotípica de fulminante (*exceção)	Apresentação fulminante da doença de Wilson Hepatite auto-imune Budd-Chiari Reativação hepatite B	Pós ressecção hepática de metásfases Hepatite alcóolica
Transplante hepático	Possível indicação de transplante hepático - Emergência	Sem indicação de transplante

PROGNÓSTICO

O prognóstico depende consideravelmente do fator etiológico. Acetaminofeno e hepatite A apresentam menor mortalidade. Menos que 10% dos pacientes intoxicados com paracetamol evoluem para necessidade de transplante hepático. A doença de Wilson, reação a drogas/outros medicamentos/ervas e a etiologia criptogênica estão associadas a maior mortalidade. Acidose, hiperlactatemia e hipoglicemia apresentam correlação com má evolução clínica.

Tabela 9. Fatores prognósticos indicadores de transplante hepático

Critérios de King´s College	Critérios de Clichy
Intoxicação por acetaminofeno	Fator V < 20% (idade < 30 anos)
pH < 7,3 (Independente do grau de EH)	ou
ou	Fator V < 30 % (idade > 30 anos)
INR > 6,5 + Cr > 3,0 (com EH 3 ou 4)	e
	Confusão ou coma
Outras causas	
INR > 6,5	
ou	
3 dos seguintes:	
INR > 3,5	
Idade > 40 ou < 10	
Etiologia: Hepatite viral não A, não B ou drogas	
BT > 18 mg/dL	

Diversas classificações são utilizadas para avaliação do prognóstico dos pacientes com hepatite fulminante. Os critérios do

Hospital King´s College são utilizados na maioria dos centros como preditor de mau prognóstico e indicação de transplante hepático. Os critérios de Clichy também são utilizados para indicar transplante hepático. (Tabela 9) Metanálises comprovaram a eficácia do King´s College em selecionar pacientes para transplante hepático, principalmente os com encefalopatia severa. No Brasil, a partir do momento em que o paciente é listado como hepatite fulminante ele é priorizado em todo território nacional pra aumentar a chance de receber o enxerto.

MANEJO INICIAL

Uma avaliação clínica abrangente e anamnese com o paciente e seus familiares na admissão é de suma importância com questões específicas para etiologia, comorbidades e para excluir condições que não constituem indicação de transplante hepático. Esta avaliação também deve ajudar a definir o intervalo entre icterícia e os primeiros sinais de EH para classificar o subtipo de IHAG.

Na admissão, são necessárias análises laboratoriais específicas para avaliar a gravidade da lesão hepática, diagnosticar a etiologia, definir prognóstico para pacientes candidatos a transplante hepático de emergência, e para descartar complicações como pancreatite aguda. [ver Figuras 6 e 7]. Radiografia de tórax, ecocardiograma (ECG) e USG abdominal com doppler hepático (detalhando a permeabilidade e direção do fluxo nos vasos, além da textura e tamanho do fígado, tamanho do baço) deve ser obtido. A tomografia computadorizada (TC) deve ser considerada para examinar a textura e o volume do fígado, integridade vascular, excluir pancreatite e presença de permeabilidade da veia umbilical (cirrose).

Figuras 6 e 7.

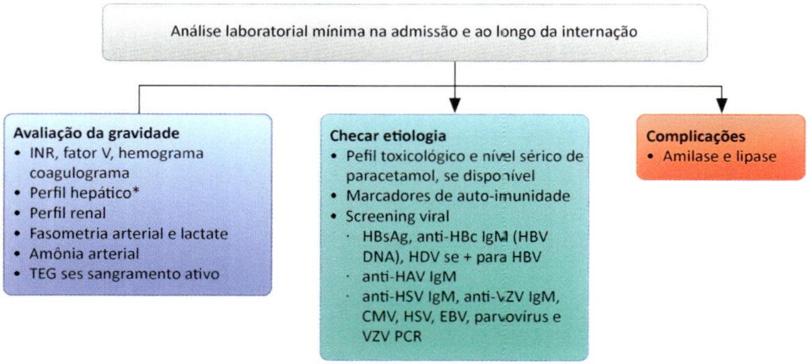

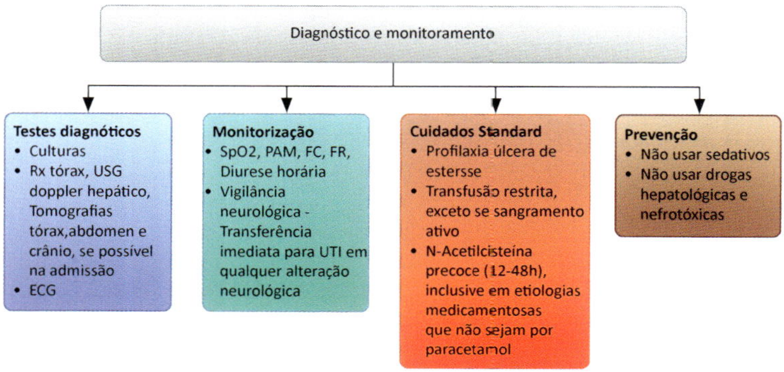

Atualmente, as causas mais frequentes de morte em pacientes com IHAG é o choque séptico e edema cerebral levando a HIC (morte cerebral). Portanto, o apoio geral e rastreio infeccioso e tratamento imediato nestes pacientes é fundamental. Antibioticoprofilaxia empírica está indicada em pacientes diagnosticados com hepatite fulminante. O esquema varia entre o centro transplantador. Uma sugestão pode ser cefalosporina a partir da terceira geração associado a um antifúngico como o fluconazol. A equipe de infectologia deve ser sempre consultada.

A vigilância neurológica deve ser intensiva. O risco de progressão da EH deve ser reconhecido e enfatizado com equipe multiprofissional. Qualquer alteração do nível de consciência é considerada como encefalopatia nestes pacientes. No entanto, outras causas devem ser procuradas e excluídas, como abstinência de álcool ou outras causas metabólicas. Não há nenhuma evidência para o uso de lactulose ou rifaximina na insuficiência hepática aguda grave.

Pacientes com IHAG estão em risco de hipovolemia devido à baixa ingesta, vômitos e vasodilatação progressiva com a evolução da necrose hepática liberando múltiplas citocinas. A fluidoterapia balanceada em bolus e, em seguida, fluidos de manutenção com aporte calórico podem ser frequentemente necessários, mas é essencial evitar sobrecarga hídrica. Nas fases iniciais da hiperaguda e apresentação aguda, quedas no lactato podem inferir ressuscitação volêmica adequada. No entanto, o lactato subsequente reflete uma medida composta do aumento da produção (glicólise aeróbica periférica) e depuração diminuída pela capacidade metabólica hepática. A ingestão oral é encorajada se o paciente não está muito nauseado, mas se a EH progredir, deve ser proscrita, devido à necessidade de possível de intubação orotraqueal de urgência. A profilaxia da úlcera de estresse é geralmente recomendada.

A N-acetilcisteína (NAC) não só demonstrou diminuir a progressão para lesão hepática se administrado logo após a overdose de acetaminofeno (< 15h, idealmente), mas também tem um efeito benéfico na disfunção orgânica quando administrado até 48h. Os efeitos benéficos do NAC podem ser medidos por seus supostos atributos antioxidantes, mecanismos anti-inflamatórios via fator nuclear kappa B, ou seus efeitos intravasculares melhorando o fluxo microcirculatório. Em intoxicações que não sejam por paracetamol, o NAC não melhorou a sobrevida global livre de transplante, porém alguns estudos sugerem que seja válido o seu uso, enquanto outros mantém a indicação exclusiva para intoxicações por acetaminofeno.

Figura 8. Complicações por sistemas da hepatite fulminante. Adaptada de EASL

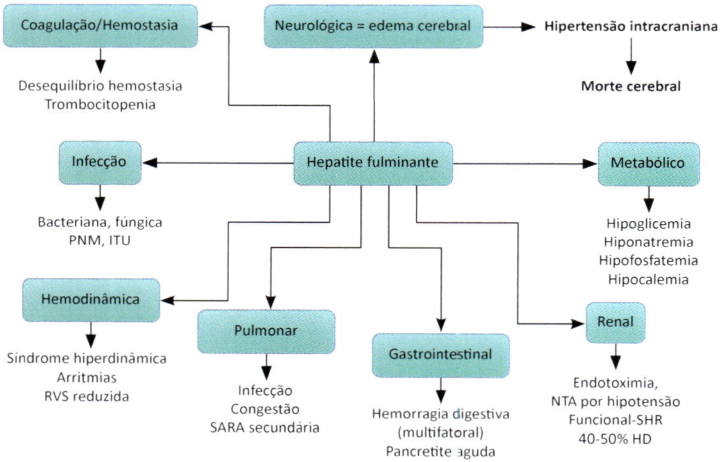

MANEJO INTENSIVO

No geral, o suporte intensivo da IHAG não difere em relação a qualquer paciente grave. Pela disfunção e necrose hepática maciça, estes possuem maior risco de hipoglicemias, choque refratário, coagulopatia grave, infecções, pancreatite, disfunção orgânica múltipla, edema cerebral com hipertensão intracraniana (HIC) e morte cerebral (Figura 8). Pela extrema gravidade, trata-se de uma emergência médica e o transplante hepático é a possibilidade de cura e aumento da sobrevida. Explicitaremos o manejo mais detalhado da disfunção renal e encefalopatia hepática, pois possuiu algumas particularidades.

Lesão renal aguda é comum em pacientes com insuficiência hepática aguda grave, sendo descrita em até 80% dos pacientes referenciados a serviços terciários e pode ser classificada de acordo com a classificação de KDIGO. Os fatores de risco mais importantes para o desenvolvimento de lesão renal aguda são idade avançada, lesão induzida por paracetamol, hipotensão e infecção.

O momento de início de terapia de substituição renal é alvo de controvérsia entre especialistas. Primeiramente pelo fato de que, além das indicações de terapia de substituição renal clássicas, se discute a indicação para manejo dos elevados níveis de amônia presentes nesses pacientes, tópico que será discutido a seguir. Além do manejo dos valores de amônia, acidose metabólica e distúrbios de sódio são importantes fatores a serem levados em consideração na indicação da terapia de substituição renal, ainda que o paciente não se apresente com urgências dialíticas classicamente descritas na literatura. Dessa forma, existe uma tendência de instituição precoce de hemodiálise em tais pacientes. De modo geral, as terapias contínuas são preferidas, especialmente por maior perfil de segurança na velocidade de alteração de osmolaridade plasmática, com o intuito de não apresentar prejuízo neurológico, especialmente naqueles pacientes com encefalopatia e hipertensão intracraniana instituídos. O modo de anticoagulação também é fonte de controvérsias, sem uma definição na literatura sobre o uso ou não de anticoagulação regional com citrato. É descrito que, ainda que possa ser seguro o uso do citrato em fases iniciais, pacientes com insuficiência hepática aguda em piora tem prejuízo na sua metabolização, e, se definido por seu uso, a intoxicação deve ser monitorizada de forma sistemática.

Sugerimos hemodiálise contínua sem anticoagulação regional com o citrato. Caso coagule o sistema, o mesmo deverá ser trocado até a realização do transplante hepático.

O diagnóstico de EH é clínico e requer a exclusão de outras causas de doenças neurológicas (por exemplo, hipoglicemia, hipercapnia, convulsões, acidente vascular cerebral, encefalite, efeito de sedativos e outras causas). Uma manifestação característica da IHAG é o desenvolvimento de edema cerebral clinicamente significativo, edema este com componente citotóxico e vasogênico, seguido de hipertensão intracraniana (HIC). O nível de amônia arterial sérico correlaciona-se com a progressão do edema cerebral e evolução para hipertensão intracraniana, herniação uncal e morte cerebral. Em vista de os sinais clínicos clássicos de HIC (tríade de *Cushing*) serem tardios, é fundamental o adequado suporte intensivo nestes pacientes. Intubação orotraqueal é recomendada naqueles com encefalopatia hepática grau III e IV, assim como todos os cuidados de suporte intensivo do doente neurocrítico para evitar danos secundários. Propofol é o sedativo de escolha nestes pacientes.

Os níveis de amônia devem ser monitorizados, considerando que valores maiores que 150-200mmol/L guardam relação com maior risco de edema cerebral e hipertensão intracraniana. Estudos avaliaram preditores de desenvolvimento de encefalopatia hepática e hipertensão intracraniana em pacientes com insuficiência hepática aguda e os níveis de amônia se mostraram como preditores independentes de risco, sendo que valores maiores que 100 mmol/L foram indicativos de desenvolvimento de encefalopatia hepática grau III em mais de 70% dos casos e níveis maiores que 200 mmol/L foram indicativos de hipertensão intracraniana em mais de 55% dos casos.

Ainda que a literatura não comprove melhores desfechos de forma inequívoca, existem filtros de hemodiálise que possuem a capacidade de remoção de amônia e a literatura demonstra consistentemente que a terapia de substituição renal reduz os níveis de amônia. Em coorte de 2018, pacientes submetidos a terapia de substituição renal foram avaliados quanto a níveis de amônia e avaliação de desfechos clínicos, com aparente melhora de desfechos relacionados a sobrevida. Considerando a fisiopatologia da hipertensão intracraniana associada a insuficiência hepática aguda, é fortemente sugerida a indicação de terapia de substituição renal naqueles pacientes com níveis de amônia maiores que 150 a 200 mmol/L, independente da indicação de terapia de substituição renal.

Em pacientes com IHAG são considerados de alto risco para HIC os pacientes intubados que apresentem uma ou mais características: Idade < 40 anos, evolução hiperaguda ou aguda, amônia > 150-200 mmol/L, insuficiência renal aguda ou hemodiálise e choque com necessidade de noradrenalina > 0,1 mcg/Kg/min.

Uma vez desenvolvido o edema cerebral, métodos terapêuticos devem ser considerados como uma ponte ao transplante, pois nenhum tratamento é curativo. A decisão de inserir um monitor de pressão intracraniana é centro-dependente e controverso. Embora estudos retrospectivos mostrarem repetidamente que os pacientes com cateteres de medida invasiva da pressão intracraniana (PIC) recebem mais intervenções para diminuir a pressão intracraniana do que pacientes sem esses monitores, nenhum sugeriu melhora na sobrevida.

Drogas potenciais redutoras de amônia não foram sistematicamente testados como tratamento de edema cerebral em pacientes com insuficiência hepática aguda. No entanto, a hemofiltração veno-venosa contínua deve ser administrada em todos os pacientes com edema cerebral estabelecido para aumentar a depuração de amônia e evitar a piora rápida do edema cerebral enquanto se aguarda o transplante hepático. Sugere início em casos de amônia em ascensão ou > 150 mmol/L.

Principalmente nos pacientes com os fatores de alto risco para HIC, como os supracitados, deve ser considerada monitorização da pressão intracraniana. Monitorização contínua de PIC com cateter intracraniano é aconselhada classicamente, objetivando mantê-la abaixo de 20 mmHg e PPC > 50 mmHg, porém controverso nos dias atuais, como já explicitado. Devido às complicações inerentes da passagem de cateter nestes doentes (ex.: 10% a 20% apresentam complicações hemorrágicas), apenas cerca de 55% dos casos europeus utilizam monitorização invasiva da PIC. Além das complicações hemorrágicas e infecciosas, o uso dos mesmos não altera a sobrevida, porém é útil para os anestesistas durante o intraoperatório do transplante hepático assim como no manejo da HIC e controle da PPC.

Com a evolução do neurointensivismo, temos disponíveis tecnologia para avaliação não invasiva da PIC, apesar de nenhuma ainda validada para IHAG. O doppler transcraniano, a medida da bainha do nervo óptico com o USG e outros dispositivos que avaliam a complacência intracraniana, podem ser utilizados como alternativa no seguimento destes pacientes. Seriar estes exames de horário em leito de UTI, de preferência com o mesmo examinador, é uma alternativa na monitorização da HIC enquanto se aguarda o transplante hepático. Caso em testes não invasivos haja evidência de HIC, deve ser iniciado tratamento clínico direcionado, que não difere do manejo de outras etiologias (ex.: manitol, hiperventilação, salina hipertônica, entre outros). Não é objetivo deste capítulo detalhar as medidas gerais de prevenção e tratamento de HIC. A inserção de cateter de PIC deve ser fortemente considerada nestes casos. Todavia, a inserção do cateter não pode postergar o transplante hepático e deve ser decidido em conjunto com equipe multidisciplinar do centro transplantador. Se os pacientes evoluírem para lesão cerebral irreversível (pupilas midriáticas não reativas/herniação uncal/morte cerebral), o transplante hepático estará contraindicado e o paciente evoluirá a óbito.

DESFECHOS TRANSPLANTE

Procedimento cirúrgico de emergência em um paciente crítico aumenta o risco de complicações graves no pós-operatório, com maior tempo de permanência na UTI. Muitas vezes, os pacientes já apresentam falência de múltiplos órgãos no momento da cirurgia e enxertos marginais são usados com frequência devido à urgência da situação.

As taxas de retransplante em IHAG são aproximadamente 10% devido ao não funcionamento primário do enxerto, disfunção grave do enxerto e trombose da artéria hepática.

As taxas de sobrevida em 1 ano são de 79% na Europa e 84% nos Estados Unidos. Séries europeias relataram uma taxa de sobrevida de 72% e 75% em 5 e 10 anos, respectivamente. Mais recentemente, o grupo *Acute Liver Failure Study* relatou uma sobrevida de 96% em 21 anos após o transplante, aumentando de 88% em um período de 16 anos. Lee e colegas relataram que os resultados do transplante de fígado para IHAG e doença hepática crônica são comparáveis.

Em geral, a sobrevida de 1 ano de pacientes transplantados com IHAG é aproximadamente 10% menor do que pacientes transplantados por outras causas. Há também um aumento da taxa de complicações 3 meses após o transplante. As causas mais comuns de morte neste período são infecções (fúngicas em particular) e complicações neurológicas.

Vários fatores de risco independentes têm sido associados ao aumento da mortalidade após transplante de fígado por IHAG. Um dos fatores com maior impacto é a idade. Constatou-se que a mortalidade dobra em pacientes com mais de 50 anos. A etiologia da IHAG também desempenha um papel significativo, com o melhor resultado pós-transplante nos pacientes com doença de Wilson, e os piores resultados são encontrados nos casos de medicamentos/ervas e hepatite autoimune.

REFERÊNCIAS BIBLIOGRÁFICAS

1. Bajaj JS, O'Leary JG, Lai JC, Wong F, Long MD, Wong RJ, Kamath PS. Acute-on-Chronic Liver Failure Clinical Guidelines. Am J Gastroenterol. 2022 Feb 1;117(2):225-25.2

2. Engelmann C, Clària J, Szabo G, Bosch J, Bernardi M. Pathophysiology of decompensated cirrhosis: Portal hypertension, circulatory dysfunction, inflammation, metabolism and mitochondrial dysfunction. J Hepatol. 2021 Jul;75 Suppl 1:S49-S66.

3. Kumar R, Anand U, Priyadarshi RN. Liver transplantation in acute liver failure: Dilemmas and challenges. World J Transplant. 2021 Jun 18;11(6):187-202.

4. Cardoso FS, Pereira R, Moreno R, Karvellas CJ, Germano N. Optic Nerve Sheath Diameter in Acute Liver Failure: A Prospective Cohort Study. GE Port J Gastroenterol. 2021 Apr;28(3):170-178.

5. China L, Freemantle N, Forrest E, Kallis Y, Ryder SD, Wright G, Portal AJ, Becares Salles N, Gilroy DW, O'Brien A; ATTIRE Trial Investigators. A Randomized Trial of Albumin Infusions in Hospitalized Patients with Cirrhosis. N Engl J Med. 2021 Mar 4;384(9):808-817.

6. Banini BA, Alwatari Y, Stovall M, Ogden N, Gershman E, Shah RD, Strife BJ, Shojaee S, Sterling RK. Multidisciplinary Management of Hepatic Hydrothorax in 2020: An Evidence-Based Review and Guidance. Hepatology. 2020 Nov;72(5):1851-1863.

7. Arroyo V, Moreau R, Jalan R. Acute-on-Chronic Liver Failure. N Engl J Med. 2020 May 28;382(22):2137-2145

8. Nanchal R, Subramanian R, Karvellas CJ, Hollenberg SM, Peppard WJ, Singbartl K, Truwit J, Al-Khafaji AH, Killian AJ, Alquraini M, Alshammari K, Alshamsi F, Belley-Cote E, Cartin-Ceba R, et al. Guidelines for the Management of Adult Acute and Acute-on-Chronic Liver Failure in the ICU: Cardiovascular, Endocrine, Hematologic, Pulmonary, and Renal Considerations. Crit Care Med. 2020 Mar;48(3):e173-e191.

9. Rout G, Shalimar, Gunjan D, Mahapatra SJ, Kedia S, Garg PK, Nayak B. Thromboelastography-guided Blood Product Transfusion in Cirrhosis Patients With Variceal Bleeding: A Randomized Controlled Trial. J Clin Gastroenterol. 2020 Mar;54(3):255-262.

10. Dong V, Nanchal R, Karvellas CJ. Pathophysiology of Acute Liver Failure. Nutr Clin Pract. 2020 Feb;35(1):24-29.

11. Stravitz RT, Lee WM. Acute liver failure. Lancet. 2019 Sep 7;394(10201):869-88.1

12. Fernández J, Clària J, Amorós A, Aguilar F, Castro M, Casulleras M, Acevedo J, Duran-Güell M, Nuñez L, Costa M, Torres M, Horrillo R, Ruiz-Del-Árbol L, Villanueva C, Prado V, Arteaga M, Trebicka J, Angeli P, Merli M, Alessandria C, Aagaard NK, Soriano G, et al. Effects of Albumin Treatment on Systemic and Portal Hemodynamics and Systemic Inflammation in Patients With Decompensated Cirrhosis. Gastroenterology. 2019 Jul;157(1):149-162

13. Dong V, Karvellas CJ. Acute-on-chronic liver failure: Objective admission and support criteria in the intensive care unit. JHEP Rep. 2019 Mar 18;1(1):44-52

14. Solé C, Pose E, Solà E, Ginès P. Hepatorenal syndrome in the era of acute kidney injury. Liver Int. 2018 Nov;38(11):1891-1901

15. European Association for the Study of the Liver. European Association for the Study of the Liver. EASL Clinical Practice Guidelines for the management of patients with decompensated cirrhosis. J Hepatol. 2018 Aug;69(2):406-460.

16. Park SH, Joo MS, Kim BH, Yoo HN, Kim SE, Kim JB, Jang MK, Kim DJ, Lee MS. Clinical characteristics and prevalence of adrenal insufficiency in hemodynamically stable patients with cirrhosis. Medicine (Baltimore). 2018 Jun;97(26):e11046.

17. Olivo R, Guarrera JV, Pyrsopoulos NT. Liver Transplantation for Acute Liver Failure. Clin Liver Dis. 2018 May;22(2):409-417.

18. Cardoso FS, Gottfried M, Tujios S, Olson JC, Karvellas CJ; US Acute Liver Failure Study Group. Continuous renal replacement therapy is associated with reduced serum ammonia levels and mortality in acute liver failure. Hepatology. 2018 Feb;67(2):711-720.

19. Solé C, Solà E. Update on acute-on-chronic liver failure. Gastroenterol Hepatol. 2018 Jan;41(1):43-53.

20. Garcia-Tsao G, Abraldes JG, Berzigotti A, Bosch J. Portal hypertensive bleeding in cirrhosis: Risk stratification, diagnosis, and management: 2016 practice guidance by the American Association for the study of liver diseases. Hepatology. 2017 Jul;66(1):304-335.

21. European Association for the Study of the Liver. Clinical practice guidelines panel, Wendon, J; Panel members, Cordoba J, Dhawan A, Larsen FS, Manns M, Samuel D, Simpson KJ, Yaron I; EASL Governing

Board representative, Bernardi M. EASL Clinical Practical Guidelines on the management of acute (fulminant) liver failure. J Hepatol. 2017 May;66(5):1047-1081

22. Vilstrup H, Amodio P, Bajaj J, Cordoba J, Ferenci P, Mullen KD, Weissenborn K, Wong P. Hepatic encephalopathy in chronic liver disease: 2014 Practice Guideline by the American Association for the Study of Liver Diseases and the European Association for the Study of the Liver. Hepatology. 2014 Aug;60(2):715-35.

23. Martin P, DiMartini A, Feng S, Brown R Jr, Fallon M. Evaluation for liver transplantation in adults: 2013 practice guideline by the American Association for the Study of Liver Diseases and the American Society of Transplantation. Hepatology. 2014 Mar;59(3):1144-65.

24. Moreau R, Jalan R, Gines P, Pavesi M, Angeli P, Cordoba J, Durand F, Gustot T, Saliba F, Domenicali M, Gerbes A, Wendon J, Alessandria C, Laleman W, Zeuzem S, Trebicka J, Bernardi M, Arroyo V; CANONIC Study Investigators of the EASL–CLIF Consortium. Acute-on-chronic liver failure is a distinct syndrome that develops in patients with acute decompensation of cirrhosis. Gastroenterology. 2013 Jun;144(7):1426-37

25. Krishnamoorthy V, Beckmann K, Mueller M, Sharma D, Vavilala MS. Perioperative estimation of the intracranial pressure using the optic nerve sheath diameter during liver transplantation. Liver Transpl. 2013 Mar;19(3):246-9.

26. Bernal W, Hall C, Karvellas CJ, Auzinger G, Sizer E, Wendon J. Arterial ammonia and clinical risk factors for encephalopathy and intracranial hypertension in acute liver failure. Hepatology. 2007 Dec;46(6):1844-52.

16

ALTERAÇÕES FISIOLÓGICAS NO INTRAOPERATÓRIO

Gabriel Franzin Rusca ▪ Rogério Póvoa Barbosa

INTRODUÇÃO

O manejo dos pacientes submetidos ao transplante hepático é um grande desafio para todos os envolvidos, uma vez que se trata de um procedimento de grande porte com a presença de diferentes riscos potenciais, em um doente que apresenta uma miríade grande de particularidades fisiopatológicas e multissistêmicas com vários estágios de gravidade. Além disso, o período intraoperatório é caracterizado por variações fisiológicas intempestivas que potencializam modificações prévias do paciente com a doença hepática terminal, independentemente de sua etiologia.

Portanto, é imprescindível o conhecimento dessas características fisiopatológicas de cada órgão e sistema, o seu manuseio e todas as particularidades de cada tempo cirúrgico, com o intuito de instalação da melhor terapêutica no momento correto, objetivando o desfecho clínico positivo tanto para o órgão enxertado quanto para o paciente.

Dessa forma, primeiramente será descrito o perfil fisiopatológico com as principais condições do paciente com a doença hepática e que podem ser intensificadas durante o transplante hepático e, posteriormente, um resumo com as alterações mais importantes de cada período do intraoperatório, incluindo todas as intervenções necessárias.

PERFIL FISIOPATOLÓGICO DO PACIENTE COM DOENÇA HEPÁTICA

O fígado consiste no maior órgão interno e glândula do organismo e é essencial, com muitas de suas funções inter-relacionadas a outros órgãos e sistemas, recebendo de 25% a 30% do débito cardíaco pela veia porta e artéria hepática.

A sua localização central na cavidade abdominal reflete sua importância fisiológica, agindo como interface entre o trato gastrointestinal e o sistema circulatório pulmonar e sistêmico. Ele filtra, excreta ou modifica uma enorme quantidade de substâncias provenientes dos intestinos, inativando bactérias, antígenos e removendo subprodutos químicos que potencialmente poderiam prejudicar os pulmões, coração, cérebro e outros órgãos, contribuindo assim para a manutenção da homeostasia, além de participar em outras reações de metabolização de medicamentos, de carboidratos, lipídeos, produção proteica e imunológicas.

Por conseguinte, é natural que pacientes com doenças hepáticas apresentem repercussões nos mais diversos órgãos e sistemas, interferindo na conduta anestésica e em todo o período perioperatório do transplante hepático.

SISTEMA CARDIOVASCULAR

O entendimento das particularidades do sistema cardiovascular no paciente com doença hepática é imprescindível, uma vez que o manejo hemodinâmico adequado no perioperatório tem reflexo em todos os demais sistemas, impactando na adequação da oferta tecidual de oxigênio e nos desfechos clínicos.

É caracterizado por um hiperdinamismo cardiocirculatório, que consiste basicamente em diminuição progressiva da resistência vascular sistêmica, a medida que a doença progride e aumentos do débito cardíaco e frequência cardíaca, com ou sem a instalação de hipotensão, num processo cíclico e vicioso.

Esse mecanismo pode ser resumido da seguinte forma: em decorrência principalmente da hipertensão portal com consequente aumento da pressão no território da circulação esplâncnica, ocorre translocação bacteriana e de endotoxinas para a circulação portal, e devido a alterações variáveis na função hepática, esses podem atingir a circulação sistêmica e estimular a liberação de diversas substâncias vasoativas como óxido nítrico, citocinas, monóxido de carbono, endocanabinoides, glucagon, substância P, prostaglandinas, adenosinas, peptídeos intestinais vasoativos, ácidos biliares, peptídeo relacionado à calcitonina. Essas substâncias, na circulação sistêmica, agem na musculatura vasomotora ocasionando o seu relaxamento e diminuição da responsividade às catecolaminas, e consequentemente redução da resistência vascular sistêmica, predispondo à formação de *shunts* arteriovenosos e prejuízos na difusão de oxigênio e, portanto, da captação periférica, potencialmente causando disfunções orgânicas.

A diminuição da resistência vascular sistêmica altera a relação conteúdo/continente dos vasos sanguíneos, desencadeando diversos estímulos compensatórios, como o aumento da atividade simpática através da ativação de centros nervosos no tronco cerebral, ativação do sistema arginina-vasopressina (SAV) e do sistema renina-angiotensina-aldosterona (SRAA), com consequente retenção crônica de água e sódio, ocasionando aumento do volume corporal total. No entanto, esse volume possui distribuição desigual entre os compartimentos com predomínio no reservatório venoso esplâncnico, e menor volume efetivo no sistema arterial central, que associado à vasodilatação, determinam hipóxia tecidual e estresse oxidativo, determinando estímulos compensatórios adicionais, criando círculo vicioso na determinação do hiperdinamismo circulatório.

Com a progressão da falência hepática essas alterações tendem a se tornar ainda mais profundas, determinando hiporresponsividade aos vasoconstritores, aumento da formação de *shunts* arteriovenosos e neuropatias autonômicas, principalmente parassimpáticas.

O coração passa também a ser estressado diretamente por essa nova configuração hemodinâmica de forma insidiosa, podendo predispor a certo grau de remodelamento e disfunções eletromecânicas de graus variáveis, condição denominada de cardiomiopatia cirrótica, que normalmente é quiescente, mas que durante períodos de aumento de demanda, pode desencadear ineficiências funcionais com queda de DC, desacoplamento eletromecânico, arritmias e diminuição da complacência ventricular, podendo evoluir para disfunção diastólica com comprometimento da drenagem hepática venosa e pior desfecho funcional do fígado.

Abaixo, observamos o resumo de algumas dessas alterações cardiovasculares citadas:

Tabela 1. Alterações cardiovasculares na doença hepática

Resumo das alterações hemodinâmicas na doença hepática
Resistência Vascular Sistêmica Reduzida
Débito Cardíaco Aumentado ao repouso (VS x FC)
Aumento do volume corporal total e plasmático esplâncnico
Diminuição do volume plasmático central e arterial efetivo
Ativação de SNA Simpático/SRAA/SAV
Fluxo sanguíneo pulmonar aumentado
Resistência Vascular Pulmonar variável
Volume do AE aumentado – Risco de FA
Hiporresponsividade a vasopressores
PVC, PAP normais ou aumentadas
POAP, PDFVD e PDFVE normais
Aumento dos shunts arteriovenosos
ScVO2 e SVO2 aumentadas

SISTEMA PULMONAR

As manifestações pulmonares são numerosas e desencadeadas pelas mais diversas causas: própria cirrose hepática e consequências da hipertensão portal, susceptibilidade a infecções, fisiologia pulmonar restritiva pela elevação da cúpula diafragmática, desnutrição com fraqueza muscular e disfunções mecânicas, doenças imunomediadas e presença de doenças coexistentes.

As principais condições associadas são:

- Síndrome Hepatopulmonar
- Hipertensão Portopulmonar
- Hidrotórax hepático
- Ascite com deslocamento diafragmático – distúrbio restritivo
- Atelectasias
- Pneumonias
- Doenças cardiopulmonares coexistentes: Asma, DPOC, ICC.

As complicações pulmonares causam grande morbidade e alteração na qualidade de vida dos pacientes, e é importante o conhecimento de algumas particularidades dessas condições para o manejo intraoperatório.

Em destaque, uma condição que merece mais cuidados no intraoperatório é a Hipertensão Portopulmonar, por apresentar alta morbidade e mortalidade, em decorrência da possibilidade de falência do ventrículo direito, principalmente durante a reperfusão do enxerto, condição que causa uma sobrecarga na câmara, com aumento da resistência vascular pulmonar, como veremos mais adiante. Casos mais graves devem ser avaliados previamente e, monitorizacão com ecocardiografia transesofágica com avaliação da função de VD encorajada.

A Síndrome Hepatopulmonar, condição associada à hipoxemia arterial e constatação de vasodilatação pulmonar em pacientes com doença hepática ou hipertensão portal, tem melhora significativa após o transplante hepático, possibilitado por um processo de remodelamento vascular e melhora na captação de oxigênio pelos capilares pulmonares, entretanto está associado a maior morbidade, tempo de ventilação no pós-operatório e mortalidade, principalmente na presença de hipoxemias mais graves (PaO2 < 60 mmHg).

SISTEMA HEMATOLÓGICO

Anemia, trombocitopenia e deficiências dos componentes do sistema de coagulação são bastante comuns.

A anemia tem causa multifatorial: deficiências nutricionais, perdas por sangramentos, aumento da destruição periférica de células vermelhas e supressão da medula óssea.

Trombocitopenia pode ocorrer em 30% dos pacientes com cirrose hepática e até 70% dos pacientes com doença grave. Deve-se ao sequestro esplênico decorrente da hipertensão portal, à menor sobrevida das plaquetas, ao consumo aumentado e a diminuição da trombopoietina, glicoproteína produzida pelo fígado, com consequente supressão da produção medular. Além disso, pode ocorrer disfunção plaquetária mesmo com contagens normais.

Tradicionalmente os pacientes com doenças hepáticas avançadas eram considerados como portadores de coagulopatias hemorrágicas, e com isso apresentariam riscos elevados de sangramento. mesmo em procedimentos simples como biópsias hepáticas, colangiografias percutâneas, ou os mais invasivos como o transplante hepático.

Apoiados pelos resultados de exames convencionais de coagulação como o tempo de protrombina, tempo de tromboplastina parcial ativado e tempo de sangramento, a conduta era a transfusão de hemocomponentes, com o intuito de otimização do sistema hemostático e diminuição do risco de sangramento. Essa conduta, entretanto, foi posta em dúvida, a partir do momento que foi esclarecida a fisiopatologia do sistema hemostático do paciente com doença hepática avançada e os riscos assumidos por tais tratamentos, como: a imunomodulação, sobrecarga volêmica (TACO), lesão pulmonar relacionada à transfusão (TRALI) etc.

Atualmente, o sistema de coagulação de tais pacientes é considerado como um rebalanço entre os fatores procoagulantes e anticoagulantes, remodelado pela alteração quantitativa e qualitativa de seus constituintes. Entretanto, esse reequilíbrio seria mais instável que em pessoas saudáveis, predispondo tais pacientes a maiores riscos tanto de sangramento como de tromboses.

Os pacientes portadores de doenças hepáticas, principalmente em estágios mais avançados, indubitavelmente apresentam tendências hemorrágicas, entretanto diante dos conhecimentos atuais, essas características não são responsabilizadas somente por estados de hipocoagulabilidade, como demonstram os exames convencionais de coagulação, uma vez que acessam somente a via procoagulante e não leva em consideração a influência dos anticoagulantes, que também estão diminuídos nessa classe de doentes.

As evidências mais atuais demonstram que a utilização de métodos viscoelásticos para monitorização da coagulação, associado a protocolos terapêuticos individualizados para a disfunção detectada, estão associados a melhores desfechos e redução de custos.

Tabela 2. Alterações hematológicas da doença hepática

Alterações que promovem hipocoagulabilidade	Alteração que promove hipercoagulabilidade
Trombocitopenia	Elevação dos níveis do fator de von Willebrand
Deficiência da função plaquetária	Diminuição dos níveis de ADAMTS-13
Aumento da produção de NO e prostaciclina	Elevação do fator VIII
Produção diminuída de trombopoetina	Diminuição dos níveis de proteína C, S, antitrombina
Níveis diminuídos dos fatores II, V, VII, IX, X e XI e XIII	Diminuição dos níveis de alfa 2 macroglobulina
Deficiência de vitamina K	Diminuição dos níveis cofator de heparina II
Disfibrinogenemia	Diminuição dos níveis de plasminogênio
Diminiuição dos níveis de alfa 2 antiplasmina	
Diminuição do inibidor do fator tecidual	
Elevação dos níveis de t-PA	

A seguir detalhamentos um resumo das alterações do sistema hemostático dos pacientes com doença hepática:

SISTEMA NERVOSO

A encefalopatia constitui complicação reversível, presente nos pacientes com doença hepática, seja ela aguda ou crônica. Estima-se que esteja presente em 30% a 45% dos pacientes com cirrose e na totalidade dos pacientes com insuficiência hepática aguda, em algum momento de sua evolução.

Manifesta-se com disfunções neuropsiquiátricas em graus variáveis, desde leve perda de consciência até o coma, podendo estar associada a edema cerebral e aumento da pressão intracraniana.

Esses distúrbios neurológicos, acredita-se que sejam causados por múltiplos fatores: efeitos neurotóxicos direto da amônia, estresse oxidativo, moléculas endógenas *benzodizepina-like* e *alfa-aminobutíricos-like*, edema intracelular dos astrócitos, disfunção na neurotransmissão neuronal de histamina e serotonina, opiáceos endógenos, citocinas inflamatórias, neuroesteroides e possível toxicidade do manganês com deposição nos gânglios da base.

Entretanto, a hiperamonemia representa papel central na patogênese da encefalopatia hepática, tanto aguda quanto crônica. Diferentes graus de disfunção hepática e *shunts* portossistêmicos aumentam a transferência de amônia, que estão em níveis elevados, para a circulação sistêmica e com a chegada no cérebro causando edema dos astrócitos, possivelmente pela metabolização dessas moléculas em glutamato, desencadeando hiperosmolaridade e disfunção mitocondrial dessas células.

O diagnóstico é clínico e caracteriza-se pela presença variável de diferentes sinais e sintomas neurológicos: alterações do nível de consciência, distúrbios na atenção, concentração, do ciclo sono-vigília, da função motora, dos reflexos, flapping etc.

É classificada da seguinte forma de acordo com os critérios de West Haven:

- **Grau I** - Perda leve de consciência, euforia ou ansiedade, perda de atenção, dificuldades com contas de adição.
- **Grau II** - Letargia ou apatia, desorientação por tempo e espaço, mínimos distúrbios de personalidade, comportamento inapropriado, dificuldades com contas de subtração.
- **Grau III** - Confusão, sonolência, torpor, resposta a estímulos.
- **Grau IV** - Coma.

O manejo desses pacientes, principalmente quando gravemente enfermos, envolve a correção dos fatores precipitantes, exclusão de outras possíveis causas de disfunção neurológica e terapias de suporte.

Os principais fatores precipitantes são: desidratação, sangramentos gastrointestinais, infecções, constipação, dieta proteica excessiva, drogas que afetam a função cerebral, obstruções urinárias, disfunção renal, hiponatremia, TIPS, cirurgias, doença hepática sobreposta a doença crônica. Devem ser prontamente identificados e tratados.

O tratamento de suporte consiste na avaliação integral do paciente e correção de possíveis déficits volêmicos ou eletrolíticos, disfunções hemodinâmicas e proteção de via aérea com intubação orotraqueal nos casos mais avançados, graus III e IV. Agentes farmacológicos que induzem diarreia ou atuam na flora bacteriana diminuindo produção e absorção de amônia, como a lactulose, neomicina, metronidazol são também utilizados no controle da encefalopatia hepática.

SISTEMA RENAL

Existe uma correlação positiva entre a disfunção renal e a doença hepática, tanto em relação à gravidade pré-operatória quanto na evolução clínica após o transplante hepático.

Alterações da função renal com aumentos da creatinina e ureia séricas, são descritos em vários estudos como sendo fator independente de mortalidade na espera pela cirurgia e de maior frequência de complicações no período pós-operatório. De fato, o valor da creatinina sérica é um dos três componentes, juntamente com bilirrubina e INR, utilizados para o cálculo do MELD, preditor de mortalidade em três meses do paciente com cirrose sem o transplante de fígado e balizador da lista de prioridades.

A condição mais característica é a Síndrome Hepatorrenal, complicação fatal mais frequente nos pacientes com cirrose hepática.

A ocorrência eleva-se em paralelo aos valores do MELD, cerca de 40% dos pacientes com MELD maiores que 18 desenvolverão a condição em até 1 ano.

É definida como uma forma aguda ou subaguda de disfunção renal caracterizada por intensa vasoconstrição renal, que se desenvolve em pacientes com cirrose ou hepatite aguda.

Classicamente, apresenta-se com dois tipos principais, de acordo com o tempo de instalação e fatores desencadeantes, entretanto novos tipos foram criados para caracterizar pacientes portadores de disfunções renais concomitantes:

Tipo 1: rápida progressão e alta mortalidade, os valores de creatinina dobram para valores acima de 2,5 mg/dL dentro de 2 semanas. O principal fator desencadeante é a infecção bacteriana, particularmente a peritonite bacteriana espontânea, entretanto outros podem ocasioná-la como sangramentos por varizes esofagianas, cirurgias de grande porte, hepatites agudas em pacientes com cirrose.

Tipo 2: aumento lento e gradual dos níveis de creatinina sérica, durante semanas a meses com redução concomitante da taxa de filtração glomerular. Geralmente não são identificados fatores precipitantes, entretanto o prognóstico é ruim sem o transplante hepático, podendo evoluir para o tipo 1 quando existe uma exposição a um fator de risco. A sobrevida é de aproximadamente 6 meses.

Tipo 3: desenvolvimento de SHR em pacientes com doenças renais prévias, agudas ou crônicas, não entram nos critérios diagnósticos.

Tipo 4: síndrome hepatorrenal no cenário da hepatite aguda, associa-se ao mau prognóstico da insuficiência hepática, no entanto ambas as disfunções podem ser revertidas com o transplante do fígado.

O diagnóstico da síndrome é por exclusão e todos os seguintes critérios maiores devem estar presentes:

1. Doença hepática aguda ou crônica, com insuficiência hepática e hipertensão portal.
2. Cr sérica > 1,5mg/dL.
3. Ausência de: choque, infecção bacteriana, sangramento por varizes esofagianas, perda de líquidos renais, uso de drogas nefrotóxicas.
4. Sem melhora sustentada da função renal após suspensão de diuréticos e expansão volêmica com albumina (1 g/Kg de peso até 100 gramas).

5. Proteinúria < 500 mg/dL, sem evidências de doenças parenquimatosas renais pela urinálise ou uropatias obstrutivas pela ultrassonografia.

Uma série de estudos clínicos e experimentais realizados nas últimas duas décadas tem elucidado a fisiopatologia da síndrome hepatorrenal, principalmente do tipo 1.

Com a progressão da doença hepática, seja ela aguda ou crônica, diferentes graus de hipertensão portal se desenvolvem e com isso, estado de vasodilatação periférica e diminuição do conteúdo arterial efetivo, com consequente ativação de mecanismos compensatórios, sistema simpático, renina-angiotensina-aldosterona e vasopressina-arginina. Isso leva a uma vasoconstrição do leito esplâncnico, renal, hepático, cerebral, muscular, cutâneo, das glândulas adrenais e também, possivelmente outros territórios. No caso, a vasoconstrição renal resulta na hipoperfusão, diminuição da taxa de filtração glomerular, elevação dos níveis séricos de creatinina e finalmente à síndrome hepatorrenal.

Cerca de 80% dos doentes com a síndrome hepatorrenal desencadeada pela sepse apresentam disfunção adrenal associada, e os pacientes apresentam responsividade diminuída às catecolaminas endógenas.

Acredita-se que os eventos precipitantes desencadeiem distúrbios hemodinâmicos adicionais levando à insuficiência renal aguda.

As alterações hemodinâmicas e humorais descritas previamente também operam no tipo 2, entretanto de uma forma mais discreta e insidiosa.

Os princípios do tratamento da síndrome hepatorrenal consistem em condutas gerais e específicas, com terapêuticas farmacológicas. Os pacientes com os tipos 1 e 4 necessitam de cuidados intensivos.

Diuréticos devem ser descontinuados, acesso a condição volêmica com reposição caso haja necessidade, suspensão de medicações nefrotóxicas, e vasodilatadoras, como os inibidores da enzima conversora de angiotensina e nitratos.

Caso ocorra acidose, hipercalemia, sobrecarga volêmica ou sintomas urêmicos está indicado terapias de reposição renal com hemofiltrações ou hemodiálise, constituindo ponte para a realização do transplante hepático.

Os fatores precipitantes devem ser investigados e tratados precocemente nos doentes com o tipo 1 e insuficiência adrenal pesquisada e tratada com hidrocortisona, fator associado à melhora da sobrevida.

Os pacientes com o tipo 2 necessitam realização de profilaxia para peritonite bacteriana espontânea e prevenção de fatores precipitantes, que podem ocasionar a evolução para o tipo 1.

O transplante hepático é o tratamento de escolha, com muitos estudos demonstrando a resolução no decorrer da recuperação, entretanto apresentam maior morbidade e mortalidade após o procedimento. Aproximadamente 35% dos doentes submetidos ao transplante necessitam terapia de reposição renal no pós-operatório, sem diferença significativa da mortalidade nos primeiros 90 dias, no entanto a sobrevida é de 60% em 3 anos, comparados aos 75% em pacientes sem SHR.

A associação de terapia com vasoconstritores em pacientes com SHR e candidatos ao transplante é importante. A reversão da disfunção renal está associada à diminuição do risco de complicações graves no pós-operatório: infecções graves, sangramentos, necessidade por diálise e recorrência da insuficiência renal, melhorando a sobrevida e diminuindo o tempo de internação. Dentre os fármacos as evidências são melhores com a administração de terlipressina associada à expansão volêmica com albumina.

SISTEMA ENDÓCRINO E ALTERAÇÕES METABÓLICAS

As alterações endócrinas e metabólicas são diversas, e relacionadas aos distúrbios no metabolismo dos carboidratos, lipídeos, proteínas e aminoácidos.

Ocorrem elevações na produção e concentração sérica de insulina e glucagon, maior resistência periférica aos níveis elevados de insulina. Hiperglicemias são exacerbadas durante o procedimento cirúrgico, principalmente na fase de reperfusão, pelo maior aporte de glicose do novo enxerto e maior resistência dos tecidos periféricos à insulina. Os níveis elevados de insulina, juntamente com disfunções da gliconeogênese e glicogenólise também podem predispor às hipoglicemias, principalmente nas hepatites agudas, tempos prolongados de isquemia quente e disfunções primárias do enxerto.

O aumento de glucagon age no sistema cardiovascular produzindo elevações do DC, FC e contratilidade miocárdica e vasodilatação esplâncnica resistente a vasopressores como noradrenalina, vasopressina e angiotensina.

A secreção de aldosterona e da atividade da renina plasmática estão aumentadas, contribuindo para maior retenção do sódio, além de hipersecreção de vasopressina, responsável pela retenção de água livre, excedendo à do sódio e, portanto, causando hiponatremia dilucional. Cuidados adicionais devem ser tomados nas alterações bruscas dos níveis séricos durante o perioperatório para prevenção de mienólise pontina.

Como sabemos, o fígado apresenta importante papel no metabolismo de uma série de substâncias, dentre elas, ácidos orgânicos como o lactato e diversos aminoácidos; portanto, diferentes graus de disfunções hepáticas também estão associados a desarranjos no equilíbrio ácido básico.

Durante a evolução da doença hepática é mais comum aparecer alcaloses tanto metabólica quanto respiratória, com impactos pouco significativos, entretanto é a acidose metabólica que apresenta maiores riscos no período perioperatório.

A acidose metabólica é associada a diversas condições, entre elas a disfunção renal, acidoses tubulares, hipotensão com hipoperfusão tecidual, e é mais frequente devido à acidose lática. O fígado é responsável por 50% da metabolização do lactato, sendo que o restante depende do clerance renal (30%) e dos tecidos periféricos (20%). Além disso, na evolução da cirrose o ácido láctico apresenta maior meia-vida e devido à resistência periférica à insulina, aumento na produção pelos tecidos periféricos.

Portanto, o manejo da acidose ganha maior importância durante o transplante hepático, pois a sua presença está associada à coagulopatias, disfunções miocárdicas e elevações da pressão arterial pulmonar, fatores associados a piores prognósticos durante a cirurgia. Após a revascularização, os níveis de lactato tendem a diminuir e a acidose melhorar, a depender do bom funcionamento do enxerto, comportando-se assim como preditor de bom funcionamento do órgão.

Além da hiponatremia encontrada, pelos motivos expostos, outros distúrbios eletrolíticos estão presentes.

As concentrações de potássio são extremamente variáveis no curso da doença hepática, sendo a hipocalemia secundária ao uso de diuréticos, a mais frequente, entretanto sem significância clínica durante o transplante do fígado. A maior atenção deve ser direcionada aos níveis elevados desse íon, que são potencialmente ameaçadores à vida, principalmente na fase da reperfusão do órgão, e muitas vezes necessitam ser controlados por intervenções terapêuticas.

Em relação ao metabolismo do cálcio algumas observações devem ser realizadas, uma vez que está alterado nessa classe de doentes e as consequências da variação nos níveis sanguíneos são importantes durante o procedimento cirúrgico. A hipocalcemia está relacionada à presença do citrato – íon quelante de cálcio, que apresenta meia-vida prolongada nesses doentes – nos hemocomponentes utilizados. Podem desencadear reduções da contratilidade cardíaca que melhoram após a reposição, além de distúrbios de coagulação. Com o retorno da função hepática os níveis de citrato tendem a diminuir e a calcemia normalizar.

Os níveis séricos de magnésio estão diminuídos por várias causas: dieta pobre, perdas gastrointestinais, depleção de fosfato, diuréticos, hiperaldosteronismo e acidoses respiratórias, e tendem a cair durante o transplante hepático, principalmente no final da fase anepática (quelado pelo citrato, efeitos dilucionais da reposição volêmica, redistribuição pelas alterações ácido-básicas ou drogas vasoativas e absorção pelas células hepáticas em regeneração após a reperfusão), podendo se prolongar no período pós-operatório. Os efeitos de sua diminuição são principalmente relacionados à predisposição a arritmias e disfunções neurológicas e, portanto, devem ser monitorizados e repostos quando necessário.

→ SISTEMA GASTROINTESTINAL

São várias as alterações do sistema gastrointestinal potencialmente presentes na doença hepática que podem interferir na conduta anestésica, frequentemente desencadeadas pelo desenvolvimento da hipertensão portal.

Dentre eles, a ascite, peritonite bacteriana espontânea, varizes esofágicas, presença de circulação colateral com distensões venosas e a desnutrição, essa em decorrência da anorexia, diminuição da síntese proteica e má absorção de nutrientes, podendo potencializar as demais alterações.

A hipertensão portal é decorrente à obstrução do fluxo sanguíneo portal, tanto por cirrose quanto por trombose do sistema porta, e quando se desenvolve influencia modificações nos leitos vasculares da circulação esplâncnica e sistêmica, causando distensão venosa com formação de veias colaterais e vasodilatação arterial. Pode levar ao hiperesplensimo e ao desenvolvimento de extensa circulação colateral venosa porto-sistêmica, ocasionando a formação de varizes, dispostas em quatro sítios: gastroesofágico, hemorroidário, periumbilical e retroperitoneal. O sangramento de varizes gastroesofágicas aumenta a morbimortalidade perioperatória. À cirurgia é imposta dificuldade técnica adicional pelo risco de sangramento das veias colaterais, podendo levar ao choque hemorrágico, evidenciando a necessidade de programação cirúrgica baseada em estudos de imagem.

A ascite é a complicação mais comum da cirrose, ocorrendo na maioria dos pacientes em lista de espera, sendo que a partir do seu início a mortalidade chega em torno de 50% em 2 anos, é resultado da hipertensão portal, com o aumento da pressão hidrostática e favorecimento da transudação de líquido através do intestino, da hipoalbuminemia e da retenção renal de água que excede a de sódio. O paciente com ascite apresenta maior risco de aspiração pulmonar do conteúdo gástrico por diminuição do esvaziamento e gastroparesia, na indução anestésica.

A peritonite bacteriana espontânea é uma complicação comum, principalmente em doentes com ascite, cerca de 25% são diagnosticados na admissão ou durante a evolução e a mortalidade gira em torno de 30% a 50%. Torna-se ameaçadora à vida quando em associação à disfunção renal, com mortalidade chegando próximo a 40%, e constitui o principal fator precipitante da síndrome hepatorrenal. Pronto diagnóstico e rápido tratamento é fundamental para melhora do prognóstico desses pacientes.

PRINCIPAIS ESTÁGIOS DO PROCEDIMENTO E SUAS ALTERAÇÕES

O procedimento cirúrgico é dividido, do ponto de vista anatômico, em três estágios, cada um apresentando particularidades e desafios às equipes envolvidas: as fases pré-anepática, anepática e pós-anepática.

PRÉ-ANEPÁTICA

A fase pré-anepática refere-se à hepatectomia, período compreendido entre o início das incisões abdominais até a exclusão vascular, com o isolamento das veias hepáticas, clampeamento da veia porta, artéria hepática, e a retirada do órgão nativo.

Caracteriza-se pela fase mais trabalhosa do procedimento, podendo apresentar dificuldades técnicas relacionadas ao grau de aderências, a se considerar histórico de cirurgias prévias e processos inflamatórios da região, com possibilidade de prolongamento do tempo cirúrgico e do tempo de isquemia fria, determinantes de desfechos desfavoráveis a curto e longo prazo.

Pode ser realizada por duas técnicas cirúrgicas distintas: a convencional com pinçamento total da veia cava inferior, tanto infra como supra-hepática, e ressecção do fígado associado à veia cava retro-hepática do receptor; ou pela técnica de *PiggyBack*, no qual a veia cava inferior é somente, parcialmente clampeada na conjunção das três veias hepáticas, e o órgão removido com preservação do fluxo sanguíneo pelo sistema, com menores alterações hemodinâmicas decorrentes de manutenção do retorno venoso.

As vantagens da técnica de *piggyback* incluem a melhor estabilidade hemodinâmica com a preservação do enchimento das câmaras cardíacas, manutenção de níveis adequados de pressões de perfusão renal e a não necessidade de dissecções cirúrgicas para realização das derivações venovenosas.

A derivação venovenosa é um método utilizado por alguns especialistas para prover um redirecionamento temporário do fluxo sanguíneo da região infradiafragmática para o átrio direito, quando há interrupção da veia cava inferior, durante a dissecção pela técnica convencional. É construído com um tubo em Y a partir de punções ou dissecções do sistema venoso portal e sistêmico, principalmente femoral ou ilíaco, passando por uma bomba externa e desembocando em veia localizada superiormente ao clampeamento, axilar, subclávia ou jugular.

Algumas vantagens são importantes, principalmente para pacientes com função cardiovascular comprometida, como a descompressão do sistema esplâncnico reduzindo os riscos de sangramento pela hipertensão portal, preservação da drenagem das veias renais prevenindo disfunções renais agudas e otimização da pré carga cardíaca. Entretanto, potenciais complicações graves limitam a sua utilização de forma corriqueira, como hipotermia, embolias aéreas e tromboembolismos pulmonares e intracardíacos.

A complicação mais comum desse período é o sangramento, com todas as suas possíveis repercussões: hipovolemia, anemia, diminuição da perfusão periférica, hipotermia, distúrbios hidroeletrolíticos e todos os riscos inerentes à transfusão sanguínea como a sobrecarga volêmica, imunomodulação, reações anafiláticas, hemolíticas, TRALI etc.

O sangramento é proporcional ao grau de disfunção do sistema hemostático, gravidade da hipertensão portal com formação de circulação colateral, presença de cirurgias prévias ou processos inflamatórios na região, duração da ressecção e experiência da equipe cirúrgica.

Preocupação adicional, a instabilidade hemodinâmica aguda, decorrente de várias possíveis etiologias, principalmente das manobras cirúrgicas com diminuição do retorno venoso, deve ser considerada, e, portanto, as seguintes condutas ativas instituídas para otimizar o cuidado do paciente nesse estágio:

- Reposições volêmicas restritivas – com o intuito de evitar hemodiluição dos fatores de coagulação, aumentos da pressão venosa central e consequente piora da hipertensão portal, sobrecarga volêmica produzindo disfunções endoteliais e diminuição da oxigenação tecidual.
- Considerar os riscos e benefícios da utilização de hemocomponentes e medicações hemostáticas, baseados em tendências hemorrágicas durante a cirurgia e em métodos *point of care* de avaliação da coagulação, e não se guiar somente pelos testes convencionais de coagulação, que demonstraram ser preditivos ruins de sangramento, nesse contexto clínico.
- Utilização de equipamentos de recuperação de hemácias, o *cell saver*, para reinfusão do sangue autólogo proveniente do campo cirúrgico, quando não contraindicados como no caso de neoplasias. Está associado a menores taxas de transfusão sanguínea e a possibilidade de processamento dos concentrados de hemácias, com o intuito de diminuir as concentrações do potássio na sua composição, antes da infusão no paciente.

- Manutenção da normotermia: aquecimento prévio e durante o procedimento com sistemas de manta e isolamento térmico, utilização de aquecedores para soluções de infusão e controle rigoroso da temperatura da sala.
- Manutenção de estabilidade hemodinâmica: basear terapêuticas de acordo com a monitorização avançada utilizando drogas vasoativas quando indicadas.
- Manutenção do equilíbrio ácido-básico, evitando acidose, condição associada a piora dos distúrbios de coagulação e contratilidade cardíaca.
- Tratamento de distúrbios hidroeletrolíticos, principalmente nos pacientes submetidos à transfusão sanguínea, que podem apresentar hipocalcemia e hipomagnesemia, pela presença do quelante citrato, cuja metabolização é hepática. Evitar tratamentos agressivos de hipocalemia e controle rigoroso da hipercalemia.

ANEPÁTICA

A fase anepática compreende o período que se inicia com a exclusão vascular - clampeamento da artéria hepática e veia porta – e retirada do órgão doente, e estende-se até a reperfusão do enxerto. Tem duração aproximada de 40 a 50 minutos e consiste na implantação do fígado proveniente do doador e confecção das anastomoses vasculares, a depender da técnica cirúrgica utilizada. Como visto anteriormente, existem dois métodos de hepatectomia, que determinam a estratégia de reconstrução.

Na técnica convencional, a veia cava do doador juntamente com o enxerto hepático é ligada à veia cava do receptor, geralmente por duas anastomoses término-terminais. Repercussões cardiovasculares graves podem ser esperadas em vista do clampeamento da veia cava infradiafragmática e diminuição do retorno venoso. Instituição de derivações venovenosas são utilizadas em alguns centros para atenuação dessa resposta hemodinâmica.

Já na técnica de *piggybak*, a conexão da veia cava do doador é realizada na veia cava supra-hepática do receptor, na confluência das veias hepáticas, com preservação parcial do retorno venoso e menores instabilidades cardiovasculares.

Antes do início da confecção das anastomoses da veia porta e artéria hepática, as soluções de preservação são drenadas do órgão por sistemas de lavagens com o intuito de prevenir contra maiores alterações hemodinâmicas e hidroeletrolíticas no momento da reperfusão.

Posteriormente, independente da técnica, são realizadas as anastomoses da veia porta, da artéria hepática e a revascularização do enxerto.

Pode se proceder à revascularização do enxerto em momentos distintos, primeiramente somente com o fluxo proveniente do sistema porta após a ligadura da veia, ou somente pela artéria, ou após realização das duas anastomoses e liberação do fluxo sanguíneo hepático total com maior quantidade de oxigênio. Evidências científicas têm demonstrado superioridade da última, com menores complicações biliares e redução das repercussões da lesão de reperfusão, no entanto quando respeitado tempos menores de isquemia quente.

Trata-se do estágio com alterações hemodinâmicas mais proeminentes, caracterizado por instabilidades de gravidades variáveis, no início desencadeadas pela redução do retorno venoso e consequentemente reduções do enchimento cardíaco e consequente índice cardíaco, e no final pela reperfusão do novo órgão.

A ausência hepática própria da fase, desencadeia potenciais alterações que devem ser prontamente identificadas e tratadas pelo anestesiologista, afim de preparar o paciente para o momento mais delicado do procedimento, com a revascularização do novo órgão:

- Disfunções do sistema de coagulação, com etiologias variáveis: hipocoagulação pela diminuição da produção dos fatores dependentes do fígado, piora da hipertensão portal pela interrupção do fluxo pela veia porta, hiperfibrinólise pelo acúmulo do ativador do plasminogênio tecidual, que é metabolizado pelo fígado.
- Hipotermia com o risco de piora dos distúrbios de coagulação, depressão miocárdica, arritmias e disfunção renal.
- Hipoglicemia: por diminuição da gliconeogênese, glicogenólise e aumento da insulina circulante pela diminuição da depuração hepática. Os riscos são aumentados nos casos de hepatites fulminantes e tempo prolongado da fase.
- Desequilíbrios ácido básicos: acúmulo de ácidos orgânicos endógenos comumente metabolizados pelo fígado podem ocasionar acidoses metabólicas, como a acidose láctica.
- Distúrbios eletrolíticos: hipocalcemia, hipomagnesemia, hipercalemia.
- Instabilidades hemodinâmicas: devido principalmente ao acúmulo de substâncias vasoativas e restrições do retorno venoso pela restrição ao fluxo da veia cava inferior.

PÓS-ANEPÁTICA

Trata-se da fase final do procedimento, tem início com a revascularização do enxerto, passa pela confecção da via biliar e termina com a revisão da hemostasia e fechamento da cavidade abdominal.

O início corresponde ao momento crítico do procedimento, com a possibilidade de graus variáveis de instabilidades cardiovasculares agudas, relacionadas à síndrome pós-reperfusão.

Essa síndrome é definida como a queda de 30% ou mais no valor da pressão arterial média basal, observada previamente na fase anepática, por pelo menos um minuto, durante os primeiros 5 minutos após o restabelecimento do fluxo sanguíneo ao fígado.

As principais alterações hemodinâmicas apresentadas nesse período são quedas agudas da PAM, contratilidade miocárdica, DC e RVS, aumentos da PVC, PAP, POAP, alterações imprevisíveis da frequência e ritmos cardíacos, associadas a desarranjos metabólicos e hipotermia.

Inicialmente acreditava-se que soluções frias, acidóticas, hipercalêmicas e contendo êmbolos aéreos provenientes das soluções de preservação e circulação esplâncnica associadas à isquemia do enxerto hepático, atingia a circulação sistêmica e desencadeava todas as alterações.

Embora o exato mecanismo não tenha sido totalmente elucidado, sabe-se atualmente que esse fenômeno é importante, mas não o único determinante para tal síndrome, e que ela decorre também pela liberação de substâncias vasoativas provenientes do enxerto e sistema imunológico do receptor após a revascularização do fígado.

Essas substâncias são mediadores inflamatórios e radicais livres reativos, que são liberados na circulação após serem gerados pelo enxerto pela lesão de isquemia-reperfusão e pela ativação do sistema imunológico do receptor, com produção adicional de citocinas e ativação do complemento.

As incidências publicadas em trabalhos mais recentes, após a padronização de tal definição, giram em torno de 12% a 17%, e novos fatores de risco e determinantes de desfechos no operatório têm sido identificados.

Avaliações pré-operatórias ecocardiográficas revelaram a disfunção diastólica do ventrículo esquerdo como sendo determinante significativo da síndrome e após análises multivariadas, juntamente com tempo prolongado de isquemia fria, são considerados preditores independentes de síndrome pós-reperfusão.

Outros fatores de risco associados identificados em estudos científicos são insuficiência renal prévia, hepatite fulminante, soluções de preservação contendo histidina, triptofano e cetoglutarato, ausência de *shunts* porto-cavais e tempo cirúrgico prolongado.

Importante a se considerar, após o restabelecimento do fluxo sanguíneo e turbulência dos efeitos da reperfusão, é a possibilidade da ocorrência da síndrome vasoplégica. Condição de instabilidade hemodinâmica mais duradoura, com características similares ao choque séptico: taquicardia, índice cardíaco aumentado, diminuição de resistência vascular periférica e hipotensão não responsiva a expansão volêmica ou uso de vasopressores alfa-adrenérgicos.

No cenário do transplante hepático, os principais mecanismos ainda são incertos, mas investigações mais recentes sugerem a deficiência de vasopressina e a participação do óxido nítrico como importantes fatores na determinação da vasodilatação sistêmica generalizada.

A identificação precoce dessa condição é extremamente necessária, uma vez que a duração da instabilidade hemodinâmica está associada a piores desfechos na função do enxerto hepático, e, portanto, protocolos devem ser instituídos para tratamento da vasodilatação não responsiva a catecolaminas.

As evidências atuais sugerem a utilização da vasopressina como primeira linha de tratamento em casos de refratariedade a catecolaminas e terapias de resgate com o azul de metileno, uma vez que inibe a óxido nítrico sintetase, restabelecendo o tônus vascular periférico, além de bloquear a adenilciclase e inibir a produção do GMPc, substância também relacionada à vasodilatação. Dados de estudo randomizado recente (n = 36) demonstrou que a utilização profilática do azul de metileno antes da revascularização do enxerto produziu aumento significativo da pressão arterial, índice cardíaco e redução das necessidades por inotrópicos e do lactato sérico.

Portanto, preparo adequado, com materiais de ressuscitação e medicações prontamente disponíveis, é essencial para enfrentar essa fase de instabilidades agudas e proporcionar condições adequadas de suprimento de oxigênio para o bom funcionamento do enxerto.

Os objetivos do anestesiologista nesse estágio, portanto, são:

- Profilaxia para atenuar os efeitos hemodinâmicos, eletrolíticos e metabólicos, principalmente relacionados a hipotensão, depressão miocárdica, aumentos na pressão pulmonar e hipercalemia, durante a reperfusão.
- Detecção e tratamento precoce de coagulopatias – as alterações mais frequentes são decorrentes de hiperfibrinólise, hipocoagulação, associadas a hipotermia e acidose, além de condições mais raras como produção de heparinoides endógenos.
- Proteção neurológica com prevenção de aumentos na pressão intracraniana, principalmente em hepatites fulminantes com riscos de hipertensão intracraniana.
- Garantir adequada perfusão tecidual periférica com fornecimento adequado de oxigênio e assim proporcionar condições fisiológicas adequadas para o bom funcionamento do fígado.

CONCLUSÃO

Como vimos, por se tratar de procedimento com diversas alterações fisiológicas com instalações agudas, que se sobrepõem a disfunções multissistêmicas em um paciente debilitado, são imprescindíveis o conhecimento e experiência clínica dos profissionais envolvidos para atenuá-las e proporcionar a melhor condição para enfrentamento da ocorrência de todas essas modificações, objetivando sempre o melhor desfecho a curto e a longo prazo.

REFERÊNCIAS BIBLIOGRÁFICAS

1. Spring A, Saran JS, McCarthy S, McCluskey SA. Anesthesia for the Patient with Severe Liver Failure. Adv Anesth. 2020 Dec;38:251-267. doi: 10.1016/j.aan.2020.09.002. PMID: 34106838.

2. Kaur and Premkumar, Diagnosis and Management of Cirrhotic Cardiomyopathy, Journal of Clinical and Experimental Hepatology, 2021. https://doi.org/10.1016/j.jceh.2021.08.016

3. Dieter Aldemann, et al. Anesthesia for liver transplantation; Anesthesiology Clinic, 2017.

4. Tripodi A, Mannucci PM, The Coagulopathy of Chronic Liver Disease, N Engl J Med. 2011 Jul 14;365(2):147-56.

5. Blasi A, et al. An assessment of thromboelastometry to monitor blood coagulation and guide transfusion support in liver transplantation. Transfusion

6. . 2012 Sep;52(9):1989-98.

7. Wilke TJ, et al. Journal of Cardiothoracic and Vascular Anesthesia – 2020 Clinical Update in Liver Transplantation.

8. Thakhar SV, et al. Anesthesia for liver transplantation. Br J Hosp Med (Lond)

9. . 2017 May 2;78(5):260-265.

10. Fede G, D'Amico G, Arvaniti V et al (2012) Renal failure and cirrhosis: A systematic review of mortality and prognosis. ***J Hepatol*** 56(4): 810–818. https://doi.org/10.1016/j. jhep.2011.10.016.

11. Hilmi IA, Damian D, Al-Khafaji A, et al. Acute kidney injury following orthotopic liver transplantation: Incidence, risk factors, and effects on patient and graft outcomes. Br J Anaesth 2015;114(6):919-926.

12. Gebhard Wagener MD;Liver Anesthesiology and Critical Care Medicine 2012; Springer New York Heidelberg Dordrecht London.

13. Barjaktarevic I, Cortes Lopez R, Steadman R, Wray C, Qadir N, Chang SY, Wang T. Perioperative Considerations in Liver Transplantation. Semin Respir Crit Care Med. 2018 Oct;39(5):609-624.

14. Yoon U, Lai M, Nguyen T, Elia E. Perioperative Viscoelastic Assay Use for Monitoring Coagulation Among US Liver Transplantation Centers. Transplant Proc. 2021 Sep;53(7):2312-2317.

17

SUPORTE EXTRACORPÓREO ARTIFICIAL DO FÍGADO

Gabriel Afonso Dutra Kreling ▪ Bruno Franco Mazza ▪ Bárbara Vieira Carneiro

INTRODUÇÃO

Nas últimas décadas a evolução e a incorporação de novas tecnologias na área médica tem sido grande, principalmente na área da medicina intensiva. As alternativas para o suporte das diversas disfunções orgânicas que ocorrem nos pacientes internados nas unidades de terapia intensiva fazem parte do dia a dia do intensivista. Entre elas podemos citar o suporte extracorpóreo, inicialmente com a terapia de substituição renal e, mais recentemente, com a terapia de suporte cardiovascular e respiratório. O suporte extracorpóreo da disfunção hepática, ainda é uma tecnologia pouco utilizada, porém com grande potencial de aumento de disponibilidade e uso, sendo necessário estarmos familiarizados com esse método.

A insuficiência hepática aguda (ALF - *Acute Liver Failure*) e a agudização da falência hepática crônica (ACLF - *Acute on Chronic Liver fFailure*) são problemas clínicos desafiadores para a equipe, além de apresentar uma mortalidade ainda muito elevada. Apesar do avanço das terapias de suporte e da maior disponibilidade de transplante hepático, ainda existe uma grande dificuldade no manejo clínico adequado desses pacientes. O suporte extracorpóreo artificial do fígado vem ocupando lugar de suma importância nesses casos, servindo como suporte para a disfunção orgânica instalada e servindo como uma ponte para a melhora da doença de base, como ponte para o transplante ou como manejo para o alívio de sintomas limitantes.

O objetivo principal deste capítulo é abordar o racional fisiopatológico para o uso do suporte artificial do fígado, os tipos de suporte atualmente disponíveis, os aspectos práticos da terapia, além do sumário das evidências atuais da literatura que embasam o seu uso.

HIPÓTESE DE AUTOINTOXICAÇÃO NA LESÃO HEPÁTICA

A função hepática tem dois papéis fundamentais no controle homeostático: síntese e *clearance*. Caso haja disfunção hepática com prejuízo em um desses papéis, há desequilíbrio homeostático resultando em uma síndrome clínica, que pode ser letal.

O fígado é responsável pela produção de importantes proteínas plasmáticas como a albumina, componentes do sistema complemento, fatores de coagulação e fatores fibrinolíticos. O prejuízo no papel de síntese desses componentes, pode comprometer o transporte de substâncias que se ligam a proteínas carreadoras, a deficiência do sistema imune e desordens do sistema de coagulação.

Além disso, a incapacidade de exercer o papel de *clearance*, pode ocasionar a inabilidade em processar substâncias de baixo peso molecular, sejam elas hidrofílicas (amônia, fenilalanina, tirosina) ou hidrofóbicas (necessitam de proteínas carreadoras, principalmente a albumina, para o seu transporte. São alguns exemplos dessas substâncias os ácidos graxos de cadeia média, os triptofanos, os benzodiazepínicos endógenos, as bilirrubinas, os ácidos biliares tóxicos, os vasodilatadores endógenos). Com isso, o comprometimento dessa função hepática leva ao acúmulo dessas toxinas endógenas que podem causar dano orgânico secundário por toxicidade celular direta e/ou alterações da função homeostática.

Uma das hipóteses para a reação sistêmica após uma agressão hepática é a teoria da autointoxicação: após o dano primário hepático, toxinas se acumulam no organismo do paciente, causando a perpetuação da inflamação e do dano multissistêmico.

Após a lesão hepática inicial, independentemente da sua etiologia, pode ocorrer o acúmulo de substâncias, hidrofóbicas e hidrofílicas, por redução da função de *clearance* hepático. Em virtude das suas características químicas, as substâncias hidrofílicas são as toxinas passíveis de serem retiradas por sistema extracorpóreo, minimizando assim a perpetuação do dano sistêmico.

O acúmulo dessas toxinas ocasiona disfunções orgânicas secundárias: neurológica (encefalopatia, edema cerebral); renal (síndrome hepatorrenal); cardiovascular (redução da resistência vascular periférica com diminuição da pressão arterial média, redução do inotropismo com diminuição do índice cardíaco); hematológico (supressão medular); imunológico (pró-inflamação ou imunossupressão); hepático (inflamação, apoptose, necrose). Todas essas disfunções orgânicas secundárias ao evento inicial, desencadeiam mais lesão hepática e sistêmica, com produção de mais toxinas que não serão depuradas pelo fígado, levando à perpetuação da lesão.

A albumina merece especial atenção na hipótese de autointoxicação hepática. Além de ser produzida pelo fígado, uma das suas principais funções é atuar como carreadora de muitas substâncias tóxicas, principalmente as hidrofóbicas, que na presença da função hepática preservada, são metabolizadas pelo órgão. No contexto da insuficiência hepática, essas substâncias se acumulam na forma ligada à albumina, sendo um possível racional para o suporte extracorpóreo hepático pela retirada desses complexos albumina-toxina, reduzindo assim a lesão orgânica secundária.

Diversas dessas substâncias tóxicas que se acumulam devido à disfunção hepática, juntamente com as citocinas liberadas pela necrose do fígado agredido são responsáveis pela inflamação sistêmica, podendo, inclusive causar choque, síndrome da angústia respiratória aguda, síndrome de disfunção de múltiplos órgãos e até morte. Além dos efeitos extra-hepáticos, essas substâncias podem ser responsáveis pela inibição da regeneração hepática, o que pode perpetuar o ciclo de redução de síntese e *clearance*, inflamação e impossibilidade de regeneração.

O principal tratamento para essa síndrome de lesão cíclica é o transplante hepático, uma vez que se remove o fígado em processo de lesão, com redução da liberação das citocinas associadas; adicionalmente, o fígado doador retoma as funções de síntese e *clearance*. Porém, o enxerto muitas vezes não está disponível no melhor momento clínico do paciente e a presença do fígado lesado pode contribuir para a deterioração clínica do paciente, com piora significativa até a realização do transplante, impossibilitando assim o procedimento. Nestes casos, faz sentido, quando possível, utilizar tecnologia que possibilite ao indivíduo aguardar o tratamento definitivo (transplante) ou a melhora clínica por meio da substituição de alguma função hepática vital, com isso o suporte extracorpóreo hepático pode ser uma solução.

RACIONAL PARA O USO DE SUPORTE EXTRACORPÓREO

Levando em consideração a teoria da autointoxicação na lesão hepática, o racional para a terapia de suporte hepático é prevenir ou reverter as lesões orgânicas secundárias e possibilitar a regeneração hepática, com restauração de suas funções.

Neste sentido, o suporte hepático pode servir como ponte, tanto para melhora clínica como para o transplante, quando objetiva-se manter condições clínicas que possibilitam o transplante de maneira mais segura e estável possível.

As principais experiências atuais são com a substituição da função hepática de *clearance*, que pode prevenir complicações relacionadas às toxinas acumuladas, podendo prevenir ou reduzir, por exemplo, encefalopatia hepática, coma, lesão renal aguda e choque hemodinâmico.

TIPOS DE SUPORTE EXTRACORPÓREO DO FÍGADO ARTIFICIAIS

Molecular Adsorbent Recirculating System (MARS)

É o tipo de suporte extracorpóreo do fígado mais difundido, desenvolvido em 1990 e é baseado em dois princípios básicos: afinidade de ligação proteica e movimento de solutos (baseado no gradiente de concentração).

Combina-se diálise com um dialisato de albumina à diálise tradicional para a retirada das toxinas. O sistema é composto por três circuitos: de sangue, de albumina e o de diálise convencional.

O circuito de albumina é composto por um filtro de carvão e um filtro de troca aniônica com colestiramina (Figura 1).

Figura 1. Circuito MARS. *Bomba peristáltica. Seta: sentido do fluxo; I: Circuito preenchido por sangue; II: Circuito preenchido por albumina exógena; III: Circuito de hemodiálise de baixo fluxo. A: Membrana semipermeável, impermeável às proteínas (poros de aproximadamente 50 kDa); B: Filtro de hemodiálise contínua tradicional; C: coluna de carvão ativado; D: coluna de resina de troca aniônica.

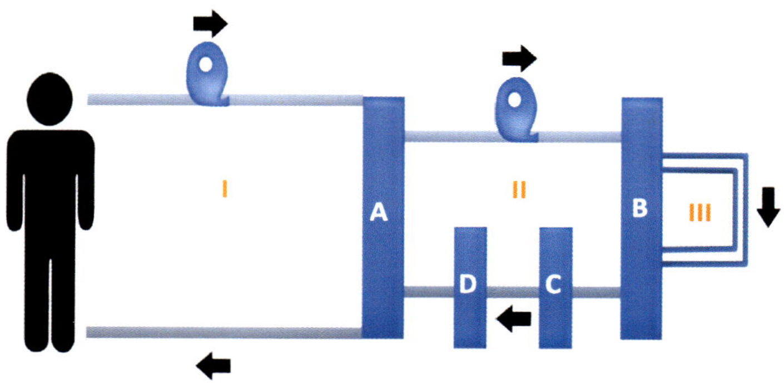

O sangue passa por uma membrana de diálise de alto fluxo, contra um dialisato de albumina. Neste momento, as toxinas hidrofóbicas e as ligadas às proteínas são liberadas. A remoção das toxinas é feita através de difusão e, portanto, depende do gradiente de concentração e da quantidade da fração livre da substância. O dialisato de albumina – rico em toxinas hidrofóbicas e ligadas às proteínas, além de toxinas hidrofílicas dissolvidas em água – passa por um sistema convencional de terapia de substituição renal contínua para reduzir a carga de toxinas solúveis em água. Depois disso, o dialisato de albumina passa por uma coluna de carvão ativado que adsorve parte das toxinas, e depois por uma coluna de resina de troca aniônica (geralmente colestiramina), ambos para a liberação de toxinas hidrofóbicas ligadas à albumina. O dialisato de albumina é então "purificado" e se torna novamente apto a receber toxinas, voltando ao filtro de alto fluxo.

A MARS é, portanto, capaz de realizar o clareamento de substâncias hidrofílicas e hidrofóbicas que, conforme já comentado, estão relacionadas ao processo de dano no fígado e que podem perpetuar a lesão pela hipótese da autointoxicação da lesão hepática. Além disso, pode ter papel na retirada de citocinas pró-inflamatórias (TNF-a, IL-1, IL-6) o que, teoricamente, pode auxiliar no controle da inflamação, vasodilatação, dano orgânico secundário, encefalopatia hepática, necrose e apoptose hepáticas. No entanto, também ocorre a remoção de mediadores anti-inflamatórios (IL-10). Desta maneira, o papel da MARS em mediar a inflamação ainda é desconhecido.

Outras substâncias que parecem ter algum papel no ciclo de lesão orgânica na injúria hepática e que são mediadas pela MARS são: aumento na concentração sérica do fator de crescimento hepático (fator que estimula a regeneração dos hepatócitos); remoção do óxido nítrico sérico (que causa vasodilatação esplâncnica e sistêmica, levando ao estado hiperdinâmico associado à lesão hepática).

Além de todos esses papéis, um ponto de atenção é que a MARS reduz, também, a concentração de alguns fármacos, como quinolonas e carbapenêmicos. É necessária, portanto, atenção à prescrição dessas medicações.

Em relação aos desfechos clínicos, a evidência até o momento é conflitante e sem grandes trabalhos metodologicamente adequados. A maioria dos estudos demonstram benefícios na melhora da encefalopatia e de parâmetros hemodinâmicos.

MARS para ALF

Apenas um estudo controlado e randomizado foi publicado até o momento (Saliba et al, 2013). Nesse estudo multicêntrico francês, foram incluídos 102 pacientes com ALF e sem contraindicações para transplante hepático. A proposta no grupo intervenção foi utilizar a MARS adicionado ao cuidado usual *versus* cuidado usual no grupo controle. Não houve diferença no desfecho primário que foi sobrevida em 6 meses. Além disso, apesar do estudo não ter poder para demonstrar essa associação, também não ocorreu diferença em encefalopatia hepática, como alguns outros estudos observacionais sugeriram.

Uma característica importante desse estudo é que houve uma alta taxa de transplante (64,7% dos pacientes), bem como um pequeno intervalo entre a randomização e a realização do transplante (75% dos pacientes transplantados o fizeram nas primeiras 24 horas após a randomização). Observa-se que 14 dos 53 pacientes do grupo MARS inicialmente elegíveis para análise foram excluídos porque não receberam MARS ou receberam apenas uma sessão curta porque um órgão estava prontamente disponível. Além disso, os pacientes com contraindicação ao transplante não foram incluídos no estudo. Há, pois, uma ausência de evidências com dados adequados na literatura naqueles pacientes que demoram mais para realizar o transplante e na população com falência hepática aguda e com contraindicação ao transplante. Estudos observacionais mostram redução de encefalopatia hepática, maior taxa de recuperação da função do fígado nativo, melhora clínica e melhora hemodinâmica.

MARS para ACLF

Apenas um ensaio clínico randomizado, controlado e multicêntrico na população de ACLF foi publicado até o momento. O estudo

RELIEF (Bañares et al, 2013) incluiu 156 pacientes com ACLF, comparando a intervenção com MARS associada aos cuidados padrões versus os cuidados padrões isoladamente. O estudo falhou em mostrar benefício em aumento de sobrevida. Porém observou-se uma tendência à melhora da encefalopatia hepática. Os critérios de exclusão tinham variáveis que excluíram pacientes mais graves (instabilidade hemodinâmica e distúrbios da hemostasia).

Outros estudos menores e observacionais mostraram melhora na sobrevida e melhora do MELD.

MARS para ALF e ACLF

Foi realizada uma metanálise (Tsipotis et al, 2015) que incluiu estudos com pacientes com ACLF e ALF, sendo que nem todos os estudos utilizaram apenas MARS, como, por exemplo, a utilização de um outro método de suporte, no caso o PROMETHEUS (vide). Essa metanálise mostrou melhores desfechos em encefalopatia hepática nos grupos que utilizaram o suporte hepático extracorpóreo. Uma revisão sistemática (Guo-Lin He et al, 2015), que incluiu apenas estudos que utilizaram MARS, mostra benefício em sobrevida quando utilizado para pacientes com ALF, porém sem benefício para pacientes com ACLF.

Outra revisão sistemática (Alshamsi et al, 2020) feita com estudos que incluiu pacientes com ACLF e ALF, com qualquer suporte extracorpóreo hepático, evidenciou menor mortalidade com o uso da terapia (RR 0,84, IC 0,74 - 0,96, p: 0,01), menor encefalopatia hepática (RR 0,71, IC 0,60 - 0,84, $p < 0.0001$). Ao avaliar alguns efeitos adversos, isto é, hipotensão, sangramento, trombocitopenia e infecção, não houve diferença estatística entre a intervenção e o controle.

Fractionated Plasma Separation and Adsorption Device (PROMETHEUS)

Neste sistema de suporte extracorpóreo, o sangue passa por dois processos. O primeiro é a retirada de toxinas ligadas a proteínas. O sangue sai do paciente e passa por um filtro de 250 a 300 kDa que retira a albumina endógena do plasma, essa albumina passa por dois outros filtros: um adsorvedor de resinas neutras e uma coluna de troca aniônica. A albumina retorna ao sangue, ao final do primeiro filtro. Esse sangue passa, então, para o segundo processo para a retirada de substâncias hidrofílicas que é realizado por um segundo circuito convencional de terapia de substituição renal de alto fluxo, após o segundo processo, o sangue retorna ao paciente (Figura 2).

Figura 2. Circuito Prometheus. *Bomba peristáltica. Seta: sentido do fluxo; I: Circuito preenchido por sangue; II: Circuito preenchido por albumina endógena; III: Circuito de hemodiálise de alto fluxo. A: Membrana semipermeável, permeável às proteínas (poros de aproximadamente 250 - 300 kDa); B: Coluna adsorvedora de resinas neutras; C: coluna de resina de troca aniônica; D: Filtro de hemodiálise de alto fluxo convencional.

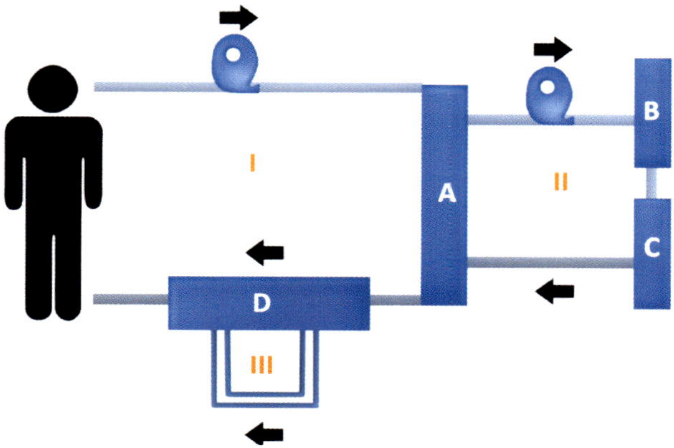

Esse sistema parece reduzir significativamente amônia, bilirrubina, ácidos biliares, aspartato aminotransferase, alanina aminotransferase, ureia e creatinina, além de outros aminoácidos como glutamina, fenilalanina, tirosina e triptofano, envolvidos na encefalopatia hepática. Assim como a MARS, mostrou-se aumento do fator de crescimento hepático.

Em relação aos desfechos clínicos, poucos foram os estudos realizados. O maior deles foi o estudo HELIOS (Kribben et al, 2012), um estudo multicêntrico, randomizado e controlado, que comparou PROMETHEUS *versus* cuidado padrão em 145 pacientes com ACLF, foi interrompido precocemente por futilidade na análise interina. Apesar disso, a sobrevida em 90 dias teve tendência de ser menor no grupo intervenção, mas sem diferença estatisticamente significativa (47% *versus* 38%), sendo essa diferença ainda maior no subgrupo de pacientes mais graves (MELD > 30).

Outros estudos clínicos menores mostraram benefícios em melhora bioquímica, melhora hemodinâmica e melhora da encefalopatia hepática, mas todos pequenos e com críticas à metodologia utilizada.

Single Pass Albumin Dialysis (SPAD)

Utiliza um sistema convencional de terapia de substituição renal com uma membrana de diálise de alto fluxo com aproximadamente 30 kDa contra um dialisato composto de uma solução albuminada a 2% a 4% (Figura 3). Não necessita de circuitos adicionais nem de filtros adsorventes. Como a albumina não é reaproveitada, e sim descartada, o custo desta terapia é muito alto. Apesar de menos eficiente que a MARS, é mais eficiente na retirada de toxinas que a terapia de substituição renal convencional.

Figura 3. Circuito SPAD*: Bomba peristáltica. Seta: sentido do fluxo; I: Circuito preenchido por sangue; II: Circuito preenchido por dialisato albuminado a 2%-4%. A: Membrana semipermeável,, impermeável às proteínas (poros de aproximadamente 50 kDa) de diálise clássica de alto fluxo.

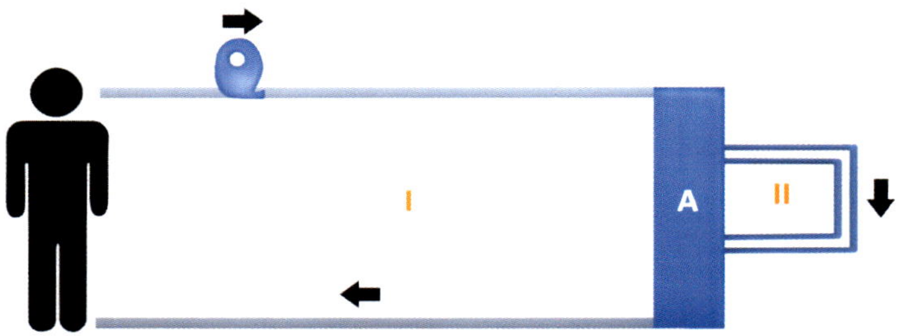

Em relação aos desfechos clínicos, os poucos estudos presentes até o momento são relatos de casos e estudos observacionais retrospectivos que apenas analisaram complicações e enfatizam a facilidade técnica da realização do suporte.

TIPOS DE SUPORTE EXTRACORPÓREO DO FÍGADO BIOARTIFICIAL

Para realizar funções hepáticas regulatórias e de síntese, associadas às funções de detoxificação plasmática feita pelos dispositivos de assistência hepática, foram criados dispositivos de assistência bioartificial hepática.

Extracorporeal Liver Assist Device (ELAD)

Este sistema é composto por dois circuitos: um primeiro onde o sangue passa por um filtro, gerando um ultrafiltrado que é levado a um segundo circuito, por onde a solução passa em biorreatores ricos em hepatócitos C3A, derivados da linha celular de hepatoblastoma humano HepG2. Os biorreatores são membranas de diálise modificadas com poros de 70 kDa (o que previne o cruzamento de imunoglobulinas, células sanguíneas e células pró-oncogênicas C3A). O ultrafiltrado passa por um filtro de células e então retorna para o primeiro circuito (Figura 4).

Figura 4. Circuito ELAD.*: Bomba peristáltica. Seta: sentido do fluxo; I: Circuito preenchido por sangue com fluxo de 200 mL/min; II: Circuito preenchido pelo ultrafiltrado enriquecido com glicose; A: Membrana geradora de ultrafiltrado (poros de aproximadamente 120 kDa); B: Oxigenador; C: Câmera contendo quatro cartuchos de biorreatores com aproximadamente 100g de hepatócitos C3A; D: Filtro de células

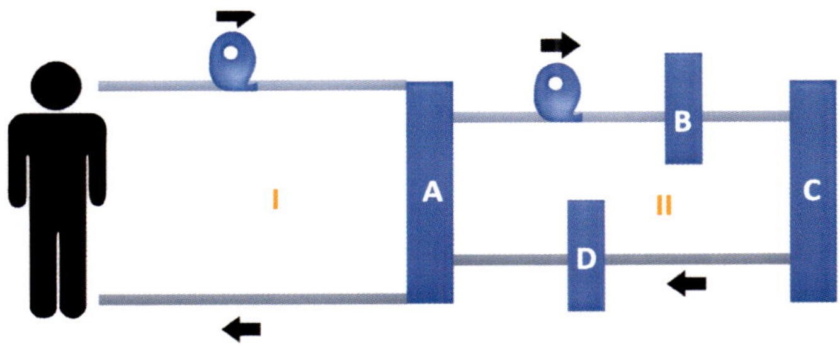

Apenas estudos de segurança foram realizados, que mostram a possibilidade da realização de ensaios clínicos para avaliar a eficácia do método.

Fígado bioartificial - *HepatAssist*

Esse sistema apresenta a função de um biorreator de hepatócitos com um sistema adsorvente. O circuito é iniciado por uma separação do plasma e componentes celulares por plasmaferese, o plasma separado é direcionado para um circuito de recirculação de alto fluxo passando inicialmente por um filtro de carvão ativado, depois por um oxigenador, por um aquecedor e, por fim, por um biorreator inoculado com hepatócitos suínos ancorados em matrizes criopreservadas. O plasma é, então, entregue aos componentes celulares sanguíneos e retorna ao paciente (Figura 5).

Figura 5. Circuito HepatAssist.*: Bomba peristáltica. Seta: sentido do fluxo; I: Circuito preenchido por sangue; II: Circuito preenchido pelo plasma do paciente; A: Plasmaférese; B: Coluna de carvão ativado; C: Oxigenador e aquecedor; D: Biorreator com hepatócitos suínos; E: Reservatório de plasma.

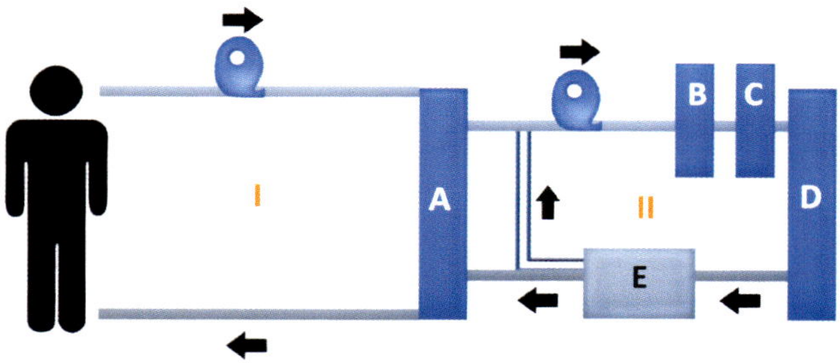

Um estudo multicêntrico, randomizado e controlado, incluiu 171 pacientes com ALF e encefalopatia hepática grau III/IV ou pacientes com não funcionamento primário do fígado transplantado. O grupo de intervenção recebeu tratamento diário com o *HepatAssist* por sete horas. O estudo foi neutro para o desfecho da sobrevida em trinta dias, mas mostrou segurança para o uso da tecnologia.

ASPECTOS PRÁTICOS

Neste tópico do capítulo serão abordados alguns temas práticos quanto a utilização dos dispositivos de suporte extracorpóreo artificial do fígado.

A prescrição

Considerando que a tecnologia mais utilizada e disponível do Brasil é a MARS, falaremos, nos baseando nos protocolos utilizados nos dois principais estudos clínicos em MARS em ALF e ACLF, sobre alguns pontos práticos na prescrição da terapia.

- Fluxo de sangue: 100 - 250 mL/min;
- Dialisato do circuito II (Figura 1) com 500 ml de albumina a 20%. O fluxo do circuito de albumina a 150 mL/min;
- Dialisato ou fluido de reposição do circuito III (Figura 1) deve ser prescrito conforme prática de diálise da unidade/hospital;
- Sessões de cinco a oito horas por quatro dias consecutivos e, então, no mínimo, três sessões por semana até a melhora ou até o transplante.
- Considera-se resposta terapêutica em ALF quando:
  - Aumento em 30% dos níveis de trombina ou fator V;
  - E a presença de, pelo menos, um: Encefalopatia hepática grau 1 ou ausente; redução da encefalopatia em pelo menos dois graus; ou bilirrubina total menor que 17,5 mg/dL.
- Considera-se resposta terapêutica sustentada em ACLF quando as três seguintes condições estiverem simultaneamente presentes:
  - Creatinina menor que 1,5 mg/dL;
  - Encefalopatia hepática grau 1 ou ausente;
  - Bilirrubina estável durante dois dias consecutivos sem o suporte com uma redução maior que 20% do basal.
- Anticoagulação com heparina não fracionada ou com citrato a depender da experiência local.

Anticoagulação

A anticoagulação de um sistema extracorpóreo é um desafio, principalmente quando falamos da dificuldade em interpretar o balanço hemostático dos pacientes em falência hepática. Esses pacientes apresentam elevado risco de fenômenos hemorrágicos e trombóticos. Mundialmente o principal anticoagulante utilizado é a heparina não fracionada, porém os riscos de hemorragia e de trombocitopenia induzida por heparina não podem ser esquecidos.

Além disso, alguns serviços não utilizam anticoagulação do circuito. Pacientes com risco hemorrágico muito elevado, ou naqueles com algum sangramento ativo, essa pode ser a estratégia utilizada.

Outro método utilizado é a anticoagulação regional com citrato, sendo esta uma boa opção, pois podemos monitorizar a sua eficácia e possível intoxicação. Apesar desse risco, em pacientes com injúria hepática, o uso de citrato mostrou-se seguro e contribui para maior tempo de vida dos filtros em pacientes submetidos à terapia prolongada.

Na maioria dos ensaios clínicos o anticoagulante de escolha foi a heparina não fracionada, seguido pelo citrato, sendo que não foram relatadas complicações com o uso desses anticoagulantes nesses estudos.

Cateter

O cateter utilizado é o mesmo utilizado para a terapia de substituição renal, isto é, duplo lúmen de curta permanência, e os sítios de punção são, também, os mesmos, dando-se preferência para a veia jugular interna direita, seguido de veias femorais e, depois, jugular interna esquerda.

Indicações e contraindicações

As terapias de suporte hepático podem ser indicadas para insuficiência hepática aguda ou crônica, e seriam iniciadas em um limiar pouco claro da disfunção orgânica como uma ponte para a recuperação ou para o transplante. As principais indicações estão presentes na Tabela 1.

Tabela 1. Indicações de suporte artificial do fígado

Principais	Falência/Insuficiência hepática primária • ACLF • ALF • Disfunção do enxerto após transplante hepático
Secundárias	• Prurido intratável secundário à colestase • Falência hepática após cirurgia hepática

No entanto, nos casos em que a perda da função das células hepáticas for irreversível, o suporte hepático deve ser considerado somente se o transplante for uma opção de fato. Caso o transplante não seja uma possibilidade, a terapia é contraindicada.

HEMODIÁLISE EM PACIENTES HIPER AMONINÊMICOS

Em pacientes com ALF a hiperamonemia é um dos mecanismos de edema cerebral, sendo que níveis maiores que 150 a 200 micromol/L são correlacionados com aumento da pressão intracraniana e herniação cerebral. Pacientes com cirrose descompensada, ou ACLF, raramente apresentam edema cerebral clinicamente relevante, provavelmente pela adaptação dos astrocitomas aos níveis cronicamente altos de amônia.

A utilização de terapia substitutiva renal (TSR) para redução de amônia não é amplamente reconhecida por falta de estudos que suportem o seu uso, nem se sabe qual a modalidade adequada de TSR é a melhor para esse objetivo.

Apesar da falta de estudos para este fim, propõe-se que seja iniciado TSR quando os níveis de amônia estiverem três vezes o valor superior da normalidade ou quando o paciente apresente encefalopatia grave, independentemente da função renal. Essa indicação é baseada em estudos observacionais, inclusive em populações com hiperamonemia secundária a intoxicações.

A amônia é similar à ureia em relação às propriedades de difusão. Por isso, tanto TSR contínua como intermitente são efetivas no clareamento da substância. A taxa de extração é mais alta na modalidade intermitente devido aos maiores fluxos sanguíneos alcançados. Porém, a utilização da terapia contínua pode favorecer o *clearance* balanceado, considerando uma produção constante de amônia enquanto há a agressão hepática ou enquanto ainda há nível sérico do fármaco responsável pela intoxicação, além de promover controle do balanço hídrico, dos níveis de sódio e da temperatura.

CONCLUSÃO

Apesar de poucos estudos e de evidências controversas na literatura sobre a utilização do suporte extracorpóreo hepático, a sua utilização pode estar indicada em casos específicos, sempre analisando os riscos e os benefícios da terapia. Por ser uma área em desenvolvimento, são necessários estudos maiores para sua incorporação total na prática clínica. No entanto, naqueles casos de maior gravidade ou com maior ou iminente risco de óbito, devemos estar familiarizados com a tecnologia de forma a utilizarmos adequadamente o recurso. Com a velocidade do desenvolvimento tecnológico, acreditamos que em breve teremos respostas definitivas sobre os benefícios e os riscos da utilização destas terapias na unidade de terapia intensiva.

REFERÊNCIAS BIBLIOGRÁFICAS

1. Alshamsi F, Alshammari K, Belley-Cote E, Dionne J, Albrahim T, Albudoor B, et al. GUIDE Group. Extracorporeal liver support in patients with liver failure: a systematic review and meta-analysis of randomized trials. Intensive Care Med. 2020 Jan;46(1):1-16.

2. Bañares R, Nevens F, Larsen FS, Jalan R, Albillos A, Dollinger M, et al. RELIEF study group. Extracorporeal albumin dialysis with the molecular adsorbent recirculating system in acute-on-chronic liver failure: the RELIEF trial. Hepatology. 2013 Mar;57(3):1153-62.

3. Demetriou AA, Brown RS Jr, Busuttil RW, Fair J, McGuire BM, Rosenthal P, et al. Prospective, randomized, multicenter, controlled trial of a bioartificial liver in treating acute liver failure. Ann Surg. 2004 May;239(5):660-7; discussion 667-70. 4.

4. García Martínez JJ, Bendjelid K. Artificial liver support systems: what is new over the last decade? Ann Intensive Care. 2018 Nov 15;8(1):109.

5. Gupta S, Fenves AZ, Hootkins R. The Role of RRT in Hyperammonemic Patients. Clin J Am Soc Nephrol. 2016 Oct 7;11(10):1872-1878.

6. He GL, Feng L, Duan CY, Hu X, Zhou CJ, Cheng Y, et al. Meta-analysis of survival with the molecular adsorbent recirculating system for liver failure. Int J Clin Exp Med. 2015 Oct 15;8(10):17046-54.

7. Kanjo A, Ocskay K, Gede N, Kiss S, Szakács Z, Párniczky A, et al. Efficacy and safety of liver support devices in acute and hyperacute liver failure: a systematic review and network meta-analysis. Sci Rep. 2021 Feb 18;11(1):4189.

8. Katarey D, Jalan R. Update on extracorporeal liver support. Curr Opin Crit Care. 2020 Apr;26(2):180-185.

9. Kribben A, Gerken G, Haag S, Herget-Rosenthal S, Treichel U, Betz C, et al. HELIOS Study Group. Effects of fractionated plasma separation and adsorption on survival in patients with acute-on-chronic liver failure. Gastroenterology. 2012 Apr;142(4):782-789.e3.

10. Maiwall R, et al. Liver dialysis in acute-on-chronic liver failure: current and future perspectives. ***Hepatol Int . 2014 Sep;8 Suppl 2:505-13.***

11. Mandal, A. K., Garlapati, P., Tiongson, B., Gayam, V. Liver Assist Devices for Liver Failure. In: Gayam, V., Engin, O., editors. Liver

Pathology [Internet]. London: IntechOpen; 2020. Available from: https://www.intechopen.com/chapters/71584.

12. Matar AJ, Subramanian R. Extracorporeal Liver Support: A Bridge to Somewhere. Clin Liver Dis (Hoboken). 2021 Jul 22;18(6):274-279.

13. Mitzner SR. Extracorporeal liver support-albumin dialysis with the Molecular Adsorbent Recirculating System (MARS). Ann Hepatol. 2011 May;10 Suppl 1:S21-8.

14. Pless G. Artificial and bioartificial liver support. Organogenesis. 2007 Jan;3(1):20-4. doi: 10.4161/org.3.1.3635.

15. Saliba F, Camus C, Durand F, Mathurin P, Letierce A, Delafosse B, et al. Albumin dialysis with a non cell artificial liver support device in patients with acute liver failure: a randomized, controlled trial. Ann Intern Med. 2013 Oct 15;159(8):522-31.

16. Tsipotis E, Shuja A, Jaber BL. Albumin Dialysis for Liver Failure: A Systematic Review. Adv Chronic Kidney Dis. 2015 Sep;22(5):382-90

18

MONITORIZAÇÃO E CUIDADOS PERIOPERATÓRIOS

Paula Sepulveda Mesquita ▪ Rodolpho Augusto de Moura Pedro

INTRODUÇÃO

O transplante ortotópico de fígado continua sendo o único tratamento curativo para pacientes com insuficiência hepática terminal, além de ser também a única modalidade de tratamento curativo para alguns quadros de insuficiência hepática aguda fulminante. Portanto, como as indicações para o transplante variam, o suporte intensivo deve ser individualizado para as peculiaridades de cada uma.

Perante a baixa oferta de órgãos no Brasil, torna-se extremamente necessária a preparação adequada dos pacientes para o transplante hepático, assim como a melhoria dos desfechos no perioperatório. Particularmente, o cuidado dos pacientes transplantados hepáticos engloba cuidados específicos e diferentes de qualquer outra cirurgia abdominal.

Dados da literatura mundial demonstram a importância de uma boa retaguarda de terapia intensiva em pacientes no perioperatório de transplante hepático já que aproximadamente 47% dos doentes precisam de suporte intensivo no pós-operatório imediato.

Sabe-se que o paciente com insuficiência hepática terminal ou com insuficiência hepática aguda muitas vezes são priorizados para transplante em fases de descompensação da doença de base ou em vigência de disfunção de múltiplos órgãos, momento no qual a UTI também é essencial.

O sucesso no manejo do paciente em pré-operatório de transplante hepático requer conhecimento amplo de fisiopatologia da doença assim como das suas possíveis complicações. Vale lembrar que é comum que o paciente apresente diferentes graus de encefalopatia, de lesão renal (com ou sem necessidade de terapia de substituição renal), necessidade de altas doses de vasopressores e até mesmo complicações infecciosas com germes multirresistentes. A complexidade deste cenário requer uma equipe multiprofissional experiente e com conhecimentos específicos desta patologia para propiciar uma janela de oportunidade para o transplante hepático.

O pós-operatório do transplante hepático em Unidades de Terapia Intensiva também é prática comum nos hospitais especializados para tal cirurgia. Em geral, o manejo do paciente no pós-operatório imediato engloba o suporte de disfunções orgânicas e a monitorização constante da função primária do enxerto e complicações vasculares, manejo da imunossupressão, assim como controle de dor e *screening* para possíveis infecções secundárias. Ainda se faz necessário ressaltar que o transplante hepático desencadeia alterações emocionais agudas e crônicas, sendo de total responsabilidade da equipe a vigilância dessas alterações e acionamento de suporte psicoterápico.

A duração da estadia na UTI depende de fatores como características e comorbidades prévias do paciente, do enxerto recebido ou de complicações cirúrgicas e do pós-operatório.

INTRAOPERATÓRIO

O período intraoperatório é crucial para prever a evolução do paciente. Além de informações anestésicas usuais como necessidade de droga vasoativas, volume recebido, sangramento estimado, hemocomponentes e balanço hídrico, detalhes como tempo de isquemia do órgão, ocorrência da síndrome de reperfusão, volume de ascite retirado na cirurgia, aspectos da coagulação guiados por tromboelastometria, curva de lactato sérico, anastomoses biliares, enxertos vasculares, e também fatores relacionados ao doador como idade, relato de parada cardiorrespiratória, hipernatremia, macro esteatose, e outros, são informações de grande valia para o cuidado subsequente do paciente. Deve-se lembrar que a cirurgia do transplante é composta de três fases: fase da hepatectomia, fase anepática e fase de reperfusão. Nesta última, algumas complicações adicionais podem ocorrer devido ao aumento súbito das pressões do coração direito assim como da pressão intracraniana, acarretando complicações imediatas e perpetuação da resposta inflamatória sistêmica.

PÓS-OPERATÓRIO IMEDIATO

Os eventos observados nas primeiras horas após o transplante são condicionados pela instabilidade hemodinâmica da cirurgia, das características clínicas do receptor e das características do enxerto.

Após a admissão no leito de UTI pela equipe da enfermagem e o exame físico completo pela equipe médica, deve-se proceder a revisão minuciosa dos dados do intraoperatório. Faz-se necessário também a coleta de exames laboratoriais relacionados à função primária do fígado na chegada e a cada 6-12 horas (a depender da gravidade e da suspeição de disfunção).

Segue a tabela com sugestão de exames a serem solicitados e monitorizados (Tabela 1).

Tabela 1. Exames laboratoriais a serem solicitados periodicamente no pós-operatório imediato.

AST e ALT	Gasometria arterial com lactato
Amilase e Lipase	Ureia, creatinina e eletrólitos
Fosfatase Alcalina e GGT	Hemograma completo com plaquetas
Bilirrubina total e frações	Coagulograma completo
Amônia arterial	Fibrinogênio
Fator V	CPK, CKMB e Troponina
Hematócrito do dreno	Albumina

Após a obtenção dos dados, segue a avaliação do paciente de maneira sistematizada:

ANALGESIA E SEDAÇÃO

Com exceção dos doentes transplantados por hepatite fulminante, nos quais a possibilidade de hipertensão intracraniana deve ser descartada antes do despertar, o primeiro passo no pós-operatório deve ser a retirada da sedação para completa avaliação neurológica e avaliação da possibilidade de extubação, desde que o paciente não apresente nenhuma intercorrência e tenha condições para proceder o desmame da ventilação. Para analgesia, sugere-se analgésicos comuns, como dipirona de horário, em associação com opioides caso necessário (morfina ou tramadol). A dor refratária é incomum neste momento visto que o enxerto é denervado, e o paciente usualmente está em uso de altas doses de corticoide; adiciona-se ainda a hipótese de um maior limiar para dor em cirróticos.

Caso haja necessidade de manutenção da ventilação mecânica, o sedativo de escolha é o propofol, pela sua meia-vida curta e menor metabolização hepática.

DESMAME VENTILATÓRIO E DISFUNÇÃO RESPIRATÓRIA

Em alguns pacientes a extubação é factível no pós-operatório imediato, ainda dentro do centro cirúrgico. Inclusive, alguns estudos sugerem que a extubação muito precoce (imediatamente no centro cirúrgico ou em até 3 horas do pós-operatório) quando comparada com pacientes extubados mais tardiamente, está relacionada a troca gasosa satisfatória sem aumentar a taxa de reintubação.

Sabe-se que a extubação precoce (< 24 horas) em pacientes no pós-operatório de transplante hepático está relacionado ao aumento de sobrevida (não necessariamente por relação causa-efeito), sendo uma prática comum. Em certos casos, há dificuldade no desmame ventilatório como consequência de complicações pulmonares prévias ou comorbidades do paciente (síndrome hepatopulmonar, doença pulmonar obstrutiva crônica, obesidade etc.)

No pós-operatório também podemos nos deparar com outras complicações respiratórias, como síndrome do desconforto respiratório agudo (ARDS), injúria pulmonar relacionada à transfusão

(TRALI), edema agudo de pulmão, pneumonia nosocomial, entre outros. O manejo da insuficiência respiratória aguda pós-transplante se baseia em suporte ventilatório conforme a causa mais provável; a hipoxemia da síndrome hepatopulmonar é geralmente manejada com oxigenoterapia suplementar, e não contraindica a extubação. Quando necessário, a ventilação mecânica pode ser utilizada. A realização de um raio X na admissão é sugerida, tanto para detectar possíveis complicações de acessos vasculares obtidos no IOP, como para avaliar presença de hidrotórax, congestão, posicionamento de tubo e sonda.

SUPORTE HEMODINÂMICO

Na maioria das vezes os pacientes chegam à UTI ainda em uso de droga vasoativa, sendo este um dos principais motivos da necessidade do suporte intensivo. A depressão cardiovascular é de origem multifatorial, e muitas vezes é reflexo tardio da síndrome de reperfusão que ocorre no intraoperatório ou da súbita melhora da vasodilatação sistêmica, que gera aumento da pós-carga e estresse do miocárdio.

Para fins didáticos, cito alguns detalhes sobre a síndrome de reperfusão. Ela é definida como uma redução maior ou igual a 30% da pressão arterial média (PAM), após a liberação do fluxo portal, durando pelo menos 1 minuto, ocorrendo nos primeiros 5 minutos seguintes à reperfusão (em geral, nos primeiros 30 segundos). A alteração hemodinâmica se justifica pela chegada ao átrio direito do líquido gelado, acidótico e carreado de alterações eletrolíticas presentes no enxerto isquêmico e embebido em solução de preservação.

Além disso, deve-se lembrar do componente hipovolêmico secundário a sangramentos, das perdas para o terceiro espaço e do estado vasoplégico secundário a inflamação do trauma cirúrgico.

Frente ao exposto, fica evidente a complexidade da ressuscitação cardiovascular do paciente no pós-operatório. O conhecimento de variáveis da macro e micro-hemodinâmicas facilitam o manejo, assim como a estimativa da volemia.

Existem diversos meios de monitorização hemodinâmica no manejo inicial. Os pacientes são encaminhados para a UTI com cateter venoso central e com monitorização invasiva da pressão arterial, ferramentas que podem fornecer informações como saturação venosa central, pressão venosa central e lactato. Além disso, muitas vezes os pacientes estão monitorizados com cateter de artéria pulmonar (CAP), que também pode ser usado para avaliar as pressões de enchimento do coração, estimar o *status* volêmico e estimar componentes distributivos do choque. Os monitores de avaliação do débito cardíaco através da análise do contorno do pulso arterial não demonstraram não inferioridade quando comparados ao CAP, possivelmente pela ausência de avaliação da função isolada de ventrículo direito (VD), que poderia ser suplantada no IOP pelo ecocardiograma transesofágico e no POI pelo transtorácico. A necessidade desta avaliação de VD recai sobre o fato de que parte desses doentes apresentam hipertensão porto-pulmonar que quando associadas à disfunção diastólica da cardiomiopatia da cirrose e do aumento de pressão pulmonar, frequentes na reperfusão, poderiam levar à insuficiência isolada de VD. Apesar de toda a tecnologia disposta, a avaliação hemodinâmica continua sendo desafiadora e sujeita a vieses.

O manejo geral acaba por consistir em restauração volêmica com cristaloides e/ou coloides, reposição de perdas e titulação de aminas vasoativas habituais, sendo a noradrenalina a droga sugerida como primeira linha. O alvo pressórico também segue recomendações habituais.

Vale lembrar que é necessária a reavaliação constante de sinais de congestão pulmonar. Deve-se também manter hemoglobina acima de 7 g/dL e/ou hematócrito entre 25% e 30%, a fim de manter uma adequada oferta de oxigênio aos tecidos. Transfusões excessivas devem ser evitadas já que não são isentas de complicações, e inclusive o excesso de hemocomponentes transfundidos no perioperatório parece estar relacionado a maiores taxas de readmissão na UTI e trombose de artéria hepática.

FUNÇÃO DO ENXERTO

O bom funcionamento do enxerto no pós-operatório reflete a interação entre fatores do doador, do receptor e o procedimento cirúrgico em si. Não é apenas a monitorização da função do órgão que é necessária, mas também o reconhecimento precoce de sua disfunção.

Acessar a função do enxerto é medida obrigatória na chegada do paciente a UTI. Tal avaliação inclui medidas clínicas, laboratoriais e radiográficas.

Clinicamente, a função adequada do enxerto se dá pela estabilização hemodinâmica do paciente, seja de maneira rápida ou insidiosa, com desmame de drogas vasoativas em aproximadamente 24 horas. Uma inesperada falha no desmame ou ascensão de aminas na ausência de sangramento ativo, geralmente indica disfunção do órgão.

Dentre os dados laboratoriais deve-se acompanhar a funcionalidade do enxerto através do *clearance* de lactato com gasometrias seriadas, melhora da acidose metabólica, melhora gradual do tempo de protrombina e dos demais testes de função hepática. O lactato sérico em queda aponta para *clearence* hepático funcionante, a não ser que este *clearance* esteja ocorrendo através de terapia de hemofiltração contínua. Entretanto, a elevação do mesmo é inespecífica e não classifica uma disfunção do enxerto. As transaminases têm o papel de avaliar o dano hepatocelular e têm caráter bifásico, atingindo o pico nas primeiras 24 horas do pós-operatório, antes de reduzirem a níveis normais. Sendo assim, a persistência de níveis elevados das enzimas sugere injúria tecidual e, portanto, investigação adicional sobre disfunção ou outras complicações. A função de síntese proteica pode ser acessada com a monitorização do fator V (meia-vida de 4 horas) e fator VII (meia-vida de 5 horas). Todos estes testes expressam a habilidade do fígado em metabolizar ou eliminar certas substâncias, portanto, ferramentas importantes na monitorização da função primária do enxerto. A bilirrubina total usualmente apresenta queda progressiva, reforçando a recuperação da conjugação hepática.

A entidade conhecida como disfunção primária do enxerto é uma complicação de incidência variável na literatura, com os casos classificados como leves sendo mais frequentes (20% a 30%) e os graves, menos frequentes (1% a 5%). Existem inúmeras definições de disfunção primária na literatura, inclusive que englobam espectros de gravidade diferentes. Na Tabela 2 seguem as nomenclaturas e definições usualmente reconhecidas. Na disfunção leve (IPF) deve-se apenas manter vigilância clínica e laboratorial, além de evitar novos insultos hepáticos. Já na disfunção grave, deve-se manter o suporte intensivo e avaliação constante sobre a necessidade de retransplante.

Disfunções que surgem tardiamente, após 5-7 dias, devem levantar a possibilidade de disfunção secundária, sendo prudente a pesquisa de causas específicas como trombose de artéria hepática ou rejeição, por exemplo.

Tabela 2. Definições de disfunção primária do enxerto

Nomenclatura	Definição
Disfunção primária do enxerto (PNF)	Morte ou retransplante em 7 dias
Disfunção inicial do enxerto (IPF)	TGO ou TGP > 2000 em qualquer momento até o 7° dia OU, bilirrubina total > 10 no 7° dia, OU INR > 1,5 no 7° dia

PNF: primary non function; IPF: Inicial poor function

Complicações vasculares como trombose de artéria hepática, trombose de veia porta ou obstruções biliares são causas importantes de perda do enxerto e, portanto, devem ser monitorizadas desde a chegada através da ultrassonografia com doppler, que deve ser realizada no primeiro dia pós-transplante e repetido em caso de piora clínica ou laboratorial.

A trombose da artéria hepática é uma complicação com potencial risco de perda de enxerto e tem incidência de até 9% dos adultos transplantados. Fatores que contribuem para esta entidade são relacionados a estados de hipercoagulabilidade, hemoconcentração e estenose da anastomose. O tratamento deve ser precoce com trombectomia e revisão da anastomose. Na ausência de melhora após 48 horas ou em casos em que a trombectomia não foi possível ou bem-sucedido, deve-se considerar o retransplante, visto que a irrigação das vias biliares ocorre primariamente por esta artéria, sendo a provável evolução a necrose das vias biliares e consequente cirrotização do enxerto.

Já a trombose de veia porta é ainda mais rara, com incidência de aproximadamente 2% de adultos transplantados e deve ser suspeitada por novos sinais de hipertensão portal e sangramentos varicosos. O tratamento recomendado também é cirúrgico. A trombose de veias hepáticas é igualmente rara e leva à um quadro semelhante à Síndrome de Budd-Chiari, com piora da ascite e congestão do enxerto.

A piora clínica e/ou laboratorial que ocorre na presença de nível insuficiente de imunossupressão e eosinofilia após 72-96h usualmente indica algum grau de rejeição que pode ser confirmado com biópsia hepática. A rejeição é primordialmente celular, sendo nos casos leves o simples ajuste do imunossupressor a terapia suficiente. Em casos mais severos ou refratários a este aumento indica-se a pulsoterapia com corticoide.

IMUNOSSUPRESSÃO

Melhorias nas drogas imunossupressoras foram de grande valia para o melhor desempenho dos transplantes hepáticos nos dias de hoje. A recomendação atual de terapia inicial geralmente mescla o uso dos inibidores de Calcineurina (CNI) com corticoides. Pacientes com alto risco de lesão renal no pós-operatório recebem uma dose de agentes antiproliferativos, com o objetivo de evitar a introdução precoce e intensa dos CNI, drogas estas sabidamente nefrotóxicas.

Os detalhes sobre a imunossupressão não são o objetivo deste capítulo e serão abordados à frente. Deve-se lembrar, entretanto, que a monitorização dos níveis séricos das drogas utilizadas, o ajuste da dosagem e seus eventos adversos são atribuições essenciais do cuidado no pós-operatório. Portanto, é de responsabilidade da equipe da UTI a prescrição e vigilância destas medicações.

INFECÇÕES

A infecção no pós-operatório imediato é incomum, e raramente explica o choque nas primeiras 24 horas. A infecção no primeiro mês guarda associação com infecções usuais do ambiente de terapia intensiva e cirúrgico, como infecção de sítio cirúrgico e infecções relacionadas a dispositivos (cateter venoso central, sonda vesical, etc). Já as infecções por germes oportunistas são frequentemente mais tardias, após o primeiro mês.

O tratamento profilático para possíveis infecções no pós-operatório variam conforme os centros. A profilaxia de infecção de sítio cirúrgico é realizada pelo anestesista no centro cirúrgico antes da incisão da pele, com espectro de cobertura voltado para germes gram-positivos e gram-negativos a serem cobertos no perioperatório. A maioria dos centros mantém profilaxia por 24-72 horas, embora estudo recente não tenha encontrado diferença entre fazer apenas no intraoperatório ou manter por 72h.

NUTRIÇÃO

Suporte nutricional adequado é essencial na fase de reabilitação do pós-operatório. Alguns centros encorajam a liberação da dieta no momento inicial, desde que o paciente esteja bem desperto e com proteção adequada de via aérea. Nutrição parenteral geralmente não é necessária para estes pacientes visto que raramente há ocorrência de íleo pós-operatório prolongado, seja pelo uso infrequente de opioides, seja pela pouca manipulação de alças intestinais no IOP.

Vale lembrar que o estado catabólico desta população pode necessitar de um aporte proteico de aproximadamente 1,5-2 g/Kg ao dia. Tal manejo geralmente é realizado pela equipe da nutrição, especializada neste perfil de paciente.

SANGRAMENTOS E COAGULAÇÃO

Distúrbios de coagulação são comuns nos pacientes hepatopatas e nos pacientes no pós-operatório do transplante. Podem ser previstos pelos relatos do intraoperatório, assim como pelos exames laboratoriais. Deve-se evitar situações como hipotermia, hipocalcemia e acidose a fim de minimizar tais discrasias.

O diagnóstico do sangramento é clínico e laboratorial. Sinais clínicos como taquicardia, hipotensão e sangramento no dreno corroboram com a hipótese e são confirmados pela queda de hemoglobina e hematócrito. O conceito de sangramento precoce de pós-operatório pode ser definido como qualquer sangramento que requer pelo menos 3 unidades de hemácias em até 12 horas, ou aquele que requer reabordagem cirúrgica.

Frente a um paciente com sangramento no pós-operatório é importante a diferenciação entre sangramento de vasos por hemostasia insuficiente no intraoperatório ou coagulopatia em si. As discrasias hematológicas são manejadas clinicamente e os demais são tratados cirurgicamente. O exame clínico e monitorização dos drenos é de grande relevância nesta situação.

A Tabela 3 mostra algumas maneiras de diferenciar estas etiologias.

Para monitorização da coagulopatia alguns centros utilizam os exames habituais do coágulo, como TP, TTPA, TT, D-dímero e fator V e outros dispõem de medidas mais modernas como a tromboelastografia, que permite abordagem dos distúrbios à beira do leito com diagnóstico pontual da deficiência de fatores específicos ou de estados de hiperfibrinólise. As evidências mostram que o TEG reduz transfusões desnecessárias, porém seu impacto na redução de mortalidade é controverso.

Tabela 3. Sangramento por coagulopatia versus sangramento por complicações vasculares.

	Coagulopatia	Vascular
Tempo após o Tx	Precoce	Até 24 horas
Evolução	Lenta, em horas	Rápida, em minutos
Ht do sangue do dreno	< 50% Ht do paciente	> 50% do Ht do paciente
Pressão Arterial	Hipotensão gradual	Hipotensão rápida

Tx = transplante; Ht = Hematócrito

O nível de hemoglobina esperado no pós-operatório é de aproximadamente 7-9 mg/dL, dependendo das condições clínicas do paciente. Em relação às plaquetas, o nível mínimo tolerado é de 20.000, com exceção aos pacientes com sangramento ativo que devem receber transfusão quando o nível de plaquetas estiver abaixo de 50.000. Não há necessidade da infusão de plasma fresco congelado para correção de alterações de INR, a não ser na presença de sangramentos. Nestas situações, os níveis de fibrinogênio também devem ser monitorizados e mantidos acima de 100. Pode-se realizar a infusão de concentrado de fibrinogênio ou de crioprecipitados.

Apesar da alta incidência de sangramentos no pós-operatório, é notório que os pacientes transplantados têm uma delicada e complexa discrasia hematológica que varia de polos hemorrágicos a trombóticos. Sendo assim, o tratamento deve ser constantemente reavaliado e individualizado, sendo tema de capítulo específico neste manual.

DISFUNÇÃO RENAL

Existe um alto risco de lesão renal aguda nesses pacientes, visto que muitos já operam com algum grau de disfunção prévia (síndrome hepatorrenal), além de fatores do trauma cirúrgico, drogas, perda de ascite no intraoperatório e sangramentos. A oligúria por fazer parte da resposta endócrina, metabólica e imunológica ao trauma (REMIT), não deve ser tomada como sinal evidente de disfunção renal e ainda menos de hipovolemia.

Algumas medicações utilizadas no pós-operatório são nefrotóxicas, como os imunossupressores e antibióticos, devendo ser monitorizadas com nível sérico e ajuste de dose baseado no *clearance* do paciente.

Em estudo que avaliou o impacto de diferentes estratégias de balanço hídrico no pós-operatório de grandes cirurgias abdominais, a estratégia restritiva esteve mais associada à alteração de creatinina. Embora o impacto na necessidade de diálise ainda seja duvidoso, o balanço hídrico muito restritivo deve ser desencorajado.

Pacientes refratários às medidas clínicas acabam por necessitar de terapia de substituição renal, com preferência para os métodos contínuos em doentes instáveis.

CONCLUSÃO

O transplante hepático é considerado um tratamento valioso para pacientes em diversas condições crônicas e terminais, como cirrose avançada, carcinoma hepatocelular e insuficiência hepática aguda. Entretanto, a morbidade do pós-operatório associada a variáveis não previsíveis do intraoperatório, da recuperação hemodinâmica e da função primária do enxerto são substanciais na recuperação.

O entendimento adequado da fisiopatologia e das possíveis complicações são essenciais no manejo do pós-operatório imediato. A prevenção, reconhecimento e tratamento imediato de condições ameaçadoras à vida são os pilares do cuidado.

Vale ressaltar a importância da equipe multidisciplinar com enfermeiros especializados, fisioterapeutas, nutricionistas e psicólogos no sucesso do transplante hepático.

REFERÊNCIAS BIBLIOGRÁFICAS

1. Amaral B, et al. Approach to the liver transplant early postoperative period: an institutional standpoint. *Rev Bras Ter Intensiva. 2019 Oct-Dec;31(4):561-570.*

2. Fernandez TMA, Gardiner PJ. Critical Care of the Liver Transplant Recipient. Curr Anesthesiol Rep. 2015;5(4):419-428.

3. Sakpal, SV, et al. Transplant Critical Care: Is there a Need for Sub-specialized Units? - A Perspective. J Crit Care Med (Targu Mures). 2018 Jul 1;4(3):83-89., 4

4. Taner CB, et al. Is a mandatory intensive care unit stay needed after liver transplantation? Feasibility of fast-tracking to the surgical ward after liver transplantation. Liver Transpl. 2012 Mar;18(3):361-9.

5. Feltracco P, et al. Intensive care management of liver transplanted patients. World J Hepatol. 2011 Mar 27;3(3):61-71.

6. Cohen J, et al. Should hypoalbuminemia after liver transplantation be corrected?. Transplant Proc. 2001 Sep;33(6):2916-7.7

7. Della Rocca G, Costa MG. Volumetric monitoring: principles of application. Minerva Anestesiol 2005; 71: 303-306

8. Boldt J, Priebe HJ. Intravascular volume replacement therapy with syntetic colloids: is there an influence on renal function? Anesth Analg 2003; 96: 376-382.

9. Al-Hamoudi WK, Alqahtani S, Tandon P, Ma M, Lee SS. Hemodynamics in the immediate post-transplantation period in alcoholic and viral cirrhosis. ***World J Gastroenterol. 2010 Feb 7;16(5):608-12.***

10. Paramesh AS, et al. Post-liver transplant acute renal failure: factors predicting development of end-stage renal disease. Clin Transplant. 2004 Feb;18(1):94-9.

11. Moreno R, Berenguer M. Post-liver transplantation medical complications. Ann Hepatol. 2006 Apr-Jun;5(2):77-85.

12. Myles PS, et al. Importance of intraoperative oliguria during major abdominal surgery: findings of the Restrictive versus Liberal Fluid Therapy in Major Abdominal Surgery trial. Br J Anaesth. 2019 Jun;122(6):726-733.

13. Chen XB, Xu MQ. Primary graft dysfunction after liver transplantation. Hepatobiliary Pancreat Dis Int. 2014 Apr;13(2):125-37.

14. Myles PS, et al. Restrictive versus Liberal Fluid Therapy for Major Abdominal Surgery. N Engl J Med. 2018 Jun 14;378(24):2263-2274.

19

IMUNOSSUPRESSÃO

Frederico Almeida Baptista de Oliveira Filho ▪ Lucas de Oliveira Araújo

INTRODUÇÃO

Em 1967 ocorreu o primeiro transplante hepático (TH), desde então, a terapia se consolidou como padrão-ouro para falências hepáticas agudas e crônicas, independente da etiologia. Nesses 50 anos a sobrevida aumentou significantemente, alcançando incríveis taxas de 96% e 71% em 1 ano e 10 anos respectivamente.[1]

Além dos avanços na técnica operatória, um dos grandes responsáveis por essa conquista foi o advento de terapias imunossupressoras, que permitiu maior longevidade do órgão implantado por controlar melhor os episódios de rejeição, sejam eles agudos ou crônicos.[2]

O objetivo do presente capítulo é fazer uma breve revisão sobre os principais mecanismos envolvidos na rejeição, explicitar os principais agentes de indução e manutenção usados nessa terapia, discutir sobre imunotolerância, além de explicar possíveis complicações secundárias ao tratamento e identificar populações especiais que necessitam de uma atenção especial durante a terapia imunossupressora.

FISIOPATOLOGIA DA RESPOSTA IMUNOLÓGICA (REJEIÇÃO)

O Transplante Hepático possui uma reposta imunológica singular, a qual é denominada "tolerância hepática". Esse "privilégio" se dá em parte pela regulação das células-T. O fígado não necessita de correspondência HLA (antígeno humano leucocitário) entre doador e receptor, assim se destaca a sobrevida do enxerto.[2, 4]

Um outro dado interessante é que nos transplantes duplos, por exemplo fígado-rim, há uma redução da incidência de rejeição do segundo órgão transplantado, o que permite o uso de doses menores de imunossupressão, ocasionando um importante impacto na redução de custos e efeitos colaterais da terapia. [3,4]

Além do mais, vale ser ressaltado o fato da sobrevida prolongada de alguns enxertos a despeito da remoção da terapia imunossupressora. Atualmente, alguns fatores se relacionam com sua sobrevida e menores taxas de rejeição, incluindo o órgão provido de um doador vivo, menor tempo de isquemia e cirurgias não emergenciais, no entanto o mecanismo porque isso ocorre ainda é objeto de estudo, e segue sem uma resposta clara. Discutiremos esse aspecto mais adiante aprofundando em algumas teorias. É reconhecido ainda que embora a incompatibilidade HLA não se provasse fator prognóstico da sobrevida do enxerto, existe uma alta taxa de remoção da terapia imunossupressora na população pediátrica, quando o órgão era proveniente dos pais. [2, 3, 5]

Biópsia hepática é mandatória para todos os tipos de rejeição, e em alguns casos em que não obtemos resposta adequada dos marcadores biológicos, novas biópsias podem ser necessárias. Os dois principais tipos são a rejeição mediada por células T (TCMR) e a rejeição mediada por anticorpos (AMR). Elas podem ocorrer de forma hiperaguda, aguda, tardia e crônica, e os mecanismos e a forma com que devem ser abordadas serão discutidas adiante, entretanto, é importante compreendermos a fisiologia básica e resposta imunológica, para melhor elucidação dos mecanismos e fármacos usados na abordagem.[3,6]

AMR E AMCR

A resposta hiperaguda mediada por anticorpos, embora descrita, é uma entidade muito rara, isso implica que significado clínico está mais presente na rejeição aguda e crônica. Ela ocorre quando as células T do hospedeiro reconhecem células aloantígenos do doador.[3,4]

O reconhecimento pode ser por via direta: identificação da molécula MHC na superfície das células apresentadoras de antígenos (APC) do doador; ou por via indireta: as APC identificam a molécula MHC e apresentam para as células T do hospedeiro (ativação indireta pela via TCMR, explicada no próximo tópico); e por via semidireta: as APC do hospedeiro entram em contato direto com as APC do doador e então serão apresentadas as células T via receptores de células T.[34, 35]

Esse processo fisiopatológico da rejeição culmina com deterioração súbita da função do enxerto (elevação das enzimas hepáticas, AST, ALT, fosfatase alcalina, GGT e/ou bilirrubina) e a biópsia vai revelar infiltrado de células T e outros leucócitos com evidência de lesão endotelial e ductal.[34, 35, 36]

A resposta crônica (AMCR) não tem seu mecanismo bem elucidado até o momento, no entanto, aparenta ter aspecto multifatorial, incluindo oclusão vascular, anticorpos e respostas mediadas por células. O processo resulta em arteriopatia obliterativa, inflamação intersticial, atrofia de células do parênquima, fibrose intersticial e descontinuação do sistema linfático.[34, 35, 36]

TCMR E TCMCR

É a principal forma de rejeição e contempla a AMR como vimos anteriormente. O reconhecimento do aloantígeno requer que ele esteja ligado à molécula do complexo principal de histocompatibilidade do hospedeiro (MHC). A apresentação é feita pela célula apresentadora de antígeno (APC), o antígeno ligado à MHC vai se ligar ao receptor da célula-T. Esse é o primeiro sinal da ativação da rejeição.[6, 7]

O segundo sinal é a coestimulação (ativação linfocitária), no qual há uma proliferação da ligação APC com diversos receptores de células-T, incluindo CD28, CD154, CD2, CD11a e CD54. Ocorre a ligação do complexo com a imunofilina (intracelular), responsável por estimular a calcineurina, esta por sua vez ativa o fator nuclear de ativação de células T (NFAT). O NFAT migra para o núcleo celular e esse processo culmina com a produção de interleucina 2 (IL-2).[2,3, 6, 7]

O terceiro sinal é a expansão clonal, a recém-sintetizada IL-2 é secretada pelas células-T e vai se ligar aos receptores de IL-2 na superfície celular de forma autócrina, o que estimula uma massiva produção e proliferação celular. [2, 3, 6, 7]

No final, todo esse processo vai resultar em inflamação, com liberação de diversos outros mediadores inflamatórios, citocinas, anticorpos que vão resultar em maior toxicidade e alterações vasculares no enxerto.[2, 3, 4, 5]

Caso não abordada, essa resposta pode cronificar, o que pode gerar a resposta crônica mediada por célula T (TCMCR), que vai apresentar atrofia dos ductos biliares, perda de > 50% dos ductos do trato portal e arteriopatia obliterante, sendo o último critério obrigatório.[34, 35]

Figura 1. Rejeição crônica.

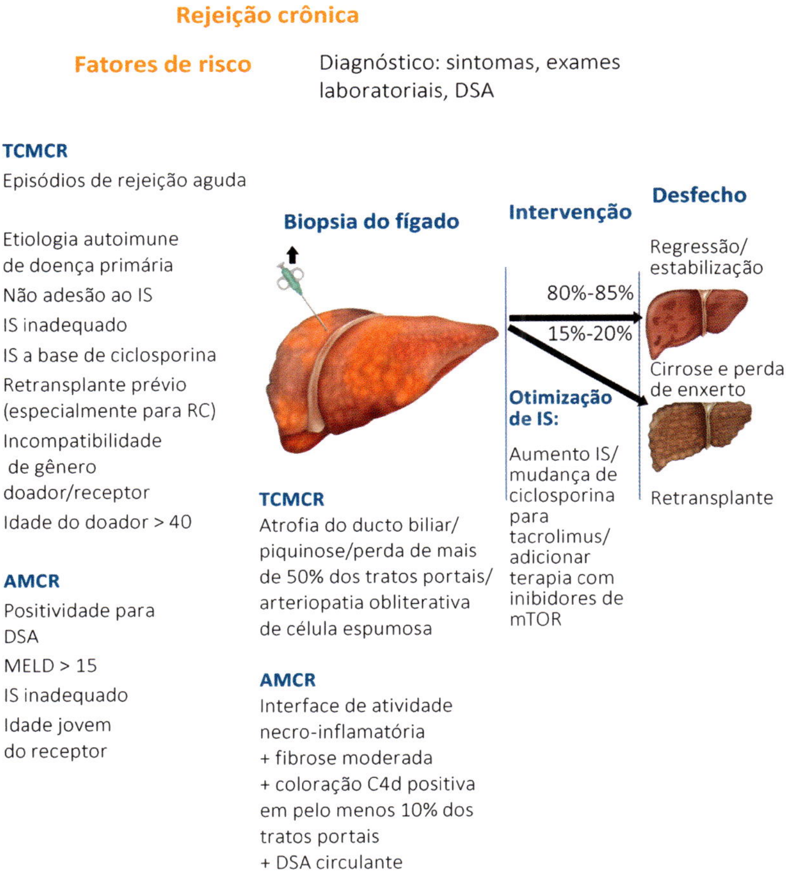

TERAPIA INDUTORA E MANUTENÇÃO DA IMUNOSSUPRESSÃO

O objetivo é realizar a terapia imunossupressora profilática já no intraoperatório, cujo racional se dá sob dois pilares: o primeiro é realizar um "down-regulation" nas células-T do hospedeiro; pelo fato da resposta imunológica ter caráter exponencial, o fato de reduzirmos as células já sensibilizadas torna um gatilho inicial mais difícil de acontecer. O outro fator é que o próprio ato cirúrgico induz a resposta imunológica do indivíduo (dano tecidual, celular, isquemia/reperfusão...) e, portanto, é necessário iniciar a indução o mais precoce possível.[8]

Os principais fármacos utilizados na indução são os glicocorticoides, que agem realizando um "up-regulation" de interleucina 10 (IL-10) e um "down-regulation" de IL-2, interferon-gama, interleucina 6 (IL-6). Os medicamentos dessa classe comumente usados são: metilprednisolona, hidrocortisona, prednisona e prednisolona. É importante salientar que cada serviço possui seu protocolo específico de indução e de desmame da terapia.[9]

A seguir vamos mostrar uma possibilidade de esquema terapêutico utilizado no HCFMUSP, desde a terapia por indução venosa inicial, e a forma como o desmame é realizado.

O objetivo é realizar o desmame completo de corticoide sempre que possível em um período de 3 a 6 meses, no entanto, alguns pacientes vão necessitar de uma dose baixa de manutenção. Esse cuidado visa a evitar os efeitos adversos da medicação, entre eles, diabetes, retenção hídrica, hipertensão, dislipidemia, osteopenia, catarata, supressão adrenal.[10]

Tabela 1. Esquema de imunossupressão - evoulação das doses de corticoide.

Corticoide	Dose
Metilprednisolona (IV)	500 mg (pré-revascularização) *
Metilprednisolona (IV)	200 mg 1ºPO
Metilprednisolona (IV)	160 mg 2ºPO
Metilprednisolona (IV)	120 mg 3ºPO
Metilprednisolona (IV)	80 mg4ºPO
Metilprednisolona (IV)	40 mg 5ºPO
Metilprednisolona (IV)	20 mg 6ºPO
Prednisona (VO)	20 mg 7º PO - transição para VO

*Exceto nos pacientes com hepatite C (HCV).

Basiliximabe

É um anticorpo monoclonal quimérico com altíssima afinidade dos receptores de IL-2 nos linfócitos T ativados, e é uma droga que vem ganhando espaço na indução do transplante hepático. É um medicamento que necessita de mais estudos, ele vem sendo usado como um poupador dos inibidores da calcineurina, permitindo que esses medicamentos, que são nefrotóxicos, tenham seu início atrasado.[11,12]

Os trabalhos são divergentes com relação a eficácia da droga com relação a rejeição (não inferior/superior), no entanto, temos uma sinalização bem positiva com relação a lesão renal nos primeiros meses pós-transplantes, com algumas casuísticas apresentando uma incidência de 15% menor. Sua posologia costuma ser 20 mg intravenosa no intraoperatório (D0), com nova dose sendo aplicada no (D4).[11,12]

INIBIDORES DA CALCINEURINA (CNI)

A ciclosporina (CyA) é um peptídeo derivado do fungo *Cylindrocarpon lucidum*, foi o primeiro inibidor de calcineurina utilizado, sendo um marco na imunossupressão do transplante de órgãos sólidos. Seu mecanismo ocorre pela inativação da calcineurina, que vai impedir que o NFAT migre para o núcleo celular e com isso, impede a formação de IL-2. Ela trouxe um grande aumento na sobrevida de um ano e até 5 anos. O fármaco tem uma posologia de fácil adesão, duas vezes por dia e via oral iniciada em 5-15 mg/Kgg, posteriormente ajustada conforme nível sérico, nos primeiros 3 meses um alvo de 200 a 250 ng/mL e na terapia de manutenção valores entre 80 a 120 ng/mL.[13, 14, 36]

Os principais efeitos adversos são: nefrotoxicidade, hipercalemia, hipertensão e hipomagnesemia. Além disso, é um medicamento com potencial neurotoxicidade, dentre possíveis manifestações temos: polineuropatia, disartria, convulsões, alucinação, alteração do nível de consciência.[15]

A ciclosporina foi substituída pelo Tacrolimus (FK506), composto macrolídeo originado do *Streptomyces tsukubaensis*, 100 vezes mais potente que a CyA e com melhor perfil de segurança. Diversos são os trabalhos que foram realizados ao longo dos anos, incluindo uma grande meta-análise na Cochrane em 2006, foi consistente que a terapia com tacrolimus foi superior quando analisada para sobrevida, disfunção do enxerto, rejeição aguda, rejeição resistente à corticoterapia nos primeiros 5 anos.[16, 17]

Assim como a ciclosporina, seu nível sérico deve ser dosado, com objetivo do nível terapêutico entre 7 e 10 ng/mL nas primeiras duas semanas. O alvo durante a fase de manutenção é menor, com valores indo de 4 a 7ng/mL, no geral. Sempre que possível, a terapia deve ser iniciada em dose baixa já no primeiro dia de pós-operatório (0,5 mg 12/12h) e progressivamente ir titulando conforme nível sérico. Além da disfunção renal, é possível notar um aumento na incidência de *diabetes mellitus*, quando comparado a ciclosporina.[37]

TERAPIAS AUXILIARES

O micofenolato mofetil e a azatioprina são antimetabólitos utilizados como agentes adjuvantes, especialmente em estratégias poupadoras de inibidores de calcineurina, em especial no caso de doentes com insuficiência renal. A mofetila geralmente possui dose de 1 g diário, divido em 2 ou mais tomadas. Ela tem como os principais efeitos colaterais supressão medular e acometimento do trato gastrointestinal. Já a azatioprina tem um perfil de segurança melhor durante a gestação, sua posologia varia entre 1,5 a 2 mg/Kg/dia, com dose máxima em 200 mg/dia.[19, 20]

O Sirolimus (e seu derivado hidroxietil Everolimus) são compostos semelhantes ao FK, ligando-se ao mesmo alvo, sem contudo, inibir a calcineurina, agindo na via da MTOR e inibindo transdução do sinal do receptor IL-2, e assim diminuindo proliferação de células B e T. Sua vantagem está na ausência de neuro e nefrotoxicidade. No entanto, por terem outros efeitos colaterais e menor eficácia, são terapias de segunda linha, esses efeitos incluem supressão medular, dislipidemia, acometimento trato gastrointestinal, trombose da artéria hepática.[21,22]

A posologia inicial do Sirolimus é 2 mg/dia e os ajustes são realizados para atingir um alvo de 5 a 15 ng/mL, já o Everolimus inicialmente dose de 1 mg 12/12h, seguido de ajuste por nível sérico até alvo de 3 a 8 ng/mL.[21, 22, 23]

Anticorpos policlonais

São agentes mais potentes, parenterais, atualmente podem ser usados no período de indução, ou nos casos de rejeição com resistência a terapia com corticoide.

As duas principais drogas são a timoglobulina (ATG) e a globulina antilinfócitos (ALG), são imunoglobulinas (geralmente derivada do rato) contra população mista de timócitos, age inibindo toda linhagem de células T (CD2, CD3, CD4, CD8), induzindo uma profunda linfopenia.[24, 25]

As principais complicações dessa terapia incluem, já na infusão, febre, calafrios e rash, além de efeitos como anemia, trombocitopenia e nefrite.[24, 25]

Tratamento das rejeições agudas

Inicialmente vamos suspeitar de rejeição aguda com a alteração das enzimas hepáticas (AST, ALT, fosfatase alcalina, GGT e/ou bilirrubina). O paciente pode apresentar febre, dor abdominal, hepatomegalia, fadiga e outros sintomas inespecíficos. No entanto, esses achados laboratoriais carecem de especificidade para confirmar o diagnóstico, e um vasto número de entidades pode estar causando dano hepático, exemplo: infecções (virais, fúngicas, bacterianas), lesão de isquemia/reperfusão, estreitamento biliar, recorrência da doença (reativação hepatite viral ou autoimune, colangite esclerosante primária...). A biópsia hepática então se faz mandatória, até porque com ela vamos conseguir diferenciais se o episódio é de uma rejeição aguda ou um processo já crônico. Ressaltamos que pela definição essas alterações ocorrem nos primeiros 90 dias do transplante.[34]

Existe uma graduação histológica (score de Banff) realizada para identificar o grau da rejeição, levando em consideração inflamação portal, inflamação/dano nos ductos biliares e inflamação do endotélio venoso. Atividade mais elevada não significa uma resposta ruim a terapia com corticoide.[7,34]

A AMR geralmente se dá pela incompatibilidade ABO, ela se comporta clinicamente como a rejeição celular e pode se apresentar como sobreposição, geralmente estará presente anticorpos HLA do doador no soro do receptor, lesão endotelial microvascular e padrão de C4d linear nos sinusoides hepáticos. Vamos abordá-la nesse tópico.[35, 36]

A maioria dos episódios de rejeição aguda respondem a terapia de bólus com corticosteroides ou com aumento da imunossupressão basal e não costumam ter repercussão na sobrevida do enxerto e do paciente. Usualmente utilizamos doses de 500 mg a 1 g de metilprednisonola com redução gradual da dose até 14 dias. Durante esse período é importante ficar atento a reativação de CMV, psicose, hiperglicemia e outro possíveis efeitos relacionados ao uso de corticoide, já previamente citados.[36]

Nos casos de pacientes com resistência a terapia com corticoide (incidência de aproximadamente 10%), várias são as estratégias possíveis, a primeira linha costuma ser empregar a timoglubulina com dose de 1,5 mg/Kg/dia por 5 dias (lembrar de monitorar os efeitos adversos). Outra estratégia que vem sendo empregada é o uso de basiliximabe, no entanto mais estudos são necessários para tornar essa terapia uma recomendação. Após controle da rejeição, a dose e o esquema de imunossupressão devem ser repensados para evitar novos episódios.[2, 3, 36]

No caso de identificação de rejeição isolada por AMR, devemos confirmar com mensuração dos anticorpos doador-específicos no soro do receptor para corroborar com o achado da biópsia. O tratamento empregado costuma ser com rituximabe, imunoglobulina IV ou bortozomibe.[36]

MANEJO DAS REJEIÇÕES CRÔNICAS

AMRC

Grande parte das condutas usadas nesse tópico são extrapolações dos transplantes renais e nenhuma abordagem até o momento é indicada para rejeição mediada por anticorpos crônica (AMRC). Até o momento as necessidades clínicas não foram atendidas, sem evidência de nenhum estudo sobre como prosseguir e o que realizar de estratégia nesse necessário.[35]

O "COMMIT group" (*Clinical Checklist by the Consensus on Managing Modifiable Risk in Transplantation*) recomenda otimizar o nível dos CNIs (se for tolerado) ou introduzir um segundo agente imunossupressor, como o micofenolato de mofetil, para os casos em que anticorpo específico do doador (DSA) seja identificado em elevados níveis (intensidade fluorescente média dos anticorpos anti-HLA específicos do doador (MFI) > 5000). Caso seja um caso "*de novo*" recidiva da hepatite autoimune, é indicado considerar corticoterapia. Apesar dessas recomendações, este é um campo que requer mais pesquisas e investigações.[32]

TCMRC

As evidências são escassas nesse tópico, e grande parte das abordagens recaem na opinião de especialistas. De maneira geral, os pacientes com TCMRC parecem se beneficiar do aumento do nível sérico da imunossupressão. Este aumento deve ser realizado de forma lenta e gradual, já que mudanças abruptas no nível sérico parecem estar relacionadas a maior mortalidade. É recomendado que o paciente que esteja no regime de ciclosporina, tenha o mesmo trocado para tacrolimus, além de que alguns estudos recentes parecem apontar no possível benefício do uso de inibidores de mTOR.[35]

Retransplante

Os pacientes que têm as rejeições crônicas identificadas prontamente e tratadas, tem uma melhor chance de controlar e evitar danos ao enxerto, porém, os pacientes que têm esse diagnóstico de forma tardia acabam evoluindo para o retransplante.

O novo procedimento é tecnicamente mais difícil e possui piores desfechos quando comparados com o primeiro transplante. As dissecções são mais complexas e é mais frequente a necessidade de reconstrução biliar e vascular.[33]

Imunotolerância

Todo centro de transplante hepático possui pacientes que descontinuam o uso dos imunossupressores ou que necessitam a suspensão dos mesmos devido aos efeitos adversos que podem ir se somando.

Os mecanismos propostos de tolerância seguem o seguinte modelo: células CD3 são duplamente positiva, isso quer dizer que, ao estímulo positivo, podem se tornar CD4 (interação MHC tipo 2) ou CD8 (interação MHC tipo 1) em seguida sofrem uma deleção ou seleção negativa se forem autorreativas/alorreativas;

no entanto, algumas células CD4 e CD8 podem "escapar" dessa deleção/seleção negativa e se tornarem células TH1 autorreativas/alorreativas da periferia (linfonodos, baço, sangue); dessa forma essas células serão controladas na circulação pela ativação induzida ou programada de morte-celular, ou pela supressão da ação dos Tregs e citocinas; as células alorreativas estimuladas podem sofrer em cascata essa ativação de morte-celular, pelo "receptor da morte" (Fas), culminando em apoptose.

Esse mecanismo é essencial para inibir a proliferação celular e desenvolvimento da tolerância.[26]

Atualmente não existe uma recomendação formal ou protocolo de suspensão da terapia imunossupressora, pois além desse mecanismo de tolerância ser pouco compreendido, não temos trabalhos suficientes que analisaram seus desfechos. Ainda existe um grande risco de eventos catastróficos na suspensão da imunossupressão.[27]

Dito isto, um dos poucos trabalhos que tentaram avaliar a suspensão da terapia imunossupressora sinalizou potenciais grupos no qual a tolerância pode ser desenvolvida. Os pacientes que estavam nesse grupo tinham um tempo de transplante mais longo (8 a 15 anos) e tinham um índice de estimulação de fito-hemaglutinina (SI) mais baixo, o que pode indicar que quando esse índice é mais elevado, a reatividade imunológica é mais intensa, o que seria um impeditivo para esse grupo atingir a tolerância.[27]

COMPLICAÇÕES DE LONGO PRAZO DA TERAPIA IMUNOSSUPRESSORA

Síndrome metabólica (MetS)

Existe um risco elevado de desenvolvimento após transplante hepático, com incidência de 30%, 27% e 40% após 3, 6 e 12 meses respectivamente. Corticoides são líderes nesse quesito e, sempre que possível, devem ser descontinuados.

A seguir expomos uma tabela (Tabela 1) do impacto de cada classe de imunossupressor nos componentes da MetS:[3]

Tabela 1. Impacto de cada classe de imunossupressor nos componentes da MetS. *População estudada foi em transplante renal.

	Dislipidemia	Hipertensão	Obesidade	DM
CNIs	+	++	+	++ (FK > ciclosporina)
Micofenolato / azatioprina	-	-	-	-
Corticoides	+	+	+	+++
mTOR	++	+	-	-
Timoglobulina	-	-*	-	-
Anticorpos anti IL2	-	-	-	-

É recomendado o rastreio anual de dislipidemia nessa população, com alvo de LDL< 100 mg/dL e triglicérides < 250 mg/dL. Abaixo tabelas (Tabelas 2 e 3) de como esse cuidado deve ser realizado:[3]

Tabela 2. Alvo LDL. *Preferência por estatinas hidrofílicas (pravastatina, fluvastatina, rosuvastatina), pela menor interação com os CNIs.

Valor LDL	Conduta
LDL < 100 mg/dL	Alvo terapêutico
LDL > 100 mg/dL	Mudança de estilo de vida (dieta + atividade física)
LDL > 100 mg/dL	Iniciar Estatinas*
LDL > 100 mg/dL	Iniciar Ezetimibe
LDL > 100 mg/dL	Reduzir CNI (ex.: associando MMF)
LDL > 100 mg/dL	Consultar especialista

Tabela 3. Alvo Triglicerídios.

Valor Triglicérides	Conduta
TG < 250 mg/dL	Alvo terapêutico
TG > 250 mg/dL	Mudança de estilo de vida (dieta + atividade física).
TG > 500 mg/dL	Ômega 3 (até 4 g/dia, se tolerado)
TG > 500 mg/dL	Derivados do ácido fíbrico (Fibratos)
TG > 500 mg/dL	Descontinuar mTor
TG > 500 mg/dL	Consultar especialista

Hipertensão arterial

Deve ser rastreada diariamente no primeiro mês pós-transplante, no terceiro e no sexto mês pós-transplante e depois anualmente. O alvo, independentemente da idade é inferior a 130/80 mmHg.[3]

Malignidades

Para carcinoma hepatocelular, a estratégia é tentar reduzir a dose da imunossupressão, não havendo forte evidência de substituição da classe do imunossupressor ou outra terapia atualmente.[3]

Para as malignidades não melanoma da pele, o uso de Sirolimus e Everolimus está associado a uma menor recorrência do câncer na população de transplantados renais, algo que é extrapolado para o transplante hepático, porém sem nenhuma evidência específica para esse perfil de população.[3]

É importante salientar, que alguns centros adotam a seguinte rotina de rastreio de malignidades:[28]

- → Tomografia de tórax anual;
- → Tomografia de abdome anual;
- → Avaliação urológica anual + dosagem de PSA;
- → Exame cervical com realização de Papanicolau;
- → Mamografia anual;
- → Screening dermatológico anual;
- → Colonoscopia 3 anos após transplante;
- → Doença renal crônica (DRC).

Devido a elevada incidência de doença renal nos pacientes transplantados hepáticos, é necessário realizar rastreio dessa população com estimativa da taxa de filtração glomerular pelo valor de Creatinina, bem como exames de urinálise (microalbuminúria, por exemplo).

A maior coorte que avaliou a incidência de DRC, encontrou taxas de 14% e 18% em um período de 3 e 5 anos respectivamente.

Os principais fatores de risco associados foram terapia com CNI, senilidade, taxa de filtração glomerular reduzida pré-transplante, diabéticos e hipertensos prévios, portadores do vírus C da hepatite.[29]

Hepatite C (HCV)

Essa população em específico possui algumas peculiaridades, como o fato de que doadores HCV positivos, devem doar apenas para receptores HCV positivos. Outro fator interessante é que, até o presente momento, a terapia imunossupressora com CNIs é a mais efetiva. Existe uma sinalização *in-vitro* de que talvez a terapia com ciclosporina tenha um efeito supressor no vírus da hepatite C, porém ainda sem comprovação por trabalhos *in-vivo*.[30]

Destaca-se que a supressão com altas doses de corticoide em bólus estão associados a uma maior reativação viral. Existe também um sinal de alguns trabalhos retrospectivos de que a retirada abrupta de corticoide pode estar associada a recorrência do quadro, mas não temos um estudo mais robusto analisando esse fator. Além disso, caso seja necessário substituir a terapia CNIs por efeitos colaterais, a azatioprina tem uma sinalização superior nessa população.[30, 31]

Sobre os anticorpos anti-IL2 os estudos são controversos até o atual momento, existe esse gap na literatura, e devemos aguardar para saber seu real impacto. Dos dados que temos disponíveis hoje, uma evidência forte de que alemtuzumabe é associado com recorrência severa do HCV.[30]

REFERÊNCIAS BIBLIOGRÁFICAS

1. Starzl TE, Marchioro TL, Porter KA, Brettschneider L. Homotransplantation of the liver. Transplantation 1967 Jul. (5): 790-803.

2. Moini M, Schilsky ML, Tichy EM. Review on immunosupression in liver transplantation. World J Hepatol 2015 Jun. 7(10): 1355-1368.

3. Charlton M, Levitsky J, Aqel B, O´Grady J, Hemibach J, Riella M, et al. International Liver Transplantation Society Consensus Statement on Immunossupression in Liver Transplant Recipients. Transplantation 2018 Feb. 102: 727-743.

4. Levitsky J, Goldberg D, Smith AR, Mansfield SA, Gillespie BW, Merion RM, et al. Acute Rejection Increases Risk of Graft Failure and Death in Recent Liver Transplant Recipients. Clinical Gastroenterology and Hepatology 2017 Apr. 15: 584-593.

5. Thurairajah PH, Carbone M, Bridgestock H, Thomas P, Hebbar S, Gunson BK, et al. Late Acute Liver Allograft Rejection; A Study of Its Natural History and Graft Survival in the Current Era. Transplantation 2013 Apr. 95: 955-959.

6. Adams DH, Neuberger JM. Patterns of graft rejection following liver transplantation. Journal of Hepatol 1990. 10: 113-119.

7. Demetris AJ, Bellamy C, Hubscher SG, O´Leary J, Randhawa PS, Feng S, Neil D, et al. 2016 Comprehensive Update of the Banff Working Group on Liver Allograft Patholohy: Introduction of Antibody-Mediated Rejection. American Journal of Transplantation 2016 May. 16: 2816-2835.

8. Kirk AD. Induction Immunossuppression. Transplantation 2006 Set. 82: 593-602.

9. Vacca A, Felli MP, Farina AR, Martinotti S, Maroder M, Screpanti I, et al. Glucocorticoid Receptor-mediated suppression of the Interleukin 2 Gene Expression through Impairment of the Cooperativity between Nuclear Factor of Activated T Cells and AP-1 Enhancer Elements. J Exp Med 1992 Mar. 175: 637-646.

10. Toniutto P, Fabris C, Fumolo E, Bitetto D, Fornaslere E, Falleti E, et al. Prevalence and Risk Factors for Delayed Adrenal insufficiency After Liver Transplantation. Liver Transpl 2008 Jan. 14: 1014-1019.

11. Hashim M, Alsebaey A, Ragab A, Soliman HE, Waked I. Efficacy and safety of basiliximab as initial immunosuppression in liver

transplantation: A single center study. Annals of Hepatology 2020. 19: 541-545.

12. Ramirez CB, Doria C, DiFrancesco F, Iaria M, Kang Y, Marino IR. Basiliximab Induction in Adult Liver Transplant Recipients With 93% Rejection-Free Patient and Graft Survival at 24 Months. Transplantation Proceedings 2006. 38: 3633-3635.

13. Gordon RD, Shaw JBW, Esquivel CO, Starzl TE. Indications for Liver Transplantation in the Cyclosporine Era. Surgical Clinics of North America 1986 Jun. 66(3): 541-546.

14. Starzl TE, Klintmalm GBG, Porter KA, Iwatsuki S, Schroter GPJ. Liver Transplantation with Use of Cyclosporin a and Prednisone. N Engl J Med 1981 Jul. 305: 266-269.

15. Stracciari A, Guarino M. Neuropsychiatric Complications of Liver Transplantation. Metabolic Brain Disease 2001 Jun. 16(1-2): 3-11.

16. Haddad EM, McAlister VC, Renouf E, Malthaner R, Kjaer MS, Gluud LL. Cyclosporin versus tacrolimus for liver transplanted patients. Cochrane Database Syst Rev 2006 Oct. 2006(4): CD005161.

17. O´Grady JG, Burrougs A, Hardy P, Elbourne D, Truesdale A. Tacrolimus versus microemulsified ciclosporin in liver transplantation: the TMC randomised controlled trial. Lancet 2002 Oct. 360(9340): 1119-1125.

18. Manousou P, Cholongitas E, Samonakis D, Tsochatzis E, Corbani A, Dhillon AP, et al. Reduced fibrosis in recurrent HCV with tacrolimus, azathioprine and steroids versus tacrolimus: randomised trial long term outcomes. Gut 2014 Jun. 63(6): 1005-1013.

19. Brennan DC, Flavin K, Lowell JA, Howard TK, Shenoy S, Burgess S, et al. A randomized, double-blinded comparison of Thymoglobulin versus Atgam for induction immunosuppressive therapy in adult renal transplant recipients. Transplantation 1999 Apr. 67(7): 1011-1018.

20. Perry I, Neuberger J. Immunosuppression: towards a logical approach in liver transplantation. Clinical and Experimental Immunology 2005 Feb. 139: 2-10.

21. Abdelmalek MF, Humar A, Stickel F, Andreone P, Barroso E, Neff GW, et al. Sirolimus Conversion Regimen Versus Continued Calcineurin Inhibitors in Liver Allograft Recipients: A Randomized Trial. American Journal of Transplantation 2012 Mar. 12(3): 694-705.

22. Watson CJE, Gimson AES, Alexander GJ, Allison MED, Gibbs P, Smith JC, et al. A randomized controlled trial of late conversion from

calcineurin inhibitor (CNI)-based to sirolimus-based immunosuppression in liver transplant recipients with impaired renal function. Liver Transplantation 2007 Nov. 13: 1694-1702.

23. Saliba F, Duvoux C, Gugenheim J, Kamar N, Dharancy S, Salame E. Efficacy and Safety of Everolimus and Mycophenolic Acid With Early Tacrolimus Withdrawal After Liver Transplantation: A Multicenter Randomized Trial. American Journal of Transplantation 2017 Jul. 17(7): 1843-1852.

24. Yoo MC, Vanatta JM, Modanlou KA, Campos L, Nezakatgoo N, Nair S, et al. Steroid-free Liver Transplantation Using Rabbit Antithymocyte Globulin Induction in 500 Consecutive Patients. Transplantation 2015 Jun. 99(6): 1231-1235.

25. Penninga L, Wettergren A, Wilson CH, Chan AW, Steinbruchel DA, Gluud C. Antibody induction versus placebo, no induction, or another type of antibody induction for liver transplant recipients. Cochrane Database Syst Rev 2014 Jun. 6: CD0102253.

26. Levitsky J. Operational tolerance: past lessons and future prospects. Liver Transpl 2011 Mar. 17(3): 222-232.

27. Garza RGG, Sarobe P, Merino J, Lasarte JJ, DÁvola D, Belsue V, et al. Trial of complete weaning from immunosuppression for liver transplant recipients: Factors predictive of tolerance. Liver Transplantation 2013 Jun. 19: 937-944.

28. Finkenstedt A, Graziadei IW, Oberaigner W, Hilbe W, Nachbaur K, Mark W, et al. Extensive Surveillance Promotes Early Diagnosis and Improved Survival of De Novo Malignancies in Liver Transplant Recipients. American Journal of Transplantation 2009 Sep. 9: 2355-2361.

29. Ojo AO, Held PJ, Port FK, Wolfe RA, Leichtman AB, Young EW, et al. Chronic renal failure after transplantation of a nonrenal organ. N Engl J Med 2003 Sep. 349(10): 931-940.

30. European Association for the Study of the Liver. EASL Clinical Practice Guidelines: Liver transplantation. J Hepatol 2016. 64(2): 433-485.

31. Neumann UP, Berg T, Bahra M, Seehofer D, Langrehr JM, Neuhaus R, et al. Fibrosis progression after liver transplantation in patients with recurrent hepatitis C. Journal of Hepatology 2004 Jul. 41: 830-836.

32. Neuberger JM, Bechstein WO, Kuypers DRJ, Burra P, Citterio F, Geest SD, et al. Practical Recommendations for Long-term Management of Modifiable Risks in Kidney and Liver Transplant Recipients: A Guidance Report and Clinical Checklist by the Consensus on Managing Modifiable Risk in Transplantation (COMMIT) Group. Transplantation 2017 Apr. 101 (4S Suppl 2): S1-S56.

33. 33.Berumen J, Hemming A. Liver Retransplantation: How Much Is Too Much?. Clin Liver Dis 2017 May. 21(2): 435-447.

34. Choudhary NS, Saigal S, Bansal RK, Saraf N, Gautam D, Soin AS. Acute and Chronic Rejection After Liver Transplantation: What A Clinician Needs to Know. Journal of Clinical and Experimental Hepatology 2017 Dec. 7(4): 358-366.

35. Baishideng Publishing Gruoup Inc. World J Gastroenterol 2021 Dec. 27(45): 7739-7865.

36. Dhanasekaran R. Management of Immunosuppression in liver transplantation. Clin Liver Dis 2017May. 21 (2):337-353.

37. T E Starzl, S Todo, J Fung, AJ Demetris, R Venkataramman, A Jain. FK 506 for liver, kidney, and pancreas transplantation. Lancet 1989 Oct. 2(8670): 1000-1004.

20

PRINCIPAIS COMPLICAÇÕES
VASCULARES, BILIARES E REJEIÇÃO

Gustavo Niankowski Saliba ▪ Gabriel de Oliveira Araújo

INTRODUÇÃO

Apesar dos avanços nas técnicas cirúrgicas, cuidados perioperatórios e terapia imunossupressora, o transplante de fígado ainda apresenta um risco consideravelmente alto de complicações.

A perda do enxerto, decorrente de complicações, ocorre em até 10% dos pacientes, nesses casos, um novo transplante é o tratamento de escolha quando possível. Pacientes que necessitam de um retransplante dentro dos primeiros 30 dias tem taxas menores de sobrevida em comparação àqueles que necessitam de transplante mais tardiamente. As taxas de sobrevida em retransplante em 1, 5 e 10 anos são respectivamente 61%, 53,7% e 50,1%. Já as taxas em pacientes sem retransplante são de 82,3%; 72,1% e 66,9%.

As principais complicações no operatório de transplante hepático podem ser divididas em: vasculares, biliares, rejeição, small for size e large for size.

COMPLICAÇÕES VASCULARES

Trombose de artéria hepática

A incidência dessa complicação é baixa, em torno de 1% a 7%. Contudo, aproximadamente 50% dos casos necessitam de novo transplante hepático. Dessa forma, a trombose de artéria hepática é uma complicação séria e responsável por grande parte das causas precoces de retransplante. O fígado não transplantado é irrigado tanto pela artéria hepática comum quanto por colaterais que se desenvolvem, além do sistema porta. A artéria hepática também é responsável principalmente pelo suprimento sanguíneo das vias biliares. Portanto, nos casos de trombose de artéria hepática, os sinais e sintomas de lesão de vias biliares podem ser mais evidentes do que a disfunção hepática em si. O tempo de apresentação clínica correlaciona-se com a gravidade. Casos diagnosticados nos primeiros 7 dias pós As estenoses-transplante podem ser retransplantados como prioridade na fila de transplante.

Sua apresentação é variável e pode ser caracterizada por elevação de transaminases com ou sem colestase, abscesso hepático, isquemia de vias biliares, colangite, estenose de vias biliares ou até mesmo hepatite fulminante.

A trombose de artéria hepática que ocorre a partir de dois meses pós-transplante pode ser classificada em três grupos:

- O primeiro grupo é caracterizado por uma elevação importante de transaminases levando a uma hepatite fulminante que pode estar associada a infecções como colangite e abscesso hepático; a taxa de mortalidade gira em torno de 75%.

- O segundo grupo é caracterizado por uma isquemia de vias biliares levando a fístulas biliares, peritonite e sepse, com uma mortalidade em torno de 50%. Esses pacientes geralmente necessitam de procedimentos intervencionistas para drenagem das vias biliares enquanto aguardam retransplante.
- O terceiro grupo é caracterizado por bacteremia persistente por colangite recorrente por quebra da barreira "bile-sangue". Aproximadamente 30% dos casos são fatais e 60% dos casos necessitam de retransplante.

O exame de imagem inicial é o ultrassom (USG) doppler, o qual possui uma sensibilidade de 75% a 100%. É um exame operador dependente que pode ser influenciado por algumas variáveis como interposição de alças, artéria hepática fina ou fluxo sanguíneo com baixa velocidade, sendo a angiotomografia o padrão-ouro para o diagnóstico.

O tratamento depende do tempo de evolução, assim como condição clínica do paciente. Pacientes que desenvolvem sepse de foco biliar por trombose mais tardia também são candidatos a retransplante.

Pacientes com trombose precoce, assintomáticos ou pouco sintomáticos, são candidatos a trombectomia com revisão cirúrgica do segmento afetado; há também a possibilidade de uso de trombólise local com uso de angioplastia e/ou *stents*.

Alguns casos de obstrução tardia podem ser tratados conservadoramente, desde que se assuma que houve neovascularização e paciente esteja assintomático ou pouco sintomático.

Figura 1. (a) Angiotomografia demonstra estenose (seta branca) em artéria hepática de doador proximal a sua bifurcação. (b) Angiotomografia também mostra "kink" (torção) de conduto arterio-hepático (seta branca). (c) Angiografia mostra estenose importante (seta branca) e torção de conduto arterio-hepático (cabeça de seta). Imagem de *Transplant Hepatic Artery Stenosis: Endovascular Treatment and Complications*. Seminars in Interventional Radiology, 2019.

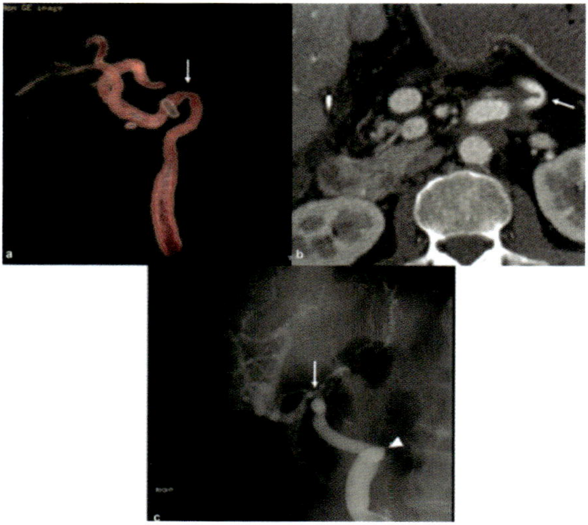

Trombose de veia porta

A trombose de veia porta é uma complicação rara do transplante hepático com uma incidência de 2% a 7% dos casos. Essa complicação geralmente ocorre pouco tempo depois do transplante. Pode ser causada por dificuldades técnicas durante a cirurgia ou lesão endotelial. Além disso, o paciente pode ter uma trombose incompleta prévia não reconhecida antes de receber o novo fígado. Casos mais tardios de trombose podem estar associados com o uso de contraceptivos orais, sepse abdominal e estados de hipercoagulabilidade.

Clinicamente apresentam sinais e sintomas relacionados à hipertensão portal, com encefalopatia, varizes esofágicas, dor abdominal e ascite. Na fase aguda, as transaminases estão sensivelmente elevadas. O USG Doppler mostra pouco ou nenhum fluxo na veia porta. Ressonância magnética pode ser usada para confirmar o diagnóstico.

O tratamento de casos agudos e precoces é feito cirurgicamente. O objetivo da cirurgia é remover o trombo e tentar corrigir uma possível causa anatômica da trombose. Casos subagudos podem ser tratados com anticoagulação e terapia trombolítica sistêmica. Casos tardios e assintomáticos geralmente não respondem a terapia trombolítica.

Trombose de veia porta pode resultar em cirrose hepática ou falência aguda. Nesses casos, retransplante é indicado apesar do desafio em estabelecer um bom fluxo portal no segundo retransplante.

Figura 2. Complicações portais em um mesmo paciente. A: A TC mostra uma estenose importante no local de anastomose (seta). Note os sinais de hipertensão portal: esplenomegalia e vasos colaterais. B: Trombose ocorre poucos dias depois, sendo evidenciada como um defeito de enchimento que se estende desde a veia mesentérica superior (cabeças de seta) até a bifurcação portal (seta). C: O corte axial mostra defeito parcial no lúmen portal (seta). Imagem de *Post-operative imaging in liver transplantation: state-of-the-art and future perspectives*. World Journal of Gastroenterology 2014.

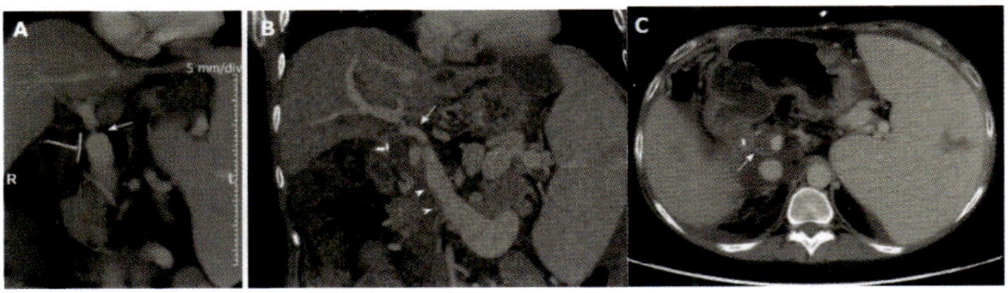

Trombose de veia hepática

É uma complicação rara. Casos precoces são relacionados a causas anatômicas no intraoperatório. Caso não existam razões técnicas, considerar estados de hipercoagulabilidade. A apresentação pode mimetizar um quadro de síndrome de Budd – Chiari. O diagnóstico geralmente é feito por USG doppler e pode ser confirmado por venografia hepática ou transjugular.

O tratamento depende de grau e da causa da trombose. Causas anatômicas como "kink" (dobras) e mau posicionamento do fígado são tratados cirurgicamente. Trombose de uma das veias geralmente é bem tolerada e o tratamento envolve anticoagulação sistêmica. Casos tardios podem ser tratados de forma percutânea com trombectomia, dilatação de veia hepática com ou sem colocação de *stent* e anticoagulação sistêmica. Trombose extensa com falência hepática tem a necessidade de retransplante.

Trombose de veia cava inferior

É uma complicação rara associada a problemas técnicos, compressão por tumoração, síndrome compartimental e estados de hipercoagulabilidade. Sua incidência é em torno de 1% a 5% e geralmente relaciona-se com hiperplasia ou fibrose no sítio da anastomose. Preservação da anastomose da veia cava inferior com a técnica piggy-back reduziu complicações relacionadas à estenose. Pode apresentar-se como síndrome de Budd-Chiari, disfunção renal e edema de MMII. O diagnóstico pode ser feito com USG doppler e confirmado com venografia hepática.

A depender do tempo de diagnóstico, trombectomia cirúrgica ou trombólise percutânea podem ser realizadas. O tratamento deve ser continuado com anticoagulação sistêmica. Dilatação com balão pode ser realizada, mas geralmente a estenose retorna. Essa abordagem pode ser realizada em pacientes que não tem condições clínicas para correção cirúrgica ou retransplante. Quando há falência hepática, o tratamento é retransplante.

COMPLICAÇÕES DAS VIAS BILIARES

Complicações envolvendo as vias biliares são um problema desde o início do transplante hepático. As duas complicações mais comuns são a fístula biliar e estenose de vias biliares. Contudo, existem várias outras complicações como coleções/abscessos biliares; disfunção da ampola hepatopancreática; hemobilia; formação de cálculos e lama biliar. Aproximadamente um terço das complicações biliares são diagnosticadas no primeiro mês e 80% nos primeiros 6 meses.

Fatores de risco para complicações biliares incluem: dificuldades técnicas cirúrgicas, tempo de isquemia longo, incompatibilidade ABO, infecção por CMV, rejeição ductopênica crônica, diagnóstico de colangite esclerosante primária pré-transplante, trombose de artéria hepática.

A apresentação clínica pode ser caracterizada por dor abdominal em quadrante superior direito, anorexia, distensão abdominal, soluços, íleo paralítico e dor em ombro direito. Lembrar que a dor pode estar ausente nesses pacientes por denervação do fígado novo. Outros sintomas são: febre, icterícia, acolia fecal, ausência de drenagem de bile pelo tubo T, ascite biliosa, queixas respiratórias causadas por efusão pleural ou elevação da cúpula direita do diafragma.

Antes dos sintomas, pode ocorrer elevação de transaminases e elevação de gama-glutamil transferase. A elevação de bilirrubina ocorre de forma mais tardia.

O primeiro exame de imagem realizado é o ultrassom doppler por ser simples e não invasivo, porém tem uma baixa acurácia. A tomografia de abdome é o método de escolha para avaliar coleções intra-abdominais como bilioma e permite investigação vascular das vias biliares. Possui vantagem sobre a ressonância por durar menos tempo e por necessitar de menos cooperação do paciente.

A colangiorressonância consegue delimitar a anatomia e morfologia dos ductos biliares com mais clareza, e, por isso, é considerada o padrão-ouro para o diagnóstico desta complicação.

A CPRE tem a vantagem de visualização direta da via biliar e pode ser terapêutica em alguns casos. Possui sensibilidade, especificidade, valor preditivo positivo e valor preditivo negativo para complicações biliares de 53%, 98%, 89% e 89%, respectivamente. Dessa forma, deve ser realizada em pacientes com suspeita importante de complicação biliar.

FÍSTULAS BILIARES

Possui incidência em torno de 5%. Essa complicação pode ser dividida em precoce quando ocorre nos primeiros 3 meses e tardia quando ocorre após. A incidência dessa complicação é maior nos primeiros meses pós-transplante. Fístulas precoces ocorrem geralmente por isquemia de vias biliares ou problemas na técnica cirúrgica. Dessa forma, sempre se deve excluir trombose de artéria hepática, nesses casos. Fístulas tardias são um evento mais raro e estão relacionados com a retirada do tubo T e migração e perfuração de via biliar por *stent*. Por conta da relação dessa complicação e retirada de tubo T, alguns serviços abandonaram seu uso de rotina.

A apresentação clínica é variável e a fístula é vista como uma coleção líquida em exames de imagem. Também pode ser visto na colangiografia pelo tubo T. Lembrar que fístula precoce pode ser sinal de necrose biliar secundária à incompatibilidade ABO ou trombose arterial. A apresentação clínica é composta por vazamento importante de bile, sepse, colestase e complicações como efusão pleural.

Figura 3. Observe o vazamento de contraste através da CPRE, o que denota fístula biliar. Imagem extraída de: *A review on the management of biliary complications after orthotopic liver transplantation.* Journal of clinical and translational hepatology, 2019.

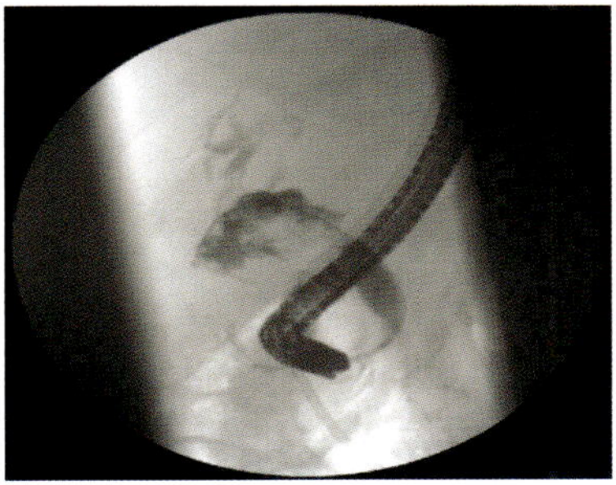

Figura 4. Resolução da fístula através da colocação de dois *stents* via CPRE. Imagem extraída de: *A review on the management of biliary complications after orthotopic liver transplantation.* Journal of clinical and translational hepatology, 2019.

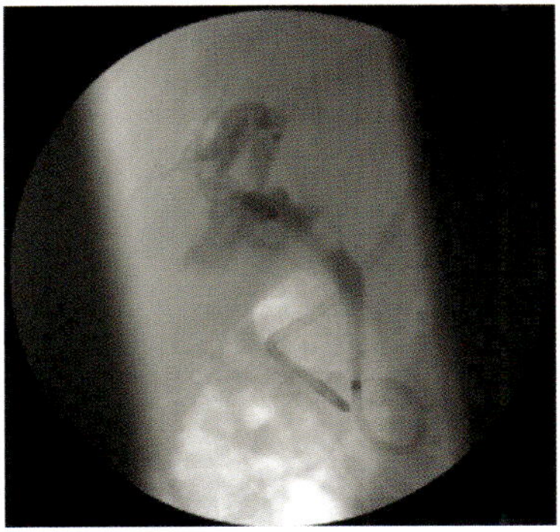

O tratamento pode ser feito de maneira não cirúrgica na maioria dos casos. O uso de *stents* biliares pode ser feito através de CPRE ou pelo tubo T. Até mesmo fístulas em locais de anastomoses podem ser tratadas com colocação de *stents* desde que o vazamento seja pequeno, a anastomose não esteja muito danificada e que existam condições anatômicas. Casos de fístulas em anastomoses em Y de Roux, por exemplo, não podem ser abordadas por CPRE. Coleções podem ser drenadas de forma percutânea guiadas por USG ou TC. Pode ser necessário drenagem cirúrgica em caso de coleções sintomáticas ou infectadas. Em casos de fístulas muito grandes e paciente séptico, a preferência é pela revisão cirúrgica.

Estenose de vias biliares

Estenoses biliares ocorrem de forma mais tardia do que as fístulas biliares. Podem ter causa cirúrgica, mas também podem ser resultado de fibrose por cicatrização por insuficiência vascular. Essa complicação ocorre em cerca de 3% a 14% de todos os transplantes, sendo responsável por 40% de todas as complicações biliares. Alterações laboratoriais incluem aumento de gama-glutamil transferase, fosfatase alcalina e bilirrubinas. Contudo, essa complicação pode não ser aparente até a ocorrência de disfunção hepática ou infecção.

A estenose biliar pode ser classificada em anastomótica e não anastomótica. As estenoses anastomóticas costumam ser curtas e localizadas apenas no sítio anastomótico, com uma incidência de 4% a 9%. As estenoses não anastomóticas geralmente ocorrem em vários pontos da via biliar e tem maior extensão com incidência de 5% a 15%. A estenose não anastomótica ocorre de 3 a 6 meses pós-transplante. Entretanto, isso depende da causa da estenose. Estenoses de causas isquêmicas ocorrem em até 1 ano após cirurgia enquanto estenoses de causas imunológicas ocorrem depois de 1 ano. Estenoses anastomóticas geralmente demoram mais tempo para se manifestar.

As estenoses não anastomóticas têm relação com estenose/ trombose de artéria hepática, sendo que aproximadamente 50% dos pacientes com esse tipo de estenose têm esse acometimento vascular. Sugere-se que há outras causas para essa complicação, como: tempo de isquemia frio prolongado, lesão por injúria do tipo isquemia – reperfusão, rejeição crônica ductopênica, infecção por CMV e incompatibilidade ABO. Lembrar que a colangite biliar primária pode recorrer em 5% a 20% dos casos e manifestar-se como uma estenose de vias biliares intra-hepáticas.

Estenoses anastomóticas tem menos risco de levar à perda do enxerto do que estenoses não anastomóticas.

Uma das estratégias para esse tipo de complicação é o uso da CPRE com dilatação por balão, com ou sem colocação de *stent*. Outras opções de tratamento podem ser feitas por drenagem pela colangiografia trans-hepática percutânea e a revisão cirúrgica. Na revisão de Akamatsu et al, o uso dessas três terapias, sejam elas combinadas ou não, resultou em uma taxa de retransplante de 1% e uma taxa de mortalidade de 1%. Os fatores que limitam o sucesso de uma terapia são: a presença de múltiplas anastomoses, localização periférica e estenoses de curto calibre. Fatores associados com sucesso do tratamento incluem a presença de estenoses com menos de 3 meses do transplante, ausência de rejeição ductopênica, ausência de infecção por CMV e ausência de trombose de artéria hepática.

Pacientes com piora progressiva de colestase e sintomas clínicos, persistência de infecção severa de vias biliares, desenvolvimento potencial de cirrose biliar secundária ou aqueles que não responderam ao tratamento não cirúrgico podem necessitar de retransplante.

Figura 5. Estenose biliar em anastomose. Ressonância magnética (a) e CPRE (b) mostram estenose importante (área circulada). Dilatação endoscópica com balão (c) e colocação de *stent* (d) foram capazes de resolver o problema sem intervenção cirúrgica. Imagem retirada de *The devil is in the detail: current management of perioperative surgical complications after liver transplantation.* Current Opinion in Organ Transplantation, 2019.

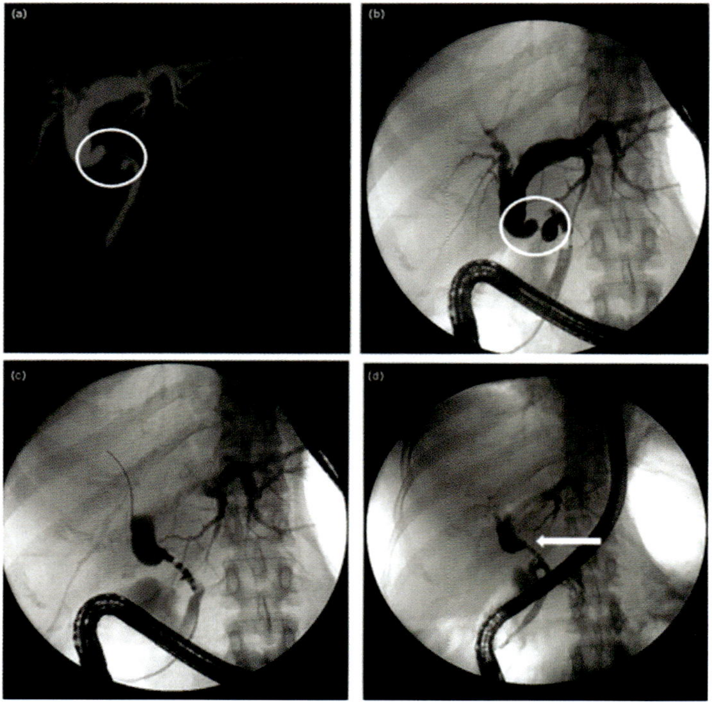

Hemobilia

Hemobilia é uma complicação rara (0,1%) do transplante hepático. Geralmente é relacionada à biópsia hepática ou colangiografia percutânea trans-hepática culminando em uma fístula arteriobiliar.

Os sintomas clínicos podem ser dor em quadrante superior direito, icterícia e sangramento gastrointestinal. As consequências imediatas podem ser perda gastrointestinal maciça e formação de coágulos com obstrução biliar. O tratamento requer hemostasia e tratamento da obstrução biliar. Embolização angiográfica do pseudoaneurisma é indicada para hemostasia. A obstrução biliar pode ser tratada com drenagem endoscópica, drenagem percutânea ou intervenção cirúrgica.

REJEIÇÃO AGUDA E CRÔNICA

Aproximadamente 15% a 30% dos pacientes com transplante de fígado desenvolvem um ou mais episódios de rejeição celular, que pode ser tratada com sucesso com aumento de imunossupressão, na maioria dos casos. Em contraste, rejeição crônica (ductopênica) não possui uma resposta tão boa ao tratamento. Contudo, a perda de enxerto por rejeição crônica é menor do que 2%. A rejeição pode ser dividida em quatro tipos: hiperaguda, aguda, tardia, crônica.

Há dois tipos de mecanismos de rejeição que podem ou não se sobrepor. São eles: rejeição mediada por células T (TCMR) e rejeição mediada por anticorpos (AMR). Essa é a nomenclatura mais recente. A rejeição mediada por células T substitui a nomenclatura antiga de rejeição celular aguda e a nomenclatura rejeição mediada por anticorpos substitui a antiga nomenclatura rejeição humoral.

O mecanismo principal de rejeição é composto pela rejeição mediada por células T. Isso porque grande parte de anticorpos específicos produzidos contra o doador são absorvidos e destruídos pelo próprio fígado. Contudo, alguns podem escapar da destruição e ter papel significativo no desenvolvimento da rejeição mediada por anticorpos.

A TCMR manifesta-se como infiltrado de linfócitos CD4+/CD3+, CD8+/CD3+ e CD20+ além de monócitos, células natural Killer (NK), eosinófilos e mastócitos. A severidade do TCMR é baseada nos seguintes:

- → Intensidade e distribuição da inflamação.
- → Extensão do dano tecidual.
- → Sinais diretos ou indiretos de injúria vascular/isquêmica.

A rejeição aguda pode ocorrer dias a semanas após o transplante. O pico de rejeição costuma ser entre o oitavo e décimo dia depois da cirurgia. A maior parte dos episódios ocorre dentro dos primeiros três meses. Esses casos não costumam deixar sequelas, se tratados. Fatores de risco para o desenvolvimento da complicação incluem: uso não adequado ou má absorção dos imunossupressores, doença de base autoimune, receptor do sexo feminino com fígado de doador do sexo masculino, pacientes que recebem ciclosporina ao invés de tacrolimus.

A maior parte dos casos é assintomática com elevações de fosfatase alcalina, gama-glutamil transferase e bilirrubina, seguidas por transaminases. Eosinofilia também é um bom marcador da doença. Os sintomas podem incluir fadiga, febre, dor abdominal, ascite, hepatomegalia e anorexia.

O diagnóstico é dado pela biópsia percutânea com agulha grossa. A complicação mais séria é o sangramento, evoluindo com hemorragia importante em 0,06% a 0,35% dos casos. Outras complicações incluem: pneumotórax, hemobilia, peritonite, víscera perfurada e o desenvolvimento de fístula arteriovenosa.

Atentar-se para diagnósticos diferenciais a depender da época em que as alterações se manifestaram. Por exemplo:

- No primeiro mês, considerar complicações vasculares (trombose de artéria hepática, trombose de veia porta, obstrução de veia cava/veia hepática).
- No primeiro ano, considerar hepatite C, abscesso intra-hepático, infecções oportunistas (citomegalovírus, Epstein-Barr, herpes simplex vírus), complicações biliares (estenose, colangite) e toxicidade medicamentosa.
- Depois do primeiro ano, considerar rejeição crônica, recorrência de doença autoimune (hepatite autoimune, colangite esclerosante primária), esteato hepatite, desordem linfoproliferativa pós-transplante.

De acordo com o Grupo Banff, a classificação histológica é baseada em uma avaliação global do grau de rejeição e em uma avaliação semiquantitativa de três características histológicas principais: (1) inflamação portal, (2) inflamação/dano de ductos biliares, (3) inflamação do endotélio venoso. Essa avaliação culmina no índice de atividade de rejeição (rejection activity index – RAI), sendo dividido da seguinte forma:

- RAI < 4: leve.
- RAI 4 – 6: moderado
- RAI 7 – 9: severo.

Casos leves devem ser tratados com aumento dos inibidores da calcineurina.

Casos moderados devem ser tratados com aumento dos inibidores da calcineurina além de adição de outros agentes (antimetabólitos ou mTOR); pulsos de corticoide podem ou não ser feitos.

Casos severos devem ser tratados com pulso de corticoide (metilprednisolona) e com aumento dos agentes imunossupressores.

Vale lembrar que sempre que indicada pulsoterapia, os pacientes devem receber profilaxia para estrongiloidíase com ivermectina 6 mg/dia quando peso < 60 kg, ou 12 mg/dia quando > 60 kg.

Durante o tratamento, pacientes devem ser avaliados diariamente quanto à resposta clínica e laboratorial. Aproximadamente 90% dos pacientes com rejeição aguda respondem ao tratamento com esteroides.

Casos severos que apresentem falha no tratamento devem repetir a biópsia. Pode-se repetir um novo ciclo de tratamento com corticoide caso tenha ocorrido uma resposta parcial na primeira vez. Contudo, esses pacientes já são candidatos ao uso de anticorpos antilinfócitos (anti-CD3) ou globulina antitimócitos.

Uma das complicações no uso desses anticorpos é a síndrome de tempestade de citocinas que pode levar a sintomas que podem mimetizar uma reação anafilática que vão de febre até edema pulmonar e hipotensão. Acredita-se que isso ocorra por lise exacerbada de linfócitos. Atentar-se também para leucopenia e plaquetopenia com o uso de antitimócitos. Alguns centros recomendam redução de metade da dose quando a contagem de plaquetas for menor que 50.000 ou contagem de leucócitos menos que 3.000.

Recomenda-se troca de ciclosporina por tacrolimus. Considerar adicionar outro agente imunossupressor de uso contínuo (azatioprina, micofenolato de mofetil, sirolimus).

Recomenda-se o uso de profilaxia de infecções oportunistas por 3-6 meses, no caso de pulso de corticoide ou uso de anticorpos linfodepletores.

Rejeição mediada por células T tardia (maior do que 90 dias) ocorre em 7,5% a 23% dos transplantes hepáticos. A rejeição tardia pode estar associada com menor sobrevida do enxerto. Fatores de risco incluem: idade mais nova, sexo feminino, doença hepática de etiologia autoimune, doador biologicamente não compatível, episódio anterior de rejeição aguda, e não adesão ao tratamento. O tratamento geralmente é igual ao tratamento da rejeição aguda.

Rejeição crônica geralmente evolui de uma rejeição aguda severa e /ou persistente que pode resultar em dano irreversível vascular e/ou de ductos biliares. A incidência de rejeição crônica varia de 1% a 5% nos adultos, podendo chegar a 16% nas crianças. Fatores de risco incluem doença hepática de etiologia autoimune, diferença de sexo entre doador/receptor, número e severidade de episódios prévios de rejeição por células T, esquema de imunossupressão baseado na ciclosporina, e retransplante por rejeição prévia. Os critérios diagnósticos de rejeição crônica incluem:

- Perda de ductos biliares envolvendo mais de 50% dos espaços porta.
- Atrofia de ductos biliares afetando a maioria dos ductos.
- Arteriopatia obstrutiva com células espuma.

O diagnóstico de rejeição crônica deve ser baseado em pacientes com histórico de rejeição mediada por células T que desenvolvem colestase progressiva que não responde a modificações no regime de imunossupressão.

Em casos de rejeição crônica, regimes baseados em ciclosporina devem ser trocados para tacrolimus. A dose do tacrolimus deve ser aumentada caso o paciente tolere. Os efeitos colaterais do tacrolimus como desenvolvimento ou exacerbação de diabetes, toxicidade renal, neurotoxicidade (tremores, convulsões, psicose) podem impedir esse aumento. Adicionar outro agente imunossupressor (micofenolato, azatioprina, sirolimus) é uma opção.

A rejeição mediada por anticorpos é rara (menor que 1% em transplantados). Em pacientes com rejeição mediada por células T que não respondem ao tratamento padrão, rejeição por anticorpos deve ser considerada.

Utilizando os critérios de Banff, o diagnóstico de rejeição por anticorpos deve ser baseado nos seguintes critérios histológicos:

- Marcação vascular com CD4+.
- Anticorpos específicos contra o doador circulantes (*donor-specific human leukocyte antigen alloantibodies* - DSA).
- Exclusão de outras causas

Pode ser dividida em definida, suspeita ou indeterminada.

Casos leves devem ser tratados com corticoide ou terapia de leucodepleção (tratamento similar a casos moderados/severos de rejeição celular).

Casos moderados a graves devem tratados com estratégias depletoras de anticorpos (plasmaférese, imunoglobulina, e agentes anti-B como rituzimabe e bortezomibe).

O diagnóstico de casos crônicos de rejeição mediada por anticorpos requer inflamação leve a moderada com algum grau de fibrose além de marcador C4d (se negativo, é um diagnóstico "possível"), e DSA circulante nos últimos 3 meses. Evidências sobre incidência e diagnóstico são limitadas e também não há tratamento padronizado.

Small for size

Small for size (SFSS) refere-se a uma síndrome causada geralmente por transplante de um enxerto parcial que é muito pequeno para sustentar a demanda metabólica do receptor. Não há um consenso sobre a definição dessa síndrome, mas há algumas propostas. Uma delas define SFSS como a presença de colestase (bilirrubina total > 10 mg/dL) no dia 7º dia de pós-operatório (PO) e ascite intratável (produção diária > 1 L no dia 14º PO ou > 500 mL no 28º PO).

Outra proposta sugere que a SFSS seja dividida em duas categorias: disfunção e ausência de função.

A disfunção seria definida pela presença de duas das seguintes características em 3 dias consecutivos: bilirrubina > 100 umol/L (6 mg/dL), INR > 2, encefalopatia graus 3 ou 4. Caracteriza-se por relação de peso enxerto/receptor < 0,8%.

O não funcionamento seria falência do enxerto na primeira semana de pós-operatório. Falência é definida como necessidade de retransplante ou morte do receptor. Caracteriza-se por relação de peso enxerto/receptor < 0,8%.

As manifestações clínicas são caracterizadas por colestase, ascite intratável, demora para normalização do tempo de protrombina, e encefalopatia. Os níveis de transaminases são variáveis enquanto os níveis de bilirrubina e a ascite começam a aumentar 3 a 7 dias após o transplante e persistem por 1 a 2 meses. Desenvolvimento de encefalopatia hepática (graus 3 e 4) não é comum e sugere falência do enxerto.

A fisiopatologia dessa condição envolve fatores relacionados ao doador como volume insuficiente do enxerto, esteatose hepática, idade maior que 50 anos; e ao receptor como MELD > 30 e fluxo portal excessivo.

Em condições de hipertensão portal, enxertos pequenos podem ser expostos à perfusão excessiva e pressão venosa portal aumentada.

Além disso, endotoxinas derivadas do intestino e ácidos graxos podem ser deletérios para o enxerto logo após a reperfusão.

Na histopatologia, observa-se padrão isquêmico difuso com hepatócitos centrolubares balonizados. Esse padrão progride para colestase a partir do dia 7.

Não há tratamento definitivo para essa condição. A ascite maciça persiste por 1 a 2 meses. Nesse tempo, ressuscitação volêmica e albumina devem ser feitas para prevenir falência renal. Hiperbilirrubinemia sem coagulopatia geralmente resolve-se em 1 mês. Em casos severos, troca de plasma pode ser feita. Efusão pleural (geralmente do lado direito) deve ser drenada, atentando-se para a presença de sangramentos.

Sinais de falência do enxerto incluem falência renal, hiperbilirrubinemia progressiva (> 20 mg/dL) com coagulopatia em piora, encefalopatia hepática severa (graus 3 e 4) e o desenvolvimento de sepse.

Large for size

"*Large for size*" (LFS) refere-se a uma síndrome mais comum em pacientes pediátricos causada por um enxerto muito grande para o receptor. Ela ocorre geralmente quando a relação de peso enxerto/receptor é maior que 4%. Fatores de risco incluem doador masculino e receptor feminino. Em casos extremos, necrose e complicações vasculares podem ocorrer pela vascularização insuficiente para o enxerto, além de síndrome compartimental abdominal. Pode ocorrer também compressão importante do órgão pelas costelas levando ao não funcionamento do fígado.

Casos extremos de síndrome LFS foram definidos como impossibilidade de fechamento direto da fáscia abdominal (houve apenas fechamento da pele ou necessidade de colocação de tela), mesmo após o uso de curativo à vácuo levando à disfunção hepática caracterizada por, pelo menos, um dos seguintes fatores nos primeiros 7 dias: bilirrubina total > 10 mg/dL; INR > 1,7; transaminases > 2000; necessidade de retransplante; morte.

Não há tratamento específico depois que a complicação está instalada. Casos de hipertensão intra-abdominal devem ser tratados como tal, podendo ser necessário uma peritoneostomia.

A tomografia abaixo mostra dois casos extremos de síndrome LFS.

Figura 6. Tomografias pós-operatórias de pacientes com síndrome Large for size extrema. Paciente 1: TC pós-operatória no dia 5 de uma mulher de 46 anos e 43 Kg recebeu um fígado de um homem de 84 Kg. Após disfunção inicial com consideração de retransplante, o enxerto recuperou sua função e a condição da paciente melhorou. Paciente 2: TC pós-operatória no dia 7 de uma mulher de 67 anos e 79 Kg que recebeu um fígado de um homem de 90 Kg. A evolução foi marcada por disfunção hepática importante e infecção pulmonar. A paciente foi retransplantada no dia 41, mas faleceu duas semanas após. As setas mostram necrose do parênquima resultantes de compressão pelas costelas. Imagem retirada de *Extreme Large-for-Size Syndrome After Adult Liver Transplantation: A Model for Predicting a Potentially Lethal Complication*. Liver Transplantation 2017.

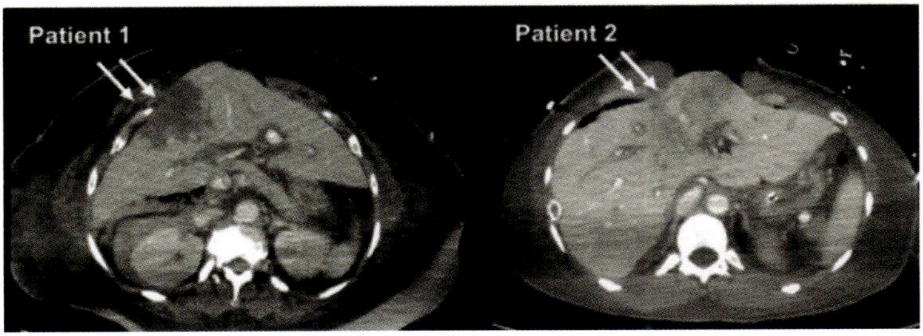

REFERÊNCIAS BIBLIOGRÁFICAS

1. European Association for the Study of the Liver. EASL Clinical Practice Guidelines: Liver transplantation. J Hepatol. 2016; 64(2):433-485.

2. Busuttil RW, Goran BK. Transplantation of the liver. 3ª ed. Filadélfia: Elsevier, 2015.

3. Demetris AJ, Bellamy C, Hubscher SG, O'Leary J, Randhawa PS, Feng S. 2016 comprehensive update of the Banff working group on liver allograft pathology: introduction of antibody-mediated rejection. Am J Transplant 2016 Oct;16(10):2816-2835.

4. Charlton M, Levitsky J, Aqel B, O'Grady J, Hemibach J, Rinella M. International liver transplantation society consensus statement on immunosuppression in liver transplant recipients. Transplantation 2018 May;102(5):727-743.

5. Demetris AJ, Batts KP, Dhillon AP, Ferrell L, Fung, J, Geller SA. Banff schema for grading liver allograft rejection: an international consensus document. Hepatology 1997; 25(3): 658-663.

6. Akamatsu N, Sugawara Y, Hashimoto D. Biliary reconstruction, its complications and management of biliary complications after adult liver transplantation: a systematic review of the incidence, risk factors and outcome. Transplant International 2011; 24(4): 379-392.

7. Patel P, DiNorcia J. The devil is in the detail: current management of perioperative surgical complications after liver transplantation. Current Opinion in Organ Transplantation 2019; ***24***(2):138-147.

8. Soejima Y, Taketomi A, Yoshizumi T, Uchiyama H, Harada N, Ijichi H, et al. Feasibility of left lobe living donor liver transplantation between adults: an 8-year, single-center experience of 107 cases. American journal of transplantation 2006, ***6***(5p1):1004-1011.

9. Dahm F, Georgiev P, Clavien P. Small-for-size syndrome after partial liver transplantation: definition, mechanisms of disease and clinical implications. American Journal of Transplantation 2005, ***5***(11): 2605-2610.

10. Allard M, Lopes F, Frosio F, Golse N, Cunha A, Cherqui D, et al. Extreme Large-for-Size Syndrome After Adult Liver Transplantation: A Model for Predicting a Potentially Lethal Complication. Liver Transplantation 2017, 23(10):1294-1304.

11. Molvar C, Ogilvie R, Aggarwal D, Borge M. Transplant Hepatic Artery Stenosis: Endovascular Treatment and Complications. Seminars in Interventional Radiology, 2019, 36 (2):84 -90.

12. Moy B, Birk J. (2019). A review on the management of biliary complications after orthotopic liver transplantation. Journal of clinical and translational hepatology 2019, 7(1):61-71.

13. Girometti R, Como G, Bazzocchi M, Zuiani, C. (2014). Post-operative imaging in liver transplantation: state-of-the-art and future perspectives. World Journal of Gastroenterology 2014, 20(20): 6180-6200.

21

HEMODERIVADOS E CONTROLE DE SANGRAMENTOS NO PERIOPERATÓRIO

Gabriel Afonso Dutra Kreling ▪ Rodolpho Augusto de Moura Pedro

INTRODUÇÃO

A hemostasia na doença hepática é complexa; o paciente pode apresentar distúrbios pró-coagulantes (maior risco de trombose) e também anticoagulantes (maior risco de hemorragia). Tais distúrbios configuram um desafio durante o perioperatório do transplante hepático, e complicações podem resultar em grande morbidade e mortalidade.

A condução clínica neste contexto pode não ser totalmente explicada pelos modelos convencionais da coagulação (cascata da coagulação, com as vias extrínseca, intrínseca e comum), bem como apenas com os exames clássicos da coagulação (tempo de tromboplastina parcial ativada, tempo de protrombina, plaquetas e fibrinogênio).

Neste capítulo abordaremos conceitos atuais da coagulação, algumas particularidades da hemostasia do paciente cirrótico e do transplante hepático, os principais exames laboratoriais e o uso de hemoderivados e de concentrados de fatores nestas situações.

CONCEITOS ATUAIS DA HEMOSTASIA

A hemostasia é dividida em três fases: a hemostasia primária, a hemostasia secundária e a fibrinólise. A hemostasia primária é a interação entre a parede do vaso e as plaquetas; já a hemostasia secundária é a fase da coagulação sanguínea, por meio da produção da trombina e formação de coágulo de fibrina; e a fibrinólise que é a fase em que o coágulo é dissolvido.

Hemostasia primária

A hemostasia primária é o processo de formação de um coágulo de plaquetas com ligações fracas, sendo realizado pela relação entre o vaso lesado e as plaquetas, podendo ser divido em quatro fases: vasoconstrição, adesão plaquetária, ativação plaquetária e agregação plaquetária.

A formação desse coágulo frágil tem por objetivo controlar uma hemorragia temporariamente até que, por meio da hemostasia secundária, haja a produção de um coágulo organizado e estável com fibrina.

Hemostasia secundária

A explicação desta fase, por muito tempo, teve como base o modelo convencional da coagulação: o modelo enzimático. Este modelo se baseia em análises *in vitro* do processo da formação do coágulo. Proposto na década de 1960, descreve a cascata da coagulação, na qual um fator de coagulação ativa outro até a formação do coágulo.

A cascata de coagulação seria dividida em via intrínseca (ou sistema de contato, com a ativação da pré-calicreína ao contato do sangue com superfícies de carga negativa desencadeando a ativação do fator XII da coagulação), via extrínseca (ou sistema de lesão endotelial, com a ativação do fator VII da coagulação ao contato do sangue com o fator tecidual liberado na lesão endotelial) e via final comum, na qual o fator X da coagulação é ativado pelas vias intrínseca e extrínseca, convertendo a protrombina em trombina, desencadeando a conversão de fibrinogênio em fibrina e, por fim, resultando na formação do coágulo.

Este modelo explica o funcionamento de alguns anticoagulantes (especialmente a heparina não fracionada e a varfarina) e ajuda a entender os testes de coagulação convencionais: tempo de tromboplastina parcial ativada (TTPa) explicado pela via intrínseca; tempo de protrombina (TP) explicado pela via extrínseca. Porém, a formação do coágulo *in vivo* não é totalmente explicada pela cascata de coagulação, sendo necessário, para isso, entender o modelo celular da coagulação.

O modelo celular foi proposto no início da década dos anos 2000 e envolve três fases da formação do coágulo: a iniciação, a amplificação e a propagação, posteriormente sucedidos pela finalização.

Iniciação

Esta fase ocorre na superfície das células que expressam o fator tecidual. É o processo após a lesão endotelial até a formação da trombina, necessária para o início da ativação plaquetária. Estão presentes nessa fase: fator tecidual, fatores V, VII, IX e X da coagulação.

Amplificação

A fase de amplificação é o processo de ativação plaquetária e de fatores de coagulação responsáveis pelo início da hemostasia secundária. Estão presentes nessa fase: plaquetas, colágeno, fator de von Willebrand, fatores V, VIII e XI da coagulação.

Propagação

A fase de propagação é o processo de recrutamento plaquetário para o local da lesão e pela formação dos complexos tenase e protrombinase, que culminam com a produção de fibrina, a consolidação do tampão plaquetário e a formação do coágulo. Estão presentes nessa fase: plaquetas ativadas, fatores V, VIII, IX e X da coagulação, protrombina, trombina, fibrinogênio e fibrina.

Finalização

A fase de finalização é responsável pela modulação da coagulação, evitando a disseminação do processo. Estão presentes nessa fase: inibidor da via do fator tecidual (limitante principalmente da fase de iniciação); proteínas C e S (limitantes principalmente da fase de amplificação); antitrombina (limitante, principalmente da fase de propagação).

Fibrinólise

A fibrinólise é o processo que converte o plasminogênio em plasmina, enzima ativa que degrada a fibrina.

A conversão de plasminogênio em plasmina é regulada por três ativadores principais (agentes pró-fibrinolíticos): o ativador do plasminogênio tecidual (t-PA), o ativador do plasminogênio uroquinase e o fator XII ativado. Esses ativadores são contrabalanceados por antiativadores: dois inibidores do t-PA, sendo eles o inibidor do ativador de plasminogênio (PAI) e o inibidor de fibrinólise ativável por fibrina (TAFI) e o inibidor da plasmina, sendo esses os agentes antifibrinolíticos.

O equilíbrio entre pró-fibrinolíticos e antifibrinolíticos é responsável por evitar a hiperfibrinólise, que aumentaria o risco de sangramento, e a hipofibrinólise, que aumentaria o risco de trombose disseminada.

A COAGULAÇÃO DO PACIENTE COM DISFUNÇÃO HEPÁTICA

Historicamente, o paciente cirrótico é encarado como portador de uma condição adquirida de alto risco de sangramento. Porém, essa interpretação clássica e antiga da coagulação do paciente com doença hepática vem sendo progressivamente substituída pelo atual conceito da hemostasia rebalanceada (Figura 1).

Segundo o modelo da hemostasia rebalanceada, as alterações de toda a hemostasia que ocorrem no paciente hepatopata resultam em uma nova situação de equilíbrio hemostático complexo, envolvendo os sistemas pró-coagulante, anticoagulante e fibrinolítico. Em suma, o paciente perde proporcionalmente fatores que atuam na formação e inibição do trombo. Como os exames laboratoriais clássicos da coagulação (tempo de protrombina e tempo de tromboplastina parcial ativada) refletem a coagulação *in vitro*, estes parâmetros não conseguem explicar a hemostasia *in vivo* desses pacientes.

Este novo equilíbrio hemostático é frágil e o desequilíbrio para determinado polo (hemorragia ou trombose) dependerá dos fatores associados ou indutores deste desequilíbrio.

Figura 1. Hemostasia rebalanceada no paciente com disfunção hepática.

Anti-hemostático	Pró-hemostático
Hemostasia primária • Trombocitopenia • Disfunção plaquetária • Redução da trombopoetina • Aumento de No e de prostaciclina **Hemostasia secundária** • Redução dos fatores II, V, VII, IX, X e XI • Deficiência de vitamina K • Disfibrinogenemias **Fibrinólise** • Redução de alfa2-antiplasmina, fator XIII e TAFI. • Aumento de t-PA	**Hemostasia primária** • Aumento de fator de von Willebrand • Redução de ADAMST-13 **Hemostasia secundária** • Aumento de fator VIII • Redução de roteína 5, proteína C, antitrombina, cofator II de heparina • Trombofilias **Fibrinólise** • Redução de plasminogênio

A COAGULAÇÃO DURANTE O TRANSPLANTE HEPÁTICO

A hemostasia no peritransplante hepático enfrenta diferentes desafios de acordo com as fases do tempo cirúrgico. As fases são: pré-anepática (dissecção), anepática, pós-reperfusão e pós-operatório.

Estágio pré-anepático (hepatectomia)

O trauma cirúrgico inicial é caracterizado pela dissecção dos tecidos e vasos relacionados à retirada do órgão antigo. Nesta fase são comuns sangramentos de pequena monta e de rápida resolução, mas que podem ser potencializados por dificuldades técnicas (presença de aderências e hipertensão portal, por exemplo).

Durante a dissecção do fígado, a interrupção mesmo que parcial do fluxo hepático intensifica a disfunção hepática, com prejuízo na depuração de fatores de coagulação, o que pode causar ativação excessiva da coagulação e coagulopatia de consumo.

Além disso, o sangramento cirúrgico pode acarretar em perda de alguns fatores, fibrinogênio e plaquetas, que podem ainda ser diluídos com a ressuscitação volêmica comum do intraoperatório, induzindo, assim, coagulopatia dilucional.

O estado hemostático prévio do paciente e a etiologia da doença hepática do receptor influenciam nesta fase. Neste momento, é importante garantir níveis normais de cálcio e pH, garantir a normotermia, bem como avaliar a necessidade de correção de possíveis distúrbios conforme métodos a serem mencionados adiante.

Fase anepática

Nesta fase, o sangramento guarda maior relação com alterações da coagulação do que com o trauma cirúrgico em si. A função hepática de produção e clareamento está ausente, havendo, portanto, redução de plaquetas e de fatores de coagulação.

Além disso, pode haver excessiva ativação da coagulação, devido a liberação de tromboplastina tecidual e ausência da depuração dos fatores de coagulação ativados, levando ao aumento da concentração de complexos trombina-antitrombina-III e produtos da degradação da fibrina.

Pode haver, também, hiperfibrinólise, causada por aumento da concentração do ativador do plasminogênio tecidual (tPA) que não é eliminado como consequência da anepatia.

Fase de reperfusão

Durante esta fase muitas alterações hemostáticas podem ocorrer, sendo um momento que exige muita atenção pela possibilidade de sangramentos graves e/ou difusos.

A causa da deterioração acentuada da coagulação neste período é multifatorial, podendo ser causado por coagulação intravascular disseminada, hiperfibrinólise, sequestro plaquetário pelo enxerto, ativação plaquetária.

A hiperfibrinólise é um fenômeno que acontece, principalmente, nos primeiros 60 minutos após a reperfusão, momento a partir do qual a função do enxerto geralmente se inicia. Quando há a utilização de órgão marginal ou com longo tempo de isquemia esta disfunção pode ser ainda mais intensa com a perpetuação da hiperfibrinólise e o aumento do risco de sangramento. O *washout* de ativadores de plasminogênio do enxerto aumenta a concentração sérica de tPA, pois o endotélio hepático do enxerto libera quantidades grandes da substância juntamente com o fluido de preservação. A fibrinólise acontece em 80% dos pacientes, sendo que a fibrinólise clinicamente significativa e sangramento, ocorrem em até 40% dos casos.

O fluido de preservação apresenta, além de outras substâncias, heparina. Essa heparina é liberada no *washout* do fluido e desempenha papel no desequilíbrio hemostático. Além disso, provavelmente há, também, uma fonte endógena de heparinides a partir da ativação de macrófagos após a lesão de isquemia-reperfusão, chamado de efeito heparina-*like*.

Ainda é incerto se a presença de efeito heparina-*like* contribui para uma maior necessidade de uso de hemoderivados no peritransplante. Há maior prevalência de efeito heparina-*like* em pacientes com insuficiência hepática aguda, em não funcionamento primário do enxerto hepático e em pacientes urgentemente listados para retransplante.

Durante o período de reperfusão, há sequestro de plaquetas pelo enxerto, podendo causar redução na contagem sérica de 30% a 55%. Além disso, a liberação de tPA do enxerto leva à ativação plaquetária parcial, causando redução na capacidade hemostática. Há, portanto, redução na quantidade e na funcionalidade plaquetárias.

À despeito de todas estas alterações, enxertos que apresentam sinais de bom funcionamento imediato após a reperfusão são frequentemente suficientes para conter este processo de coagulopatia sem a necessidade de transfusão de hemocomponentes, mas a vigilância nesta fase é crítica.

Período pós operatório

No período do pós operatório imediato o grande desafio é entender, desta vez com a cavidade fechada, se o sangramento que possa surgir, usualmente exteriorizado por drenos, representa um produto da coagulopatia ou de algum vaso com sangramento ativo (sangramento mecânico).

Deve-se estar atento ao débito dos drenos nas primeiras horas, bem como ao seu conteúdo. O débito alto e francamente hemático, especialmente com valores de hematócrito próximos a 50% do sérico, devem elevar a suspeita de necessidade de reabordagem. Adicionalmente, a presença de instabilidade hemodinâmica associada ao volume hemático superior a 100 mL/h por 2-4 horas reforça esta necessidade.

Em pacientes ainda estáveis, a discussão sobre coagulopatia versus sangramento mecânico pode ser inicialmente acessada de forma laboratorial, sendo que um tromboelastograma normal neste cenário pode indicar a presença de sangramento mecânico e ausência de coagulopatia.

Outras características nesta fase são a presença de plaquetopenia, bem como a redução de fatores de coagulação. Caso haja evolução favorável do enxerto, com o restabelecimento da função de síntese hepática, os níveis de plaquetas e fatores de coagulação vão aumentar progressivamente, com a normalização no número de plaquetas geralmente próximo ao décimo quarto dia após o transplante.

MONITORIZAÇÃO LABORATORIAL DA HEMOSTASIA

Exames convencionais

Habitualmente a avaliação da hemostasia é realizada por meio de exames laboratoriais que apresentam algumas limitações, principalmente no contexto do paciente cirrótico. Alguns dos problemas são: avaliação apenas parcial das vias da coagulação; avaliação apenas da ativação plasmática e não do sangue total; falta de avaliação da fibrinólise.

TTPA – tempo de tromboplastina parcial ativada

Esse teste sinaliza o tempo, em segundos, para a coagulação do plasma após a mistura deste com um reagente composto por ativador de contato (sílica, caolina etc) e fosfolipídios de carga negativa. Avalia as vias intrínseca e comum da cascata da coagulação – pré-calicreína, cininogênio, fatores da coagulação XII, XI, IX, VIII, X, V, protrombina e fibrinogênio. Apesar de ser sensível à monitorização da atividade anticoagulante da heparina, a aplicabilidade clínica no paciente transplantado hepático é limitada.

TP – tempo de protrombina

O tempo de protrombina (TP) foi desenvolvido para a avaliação da via extrínseca e o seu valor padronizado (INR – razão de normalização internacional) para o controle da ação da varfarina, padronizando os resultados de diferentes laboratórios e kits. O TP mede o tempo para a coagulação do plasma após a adição de um reagente que contém uma fonte de fator tecidual (tromboplastina), fosfolipídeos e cálcio.

O uso do INR em pacientes com hepatopatia possui grande limitação visto que a disfunção hepática é frequentemente suficiente para alargar seu valor final. O INR é um fraco preditor do sangramento em cirróticos, sendo desaconselhada a transfusão profilática de fatores de coagulação para sua correção. Em estudo com pacientes submetidos ao transplante hepático o INR apresentou correlação ruim com o tromboelastograma, sendo comum as situações em que o INR está alargado, mas o paciente está com critérios pró-trombóticos na elastometria, além de casos em que há coagulopatia, mas o INR demonstra valores próximos à normalidade.

Seu uso teórico guardaria relação com deficiências ou uso de inibidores de fatores da via extrínseca (fator VII) e via comum (II, V, X e fibrinogênio). Isto explica sua alteração na doença hepática (o fígado produz insuficientemente os fatores de coagulação vitamina K dependentes), mas não reflete, necessariamente, maior risco de sangramento como já explicado pela teoria da hemostasia rebalanceada do hepatopata.

Fibrinogênio

O fibrinogênio é mensurado, de maneira geral, pelo método de Clauss. O plasma é diluído em uma solução tampão e é acrescido com uma grande quantidade de trombina. A trombina cliva o fibrinogênio em monômeros de fibrina que polimerizam e formam um coágulo. O tempo para a formação do coágulo é medido. Esse tempo é inversamente proporcional à concentração de fibrinogênio, que é obtido por meio de uma curva de calibração padronizada.

Níveis reduzidos de fibrinogênio geralmente ocorrem devido ao consumo (CIVD, hiperfibrinólise pós-trauma), à redução da produção (insuficiência hepática) ou à perda (sangramento).

Testes viscoelásticos

Atualmente, alguns testes laboratoriais estão disponíveis para auxiliar a tomada de decisão de maneira imediata e dirigida frente a um paciente com sangramento ativo. Esses exames avaliam as propriedades viscoelásticas do coágulo com a utilização do sangue total e avaliam todas as etapas da coagulação, desde a iniciação, a formação, a manutenção e até a fibrinólise, oferecendo, portanto, informações mais completas sobre as fases da hemostasia.

A avaliação é feita através de um sistema que reconhece a variação da resistência/firmeza do coágulo desde o início do processo de formação até a fibrinólise, transformando esses dados em uma imagem de firmeza do coágulo em função do tempo. Os dois principais exames, que guardam metodologias semelhantes, são a tromboelastografia (TEG) e a tromboelastometria rotacional (ROTEM). Embora existam dúvidas sobre o impacto destes testes na sobrevida dos pacientes submetidos ao transplante hepático, a literatura atual reforça que reduzem o uso de hemocomponentes desnecessários.

Os diferentes parâmetros do ROTEM e do TEG em relação a fase da hemostasia encontram-se na Tabela 1. A descrição e a interpretação de cada um desses parâmetros encontram-se na Tabela 2.

Tromboelastografia (TEG)

O tromboelastograma avalia as características físicas do coágulo utilizando um copo cilíndrico contendo sangue total que se move ao redor de um pino estático. Após a adição de um reagente ativador da coagulação, com o movimento do copo cilíndrico que simula o fluxo venoso, o pino estático, ligado a um transdutor eletromecânico por um cabo de torção, avalia o grau de resistência dado pelo coágulo ao movimento e permite o reconhecimento da cinética da formação do coágulo.

Existem dois reagentes utilizados: caolina (ativador intrínseco, sensível à ação da heparina); teste da heparinase (neutraliza os efeitos da heparina).

Tromboelastometria (ROTEM)

O ROTEM é muito semelhante tecnicamente ao TEG, algumas diferenças são: o movimento rotacional é feito pelo pino, mantendo o copo cilíndrico estático; a resistência dada pelo coágulo ao movimento é transmitida por um sistema de detecção óptica; é possível utilizar diversos reagentes ativadores da coagulação que permitem avaliações específicas da coagulação.

Os diferentes testes, com seus respectivos reagentes e as principais diferenças do ROTEM estão na Tabela 3. De maneira prática, os parâmetros mais utilizados para a avaliação *point-of-care* são: CT, CFT, MCF e ML. Os valores de normalidade dos diferentes testes e parâmetros no ROTEM estão na Tabela 4.

Tabela 1. Parâmetros do ROTEM e do TEG em relação a fase da hemostasia

Fases da hemostasia	Iniciação	Formação/ cinética (amplificação e propagação)	Força do coágulo	Estabilidade do coágulo
ROTEM	CT	CFT Ângulo alfa	A10 MCF	Li30 ML
TEG	R	K	MA	Ly30

Tabela 2. Descrição e interpretação dos parâmetros analisados no ROTEM e no TEG

Parâmetro	Descrição	Interpretação
ROTEM: CT (*Clotting time*) - tempo de coagulação TEG: Valor R	Tempo de latência entre a administração do reagente até o início da formação do coágulo.	Aumento: • Deficiência de fator de coagulação • Plaquetopenia • Uso de heparina Redução: • Hipercoagulabilidade
ROTEM: CFT ***(Clot Formation Time)*** - tempo de formação de coágulo TEG: Valor k	O tempo desde o CT até uma firmeza de coágulo de 20 mm. Denota a velocidade na formação do coágulo. Influenciado pela função plaquetária, fibrinogênio e fatores de coagulação.	Aumento: • Disfunção plaquetária • Plaquetopenia • Distúrbio de polimerização da fibrina • Déficit de fibrinogênio • Uso de heparina (no INTEM) Redução: • Hipercoagulabilidade

ROTEM: Ângulo alfa	O ângulo de tangente entre 0 mm e a curva quando a firmeza do coágulo é de 20 mm. Denota a velocidade na formação do coágulo: influenciado pela função plaquetária, fibrinogênio e fatores de coagulação.	Redução: • Disfunção plaquetária • Plaquetopenia • Distúrbio de polimerização da fibrina • Déficit de fibrinogênio • Uso de heparina (no INTEM) Aumento: • Hipercoagulabilidade
ROTEM: A10	Descreve a firmeza (ou amplitude) do coágulo obtida após 10 minutos (a partir da CFT) ***(Surrogate*** precoce da MCF). Correlacionam com níveis de plaquetas e fibrinogênio.	Reduzido: • Plaquetopenia ou disfunção plaquetária (EXTEM – FIBTEM) • Hipofibrinogenemia (FIBITEM)
ROTEM: MCF (máxima firmeza do coágulo) TEG: Máxima amplitude	Reflete a força absoluta do coágulo de fibrina e plaquetas.	Reduzido: • Disfunção plaquetária • Plaquetopenia • Déficit de fibrinogênio • Uso de heparina (INTEM) • Deficiência de fator XIII Aumento: • Hipercoagulabilidade
ROTEM: ML ***(Maximum lysis)***, % TEG: LI ***(Lysis Index)***	Porcentagem de lise do coágulo (em relação ao MCF, em %) ao final do teste (geralmente em 60 min) Avalia a fibrinólise.	Aumento: • Hiperfibrinólise Reduzido: • Hipercoagulabilidade

Tabela 3. Tipos de testes e respectivos reagentes no ROTEM

Teste	Reagente	Comentários
EXTEM	Fator tecidual (via extríseca)	Avalia: • Deficiência de fatores de coagulação (vias extrínseca e comum) • Desordens da polimerização da fibrina • Desordens plaquetárias • Plaquetopenia • Fibrinólise • Uso de varfarina
INTEM	Ativador de contato (via intrínseca)	Avalia: • Deficiência de fatores de coagulação (vias extrínseca e comum) • Desordens da polimerização da fibrina • Desordens plaquetárias • Plaquetopenia • Uso de anticoagulantes • Fibrinólise • Sensível ao uso de heparina
HEPTEM	Ativador de contato e Heparinase	• Semelhante ao INTEM • Neutraliza os efeitos da heparina
FIBTEM	Fator tecidual + antagonista da glicoproteína IIb/ IIIa	• Semelhante ao EXTEM • Elimina a contribuição plaquetária na formação do coágulo Avalia: • Fibrinogênio • Desordens da polimerização da fibrina

APTEM	Fator tecidual + aprotinina	• Inibição da fibrinólise in vitro • Uma melhoria significativa do coágulo no APTEM em comparação com o EXTEM permite detectar hiperfibrinólise Avalia: • Fibrinólise

Tabela 4. Valores de normalidade dos parâmetros em diferentes testes no ROTEM

	CT (s)	CFT (s)	Ângulo alfa (o)	A10 (mm)	MCF (mm)	ML (%)
EXTEM	38 - 79	34 - 159	63 - 83	43 - 65	50 - 72	< 15
FIBTEM	-	-	-	7 - 23	9 - 25	-
APTEM	Comparar com EXTEM. Se menor fibrinólise no APTEM do que no EXTEM indica hiperfibrinólise ou uso de fibrinolítico					
INTEM	100 - 240	30 - 110	70 - 83	44 - 66	50 - 72	< 15
HEPTEM	Comparar com INTEM. Se melhora da formação do coágulo no HEPTEM indica uso de heparina ou presença de substância semelhantes à heparina.					

HEMOCOMPONENTES, DERIVADOS E FÁRMACOS UTILIZADOS NO MANEJO DO PACIENTE COM DOENÇA HEPÁTICA E NO TRANSPLANTE HEPÁTICO

Plasma fresco congelado (PFC)

É derivado do sangue total, diluído em uma solução de citrato e congelado a -30°C após oito horas da coleta. É descongelado antes da transfusão e deve ser utilizado em até 24 horas após ser descongelado. A dose recomendada é de 10 a 20mL/Kg. Cada bolsa apresenta de 200 a 300 mL. Contém todos os fatores de coagulação e alguns fatores de anticoagulação, albumina, imunoglobulinas e proteínas de fase aguda.

As principais complicações associadas ao seu uso são: TRALI (*Transfusion Related Acute Lung Injury*), complicações trombóticas, TACO (*Transfusion Associated Circulatory Overload*). Portanto, a transfusão desnecessária de PFC pode causar dano e, inclusive, piorar o sangramento por hipervolemia e aumento da pressão esplâncnica e hipertensão portal. O PFC deve ser administrado apenas no contexto de coagulopatia com sangramento clinicamente significativo, sendo que a administração profilática de PFC baseada em valores de INR não é recomendada.

Plaquetas

Apesar de muitos pacientes em estágio final da doença hepática se apresentarem com plaquetopenia, a função plaquetária geralmente é preservada devido ao aumento do fator de von Willebrand e à redução nos níveis de ADAMTS-13. Apesar disso, durante o transplante hepático os níveis de plaquetas podem reduzir ainda mais, sendo necessário a transfusão de plaquetas.

Existem duas principais formas de administração de plaquetas:

- Pequenas bolsas de plaquetas (unidade de concentrado ou pool) que eleva a contagem sérica em aproximadamente 5.000 a 10.000 por bolsa transfundida. Geralmente, transfunde-se uma unidade a cada 10 kg de peso do paciente (cada unidade é de doador diferente);

→ Aférese de plaquetas, processo mais demorado de retirada do doador, porém realiza-se a retirada apenas das plaquetas, sendo possível, portanto, adquirir maior quantidade de plaquetas de um mesmo doador (cada aférese corresponde de 6 a 8 unidades de concentrado de plaquetas).

A administração de plaquetas deve ser indicada no contexto de sangramento clinicamente significativo com alvo de plaquetas de 50.000/mm3. Sua transfusão profilática é usualmente indicada quando a contagem plaquetária é inferior a 10.000/mm3.

Fibrinogênio/crioprecipitado

O crioprecipitado é composto por fibrinogênio, fatores da coagulação VIII, XIII e fator de von Willebrand. O paciente submetido ao transplante hepático tem inúmeras causas de hipofibrinogenemia, como, por exemplo, o fluido de preservação rico em TPa expresso pelo endotélio do enxerto isquêmico. A dose geralmente é de uma unidade a cada 10 kg de peso do paciente, com essa dose se espera um acréscimo na contagem do fibrinogênio em 60 mL/dL.

Em alguns serviços está disponível o concentrado de fibrinogênio, usado principalmente na ausência do crioprecipitado. Na apresentação de 1 g por frasco, a dose utilizada é de 70 mg por kg de peso do paciente ou segundo a seguinte fórmula: dose em mg/Kg = (nível de fibrinogênio desejado – nível de fibrinogênio do paciente em mg/dL)/1,7. Deve-se administrar lentamente.

Concentrado de complexo protrombínico

Em alguns serviços está disponível, também, o complexo protrombínico, composto por quatro fatores de coagulação (II, VII, IX e X), além de proteína S, proteína C e pequena quantidade de antitrombina III e heparina. As vantagens do complexo protrombínico ao PFC são a utilização de menor volume de infusão e um menor risco de reações adversas. A dose depende do INR e do peso do paciente e é dada em UI de fator IX: INR 2,0 a 3,9 = 25 UI/Kg, dose máxima 2500 UI; INR 4,0 – 6,0 = 35 UI/Kg, dose máxima 3500 UI; INR > 6,0 = 50 UI/kg, dose máxima 5000 UI.

Ácido tranexâmico

A hiperfibrinólise ocorre mais comumente nas fases anepática e depois da reperfusão. O ácido tranexâmico é um antifibrinolítico sintético que bloqueia a formação da plasmina por inibição dos ativadores de plasminogênio. As evidências científicas atuais são inconclusivas sobre seu benefício, mas sugere-se administrar quando os testes de avaliação viscoelástica do coágulo denotam padrão de hiperfibrinólise. A dose para sangramento agudo com hiperfibrinólise é de 1000 mg endovenoso infundido lentamente durante 30 minutos, sendo a manutenção de 1 g a cada 8 horas, quando necessária.

Cálcio

O cálcio é o fator de coagulação IV e participa como cofator de diversas reações na hemostasia secundária. A hipocalcemia pode, portanto, ser um contribuinte para a perpetuação do sangramento.

O paciente crítico pode desenvolver hipocalcemia por diversos motivos, dentre eles inflamação grave, alcalose metabólica, uso de diuréticos etc. Além disso, o uso de citrato (anticoagulante presente nas bolsas de hemocomponentes), que é um quelante do cálcio, pode causar hipocalcemia secundária em pacientes que recebem muitos hemoderivados.

Sugere-se manter os níveis de cálcio dentro dos limites da normalidade nos pacientes com sangramento ativo, sendo recomendável sua administração profilática em pacientes politransfundidos.

Quando solicitar hemoderivados filtrados, irradiados, lavados ou fenotipados?

Algumas situações clínicas exigem a realização de transfusão de hemocomponentes com características específicas para evitar reações adversas. De maneira geral, os hemoderivados podem ser fenotipados, filtrados, irradiados e lavados.

- **Hemácias fenotipadas:** Seleção de hemácias com antígenos semelhantes ao paciente além do sistema ABO e Rh. A principal indicação é para aqueles pacientes que já foram sensibilizados para algum antígeno ou para aqueles pacientes que realizarão transfusões cronicamente – pacientes com hemoglobinopatias, anemias crônicas com necessidade de transfusões repetidas.
- **Hemácias ou plaquetas filtradas:** Com o objetivo de retirar leucócitos presentes no circuito, utiliza-se de filtros específicos que eliminam essas células quase que em totalidade. É utilizado para reduzir o risco de contaminação por CMV (vírus intracelular), reduzir o risco de reação febril não hemolítica e para reduzir o risco de aloimunização contra os antígenos leucocitários. Indicado para pacientes com sorologia negativa para CMV; pacientes que já apresentaram reação febril não hemolítica previamente, pacientes candidatos a transplantes (renal, medula óssea, por exemplo).
- **Hemácias ou plaquetas irradiadas:** Com o objetivo de inativar células imunocompetentes utilizando radiação gama. É realizado para prevenir a ocorrência de doença do enxerto *versus* hospedeiro associado à transfusão. Indicado para pacientes

com imunodeficiência congênita, paciente em imunossupressão para realização de transplante de medula óssea, pacientes com neoplasias hematológicas, pacientes com neoplasias sólidas após terapia citotóxica, e em alguns serviços indicadas para pacientes candidatos ao transplante de órgãos sólidos.

Hemácias lavadas: É realizado para prevenir reação alérgica às proteínas plasmáticas e em pacientes com deficiência de IgA. Utiliza-se solução salina para remover plasma do circuito, com retirada da maioria dos leucócitos e das proteínas plasmáticas presentes. Indicado para pacientes que já apresentaram reação alérgica grave aos hemoderivados.

MANEJO DO SANGRAMENTO BASEADO NOS ACHADOS DE EXAMES

A abordagem perioperatória do transplante hepático é desafiadora e exige uma sistematização para evitar o uso indiscriminado de hemocomponentes, expondo o paciente aos riscos desnecessários, e para evitar que etapas cruciais não sejam avaliadas.

O algoritmo 1 é um fluxograma sugerido de condutas baseadas em achados do ROTEM e o algoritmo 2 é um fluxograma sugerido de condutas baseadas em achados de exames laboratoriais convencionais.

Fluxograma 1. Manejo do sangramento baseado no ROTEM. CFT: Clot Formation Time; CT: Clotting Time; MCF: máxima firmeza do coágulo;ML: Maximum lysis; PFC: plasma fresco congelado.

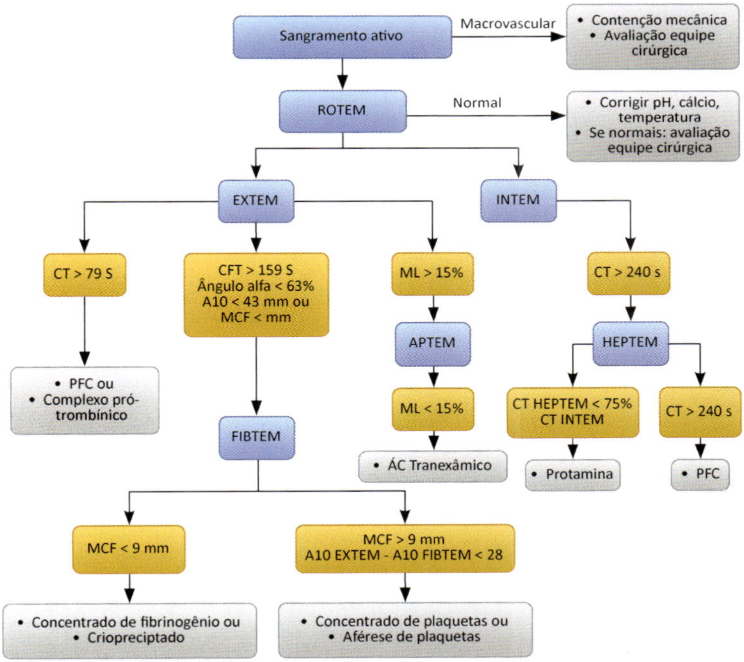

TROMBOSE NO CONTEXTO DO TRANSPLANTE HEPÁTICO

O paciente cirrótico tem risco maior que a população geral de trombose. No contexto do pós-operatório de transplante hepático, além das tromboembolias venosas usuais (TVP e TEP) são ainda fonte de preocupação a trombose da artéria hepática, da veia porta e das veias hepáticas.

Trombose venosa profunda e embolia de pulmonar

Pacientes com hepatopatia quando internados ou no contexto de transplante hepático devem receber profilaxia para tromboembolismo venoso independente dos valores de INR, considerando as indicações da população geral. Após o transplante, na ausência de sangramento relevante, deve-se iniciar a profilaxia química assim que possível, geralmente após 12 horas do ato operatório, fazendo neste período ponte com profilaxia mecânica (compressor pneumático intermitente).

Fluxograma 2. Manejo do sangramento baseado em exames convencionais. PFC: Plasma fresco congelado; TP: tempo de protrombina; TTPA: tempo de tromboplastina parcial ativada.

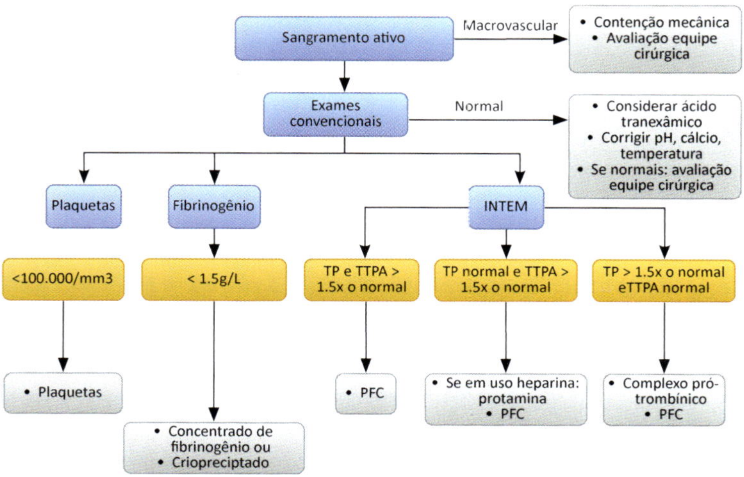

Trombose de artéria hepática

Trombose de artéria hepática é talvez uma das complicações mais temidas no pós-transplante hepático, sendo umas das causas possíveis de disfunção do enxerto nos primeiros dias. Quando identificada deve-se proceder à rápida tentativa de reperfusão (endovascular mecânica ou farmacológica ou reconstrução mecânica), visto que a impossibilidade de reperfusão levará ao retransplante por necrose de vias biliares e posterior cirrotização. São fatores de risco: fatores anatômicos e mecânicos da anastomose, baixo fluxo na artéria hepática pós-anastomose, etiologia da cirrose (autoimune, hepatocarcinoma, colestase), trombofilia (no doador ou no receptor), necessidade de grande volume transfusional no perioperatório, presença de trombose de veia porta.

Recomenda-se a tromboprofilaxia com ácido acetilsalicílico em pacientes com anastomoses não anatômicas ou pequenas, baixo fluxo arterial e presença de trombose de veia porta.

Trombose de veia porta e veias hepáticas

Embora incomuns, outros sítios passíveis de trombose no pós-operatório de transplante hepático são a veia porta e as veias hepáticas. no primeiro caso pode ocorrer retorno da hipertensão portal com congestão entero-hepática e surgimento de varizes esofágicas ou retais. Já na trombose de veias hepáticas o quadro clínico simula a síndrome de Budd-Chiari, com congestão do enxerto, ascite e disfunção hepática. Em ambos os casos, deve-se avaliar a possibilidade de correção endovascular e/ou anticoagulação plena.

REFERÊNCIAS BIBLIOGRÁFICAS

1. Bezinover D, Dirkmann D, Findlay J, Guta C, Hartmann M, Nicolau-Raducu R, et al. Perioperative Coagulation Management in Liver Transplant Recipients. Transplantation. 2018 Apr;102(4):578-592.

2. Biancofiore G, Blasi A, De Boer MT, Franchini M, Hartmann M, Lisman T, et al. Perioperative hemostatic management in the cirrhotic patient: a position paper on behalf of the Liver Intensive Care Group of Europe (LICAGE). Minerva Anestesiol. 2019 Jul;85(7):782-798.

3. De Pietri L, Montalti R, Nicolini D, Troisi RI, Moccheggiani F, Vivarelli M. Perioperative thromboprophylaxis in liver transplant patients. World J Gastroenterol. 2018 Jul 21;24(27):2931-2948.

4. Furie B, Furie BC. Mechanisms of thrombus formation. N Engl J Med. 2008 Aug 28;359(9):938-49.

5. Gale AJ. Continuing education course #2: current understanding of hemostasis. Toxicol Pathol. 2011 Jan;39(1):273-80.

6. Garcovich M, Burroughs AK, Campanale C, Gasbarrini A. Monitoring of haemostasis during liver transplantation. Open Transplant J2011. 5:56-62.

7. Gish RG, Regenstein FG. Background and Evaluation of Hypercoagulability. Gastroenterol Hepatol (N Y). 2021 Jan;17(1 Suppl 1):3-10.

8. Görlinger K, Dirkmann D; Hanke AA. Rotational thromboelastometry (ROTEM®). In: Trauma induced coagulopathy. Springer, Cham, 2016. p. 267-298.

9. Kim A, Niu B, Woreta T, Chen PH. Clinical Considerations of Coagulopathy in Acute Liver Failure. J Clin Transl Hepatol. 2020 Dec 28;8(4):407-413.

10. Kujovich JL. Coagulopathy in liver disease: a balancing act. Hematology Am Soc Hematol Educ Program. 2015;2015:243-9.

11. Lang T, von Depka M. Diagnostische Möglichkeiten und Grenzen der Thrombelastometrie/-graphie [Possibilities and limitations of thrombelastometry/-graphy]. Hamostaseologie. 2006 Aug;26(3 Suppl 1):S20-9.

12. Park SY. Viscoelastic coagulation test for liver transplantation. Anesth Pain Med (Seoul). 2020 Apr 30;15(2):143-151.

13. Saracoglu A, Saracoglu KT. Coagulopathy during liver transplantation. J Anaesthesiol Clin Pharmacol. 2018 Jul-Sep;34(3):289-295.

14. Thai C, Oben C, Wagener G. Coagulation, hemostasis, and transfusion during liver transplantation. Best Pract Res Clin Anaesthesiol. 2020 Mar;34(1):79-87.

15. Tripodi A, Mannucci PM. The coagulopathy of chronic liver disease. N Engl J Med. 2011 Jul 14;365(2):147-56.

16. van Dievoet MA, Eeckhoudt S, Stephenne X. Primary Hemostasis in Chronic Liver Disease and Cirrhosis: What Did We Learn over the Past Decade? Int J Mol Sci. 2020 May 6;21(9):3294.

17. Versteeg HH, Heemskerk JW, Levi M, Reitsma PH. New fundamentals in hemostasis. Physiol Rev. 2013 Jan;93(1):327-58.

18. Wang SC, Shieh JF, Chang KY, Chu YC, Liu CS, Loong CC, et al. Thromboelastography-guided transfusion decreases intraoperative blood transfusion during orthotopic liver transplantation: randomized clinical trial. Transplant Proc. 2010 Sep;42(7):2590-3.

19. Zamper RPC, Amorim TC, Costa LGV, Takaoka F, Neto AS. The role of thromboelastometry in the assessment and treatment of coagulopathy in liver transplant patients. Einstein (São Paulo). 2017, v. 15, n. 2, pp. 243-246.

Figura 1. Sobrevida ao longo dos anos após transplante hepático. Fonte: Jain, Ashok et al. *Long-Term Survival After Liver Transplantation in 4,000 Consecutive Patients at a Single Center.* ANNALS OF SURGERY Vol. 232, No. 4, 490–500.

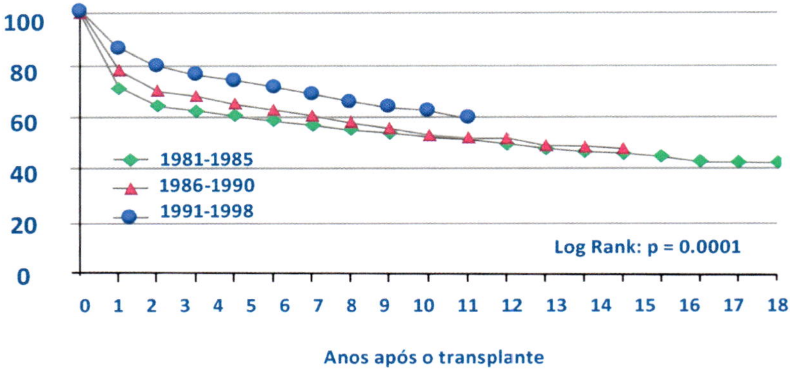

CONCEITOS E ETIOLOGIAS

Apesar da maior disseminação de técnicas de barreiras, vacinação e profilaxia antimicrobiana, estima-se que até 80% dos pacientes submetidos a transplante hepático terão complicações infecciosas dentro de 1 ano. Embora a maior parte dessas complicações tenha desfecho favorável, alguns pacientes evoluem a óbito. Um desafio nesses casos se dá no diagnóstico, uma vez que, pela imunossupressão, os sintomas e sinais de infecção clássicos são reduzidos ou até ausentes.

Existem três períodos consecutivos e que eventualmente se sobrepõe que são associados a tipos específicos de infecção (Figura 2). Até 1 mês do transplante hepático, os quadros bacterianos, frequentemente por germes nosocomiais, são mais frequentes. Entre 1 e 6 meses do transplante, embora agentes bacterianos sigam sendo etiologias frequentes, ganham notoriedade os quadros de infecções oportunísticas e as reativações, em especial pneumocistose e infecções pela família Herpes. Após 6 meses, as infecções mais frequentes passam a ser comunitárias, mas deve ser mantida atenção especial a quadros virais, como varicela-zóster e reativação de citomegalovírus (CMV).

Figura 2. Tempo de evolução e principais riscos associados após transplante hepático.

Nosocomial, relacionada a técnica, doador e receptor	Reativação de doenças, infecções oportunistas	Infecções comunitárias
< 1 mês	**1-5 meses**	**> 6 meses**
Riscos: internação prolongada, cirurgia prolongada, colonização prévia, ventilação mecânica prévia, dispositivos invasivos prévios, doenças transmitidas pelo doador. **Focos:** infecção de corrente sanguínea, infecção de ferida operatória, abscedssos abdominais, infecções, colite por Clostriolum difficile **Agentes:** gram-negativos (inclusive multiresistentes), VRE, MRSA, Candida sp. Clostridium difficile, herpes simples (com potencial de disseminação).	**Riscos:** excesso de imunossupressão divergência de sorologias entre doador e receptor, re-transplante, múltiplas manipulações **Agentes:** Pneumocistose Infecções por herpes (inclusive CMV) Tuberculose Fungos (criptococose, aspergilose) Toxoplasmose Infecções bacterianas nosocomiais seguem como causas importantes	**Riscos:** variados. Imunossupressão intensa segue como fator de risco **Focos/agentes:** Pneumonia comunitária Infecção do trato urinário Influenza Reativação de CMV Infecções oportunísticas (em especial se imunossupressão intensa)

Mudanças nos regimes imunossupressores, profilaxia de rotina e melhor sobrevida do enxerto podem ter alterado o padrão original (Figura 2). Regimes poupadores de corticosteroides e a profilaxia para *Pneumocystis jirovecii* fizeram pneumocistose menos frequente. As infecções por herpesvírus são menos comuns enquanto os pacientes estão recebendo profilaxia antiviral. Novas abordagens imunossupressoras, incluindo o uso de sirolimus, micofenolato de mofetil, depletores de células T e células B substituíram corticosteroides em altas doses e azatioprina.

Os regimes à base de sirolimus têm sido associados a pneumonite não infecciosa idiossincrática, que é facilmente confundida com pneumonia por Pneumocystis ou pneumonia viral. Anticorpos depletores de linfócitos T comumente usados para tratamento inicial ou de indução estão associados ao aumento da ativação viral – notadamente, a ativação do CMV, Epstein–Barr vírus (EBV) e HIV. A depleção celular após a terapia de indução geralmente persiste além do período profilaxia antimicrobiana, resultando em infecções tardias por CMV. Infecções que ocorrem após o período habitual ou que são muito graves sugerem imunossupressão ou exposição excessiva. A linha do tempo para um determinado paciente deve ser reajustada a cada episódio de rejeição ou intensificação da imunossupressão (por exemplo, com corticosteroides em bólus).

Nenhuma ferramenta mede com precisão o risco de infecção de um paciente. Atualmente, portanto, o médico avalia o risco de um receptor de infecção, considerando o risco de rejeição do enxerto, a intensidade da imunossupressão e outros fatores que podem contribuir para sua suscetibilidade à infecção. As estratégias profiláticas são baseadas nas exposições conhecidas ou prováveis do paciente à infecção de acordo com os resultados dos testes sorológicos e história epidemiológica. O risco de infecção no receptor de transplante é uma função contínua da interação entre esses fatores. Eles serão mais bem discutidos na seção de *Protocolos e profilaxias*.

INFECÇÕES BACTERIANAS

Patógenos bacterianos são os mais frequentes após o transplante hepático, principalmente no primeiro mês após o procedimento. Essas infecções ocorrem predominantemente no sítio cirúrgico, na cavidade abdominal, na corrente sanguínea, no trato urinário e respiratório. Os principais fatores de risco estão associados ao ato cirúrgico, ao doador e ao receptor.

Virtualmente qualquer bactéria pode causar infecção no pós-operatório de transplante hepático, no entanto, as mais frequentes são enterobactérias, *Streptococcus* do grupo Viridans, *Staphylococcus aureus* e *Enterococcus spp*. A prevalência de infecções por germes resistentes a antimicrobianos tem crescido ao redor do mundo e é variável de acordo com a localização geográfica e centro. Os fatores de risco para resistência a antimicrobianos são hospitalizações recorrentes ou prolongadas, uso prévio de antimicrobianos, uso de dispositivos invasivos e doenças severas.

No início dos anos 1990, as principais bactérias causadoras de infecção de corrente sanguínea nos pacientes transplantados hepáticos eram os gram-positivos, em uma tendência global de aumento da frequência dos casos de infecção por *Staphylococcus aureus* resistente à meticilina (MRSA). No entanto, já nos anos 2000, a proporção de infecções de corrente sanguínea por gram-negativos aumentou em concomitância com a redução dos gram-positivos e, atualmente, com algumas variações regionais, há um equilíbrio entre esses dois grupos de agentes.

Após 6 meses, infecções bacterianas seguem sendo causas importantes de morbimortalidade. Entretanto, nesse período, ganham maior relevância as bactérias comunitárias.

INFECÇÕES VIRAIS

Diversos quadros virais podem acometer os pacientes submetidos a transplantes de órgãos sólidos, como causados por vírus respiratórios e gastrointestinais, inclusive respeitando variações sazonais típicas, como influenza, parainfluenza, vírus sincicial respiratório e, mais recentemente, Covid-19. Dentre os vírus oportunistas que acometem esses pacientes, os mais frequentes e importantes são da família Herpes, dentre os quais o que gera maior morbimortalidade é o CMV, que será mais destacado neste capítulo.

A prevalência de CMV em humanos é elevada, variando de 45% até 100% em determinados grupos. Enquanto indivíduos imunocompetentes costumam apresentar infecções assintomáticas, os pacientes transplantados hepáticos com mais frequência apresentam manifestações clínicas mais severas. Os pacientes de mais alto risco são os receptores que nunca foram infectados ao receberem um órgão de um doador soropositivo para CMV. O risco de doença por CMV é diretamente proporcional à intensidade de imunossupressão nesses pacientes.

A infecção por CMV pode causar doença invasiva, ou “efeitos diretos”, e uma variedade de fenômenos imunológicos secundários, também chamados de “efeitos indiretos” (Figura 3). A doença invasiva geralmente ocorre durante o primeiro ano após a conclusão da profilaxia e se manifesta mais frequentemente como febre e neutropenia; alguns pacientes apresentam linfadenopatia, hepatite, trombocitopenia, pneumonite, invasão gastrointestinal (com colite difusa, gastrite, úlceras e sangramento), pancreatite, coriorretinite (que geralmente é tardia) ou meningoencefalite (que é incomum). A infecção por CMV também está associada a um aumento geral no risco de infecções adicionais, incluindo infecções por outros vírus.

Figura 3. Infecção por CMV.

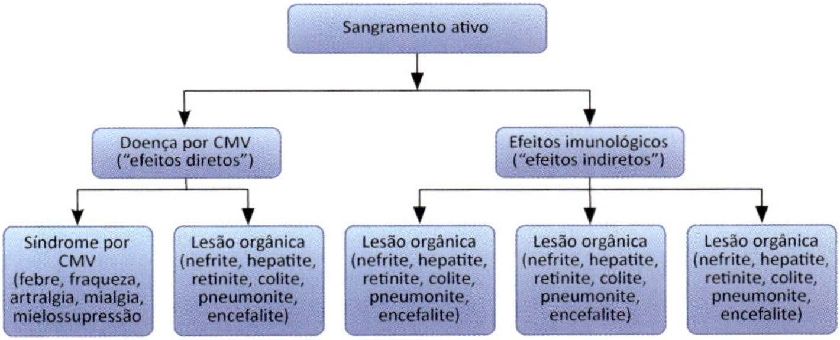

INFECÇÕES FÚNGICAS

Diversos fungos podem infectar o paciente transplantado hepático, entretanto, os mais frequentes atualmente são espécies do gênero *Candida*. As pneumonias por *Pneumocystis jirovecii* se tornaram menos frequentes desde a implementação profilática do uso de sulfametoxazol e trimetoprim, mas permanecem como possível complicação. As infecções por *Aspergillus spp.* são a segunda principal etiologia de doença fúngica, ocorrendo em 1% a 9,2% desses pacientes e, embora menos frequentes, estão associados à alta mortalidade. Outros fungos como *Cryptococcus neoformans* e micoses endêmicas como *Hystoplasma capsulatum*, *Blastomyces dermatides* e *Paracoccidioides brasiliensis* também podem causar doença, no entanto, são menos frequentes.

Como *Candida spp.* é um comensal do trato gastrointestinal, é possível a ocorrência de translocação no momento do transplante hepático. Entretanto, atualmente, as infecções fúngicas têm sido menos frequentes e o uso de profilaxia disseminada é tema controverso. Normalmente, a profilaxia tem sido indicada somente para grupos de alto risco, que incluem pacientes com insuficiência renal com necessidade de terapia de substituição renal, cirurgia prolongada ou reabordagens, transplante por hepatite fulminante e pacientes com colonização pré-operatória.

Tabela 1. Quadro clínico e diagnóstico das infecções mais frequentes

	Quadro clínico	Diagnóstico
Infecções bacterianas	Variável, de acordo com o foco	Culturas e exames de imagem conforme sítio de suspeição
CMV	Síndrome CMV: febre, neutropenia, mialgia, artralgia, trombocitopenia Doença invasiva tecidual: hepatite, colite, nefrite, pneumonite, encefalite e retinite.	PCR quantitativo sérico ou antigenemia pp65 Avaliar pesquisa viral em material de tecido acometido
Candidíase	Variável, de acordo com o foco	Cultura de líquidos/tecidos habitualmente estéreis (exceto urina)
Aspergilose	Quadro de infecção do trato respiratório inferior com imagem suspeita	Cultura Pesquisa de galactomanana
Pneumocistose	Hipoxemia, tosse seca, dispneia, febre Radiografia com infiltrado intersticial inicialmente peri-hilar bilateral	Presumido: quadro clínico + radiológico Definitivo: demonstração do organismo em tecido pulmonar ou secreções do trato respiratório (imunofluorescência, PCR ou corantes)

DIAGNÓSTICO

O diagnóstico das infecções nos pacientes submetidos a transplante hepático é semelhante ao de demais pacientes. No entanto, as manifestações frequentemente são atípicas e inespecíficas e, por isso, é importante reconhecer o padrão mais frequente de infecções nesses pacientes (Figura 2). As principais etiologias e métodos diagnósticos se encontram resumidos na Tabela 1.

Infecções bacterianas

As infecções bacterianas são as mais frequentes no primeiro mês após a cirurgia de transplante hepático. O seu diagnóstico pode ser mais desafiador nesses pacientes do que em imunocompetentes, uma vez que os sintomas e sinais podem ser mais brandos ou até ausentes.

Em um estudo, a febre esteve ausente em 40% dos pacientes com infecção confirmada. Em especial, pacientes portadores de *diabetes mellitus* apresentaram frequentemente quadros de infecção confirmada sem febre. Além disso, leucocitose, outro achado clássico em pacientes imunocompetentes infectados, esteve ausente na maior parte desses pacientes.

Nos primeiros dias após a abordagem, é frequente a necessidade de vasopressores e outras disfunções orgânicas. No entanto, essas costumam ser temporárias; a ausência de melhora deve ser um fator de alerta para infecções ou outras complicações após a abordagem, como rejeição ou complicações cirúrgicas.

Embora a febre frequentemente esteja ausente nesse grupo de pacientes, a sua presença é um forte indício de infecção, seja bacteriana, viral ou fúngica. No mesmo estudo citado anteriormente, 78% dos quadros de febre foram secundários à infecção, sendo o mais frequente bacteriano. Outras causas foram malignidade, rejeição, reação transfusional e associada à medicação.

Os focos frequentes dependem da temporalidade e de características dos pacientes. No primeiro mês após a abordagem, são mais frequentes infecções de ferida operatória, infecções intra-abdominais, infecções de corrente sanguínea e, caso o paciente apresente dispositivos invasivos, infecções relacionadas à assistência à saúde, como pneumonia associada à ventilação mecânica. Após 6 meses da abordagem, passam a ser mais frequentes os quadros comunitários, incluindo pneumonia comunitária e infecções do trato urinário.

O diagnóstico é semelhante ao de indivíduos imunocompetentes, sendo recomendada a coleta de culturas e solicitação de outros exames complementares conforme o sítio de suspeição.

Citomegalovirose

A infecção latente por CMV é altamente prevalente na população em geral e, mesmo infecções primárias, na maior parte das vezes, são assintomáticas ou oligo-sintomáticas. No paciente transplantado de órgão sólido, entretanto, as infecções (em especial primárias) podem ter curso mais grave. A frequência de infecções por CMV tem reduzido após o uso disseminado de profilaxia, mas ainda estão presentes, em especial, nos primeiros 6 meses após o transplante hepático e em pacientes previamente soronegativos, em que a janela de tempo que merece mais atenção deve ser estendida.

Infecção primária, reativação ou superinfecção viral com citomegalovírus podem se desenvolver em receptores de transplante hepático. Os ensaios sorológicos são úteis para determinar o risco de infecção de um paciente, mas são geralmente de pouca utilidade no diagnóstico de infecções agudas. Infecção primária, a forma mais grave da doença, ocorre quando receptores soronegativos recebem aloenxertos de doadores soropositivos.

Infecções ativas por CMV em pacientes transplantados podem se manifestar como síndrome do CMV ou doença com invasão tecidual (Figura 3). A síndrome por CMV é caracterizada pela detecção de replicação de CMV em ensaios sorológicos acompanhada por sinais e sintomas possivelmente atribuídos, em especial febre e leucopenia, também podendo estar presentes mialgia, artralgia, linfadenopatia e trombocitopenia. A doença invasiva tecidual é caracterizada por lesões orgânicas, incluindo hepatite, colite, nefrite, pneumonite, encefalite e retinite.

Ensaios diagnósticos quantitativos para CMV são essenciais para o diagnóstico e manejo da infecção. Estes incluem ensaios moleculares (reação em cadeia da polimerase (PCR) e outros ensaios de amplificação) e ensaios de detecção de antígeno (antigenemia pp65). Dentre pacientes com manifestações neurológicas de infecção por CMV (incluindo coriorretinite) e doenças gastrointestinais (colite e gastrite, frequentemente com ulceração), os ensaios baseados no sangue podem ser negativos. Assim, procedimentos invasivos como colonoscopia com biópsia ou punção lombar podem ser necessários, com envio de material para análise de acordo com o sítio de suspeição.

Infecções fúngicas

Dentre as infecções fúngicas em pacientes transplantados hepáticos, as infecções por *Candida spp.* são as mais frequentes, seguidas por *Aspergillus spp.*; fungos menos frequentes são *Cryptococcus neoformans* e micoses endêmicas como *Hystoplasma capsulatum*, *Blastomyces dermatides* e *Paracoccidioides brasiliensis*.

Atualmente, as infecções fúngicas têm sido menos frequentes, com as candidemias sendo relatadas entre 2% e 8% dos pacientes. Entretanto, a mortalidade relacionada a infecções invasivas é elevada, atingindo 77%. Esses casos podem ser primários ou secundários, associados a dispositivos invasivos ou feridas operatórias. A disseminação pode envolver locais distantes, como os olhos e o osso, e, portanto, deve-se ficar atento a sintomas clínicos como embaçamento da visão e dores ósseas. Infecção do sítio cirúrgico, peritonite, abscessos hepáticos e abdominais, endoftalmite, esofagite e infecções do trato urinário ou anastomóticas são outras apresentações clínicas da candidíase.

A candidíase superficial e invasiva ocorre precocemente e frequentemente durante os primeiros 1-3 meses após o transplante hepático. *Candida albicans* é a espécie mais comum, mas coletivamente as espécies de *Candida não albicans* estão sendo relatadas com mais frequência em hemoculturas. A distribuição das espécies varia entre os relatos, incluindo *C. glabrata*, *C. parapsilosis*, *C. tropicalis*, *C. kefyr*, *C. guilliermondii* e *C. krusei*. A diferenciação entre as espécies tem grande relevância terapêutica (Tabela 2), uma vez que algumas espécies, como a *C. glabrata* e a *C. krusei* são resistentes a fluconazol.

Hemoculturas, culturas de tecidos/fluidos estéreis e histopatologia, quando apropriado, devem ser obtidos em pacientes com suspeita de ter candidíase invasiva. A identificação de *Candida* em cultura de secreção ou em análise citológica do trato respiratório inferior quase sempre representa colonização e não deve ser tratada; candidúria pode ser encontrada com frequência em pacientes assintomáticos e, em geral, não requer tratamento.

Espécies de *Aspergillus* são a segunda etiologia fúngica mais frequente, em especial, *Aspergillus fumigatus*. A aspergilose invasiva tem como manifestação mais frequente o acometimento pulmonar com sintomas de pneumonia, sendo mais frequente no primeiro ano após o transplante hepático. Os fatores de risco são semelhantes aos de infecções por *Candida*, e incluem retransplante, insuficiência renal com necessidade de terapia de substituição renal, internação prolongada em UTI, hepatite fulminante e infecção por CMV.

A possibilidade de aspergilose invasiva deve ser suspeitada na presença de fatores de risco e achados clínicos suspeitos, em especial, sintomas de infecção do trato respiratório inferior, com fatores de risco associados e imagens de tomografia computadorizada mostrando lesões bem circunscritas com ou sem sinal do halo. Como a sensibilidade das culturas fúngicas é relativamente baixa, a medição de antígenos de *Aspergillus*, com maior relevância para galactomanana, em amostras como plasma, soro, lavado broncoalveolar ou líquor, pode auxiliar no diagnóstico.

A pneumocistose tornou-se menos frequente após a introdução da profilaxia com sulfametoxazol e trimetoprim, mas segue como possível complicação, especialmente em pacientes que não façam uso da medicação. Deve ser suspeitada em todos os pacientes com hipoxemia, tosse e dispneia, tendo como diagnóstico diferencial pneumonite por sirolimus. O diagnóstico presumido pode ser dado pelo conjunto de quadro clínico e radiológico – inicialmente caracterizado por padrão de infiltrado intersticial difuso predominantemente peri-hilar que progride ao longo de 3-5 dias para consolidações progressivas, e níveis elevados de 1,3 Beta-D-glucana podem apoiar esse diagnóstico. O padrão radiológico é inespecífico e padrões menos típicos são comuns, como nódulos, infiltrados unilaterais ou consolidações lobares; derrame pleural é infrequente, mas pode estar associado a superinfecções. O diagnóstico definitivo de pneumocistose requer a identificação do organismo por corante, anticorpos monoclonais ou ensaios de reação em cadeia da polimerase (PCR) de amostras respiratórias.

PROTOCOLOS E PROFILAXIAS

O desenvolvimento de protocolos de manejo de doadores e receptores, bem como a instituição de profilaxias antimicrobianas alteraram a incidência e gravidade de infecções após transplante. As duas principais formas gerais de profilaxia atualmente utilizadas são: a vacinação e as profilaxias antimicrobianas.

A necessidade de imunização contra: sarampo, caxumba, rubéola, difteria, coqueluche, tétano, infecção por hepatite B, poliomielite, varicela, influenza, Covid-19 e pneumococo deve ser avaliada antes do transplante. Como regra geral, as vacinas normalmente são menos eficazes em indivíduos imunossuprimidos. A vacina pneumocócica é recomendada antes do transplante e com uma segunda dose após 5 anos (idealmente, a primeira dose sendo da pneumocócica conjugada e como reforço a vacina polissacarídica 23-valente) e a vacina para Influenza é recomendada anualmente; a vacinação para Covid-19 é segura e recomendada para pacientes transplantados ou em proposta de realização do procedimento e a aplicação de 3 doses mostrou uma imunogenicidade superior ao esquema convencional de 2 doses. Outras vacinas podem ser apropriadas para pacientes que viajam para regiões onde certas doenças são endêmicas. Vacinas de germes vivos (como febre amarela, varicela e tríplice viral) são geralmente contraindicadas após o transplante, pois podem causar infecção disseminada em hospedeiros imunocomprometidos.

Promover mudanças no estilo de vida após o transplante pode ajudar a limitar as exposições a alguns patógenos. Atenção à lavagem das mãos deve ser observada antes e após a preparação de alimentos, jardinagem e contato com fezes ou secreções. Os receptores de transplante devem evitar contato próximo com pessoas que tenham sintomas de infecções respiratórias, pelo potencial de evolução com maior gravidade desses quadros. Aconselhamento dietético pode incluir evitar água de poço (que pode conter *Cryptosporidium* ou espécies de giárdia), carnes malcozidas, frutas e vegetais não lavados e laticínios não pasteurizados (que podem conter *Escherichia coli* ou *Listeria monocytogenes*).

O rastreio tanto do doador quanto do receptor será resumido na Tabela 2. É importante ressaltar que os rastreios são limitados pelo curto intervalo de tempo disponível na situação de falecimento do potencial doador, assim como limitações sensibilidade dos exames realizados. Alguns outros exames de rastreio podem ser solicitados de acordo com o perfil epidemiológico do receptor ou doador, como pesquisa de Doença de Chagas.

O risco de infecções será dado por uma combinação de fatores relacionados ao doador, receptor, tipo de cirurgia, compatibilidade entre órgãos, intensidade e tempo de imunossupressão, complicações cirúrgicas, entre outros. Deste modo, a definição da necessidade de medicações profiláticas, escolha de fármacos e duração de uso pode ser uma decisão complexa e deve ser individualizada.

A seguir, abordaremos as principais profilaxias medicamentosas realizadas no paciente submetido a transplante hepático. Sugestões quanto as principais profilaxias antimicrobianas serão resumidas após cada tópico.

Tabela 2.Rastreios do doador e receptor

Doador	Receptor
História epidemiológica	História epidemiológica
Testes sorológicos para HIV, sífilis, hepatite B (HbsAg e Anti-HbsAg), hepatite C, herpes simples, vírus Ebsteinn-Barr, CMV	História vacinal
Exames microbiológicos (hemocultura e urocultura)	Teste tuberculínico
Radiografia de tórax	Testes sorológicos para HIV, sífilis, hepatite B (HbsAg e Anti-HbsAg), hepatite C, herpes simples, vírus Ebsteinn-Barr, CMV
Tratamento de possíveis infecções ativas	Exames microbiológicos (hemocultura e urocultura)
Avaliar colonizações prévias	Radiografia de tórax
	Tratamento de possíveis infecções ativas
	Avaliar colonizações prévias

Bactérias

Para transplante de fígado, antimicrobianos que fornecem cobertura para *Enterobacteriaceae*, *Acinetobacter*, *Pseudomonas*, *Enterococcus* e *Staphylococcus aureus* são prescritos rotineiramente. Existem poucos estudos de boa qualidade metodológica que comparam esquemas e duração, de modo que há grande variação institucional de protocolos. Esquemas habitualmente utilizados incluem penicilinas (como piperacilina/tazobactam), cefalosporinas em associação com antimicrobianos com cobertura para anaeróbios (como cefepime e metronidazol, cefotaxima e ampicilina) e, de acordo com a microbiota local, avaliar necessidade de cobertura para MRSA. A duração da profilaxia ainda é tema de debate. Um ensaio clínico publicado em 2019 não encontrou diferença entre profilaxia antes da incisão e profilaxia por 72 horas. Normalmente, a profilaxia é recomendada, portanto, por não mais do que 24 horas.

Tabela 3. Sugestão de esquemas e duração de antibióticos profiláticos

	Esquema	Duração
Profilaxia habitual	Alternativas: Ampicilina 2 g EV na indução seguida por 1g 6/6h + Cefotaxima 2 g na indução + 1 g de 6/6h Piperacilina + Tazobactam 4,5 g 6/6h Cefepime 2 g 8/8h + Metronidazol 500 mg 8/8h	Profilaxia intraoperatória ou Manter até 72 horas
Doador infectado	Manter esquema que vinha sendo utilizado no doador ou guiar conforme cultura	5-7 dias
Receptor infectado	Tratar conforme culturas e conforme protocolos institucionais considerando o perfil epidemiológico local	Completar o tratamento planejado de acordo com o quadro do paciente (mínimo de 48 horas)
Colonizações no receptor: BGN MDR* MRSA	Ampicilina conforme esquema habitual + Amicacina 15 mg/kg EV 1x/dia Acrescentar Vancomicina a profilaxia	Duração conforme profilaxia habitual

*Bacilo gram-negativo multidroga resistente

Candidíase

A profilaxia antifúngica é também tema de discussão. Uma revisão sistemática e metanálise publicada em 2006 não evidenciou diminuição de mortalidade no uso disseminado de profilaxia antifúngica, entretanto, houve redução de infecções fúngicas invasivas. Em geral, recomenda-se o uso dessa profilaxia nos pacientes de alto risco (citado na seção de "Conceitos e etiologias"). A medicação normalmente utilizada dado seu baixo custo e menos efeitos colaterais é o fluconazol, sendo a dose habitual de 200 a 400 mg por dia. A duração é variável de acordo com protocolos institucionais.

Tabela 4. Sugestão de indicações, esquemas e duração de antifúngicos

Agente	Indicação	Esquema	Duração
Candida spp.	Pacientes de alto risco para infecção invasiva Insuficiência renal dialítica Hepatite fulminante Retransplante Colonização em 2 ou mais sítios Múltiplas abordagens	Fluconazol 200 mg VO ou EV 12/12h	1-4 semanas
Pneumocystis jirovecii	Profilaxia universal	Sulfametoxazol + Trimetoprim 800/160 mg VO 1x/dia	6-12 meses*

*Iniciar cerca de 1 semana após a cirurgia, quando paciente estável.

Citomegalovirose

O melhor regime para prevenção de CMV segue indefinido. Em geral, são avaliadas as sorologias do doador e do receptor. Em caso de discordância, com doador soropositivo e receptor soronegativo, a profilaxia é recomendada; o esquema é variável, sendo aceito o uso de valganciclovir 900 mg via oral 1 vez por dia ou ganciclovir 5 mg/Kg endovenoso 1 vez por dia. Caso o receptor seja soropositivo, tanto a profilaxia universal quanto a vigilância ativa são medidas aceitas, sendo sugerida a coleta de carga viral ou antigenemia a cada 7 a 14 dias, com tratamento preemptivo caso haja replicação viral. A duração normalmente é de 3 a 6 meses, podendo ser estendida nos casos de discordância sorológica por tempo indefinido, em especial enquanto o doador seguir soronegativo; em geral, ocorre soroconversão no primeiro ano após o transplante.

Tabela 5. Sugestão de esquema e duração de profilaxia para CMV

Sorologia do receptor para CMV	Esquemas	Duração
IgG negativo	Ganciclovir 5 mg/Kg EV Alternativa: Valganciclovir 900 mg VO	1x/dia por 21 dias e 3x/semana por 3-6 meses* 1x/dia por 3-6 meses*
IgG positivo	Monitorizar carga viral (PCR) ou antigenemia (pp65) a cada 1-2 semanas por 3 meses Se positivo, seguir para tratamento	Caso seja necessário tratar, duração mínima de 2 semanas e até negativar carga viral

*Considerar estender a profilaxia caso não haja soroconversão do receptor.

Pneumocistose

O risco de pneumocistose em pacientes sem uso de profilaxia é elevado especialmente nos primeiros 6 meses, atingindo até 5% dos pacientes, em especial nos que usam imunossupressão mais intensa. Após o uso disseminado de sulfametoxazol/trimetoprim (SMX-TMP), a incidência caiu para níveis entre 0,3% a 2,5%. Em geral, a droga de escolha é o SMX-TMP, sendo o esquema mais utilizado com a dosagem respectiva de SMX-TMP de 800 mg e 160 mg diariamente ou três vezes por semana, tendo como alternativa 400 mg e 80 mg diariamente. Em caso de efeitos colaterais, as alternativas são dapsone, pentamidina ou a combinação primaquina e clindamicina. A duração da profilaxia costuma ser de 6 a 12 meses e, em alguns pacientes de risco, pode ser estendida.

Os efeitos colaterais do SMX-TMP requerem monitoramento. Mielossupressão é um efeito colateral grave e pode ser potencializada pela administração concomitante de outros agentes mielossupressores. Pode ocorrer exantema, podendo corresponder desde um efeito adverso benigno até a síndrome de Stevens-Johnson. Outros efeitos potenciais incluem hepatite, nefrite intersticial, meningite asséptica e pancreatite. O trimetoprim tem a capacidade de inibir a secreção de potássio e creatinina resultando em hipercalemia e elevação dos níveis séricos de creatinina que não refletem necessariamente a verdadeira função renal, sendo um potencial confundidor quando usado em conjunto com outras medicações potencialmente nefrotóxicas. A sugestão de profilaxia de pneumocistose está descrita na Tabela 4.

Doenças parasitárias

Diversos parasitas podem causar doença no paciente receptor de órgãos sólidos, devendo-se, portanto, levar em conta fatores epidemiológicos do local e do próprio paciente ao se planejar a abordagem e as profilaxias.

Doença de Chagas deve ser considerada de acordo com a naturalidade do paciente e em centros em regiões endêmicas. Nesse cenário, é recomendável a realização de sorologia tanto do doador quanto do receptor e, se positivas, é aceito tanto o acompanhamento rigoroso da parasitemia do receptor quanto o tratamento empírico com benzonidazol 5-7 mg/Kg/dia dividido em 2 doses por 30-90 dias.

Toxoplasmose aguda pode ocorrer, em especial, no receptor com sorologia negativa e doador com sorologia positiva. A profilaxia para toxoplasmose já é realizada habitualmente pelo uso universal profilático de pneumocistose de sulfametoxazol e trimetoprim.

A estrongiloidíase disseminada tem sido menos frequente atualmente, possivelmente por melhorias de saneamento básico e pelo uso mais frequente de antiparasitários. Entretanto, pela possível evolução catastrófica desse quadro em pacientes imunossuprimidos associada a boa tolerância à ivermectina, é sugerido o uso de profilaxia universal com ivermectina 200 mcg/Kg/dia via oral por 2 dias, com repetição desse ciclo após 2 semanas.

TRATAMENTO

O tratamento das infecções mais frequentes nos pacientes transplantados hepáticos não tem muitas particularidades e está resumido na Tabela 6. A seguir, listaremos os agentes mais prevalentes e sua terapêutica.

Tabela 6.Principais profilaxias e tratamentos das complicações infecciosas

Infecção	Prevenção	Tratamento
Infecções bacterianas	Variável de acordo com fatores de risco e protocolos institucionais	De acordo com antibiograma
Herpes simples	Considerar, caso não receba profilaxia para CMV, aciclovir 400 mg 12/12h por 4 semanas	Encefalite: aciclovir 10 mg/kg EV 8/8h por 2-3 semanas Mucocutâneo: aciclovir 5 mg/Kg EV 8/8h por 2-3 semanas
Citomegalovírus	Receptor IgG negativo: - Ganciclovir 5 mg/Kg EV 1x/dia por 21 dias e 3x/ semana por 3-6 meses - Alternativa: Valganciclovir 900 mg VO 1x/dia por 3 meses Receptor IgG positivo - Monitorizar carga viral (PCR) ou antigenemia (pp65) a cada 1-2 semanas por 3 meses - Se positivo, seguir para tratamento	Ganciclovir 5 mg/Kg 12/12h até negativação de carga viral por, no mínimo, 2 semanas Alternativa*: valganciclovir 900 mg 12/12h até negativação de carga viral por, no mínimo, 2 semanas
Varicela-zóster	Vacinação antes do transplante	Aciclovir 10 mg/kg 8/8h
Candida	Fluconazol, equinocandinas ou anfotericina B em pacientes de alto risco	De acordo com a espécie e sítio de infecção

Pneumocistose	SMX-TMP** 400/80 mg oral diário por 6-12 meses	Esquema preferencial: SMX-TMP (15-20 mg/Kg de trimetoprim divididos em 3-4 doses diárias) Alternativas: clindamicina + primaquina; pentamidina
Tuberculose	Se PPD > 5mm Isoniazida 300 mg VO 270 doses	RIPE por 6-12 meses

* Se infecção grave, iniciar esquema com ganciclovir EV. ** Profilaxia também para toxoplasmose, listeriose e nocardiose.

Infecções bacterianas

Como medida geral diante de quadros bacterianos, a prioridade é buscar o foco e, se possível, removê-lo, como é o caso de abscessos ou infecções relacionados a dispositivos invasivos.

Deve-se ficar atento à temporalidade do quadro, uma vez que nos primeiros meses após o transplante é frequente a ocorrência de infecção por bactérias multidroga resistentes. Por outro lado, após cerca de 6 meses, os quadros bacterianos frequentemente ocorrem por agentes comunitários, de modo que, caso não haja histórico de hospitalizações recorrentes ou de infecções de repetição, antibióticos com menor espectro de cobertura podem ser considerados.

Infecções de sítio cirúrgico estão entre as mais frequentes e, embora costumem ser causadas por cocos gram-positivos (em especial *S.aureus* e espécies de enterococos), patógenos gram-negativos e fungos podem estar envolvidos. Embora as infecções de sítio cirúrgico sejam causas importantes de morbidade pós-operatória, elas não costumam estar associadas a aumentos significativos de mortalidade. Seu manejo se dá pelo controle de foco com debridamento cirúrgico, coleta de material para análise microbiológica e terapêutica guiada.

Infecções intra-abdominais são responsáveis por 27% a 47% das infecções precoces após o transplante hepático, incluindo peritonite, colangite e abscessos intra-hepáticos. São frequentemente polimicrobianas e aumentam significativamente o risco de mortalidade, perda precoce do enxerto e necessidade de retransplante. Em caso de presença de coleções visíveis ao exame de imagem (tomografia computadorizada ou ultrassonografia), o tratamento padrão segue sendo sua drenagem, seja por punção percutânea ou por cirurgia aberta, com tratamento guiado prolongado. Em caso de infecção extensa ou refratariedade terapêutica, o retransplante pode estar indicado. O tratamento empírico requer cobertura de enterococo, *S. aureus* incluindo MRSA, *Candida,* bacilos gram-negativos como *Pseudomonas* spp., *Klebsiella* spp., *Acinetobacter* spp. e *Enterobacter* spp.

As infecções de corrente sanguínea podem ocorrer em qualquer momento do transplante hepático, mas são mais frequentes no primeiro mês após a cirurgia. Atualmente, há equilíbrio entre gram-positivos e gram-negativos em sua etiologia. O tratamento deve ser direcionado para a eliminação do fator predisponente (cateteres vasculares e urinários devem ser removidos ou trocados, abscessos intra-abdominais devem ser drenados e outros focos de infecção em potencial devem ser corrigidos cirurgicamente, se possível), combinado com a terapia antimicrobiana direcionada ao patógeno. Para infecções persistentes de corrente sanguínea, endocardite deve ser avaliada por meio de ecocardiograma transesofágico.

Infecções virais

Diversos vírus podem causar doença no paciente transplantado hepático, como vírus respiratórios e gastrointestinais, frequentes na população em geral. O manejo desses quadros não é diferente da população em geral. Deve-se, entretanto, ficar atento a esse grupo de pacientes, que são um grupo de risco para evolução a quadros graves; no caso de influenza, o uso de antiviral está indicado mesmo no paciente manejado ambulatorialmente.

No paciente com doença por CMV, o tratamento deve ser rapidamente instituído, inicialmente com ganciclovir intravenoso (5 mg/Kg a cada 12 horas) ou valganciclovir oral (900 mg por via oral duas vezes ao dia), combinado com redução da imunossupressão, se possível. Em casos graves, é recomendável o uso inicial de ganciclovir intravenoso, enquanto o tratamento de casos leves a moderados pode ser iniciado com valganciclovir oral. Para casos graves, a adição de globulina hiperimune por CMV como tratamento adjuvante pode ser considerada. A eficácia do tratamento deve ser guiada por avaliações clínicas e virológicas, muitas vezes com monitoramento semanal seriado da carga viral ou níveis de antigenemia; a duração do tratamento não deve ser menor do que 2 semanas pelo alto risco de relapso e pela preocupação de emergência de cepas resistentes a ganciclovir. A grande maioria dos casos de doença por CMV após transplante de fígado, mesmo aqueles que ocorrem com início tardio, permanecem suscetíveis ao ganciclovir. Não respondedores devem ser investigados quanto a genes virais de resistência (UL97 e UL54). Nesse caso, foscarnet e cidofovir são alternativas terapêuticas, sendo importante atentar ao risco de nefrotoxicidade por esses agentes.

Infecções fúngicas

O tratamento da candidíase invasiva após o transplante de fígado é muitas vezes uma combinação de terapia antifúngica, eliminação do foco de infecção e redução da imunossupressão. O tratamento empírico da candidíase invasiva consiste no uso de um antifúngico de amplo espectro (normalmente equinocandinas), tendo em vista o aumento da incidência de cepas resistentes ao fluconazol devido a espécies de *Candida* não *albicans*; o padrão geral de resistência das Candidas está descrito na Tabela 4. Uma vez confirmada a espécie e seu padrão de suscetibilidade aos antifúngicos, um tratamento mais focado deve ser utilizado. A resistência ao fluconazol na candidíase invasiva deve ser suspeitada em pacientes que receberam fluconazol durante os 30 dias anteriores à doença. Abscessos e feridas infectadas precisam ser drenados e desbridados, enquanto cateteres vasculares e urinários infectados precisam ser removidos. Locais potenciais de disseminação, como o olho (retinite e endoftalmite por candidíase) e os ossos (osteomielite), devem ser examinados. A sugestão de tratamento dos quadros mais frequentes está detalhada na Tabela 5.

Em caso de candidúria assintomática, o tratamento habitualmente não está recomendado, sendo sugerido a remoção de sondas caso estejam presentes.

Tabela 4.Padrão geral de resistência das espécies de *Candida*

Espécie	Fluconazol	Voriconazol	AmB	Equinocandinas
Candida albicans	Sensível	Sensível	Sensível	Sensível
Candida tropicalis	Sensível	Sensível	Sensível	Sensível
Candida glabrata	Normalmente resistente	Normalmente resistente	Sensível	Sensível ou resistente
Candida krusei	Resistente	Sensível	Sensível	Sensível
Candida parapsilosis	Sensível	Sensível	Sensível	Normalmente sensível
Candida auris	Resistente	Resistente	Sensível ou resistente	Sensível ou resistente

Tabela 5. Recomendação de tratamento para as formas mais frequentes de candidíase no paciente transplantado.

	Tratamento inicial	Comentários
Candidemia ou candidíase invasiva	Equinocandinas Sugestão: anidulafungina 200 mg IV como dose de ataque seguida de 100 mg IV diários	Se melhora clínica e Candida suscetível a fluconazol, transicionar após 5-7 dias. Manter por pelo menos 14 dias após cultura negativa
Orofaríngea leve a moderada	Clotrimazol pastilha oral 10 mg 5 vezes por dia Nistatina 400.000 a 600.000 unidades 4 vezes por dia	Duração de 14 a 28 dias. Considerar fluconazol 200-400 mg oral por dia se quadro mais extenso
Esofágica	Fluconazol 200-400 mg oral ou IV por dia	Duração de 14 a 21 dias
Infecção urinária	Fluconazol 200 mg por dia (se suscetível) Anfotericina B desoxicolato (formula lipídica não tem boa penetração urinária) ou flucitosina se resistência a azólicos	Duração de 7 a 14 dias
Infecção endovascular	Equinocandinas Sugestão: anidulafungina 200 mg IV como dose de ataque seguida de 100 mg IV diários	Avaliar suscetibilidade Tratamento por 4-6 semanas após remoção do dispositivo. Caso não seja possível remover, tratamento com duração indefinida

REFERÊNCIAS BIBLIOGRÁFICAS

1. Fishman JA. Infection in Solid-Organ transplant recipients. N Engl J Med 2007;357:2601-14.

2. Romero FA, Razonable RR. Infections in liver transplant recipients. World J Hepatol. 2011 Apr 27; 3(4): 83–92.

3. Budiño BS, Martul EV, Díaz SP, Barreiro AV, Rey EC, Reboredo JM. Autopsy-Determined Causes of Death in Solid Organ Transplant Recipients. Transplantation Proceedings, 36, 787–789 (2004).

4. Moreno A, Cervera C, Gavaldá J, Rovira M, De la Cámara R, Jarque I, Montejo M, de la Torre-Cisneros J, Miguel Cisneros J, Fortún J, et al. Bloodstream infections among transplant recipients: results of a nationwide surveillance in Spain. **Am J Transplant.** 2007;7:2579–2586.

5. Kriticos A, Manuel O. Bloodstream infections after Solid-Organ transplantation. VIRULENCE 2016, VOL. 0, NO. 0, 1–12.

6. Watt KD, Pedersen RA, Kremers WK, Heimbach JK, Charlton MR. Evolution of causes and risk factors for mortality post-liver transplant: results of the NIDDK long-term follow-up study. ***Am J Transplant.*** 2010;10:1420–1427.

7. Bert F, Larroque B, Paugam-Burtz C, Janny S, Durand F, Dondero F, Valla DC, Belghiti J, Moreau R, Nicolas-Chanoine MH. Microbial epidemiology and outcome of bloodstream infections in liver transplant recipients: an analysis of 259 episodes. ***Liver Transpl.*** 2010;16:393–401.

8. The Third International Consensus Guidelines on the Management of Cytomegalovirus in Solid-organ Transplantation. Transplantation. 2018 Jun; 102(6): 900-931.

9. Collins LA, Samore MH, Roberts MS, Luzzati R, Jenkins RL, Lewis WD, Karchmer AW. Risk factors for invasive fungal infections complicating orthotopic liver transplantation. **J Infect Dis.** 1994;170:644–652.

10. Chang FY, Singh N, Gayowski T, Wagener MM, Marino IR. Fever in Liver Transplant Recipients: Changing Spectrum of Etiologic Agents. Clinical Infectious Diseases 1998;26:59–65.

11. Aslam S, Rotstein C. Candida infections in solid organ transplantation: Guidelines from the American Society of Transplantation

Infectious Diseases Community of Practice. Clinical Transplantation. 2019;00:e13623.

12. Kawecki D, Chmura A, Pacholczyk M, Lagiewska B, Adadynski L, Wasiak D, Czerwinski J, Malkowski P, Sawicka-Grzelak A, Kot K, et al. Bacterial infections in the early period after liver transplantation: etiological agents and their susceptibility. **Med Sci Monit.** 2009;15:CR628–CR637.

13. Fishman JA, Gans H. Pneumocystis jiroveci in solid organ transplantation: Guidelines from the American Society of Transplantation Infectious Diseases Community of Practice. Clinical Transplantation. 2019;00:e13587.

14. Cruciani M, Mengoli C, Malena M, Bosco O, Serpelloni G, Grossi P. Antifungal prophylaxis in liver transplant patients: a systematic review and meta-analysis. **Liver Transpl.** 2006;12:850–858.

15. Berry PS, Rosenberger LH, Guidry CA, Agarwal A, Pelletier S, Sawyer RG. Intraoperative versus extended antibiotic prophylaxis in liver transplant surgery: a randomized controlled pilot trial. Liver transpl. 2019 Jul; 25(7): 1043-1053.

16. Subramanian AK. Antimicrobial prophylaxis regimens following transplantation. Current Opinion in Infectious Diseases 2011, 24:344–349.

17. Singh N, Husain S. Invasive aspergillosis in solid organ transplant recipients. **Am J Transplant.** 2009;9 Suppl 4:S180–S191.

Parte IV

TRANSPLANTE RENAL

23

INDICAÇÕES, CONTRAINDICAÇÕES E AVALIAÇÃO DO CANDIDATO A TRANSPLANTE

Marcelo Paes Menezes Filho

INTRODUÇÃO

Desde o advento do primeiro transplante renal bem-sucedido, realizado em 1954, pelo Dr. Joseph Murray, esse procedimento e todas as nuances relacionadas a ele, evoluíram de maneira impressionante. Mesmo com a melhora do aparato e do tratamento dialítico oferecido ao paciente que necessita de terapia substitutiva renal, o transplante ainda é expressivamente mais vantajoso.

Desde o final da década de 1990 já havia literatura robusta afirmando que para pacientes com doença renal em estágio terminal, o alotransplante renal bem-sucedido melhora a qualidade de vida e aumenta a sobrevida, em comparação com o tratamento de diálise de longo prazo, mesmo em subgrupos de pacientes mais frágeis, como em pacientes idosos.

Nos últimos anos, nota-se uma tendência a um número crescente de pacientes inscritos na lista de espera para transplante, embora representem apenas uma fração dos pacientes com doença renal crônica terminal. As características dos pacientes em lista de espera e transplantados mudaram consideravelmente na última década, à medida que a população dialítica envelheceu e o tempo em lista de espera aumentou.

Embora os benefícios do transplante sejam inequívocos, esse impacto de aumento na sobrevida não necessariamente apresenta um efeito imediato; a morbimortalidade cirúrgica e todas as suas possíveis complicações, inerentes ao procedimento, fazem com que nem todo paciente em terapia substitutiva renal se beneficie de fato.

Ao longo desse capítulo abordaremos, de maneira dirigida, as principais evidências e aspectos legais para avaliar se um paciente tem indicação, ou não, de transplante, os critérios usados nessa análise e perspectivas futuras do transplante.

MORTALIDADE: TRANSPLANTE × DIÁLISE

O benefício de receber um transplante de rim em comparação com a diálise é algo bem documentado e sólido na literatura, mesmo no período atual onde pacientes com mais comorbidades e com condições mais complexas tornaram-se candidatos ao transplante. Em paralelo aos casos cada vez mais desafiadores, houve, com o passar dos anos, a aquisição de um maior conhecimento e uma evolução da terapia dialítica, também ocasionando melhora considerável na sobrevida desses pacientes. Ainda assim, o transplante se prova superior.

Em uma metanálise que avaliou 110 estudos, incluindo quase 2 milhões de participantes com doença renal crônica, o transplante renal foi associado à redução do risco de mortalidade e eventos cardiovasculares em comparação com o tratamento dialítico. Contudo, como era de se esperar, o benefício na sobrevida não é imediato; isso ocorre porque no período inicial do pós-transplante há maior risco de mortalidade devido às complicações cirúrgicas, cardiovasculares e infecciosas imediatas. Ao atingir aproximadamente 100 dias pós-transplante, o risco de mortalidade já se equipara àquele do tratamento dialítico; e, com aproximadamente 240 dias, já se atinge um benefício de sobrevida.

Figura 1. Risco relativo de morte ajustado no período pós-transplante renal. Adaptado de Wolfe RA, et al. *Comparison of mortality in all patients on dialysis, patients on dialysis awaiting transplantion, and recipients of a first cadaveri transplant*. N Engl J Med. 1999 Dec 2;342(23):1725-30.

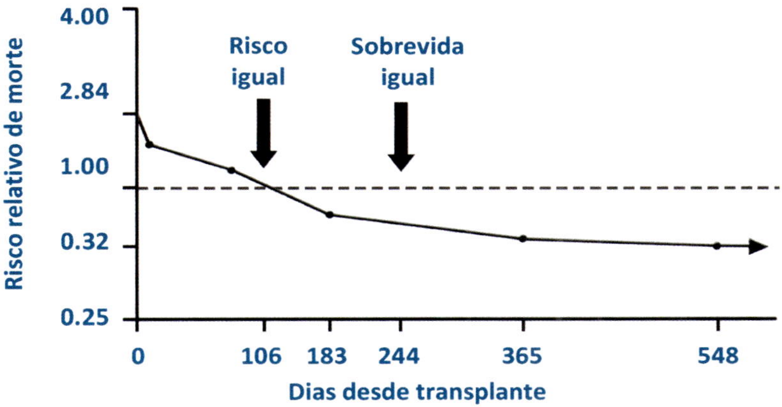

O benefício que o transplante pode oferecer extende-se além da redução de mortalidade; a literatura também demonstra de maneira cristalina o benefício e impacto na qualidade de vida, com resultado positivo na percepção de saúde do próprio paciente, capacidade física e bem-estar emocional.

Quando levamos em conta o aspecto financeiro encontra-se vantagem também na opção pelo transplante. Em um estudo norte-americano que comparou terapia dialítica com transplante, esse último mostrou-se altamente custo-efetivo. Os custos de diálise de manutenção foram estimados em US$ 72.476,00, ao longo de 10 anos; já o transplante intervivos, no mesmo período, apresentou um custo 45% mais barato (US$ 39.939,00), apesar de ser mais caro inicialmente. Um trabalho realizado pelo Hospital das Clínicas em São Paulo mostrou que os custos da internação e dos procedimentos para realização do transplante variam conforme as características do paciente selecionado e do resultado de função renal imediata ou não após o transplante.

INDICAÇÕES

Os benefícios clínicos, em qualidade de vida, e a custo-efetividade do transplante sobre a diálise já foram citados, mas então, dentre o universo de pacientes com doença renal crônica, quem e em que momento indicar que o paciente seja avaliado para o transplante? Incluir na lista de doador falecido e/ou avaliar a possibilidade de um transplante intervivos? Vamos explicitar o que a literatura e legislação estabelecem.

LEGISLAÇÃO

Existem duas modalidades atualmente realizadas de transplante renal, o transplante intervivos e o transplante com doador falecido. As condições não são excludentes, de forma que o paciente pode estar em avaliação para um transplante com doador vivo e estar listado para o doador falecido enquanto aguarda o primeiro.

A escolha do método deve ser individualizada. Os resultados da modalidade intervivos são superiores; trata-se de um procedimento eletivo, com tempo de isquemia do órgão reduzido e, em geral, com órgãos muito bons vindos de doadores que passaram por rigorosa avalição. Contudo, existe o risco potencial ao doador, com casos de perda da função renal e necessidade de diálise em doadores, embora o risco seja extremamente baixo e controlado.

Dados recentes indicam que os doadores vivos podem apresentar um pequeno aumento do risco de progredir para doença renal crônica em comparação com não doadores saudáveis. Para a maioria dos doadores, o risco renal em 15 anos é < 1 %, mas para certas populações, como homens jovens e negros, esse risco pode ser maior. Novas ferramentas e calculadoras de previsão de risco, que combinam os efeitos de fatores demográficos e de saúde, e inovações em marcadores genéticos de risco, estão melhorando a estratificação do risco renal.

Complicações perioperatórias menores ocorrem em 10% a 20% dos casos de nefrectomia do doador, mas complicações maiores ocorrem em <3%, e o risco de morte perioperatória é < 0,03%. Geralmente, os doadores de rim vivos têm resultados psicossociais semelhantes ou melhores que a população geral, quando se compara a qualidade de vida após a doação.

Quando se analisa a mortalidade de pacientes norte-americanos divididos pela terapia de substituição renal escolhida através de avaliação de curvas de sobrevida, fica mais evidente a redução de mortalidade do transplante, seja intervivos ou com doador falecido.

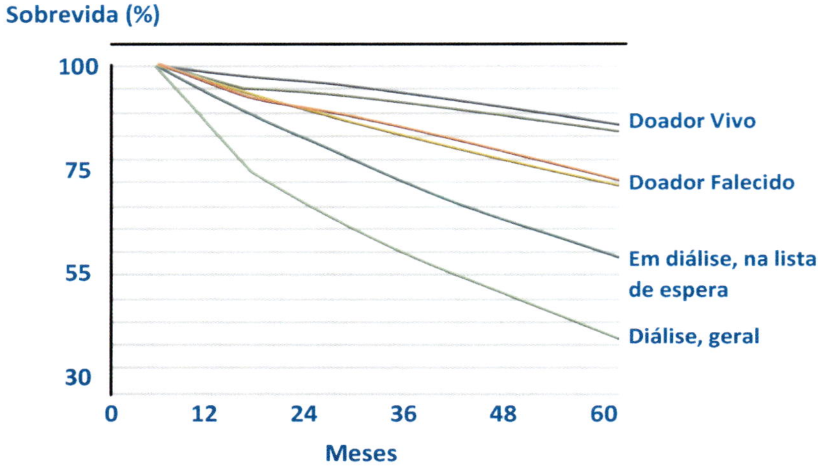

A legislação brasileira prevê que para inscrição em lista de espera ou para realizar um transplante de rim intervivos, serão aceitos os seguintes receptores potenciais com diagnóstico de doença renal crônica: 1) que estejam realizando terapia renal substitutiva, em qualquer das modalidades, 2) em tratamento conservador, que apresentem clearence de creatinina menor que 10 mL/min e 3) aqueles que apresentem clearence de creatinina menor que 15 mL/min e que sejam diabéticos. Esses critérios são válidos para maiores de 18 anos, na população pediátrica, apesar de semelhantes, há pequenas diferenças.

No caso de receptor potencial com indicação de transplante intervivos, a inscrição deverá ser feita no sistema com informação de tipo de doador: doador vivo relacionado (até o 4o grau de parentesco ou cônjuge) ou doador vivo não relacionado, esse último precisa de autorização judicial e parecer favorável do Comitê de Bioética ou da Comissão de Ética do hospital.

O KDIGO (*Kidney Disease Improvement Global Outcomes*) recomenda que todos os pacientes com doença renal crônica estágios 4 e 5 (taxa de filtração glomerular [TFG] < 30 e <15 mL/min/1,73 m 2, respectivamente), devem ser informados, instruídos e considerados para transplante renal, independentemente do nível socioeconômico, sexo, identidade de gênero ou raça/etnia. Contudo, em algumas situações de expectativa de sobrevida limitada (em geral, menor que 5 anos) ou com doenças graves descompensadas, o KDIGO não recomenda seu encaminhamento para avaliação para transplante renal isolado, como em situações de: mieloma múltiplo não candidato a tratamento curativo, amiloidose de cadeias leves com acometimento extrarrenal significativo, cirrose hepática descompensada, doenças pulmonares obstrutivas ou restritivas graves, doença neurodegenerativa grave e progressiva e em caso de condições cardiovasculares descompensadas. O paciente não deve ser listado antes de sua compensação clínica.

Muitas vezes essas avaliações quanto à transplantabilidade do paciente não estão isentas de opiniões e conceitos pessoais, podendo haver grande variabilidade entre centros e de critérios determinantes de indicação ou não do procedimento. A avaliação multidisciplinar é indispensável e recomendável nessa análise, devendo ser uma decisão compartilhada entre equipe clínica de nefrologia, equipe cirúrgica da urologia, assistente social, psicóloga e equipe de enfermagem, para uma abordagem mais completa e holística do paciente.

→ LISTA DE ESPERA

As listas de espera são de distribuição e autarquia estadual que, por sua vez, são formadas pelas listas regionais. O transplante intervivos é um procedimento eletivo, a ser agendado em ordem predeterminada pela equipe assistente.

O que é preciso entender sobre a lista de espera nos casos de transplante com doador falecido: não é uma fila determinada simplesmente pela ordem de chegada. O que determina a preferência e qual receptor terá direito àquela oferta é a compatibilidade entre os sistemas HLA do eventual doador e do potencial receptor.

A lista contempla critérios de priorização para transplante, para pacientes que por motivos muito específicos, adquirem o direito de serem testados na frente de outros. São eles:

1. Pacientes classificados como falência de acesso para diálise, ou seja, aquele paciente que está sob ameaça de não conseguir realizar hemodiálise por não ter mais leito vascular disponível para passagem de acesso e/ou confecção de fístula arteriovenosa e também sem condições de diálise peritoneal;
2. O paciente que foi doador de rim e que venha a evoluir com perda da função renal e preencha critérios para ser listado;
3. Paciente transplantado de outro órgão sólido em funcionamento adequado (como fígado, coração, pulmão etc). Outras situações mais específicas podem ser avaliadas e individualizadas por meio da câmara técnica de transplante da secretaria estadual de saúde.

Excetuando-se esse cenário específico da priorização, a lista não funciona simplesmente por tempo de espera, a alocação dos órgãos é determinada pela compatibilidade HLA, de forma que quanto maior a semelhança com o doador, mais pontos esse receptor receberá e maior será sua chance de receber essa oferta. Ocorrendo empate na pontuação pela similaridade do HLA entre 2 ou mais receptores potenciais, estes serão reclassificados de acordo com: tempo de espera, em que se considera a data de início de diálise (qualquer que seja a modalidade); para os receptores que não realizam diálise ainda, será considerado a data de inscrição, painel de anticorpos anti-HLA e presença ou não de diabetes.

Os candidatos a receptores de transplante e qualquer um que tiver interesse, podem acompanhar sua situação na lista por meio do site da central de transplante através de seu número de registro. Essa informação é um dado de domínio público e não sigilosa, garantindo mais transparência ao processo.

A distribuição de órgãos levando em conta principalmente a compatibilidade HLA visa garantir melhoria na sobrevida dos enxertos, uma vez que quanto mais semelhante, observa-se uma tendência a menor risco imunológico e isso pode contribuir para um enxerto com função mais duradoura.

Apesar dos melhores resultados com a maior compatibilidade HLA, isso não significa que pacientes com HLA distintos ou simplesmente de perfis menos favoráveis não se beneficiem do transplante. Um estudo multicêntrico mostrou evidência de que mesmo em pacientes que receberam transplantes renais de doadores HLA incompatíveis, houve um benefício substancial na sobrevida em comparação com pacientes que não foram submetidos a transplante e aqueles que permanecem na lista de espera por transplantes de doadores falecidos.

→ CONTRAINDICAÇÕES

Infecções

Recomenda-se que o transplante renal seja adiado até que infecções ativas (bacterianas, fúngicas, virais [exceto hepatite C], parasitárias etc) sejam tratadas. Também é recomendável que a carteira de vacinação esteja completa e atualizada antes do transplante renal para todas as vacinas, sejam elas de agentes inativados ou vivos atenuados.

No Brasil, grande parte dos pacientes em programa de hemodiálise crônico usam dispositivos vasculares, o que os torna muito suscetíveis a infecções de corrente sanguínea relacionadas a esses acessos, por vezes identificados no período de convocação para o transplante. Infecção do cateter de diálise peritoneal também pode ocorrer e levar a peritonite. Em ambos os casos, uma cultura negativa e a melhora clínica devem ser documentadas antes do transplante.

Qualquer infecção ativa no momento do transplante pode aumentar o risco de sepse e infecção da ferida. Além disso, a infecção também pode se tornar mais difícil de resolver devido à imunossupressão pós-transplante. Contudo, embora não seja ideal, o transplante pode ser considerado antes da conclusão do curso da terapia, desde que tenha ocorrido melhora clínica, as culturas tenham se tornado negativas e o paciente continue com os antimicrobianos no pós-transplante.

A tuberculose (TB) é uma infecção endêmica no Brasil e a população renal crônica e dialítica é especialmente suscetível a ela. A terapia para TB ativa envolve um regime de múltiplos agentes tuberculostáticos por, pelo menos, 6 meses. Idealmente, o tratamento deve ser concluído antes do transplante. No entanto, alguns estudos mostraram que o transplante pode ocorrer com sucesso após 3-6 meses de terapia com conclusão do tratamento no cenário pós-transplante.

Malignidades

Os pacientes candidatos ao transplante renal devem fazer *screening* para pesquisa de malignidades, apesar das variações que ocorrem de um centro transplantador para outro; no Hospital das Clínicas, seguimos as recomendações do KDIGO, que sugere que todo paciente deve realizar uma imagem de tórax. Em pacientes com mais de 3 anos de diálise recomenda-se ultrassonografia renal pelo risco de carcinoma de células renais. Acrescenta-se a essas investigações específicas o *screening* de neoplasia indicado para a faixa etária do paciente em questão.

Recomenda-se que os candidatos com malignidades ativas sejam excluídos da lista de transplante renal, exceto para aqueles com neoplasias de baixo grau, como câncer de próstata com escore de Gleason ≤ 6, câncer de pele não melanoma superficial e tumores renais incidentalmente detectados ≤ 1cm de diâmetro. Em geral, após uma neoplasia maligna submetida a tratamento curativo, deve-se esperar 5 anos para considerar o transplante, como período de segurança para assegurar que não houve recidiva de doença.

As implicações do transplante nesse cenário são mais complexas que simplesmente utilizar um órgão e submeter ao risco do transplante um paciente com sobrevida limitada que pode se beneficiar pouco do procedimento. Devido à imunossupressão, seja ela de indução ou de manutenção, há um risco maior na população transplantada de desenvolver (ou recorrer) doenças neoplásicas.

A incidência e o risco de malignidade são elevados em receptores de transplante de órgãos sólidos em comparação com a população geral. Dados epidemiológicos revelam que o tempo de exposição à terapia imunossupressora e a intensidade desta estão claramente relacionadas ao risco de neoplasias pós-transplante, que podem ter uma progressão mais agressiva e crescimento mais acelerado, com metástases mais precoces e menor sobrevida do paciente.

Alguns medicamentos imunossupressores utilizados no arsenal terapeûtico do transplante renal tem associações clássicas com algumas neoplasias específicas. O potencial oncogênico da azatioprina é bem conhecido; ela sensibiliza a pele à radiação solar e causa o acúmulo de lesões no DNA das células da epiderme, favorecendo a ocorrência de tumores cutâneos.

O tratamento de indução do transplante renal, rotineiramente feito com agentes depletores de células T (incluindo agentes policlonais, como a timoglobulina) parece ter associação positiva para risco de algumas doenças neoplásicas, como doença linfoproliferativa pós-transplante e melanoma. Os mecanismos envolvidos, mesmo após longo prazo do uso dessas medicações, são incertos e não totalmente esclarecidos. No entanto, acredita-se que após a depleção de células T, muitas vezes a recuperação se dá de forma incompleta, o que pode ter um efeito a longo prazo na homeostase imunológica, levando a uma resposta imune prejudicada e maior risco subsequente de desenvolvimento de malignidades.

O transplantado também fica sob risco aumentado do desenvolvimento de doenças neoplásicas ligadas a proliferação de agentes virais, como por exemplo: sarcoma de Kaposi (herpesvírus humano 8), doenças linfoproliferativas (vírus Epstein-Barr) e câncer de lábio e canal anal pelo HPV, que são comuns em pacientes com sistema imunológico suprimido.

→ AVALIAÇÃO CARDIOVASCULAR

A avaliação cardiovascular do potencial receptor para transplante renal é um tópico que gera muitas divergências na literatura e os serviços podem ter protocolos distintos de condutas.

Contudo, a literatura é unânime em afirmar que as complicações cardiovasculares são a principal causa de morbidade e mortalidade entre pacientes em diálise e também a principal causa de mortalidade em transplantados. Pacientes com doença renal crônica frequentemente são assintomáticos mesmo tendo doença arterial coronariana significativa, com estimativas de prevalência de quase 50% para o acometimento de pelo menos uma artéria coronariana (50% ou mais de estenose).

Essa alta prevalência de DAC, mesmo assintomática, representa um argumento convincente para triagem e identificação de pacientes que possam se beneficiar da abordagem coronária preventiva, tanto para melhorar o risco de eventos isquêmicos coronarianos no perioperatório como também para melhorar os resultados a longo prazo após o transplante.

Devido a essas nuances desta população específica, essa abordagem no pré-transplante difere de outros guidelines de avaliação de risco cardiovascular perioperatório da população geral. Uma preocupação razoável é a de que, em um sistema com recursos limitados e exames com consequências potencialmente deletérias ao paciente, deva-se prezar por uma abordagem custo-efetiva e que não exponha o paciente a riscos desnecessários. Não cabe ao escopo desse capítulo uma revisão minuciosa das metodologias de *screening* e abordagem de doença arterial coronariana no pré-transplante.

De maneira geral, os pacientes com indícios de doença isquêmica do miocárdio sintomática, aqueles de alto risco coronariano (diabéticos, eventos cardiovasculares prévios, doença arterial periférica grave e maiores de 50 anos [presença de dois ou mais desses critérios]) e provas de estresse do miocárdio positiva, (como cintilografia ou ecocardiograma com estresse), são encaminhados para angiografia coronariana, com abordagem ou não das lesões, a ser definida em conjunto com equipe de cardiologia. Aqueles considerados de moderado risco cardiovascular podem ser estratificados com provas de estresse miocárdio, e os considerados de baixo risco cardiovascular em muitos centros são listados apenas com eletrocardiograma e ecocardiograma. Essa abordagem pode ter grande variação entre os centros transplantadores e até mesmo entre médicos de um mesmo serviço, devendo haver um espaço para individualização de conduta.

Pacientes em vigência de descompensação cardíaca e/ou com infarto do miocárdio recente devem ser previamente encaminhados para compensação clínica antes de serem listados.

RETORNO A DIÁLISE E RETRANSPLANTE

Múltiplas condições podem levar o paciente transplantado a evoluir com perda progressiva do funcionamento de seu enxerto e, por vezes, com necessidade de retorno ao programa de hemodiálise. As causas mais comuns são: rejeição crônica do enxerto ou glomerulopatia do transplante, rejeições agudas mediadas por células e/ou anticorpos, recidiva de doença de base e/ou glomerulonefrites "de novo" (como nefropatia da IgA, glomeruloesclerose segmentar e focal, nefropatia membranosa, síndrome hemolítica-urêmica atípica, glomerulopatias do C3 etc), infecção por poliomavírus e até mesmo doenças crônicas que comumente levam a perda do rim nativo, como *diabetes mellitus* e hipertensão arterial mal controladas.

A falência do enxerto geralmente vem acompanhada da necessidade de decisões complexas de manejo do caso, como quando e como retirar a imunossupressão e iniciar a transição para um segundo transplante ou diálise. Essas decisões são tomadas no contexto de importantes preocupações sobre riscos diametralmente opostos, como o risco de sensibilização e a redução de chances de um novo transplante e o risco de infecções e complicações associadas à manutenção da imunossupressão.

Infelizmente, o manejo do aloenxerto em falência é, no momento, guiado por dados de qualidade relativamente baixa e, como resultado, os padrões de prática são variáveis e subótimos, uma vez que pacientes com aloenxertos disfuncionantes apresentam morbidade e mortalidade mais altas (até 27% em 1 ano) que seus pares virgens de transplante com comorbidades e taxa de filtração glomerular semelhante, em cenários comparáveis.

Essa transição do momento de retornar à diálise torna-se complexa pelo número crescente de pacientes que procuram repetir o transplante e, portanto, podem ter indicações para permanecer em baixos níveis de imunossupressão, apesar do potencial aumento da morbidade.

Uma questão importante no cuidado de pacientes após a perda do transplante é o retransplante. Muitos estudos mostraram um claro benefício de sobrevida do retransplante em comparação com pacientes que perderam um enxerto e permaneceram em diálise. Os pacientes retransplantados têm um risco maior de morte apenas durante o primeiro mês pós-retransplante. No geral, o retransplante é associado a uma redução de 50% na mortalidade em comparação com terapia dialítica. No entanto, apenas 15% dos pacientes recebem outro transplante.

Em termos de reavaliação para reinserção de um paciente em lista para transplante, via de regra, seguimos os protocolos de triagem e investigação semelhantes ao do primeiro transplante. Não há critérios na legislação atual que priorizem esse paciente no retorno à lista de espera. Também não há contraindicação ao paciente ser relistado se, eventualmente, também perder o funcionamento de seu segundo enxerto; para tal, é necessário que haja condições clínicas e seja tecnicamente viável a cirurgia de implante do órgão.

PERSPECTIVAS FUTURAS

O xenotransplante de órgãos de porco oferece uma solução para a escassez de órgãos humanos falecidos para transplante. A resposta patobiológica a um xenoenxerto de porco é complexa, envolvendo anticorpos, complemento, coagulação, respostas inflamatórias e celulares.

Para superar essas barreiras, a manipulação genética dos porcos fonte de órgãos tem sido amplamente direcionada a dois objetivos principais: (a) deleção da expressão dos xenoantígenos contra os quais os humanos têm anticorpos pré-formados, e (b) expressão transgênica de proteínas protetoras humanas, por exemplo, proteínas reguladoras do complemento e da coagulação.

Em setembro de 2021, em Nova York, como largamente divulgado pela mídia, foi realizado o xenotransplante experimental, com porco geneticamente selecionado e em um receptor com morte encefálica; houve funcionamento imediato do enxerto e após 48 horas do procedimento não fora observada evidência de rejeição.

Os dilemas éticos envolvidos em questões relacionadas ao xenotransplante são diversos e profundos. Não nos cabe adentrar nessas minúcias, mas cabe ampla discussão em um cenário preocupante onde há cada vez mais pacientes em diálise em contraste com a baixa disponibilidade de órgãos para transplante. O xenotransplante, embora ainda distante da prática clínica, tem desafios e obstáculos hercúleos a serem enfrentados, mas ainda assim, desponta como terapia inovadora e promissora, servindo de esperança a milhares de pacientes que se beneficiariam de um transplante renal.

CONCLUSÃO

Esse capítulo abordou de maneira dirigida os principais fatores relacionados às indicações, contraindicações, aspectos de legislação e estudo pré-transplante dos candidatos a transplante de rim. De maneira geral, deve-se haver um esforço de toda comunidade médica para desmistificar preconceitos e auxiliar na difusão de conhecimento entre potenciais doadores e eventuais candidatos a receptor, de uma terapia que encontra-se em constante evolução (desde seus primeiros passos com sucesso, em 1954, até o xenotransplante nos dias atuais) e que atingiu, já há décadas, uma taxa de sucesso que a faz apresentar-se como a melhor alternativa terapêutica para a população renal crônica em estágio terminal.

REFERÊNCIAS BIBLIOGRÁFICAS

1. Snyder A. Joseph E Murray. The Lancet 2013 2013;381(9861):110.
2. Wolfe RA, Ashby VB, Milford EL, Ojo AO, Ettenger RE, Agodoa LY, et al. Comparison of mortality in all patients on dialysis, patients on dialysis awaiting transplantation, and recipients of a first cadaveric transplant. N Engl J Med. 1999 Dec 2;341(23):1725-30.
3. Yoo KD, Kim CT, Kim MH, Noh J, Kim G, Kim H, et al. Superior outcomes of kidney transplantation compared with dialysis: An optimal matched analysis of a national population-based cohort study between 2005 and 2008 in Korea. Medicine (Baltimore). 2016 Aug;95(33):e4352.
4. Tonelli M, Wiebe N, Knoll G, Bello A, Browne S, Jadhav D, et al. Systematic review: kidney transplantation compared with dialysis in clinically relevant outcomes. Am J Transplant. 2011 Oct;11(10):2093-109.
5. Balaska A, Moustafellos P, Gourgiotis S, Pistolas D, Hadjiyannakis E, Vougas V, et al. Changes in health-related quality of life in Greek adult patients 1 year after successful renal transplantation. Exp Clin Transplant. 2006 Dec;4(2):521-4.
6. Sarhan AL, Jarareh RH, Shraim M. Quality of life for kidney transplant recipients and hemodialysis patients in Palestine: a cross-sectional study. BMC Nephrol. 2021 Jun 3;22(1):210.
7. Axelrod DA, Schnitzler MA, Xiao H, Irish W, Tuttle-Newhall E, Chang SH, et al. An economic assessment of contemporary kidney transplant practice. Am J Transplant. 2018 May;18(5):1168-76.
8. Quinino RME, Agena F, Paula FJ, Nahas WC, David-Neto E. Comparative analysis of kidney transplant costs related to recovery of renal function after the procedure. J Bras Nefrol. 2021 Jul-Sep;43(3):375-82.
9. DIÁRIO OFICIAL. Resolução nº 29, de 12 de fevereiro de 2019. São Paulo, Seção 1, p. 22.; 2019.
10. Chadban SJ, Ahn C, Axelrod DA, Foster BJ, Kasiske BL, Kher V, et al. KDIGO Clinical Practice Guideline on the Evaluation and Management of Candidates for Kidney Transplantation. Transplantation. 2020 Apr;104(4S1 Suppl 1):S11-S103.
11. Neves P, Sesso RCC, Thome FS, Lugon JR, Nasicmento MM. Brazilian Dialysis Census: analysis of data from the 2009-2018 decade. J Bras Nefrol. 2020 May 20;42(2):191-200.

12. Farrington CA, Allon M. Management of the Hemodialysis Patient with Catheter-Related Bloodstream Infection. Clin J Am Soc Nephrol. 2019 Apr 5;14(4):611-3.

13. Park S, Lee S, Kim Y, Lee Y, Kang MW, Cho S, et al. Association of CKD with Incident Tuberculosis. Clin J Am Soc Nephrol. 2019 Jul 5;14(7):1002-10.

14. Simkins J, Abbo LM, Camargo JF, Rosa R, Morris MI. Twelve-Week Rifapentine Plus Isoniazid Versus 9-Month Isoniazid for the Treatment of Latent Tuberculosis in Renal Transplant Candidates. Transplantation. 2017 Jun;101(6):1468-72.

15. de Castilla DL, Rakita RM, Spitters CE, Narita M, Jain R, Limaye AP. Short-course isoniazid plus rifapentine directly observed therapy for latent tuberculosis in solid-organ transplant candidates. Transplantation. 2014 Jan 27;97(2):206-11.

16. Smith RA, Andrews KS, Brooks D, Fedewa SA, Manassaram-Baptiste D, Saslow D, et al. Cancer screening in the United States, 2019: A review of current American Cancer Society guidelines and current issues in cancer screening. CA Cancer J Clin. 2019 May;69(3):184-210.

17. Acuna SA, Huang JW, Scott AL, Micic S, Daly C, Brezden-Masley C, et al. Cancer Screening Recommendations for Solid Organ Transplant Recipients: A Systematic Review of Clinical Practice Guidelines. Am J Transplant. 2017 Jan;17(1):103-14.

18. Gutierrez-Dalmau A, Campistol JM. Immunosuppressive therapy and malignancy in organ transplant recipients: a systematic review. Drugs. 2007;67(8):1167-98.

19. Al-Adra D, Al-Qaoud T, Fowler K, Wong G. ***De Novo*** Malignancies after Kidney Transplantation. Clin J Am Soc Nephrol. 2022 Mar;17(3):434-443.

20. Grulich AE, van Leeuwen MT, Falster MO, Vajdic CM: Incidence of cancers in people with HIV/AIDS compared with immunosuppressed transplant recipients: A meta-analysis. Lancet 370: 59–67, 2007.

21. Mavrakanas TA, Charytan DM. Cardiovascular complications in chronic dialysis patients. Curr Opin Nephrol Hypertens. 2016 Nov;25(6):536-544.

22. Hart A, Weir MR, Kasiske BL. Cardiovascular risk assessment in kidney transplantation. Kidney Int. 2015 Mar;87(3):527-34.

23. Villain C, Metzger M, Combe C, Fouque D, Frimat L, Jacquelinet C, Laville M, Briançon S, Klein J, Schanstra JP, Robinson BM, Mansencal N, Stengel B, Massy ZA. Prevalence of atheromatous and non-atheromatous cardiovascular disease by age in chronic kidney disease. Nephrol Dial Transplant. 2020 May 1;35(5):827-836.

24. Süsal C, Opelz G. Current role of human leukocyte antigen matching in kidney transplantation. Curr Opin Organ Transplant. 2013 Aug;18(4):438-44.

25. Andre M, Huang E, Everly M, Bunnapradist S. The UNOS Renal Transplant Registry: Review of the Last Decade. Clin Transpl. 2014:1-12.

26. Orandi BJ, Luo X, Massie AB, Garonzik-Wang JM, Lonze BE, Ahmed R, Van Arendonk KJ, Stegall MD, Jordan SC, Oberholzer J, et al. Survival Benefit with Kidney Transplants from HLA-Incompatible Live Donors. N Engl J Med. 2016 Mar 10;374(10):940-50.

27. Davis S, Mohan S. Managing Patients with Failing Kidney Allograft: Many Questions Remain. Clin J Am Soc Nephrol. 2022 Mar;17(3):444-451.

28. Arias M, Escallada R, de Francisco AL, et al. Return to dialysis after renal transplantation. Which would be the best way? Kidney Int Suppl. 2002(80):85-88.

29. Ucar AR, Demir E, Sever MS. Transplant Patients With Failing Renal Allografts. Exp Clin Transplant. 2018 Mar;16 Suppl 1(Suppl 1):4-8.

30. Rao PS, Schaubel DE, Wei G, Fenton SS. Evaluating the survival benefit of kidney retransplantation. Transplantation. 2006;82(5):669-674.

31. Cooper DKC, Hara H, Iwase H, Yamamoto T, Wang ZY, Jagdale A, Bikhet MH, Nguyen HQ, et al. Pig kidney xenotransplantation: Progress toward clinical trials. Clin Transplant. 2021 Jan;35(1):e14139.

32. Lentine KL, Lam NN, Segev DL. Risks of Living Kidney Donation: Current State of Knowledge on Outcomes Important to Donors. Clin J Am Soc Nephrol. 2019 Apr 5;14(4):597-608.

24

MONITORIZAÇÃO E CUIDADOS PERIOPERATÓRIOS

Ítalo José Araújo Silveira de Sá

INTRODUÇÃO

Os avanços na assistência médica aos portadores de Doença Renal Crônica (DRC) prolongaram a sobrevida de tais pacientes, o que tem resultado no aumento da busca por transplante renal de indivíduos com maior perfil de complexidade clínica – seja como resultado de um maior tempo de exposição a comorbidades e maior prevalência de doenças cardiovasculares, ou pela ocorrência de disfunções orgânicas secundárias a DRC. Dessa maneira, um cuidadoso manejo perioperatório, com ênfase na identificação e intervenção para controle de fatores de risco, se faz necessário para a obtenção de melhores desfechos clínicos.

CONSIDERAÇÕES PRÉ-OPERATÓRIAS

Peculiaridades em relação ao tipo de doador

O preparo de candidatos a transplante renal é iniciado durante o processo ambulatorial e foi discutido em mais detalhes no capítulo anterior.

Na ocasião da admissão hospitalar para transplante renal, notam-se diferenças de acordo com a procedência do órgão: para receptores de rins de doadores vivos (DV), a admissão ocorre em caráter eletivo e, desta maneira, permite a realização programada de diálise e do início de terapia imunossupressora em geral de um a dois dias antes do procedimento. A internação programada permite, ainda, tempo suficiente para otimização medicamentosa e melhor manejo de comorbidades antes da convocação para transplante renal.

Já para receptores de rins de doadores falecidos (DF), uma vez que o Tempo de Isquemia Fria (TIF) limita a viabilidade do órgão, a admissão ocorre em caráter de urgência. Neste caso, o tempo decorrido desde a última sessão de diálise, a ocorrência de distúrbios eletrolíticos graves e/ou de hipervolemia significativa e fatores do doador associados a uma alta probabilidade de Retardo da Função do Enxerto (RFE) determinam, em conjunto, a necessidade ou não da realização de diálise pré-transplante renal. Quando se faz necessário a execução de hemodiálise no dia da cirurgia, o uso de anticoagulantes deve ser evitado.

Para ambos os casos, evita-se realização de ultrafiltração excessiva e habitualmente objetiva-se que o peso do paciente esteja cerca de 1 a 2 Kg acima do seu peso seco antes do transplante renal.

→ AVALIAÇÃO DE COMORBIDADES

Complicações cardiovasculares

A DRC pode acelerar a progressão da aterosclerose, incluindo da Doença Arterial Coronariana (DAC), e tal situação torna-se ainda mais relevante no caso de pacientes também portadores de *Diabetes Mellitus* (DM) e síndrome metabólica. Desta maneira, doenças cardiovasculares representam um importante desafio no manejo clínico desses indivíduos e podem ser responsáveis por até 50% dos óbitos de pacientes em diálise.

Doenças cardiovasculares permanecem, também, como uma das principais causas de mortes mesmo após a realização de um transplante renal com sucesso, e os principais preditores de desfechos adversos no primeiro ano são históricos de doença cardíaca pré-transplante ou Infarto Agudo do Miocárdico (IAM) ocorrido em até seis meses pré-transplante e idade superior a 40 anos. Mais detalhes sobre o rastreio de doença cardiovascular em candidatos a transplante renal foram fornecidos no capítulo anterior.

Anormalidades hematológicas

Pacientes portadores de DRC são mais propensos a apresentar diversas alterações hematológicas com possível impacto negativo no manejo perioperatório, destacando-se a ocorrência de anemia (de etiologia multifatorial, envolvendo déficit na síntese e liberação de eritropoetina, redução da meia-vida eritrocitária, perdas sanguíneas recorrentes na diálise e carências vitamínicas, entre outras), coagulopatia urêmica (em decorrência de defeito qualitativo na função plaquetária) e até mesmo a ocorrência de um estado protrombótico, caracterizado pelo aumento da coagulabilidade e redução da fibrinólise.

Outros

No contexto da DRC em estágio avançado é possível a ocorrência, ainda, de distúrbios gastrointestinais (como aumento do tempo de esvaziamento gástrico), osteodistrofia renal e distúrbios do Sistema Nervoso Central.

PREPARO DO RECEPTOR

Exame clínico

Após convocação hospitalar, os receptores devem ser avaliados quanto a sinais e/ou sintomas de infecção, indícios de malignidade e condições cardiovasculares ou cerebrovasculares ativas.

Exames complementares

A realização de exames complementares geralmente inclui análise de hemograma, coagulograma, ureia, creatinina, sódio, potássio, cálcio, fósforo, PTH, albumina, testes de função hepática, lipidograma, ácido úrico, sedimento urinário, ECG de repouso e Rx de tórax. Pode ser realizada coleta de culturas de rastreio, sobretudo em caso de uso de cateteres venosos ou de diálise peritoneal.

Durante a pandemia da Covid-19, tornou-se prática amplamente difundida entre os centros de transplante renal o rastreio da infecção pelo SARS-CoV-2, seja por meio de métodos moleculares em amostras obtidas de raspado de nasofaringe ou por realização de tomografia de tórax de rastreio.

Outros testes diagnósticos, como complementação de testes imunológicos, podem ser necessários a depender do histórico médico do paciente.

Manejo medicamentoso

O manejo perioperatório de pacientes hipertensos deve envolver o uso de seus anti–hipertensivos basais, exceto no caso de iECA ou BRA - pelo risco de decréscimo do fluxo sanguíneo renal e exacerbação de Necrose Tubular Aguda (NTA). Betabloqueadores devem ser mantidos a fim de reduzir a incidência de taquicardia de rebote e riscos de isquemia cardíaca.

O uso de dupla antiagregação plaquetária ou dos novos anticoagulantes orais (NOACs) atualmente é uma contraindicação à realização do transplante renal, ao contrário dos casos de uso isolado de aspirina (sobretudo nos casos de rins provenientes de DF ou em indicação de profilaxia secundária de eventos cardiovasculares para receptores de rins de DV). Por fim, pacientes em uso de varfarina podem prosseguir com a realização de transplante renal após reversão do seu efeito a partir do uso de vitamina K seguido de infusão de Plasma Fresco Congelado ou de Complexo Protrombínico concentrado.

IBP ou antagonistas dos receptores H2 da histamina devem ser mantidos em caso de uso prévio. Para pacientes com diagnóstico prévio de gastroparesia, pode-se utilizar metoclopramida 10 mg por via intravenosa em 30 minutos antes da cirurgia para otimização do esvaziamento gástrico.

Mais detalhes a respeito do esquema imunossupressor podem ser consultados no capítulo a seguir.

→ CONSIDERAÇÕES INTRAOPERATÓRIAS

Considerações gerais

Trata-se de um procedimento cirúrgico de duração usualmente de cerca de 3 horas realizado com o paciente em posição supina e sob anestesia geral. Deve-se atentar durante o posicionamento do paciente para evitar compressões em fístulas arteriovenosas, caso presentes. O enxerto renal é implantado habitualmente na fossa ilíaca direita ou esquerda – em localização extraperitoneal -, e a anastomose dos vasos renais é realizada usualmente com os vasos ilíacos externos do receptor. A critério do cirurgião, pode ser deixado por cerca de quatro a seis semanas um *stent* ureteral, a fim de prevenir fístula urinária ou estenose da anastomose ureterovesical.

PROFILAXIA ANTIMICROBIANA

Profilaxia antimicrobiana varia entre os centros, mas usualmente pode-se utilizar uma cefalosporina de primeira geração (como cefazolina 2 g) cerca de 30 a 60 minutos antes da incisão cirúrgica. Em caso de alergia a cefazolina, pode-se utilizar vancomicina 1 g cerca de 60 a 120 minutos antes da incisão cirúrgica.

Em caso de dados específicos a respeito de colonização ou infecção por organismos resistentes, pode ser necessário o uso de outros esquemas antimicrobianos.

MANEJO ANESTÉSICO

Introdução

Não há um protocolo universal que determine uma preferência nítida de um regime em relação aos demais. Atualmente, a grande maioria dos centros de transplante renal utiliza anestesia geral – entretanto, anestesia neuraxial também pode garantir condições cirúrgicas adequadas e excelente analgesia pós-operatória.

Deve-se ter em mente que o metabolismo e a eliminação de boa parte de drogas anestésicas podem ser retardados como resultado da DRC em estágio dialítico, levando a acumulação de drogas e seus metabólitos. Além disso, volume de distribuição e grau de ligação dos anestésicos para proteínas plasmáticas podem estar alterados, levando a concentrações plasmáticas acima do esperado para a posologia habitual das medicações.

Indução

O agente isolado mais comum utilizado para anestesia geral durante transplante renal é o propofol na dose de 1,5 a 2,5 mg/Kg. Pelo seu efeito vasodilatador com risco de hipotensão severa, doses menores podem ser inicialmente utilizadas (com posterior titulação a depender da resposta) em pacientes hipovolêmicos.

Como medicações adjuvantes, sugere-se o uso de fentanil (1-2 mcg/Kg) e/ou lidocaína 1 mg/Kg a fim de amortecer a taquicardia secundária em resposta à laringoscopia e intubação orotraqueal; e de bloqueadores neuromusculares, tendo como sugestão o rocurônio (0,6 mg/Kg).

Em casos de risco de broncoaspiração, como em pacientes com diagnóstico de gastroparesia diabética, prefere-se a realização de Intubação de Sequência Rápida: nesse contexto, as drogas de escolha são succinilcolina (caso $K^+ < 5 - 5,5$ mEq/L) ou rocurônio em dose elevada (1,2 mg/Kg).

O status volêmico deve ser avaliado e corrigido (em caso de hipovolemia) imediatamente após a indução.

Manutenção

Durante a manutenção, geralmente são utilizados agentes inalatórios (isoflurano, desflurano ou sevoflurano) associados a *bólus* intermitentes de um opioide (fentanil) titulado para tratar parâmetros hemodinâmicos indicativos de respostas simpáticas à dor (taquicardia e/ou hipotensão). Além disso, bloqueadores neuromusculares – preferencialmente cisatracúrio 0,01 mg/Kg ou atracúrio 0,1 mg/Kg, pela sua duração de ação não ser afetada para DRC em estágio dialítico -, são utilizados para evitar movimentos (e, portanto, interrupções e retardo na finalização das anastomoses vasculares) até o fechamento da fáscia.

MONITORIZAÇÃO INTRAOPERATÓRIA E REPOSIÇÃO DE FLUIDOS

Os dispositivos utilizados para monitorização são variáveis de acordo com protocolos institucionais e fatores individuais do paciente, porém usualmente incluem Oximetria de Pulso com Capnografia, Eletrocardiografia e Monitorização Invasiva da Pressão Arterial. O uso de cateter de Pressão Arterial Invasiva permite, ainda, avaliar variações durante respiração da Pressão Arterial Sistólica (SPV), Pressão de Pulso (PPV) e Volume Sistólico (VVS).

Os objetivos principais da monitorização são a manutenção de status volêmico intravascular otimizado e a manutenção de fluxo sanguíneo renal para o enxerto renal.

Avaliação da volemia

A avaliação do *status* volêmico segue sendo um dos grandes desafios da prática médica, e a análise isolada de fatores estáticos é pouco útil para o reconhecimento da fluidorresponsividade.

Em condições adequadas (pacientes em ritmo sinusal, em vigência de Ventilação Mecânica Invasiva com Volume Corrente > 8 mL/Kg e sem respirações espontâneas), a obtenção de PPV > 15% é altamente sugestiva de fluidorresponsividade.

Pode-se, também, utilizar Ecocardiograma Transesofágico para avaliar o status volêmico intravascular e auxiliar no reconhecimento de hipovolemia.

Escolha de fluidos

O regime ideal de fluidoterapia segue como tema de debates, podendo-se fazer uso de:

Cristaloides:

- Usualmente é necessário uso mínimo de 1-3 mK/Kg/h de soluções isotônicas cristaloides, para manutenção das necessidades de fluidos.
- *Bólus* adicionais são empregados a depender dos parâmetros de fluidorresponsividade, geralmente se obtendo uma infusão final de cerca de 7,5 – 15 mL/Kg/h.
- Deve-se evitar mais de 2 a 3 L de SF 0,9%, pelos riscos de acidose metabólica hiperclorêmica, vasoconstrição renal, redução da Taxa de Filtração Glomerular e lesão renal. Desta maneira, o uso de soluções balanceadas, como Ringer Lactato e *Plasma-Lyte*, tem ganhado mais importância ao longo dos últimos anos.
- Soluções coloides: o uso de coloides tem sido questionado tendo em vista ausência de clara demonstração de superioridade do seu uso em relação ao uso de cristaloides. Hidroxietilamido (HES), um coloide sintético, deve ser evitado por dados sugerindo associação com insulto renal em pacientes críticos.
- Transfusões sanguíneas: podem ser necessárias em casos de Hb < 7g/dL (ou < 8 g/dL em pacientes com doença cardiovascular significativa).

MANUTENÇÃO DE FLUXO SANGUÍNEO RENAL PARA O ENXERTO RENAL

Deve-se almejar PAM entre 70 e 90 mmHg na maior parte de pacientes. A ocorrência de hipotensão arterial deve ser evitada, uma vez que está associada a RFE e, consequentemente, com diversas complicações a curto e longo prazo.

Em caso de hipotensão sem resposta à administração de fluidos, é necessário o uso de vasopressores – porém, deve ser considerado que o emprego de alfa-agonistas pode interferir negativamente na perfusão renal.

O uso rotineiro de dopamina não se justifica, tendo em vista que pode trazer efeitos nocivos e não reflete em melhora de função renal.

Após reperfusão renal, a produção intraoperatória de diurese é estimulada com uso de manitol 20% (na dose de 0,5 g/Kg) e diuréticos de alça. Embora trabalhos prévios sugiram menor incidência de Necrose Tubular Aguda nos pacientes que fizeram uso de manitol (cujo racional é baseado em efeitos protetivos na isquemia tubular renal e/ou no aumento do volume renal pelo efeito osmótico do manitol no néfron) não houve comprovação em relação às diferenças na incidência de função imediata do enxerto ou desfechos renais em um ano, quando comparado o uso ou não de diuréticos.

Já em casos de descontrole pressórico, pode-se utilizar betabloqueadores por via endovenosa (como esmolol, metoprolol ou labetalol) ou terapia vasodilatadora em casos mais severos (como nicardipina ou nitroglicerina).

OUTROS

Outros cuidados que devem ser respeitados para melhor manejo intraoperatório são:

- **Imunossupressão:** deve-se realizar a utilização de corticoterapia (usualmente metilprednisolona 500 mg antes da reperfusão renal). Quando indicado, o uso de imunoglobulina antitimócito (ver próximo capítulo para mais detalhes) é tipicamente iniciado um pouco antes ou logo após a reperfusão do enxerto.
- Manejo glicêmico: objetivando-se glicemia intraoperatória na faixa de 140 a 180 mg/dL, com uso de insulina regular intravenosa se necessário.
- Manutenção de temperatura > 35,5°C por meio de dispositivos de aquecimento.
- **Reconhecimento e manejo da hipercalemia:** sinais eletrocardiográficos causados por hipercalemia (como ondas T apiculadas, achatamento de ondas P ou alargamento do intervalo PR) devem ser prontamente reconhecidos. O manejo medicamentoso envolve o uso de cálcio endovenoso para estabilização da membrana miocárdica, solução polarizante para aumentar a captação do potássio extracelular para o interior das células, controle de acidose metabólica e tratamento de causas reversíveis de hipercalemia.

MANEJO PÓS-OPERATÓRIO PRECOCE

Considerações gerais

Após o término do ato cirúrgico, os receptores de transplante renal são encaminhados para a sala de recuperação anestésica e posteriormente para leito de terapia intensiva ou para a unidade de pós-operatório do transplante renal, a depender das particularidades de cada serviço e da ocorrência de complicações.

CONTROLE DA DOR

O controle de dor é tipicamente alcançado com fentanil ou hidromorfona administrados por um regime de Analgesia Controlada pelo Paciente (PCA).

Deve-se evitar uso de meperidina e morfina, pelos riscos de acumulação dos seus metabólitos ativos no contexto de disfunção renal. Deve-se evitar, ainda, uso de AINE pela sua nefrotoxicidade. Após descontinuação do PCA, utilização de analgesia simples ou hidrocodona são as drogas de escolha.

Resultados heterogêneos são descritos com a técnica do bloqueio do plano transverso abdominal (TAP), com possilidade de emprego como terapia de resgate em pacientes com dor intensa.

DISFUNÇÃO RENAL

No período pós-operatório precoce, a atenção para um adequado balanço hidroeletrolítico é fundamental para melhores desfechos clínicos, e, portanto, a avaliação do status volêmico do paciente deve ser frequente a fim de guiar a necessidade de reposição de fluidos.

Um parâmetro objetivo que pode ser útil nesta avaliação é a pesagem do paciente, quando possível, para comparação com o peso seco previamente estabelecido.

A monitorização rigorosa do débito urinário é um dos principais indicadores da função do enxerto renal: desta forma, a presença de diurese abundante (sobretudo, no caso de pacientes previamente anúricos) é indicativa de Função Imediata do Enxerto (FIE). Uma atenção especial deve ser dada para estes casos, pelo risco de desidratação e de distúrbios hidroeletrolíticos no contexto de poliúria.

Outros marcadores úteis para a monitorização do enxerto renal são a creatinina sérica e a proteinúria (em amostra urinária isolada ou de 24h).

A função inicial do enxerto depende de diversos fatores, dentre os quais estão as condições do doador, a qualidade do órgão e da sua retirada, o tempo e a qualidade da preservação, o tempo do implante vascular, a perfusão adequada do órgão transplantado e a ocorrência de lesão isquêmica - reperfusão: sendo assim, a ocorrência de FIE é mais comum em caso de transplantes com rins provenientes de DV quando comparados a rins provenientes de DF, e a ocorrência de RFE, definida pela necessidade de diálise na primeira semana pós-transplante renal, é mais comum com a utilização de DF limítrofes.

Em pacientes que evoluem oligoanúricos ou com elevação da creatinina sérica após compensação do *status* volêmico e exclusão de obstrução da sonda vesical de demora, a realização de ultrassonografia *doppler* do enxerto permite avaliar a perfusão do enxerto e identificar possíveis complicações vasculares ou urológicas.

Outros fatores que podem justificar a disfunção do enxerto nesse contexto envolvem rejeição aguda, recorrência de glomerulopatias (como Glomeruloesclerose Segmentar e Focal, GESF, e Microangiopatia Trombótica – MAT - por Síndrome Hemolítico Urêmica atípica, SHUa), nefrotoxicidade e infecção sistêmica. A realização de biópsia do enxerto renal pode ser necessária para esclarecimento diagnóstico, e o momento da sua realização deve ser individualizado.

Caso seja necessária a realização de sessões de diálise, particular atenção deve ser tomada a fim de se evitar hipotensão intradialítica e hipovolemia, sendo uma prática comum a manutenção do paciente cerca de 1,5 a 2,0 kg acima do seu peso seco prévio. Para pacientes que previamente realizavam diálise peritoneal, é possível realização cautelosa de sessões de diálise – desde que com volumes de infusão reduzidos.

Maiores informações sobre o diagnóstico e abordagem de complicações pós-transplante renal serão abordadas no capítulo "Principais complicações (vasculares, urológicas, sangramentos e rejeição)".

REFERÊNCIAS BIBLIOGRÁFICAS

1. Akpek EA, Kayhan Z, Dönmez A, Moray G, & Arslan G. (2002). Early postoperative renal function following renal transplantation surgery: Effect of anesthetic technique. Journal of anesthesia, 16(2), 114-118.
2. Akpek E, Kayhan Z, Kaya H, Candan S, & Haberal M. (1999, December). Epidural anesthesia for renal transplantation: a preliminary report. In Transplantation proceedings (Vol. 31, No. 8, pp. 3149-3150).
3. Calixto Fernandes MH, Schricker T, Magder S, & Hatzakorzian R. (2018). Perioperative fluid management in kidney transplantation: a black box. Critical Care, 22(1), 1-10.
4. Intraoperative Management of the Kidney Transplant Recipient. Curr Transpl Rep 4, 75–81 (2017). https://doi.org/10.1007/s40472-017-0142-0
5. (2015). The Intraoperative and Perioperative Management of Kidney Transplantation. In: Pinna, A., Ercolani, G. (eds) Abdominal Solid Organ Transplantation. Springer, Cham. https://doi.org/10.1007/978-3-319-16997-2_20
6. Perioperative Care for Kidney Transplant Recipients. In: Vitin, A., editor. Perioperative Care for Organ Transplant Recipient [Internet]. London: IntechOpen; 2019 [cited 2022 Mar 26]. Available from: https://www.intechopen.com/chapters/65660 doi: 10.5772/intechopen.84388
7. (2020). Anesthesia for kidney transplantation [Internet]. Waltham: Wolters Kluwer; 2021 Out [cited 2022 Mar 26]. Available from: http://www.uptodate.com/contents/anesthesia-for-kidney-transplantation#H2237351362
8. Manual de Transplante Renal – 2ª Ed. Ed. Manole, 2014.
9. (2010). The impact of timing of maximal crystalloid hydration on early graft function during kidney transplantation. Anesthesia & Analgesia, 110(5), 1440-1446.
10. 2012). Major complications, mortality, and resource utilization after open abdominal surgery: 0.9% saline compared to Plasma-Lyte. Annals of surgery, 255(5), 821-829.
11. (2014). Early course of the patient with a kidney transplant. In Kidney Transplantation–Principles and Practice (pp. 204-215). WB Saunders.

25

IMUNOSSUPRESSÃO

Marcelo Paes Menezes Filho ▪ Claudia Coimbra César de Albuquerque

INTRODUÇÃO

Para um entendimento mais completo sobre esquemas e medicamentos imunossupressores utilizados no transplante renal, faz-se necessário um breve diálogo com aspectos históricos. Em 1954, Joseph Murray realizou o primeiro transplante renal bem-sucedido, fora um transplante intervivos, entre gêmeos idênticos, que posteriormente lhe renderia o prêmio Nobel. Embora este caso seja o marco da capacidade tecnocientífica para superar as barreiras do transplante, o maior conhecimento acerca do sistema de antígenos leucocitários humanos (HLA), adquirido com o passar dos anos, foi e vem sendo um instrumento fundamental para evolução da imunossupressão e do transplante como um todo.

O complexo maior de histocompatibilidade humano (MHC) é o sistema genético mais polimórfico em seres humanos. Ele se localiza no braço curto do cromossomo 6 e dentre seus peptídeos codificados está o sistema HLA, que é dividido entre HLA de classe I e II, cada um com suas especificidades antigênicas e locais característicos. No MHC há também o domínio de classe III, mas esse não codifica moléculas HLA, ele contém genes ligados à formação do complemento, fator de necrose tumoral, dentre outros.

A resposta imune a um órgão transplantado é consequência de uma interação complexa entre o sistema imune inato e o adaptativo. A resposta de rejeição aguda aos aloenxertos é mediada principalmente por células T. Depois de ativadas, as células T efetoras migram para o aloenxerto, onde exercem uma função citotóxica diretamente direcionada às células alogênicas; ou fornecem ajuda a outras células do sistema imune, como macrófagos, células natural killer (NK) e linfócitos B. Os linfócitos B ativados, por sua vez, diferenciam-se em células produtoras de anticorpos específicos. A combinação de células efetoras e as moléculas e/ou anticorpos produzidas por elas levam, consequentemente, à agressão imune ao enxerto.

Didaticamente dividimos essa resposta em 3 "sinais", o sinal 1 é o reconhecimento de um antígeno expresso por células apresentadoras de antígenos ao linfócito T, através do complexo CD3. O sinal 2 leva a coestimulação linfocitária, ele ocorre mediante a interação de moléculas como CD80 e 86, expressas nas superfícies de células apresentadoras de antígenos e seu engajamento com o CD28 de células T. Os sinais 1 e 2 conjuntamente, e através de vias de *feedback* positivas, levam a ativação do 3º sinal, e suas vias de transdução, como via do complexo cálcio-calcineurina, da proteína RAS-MAP kinase e NF-kappa beta. Essas vias ativam fatores de transcrição responsáveis pela síntese de interleucina-2 e citocinas, dentre outros produtos, que ativam a via da mTOR, levando a proliferação linfocitária, com estimulação e diferenciação de grande número de células T efetoras e linfócitos B.

Para impedir essa sequência catastrófica para o funcionamento do enxerto em resposta as incompatibilidades HLA, é fundamental o uso de esquema imunossupressor em dose adequada para tal.

TERAPIA DE INDUÇÃO

Os esquemas de indução para o transplante renal visam oferecer maior segurança contra o risco de rejeição no período pós-transplante renal precoce, coibindo a resposta imune efetora do hospedeiro. O KDIGO recomenda terapia de indução para todos os transplantes renais, que não realizados entre gêmeos idênticos. Em geral, são terapias com anticorpos mono ou policlonais com durações variáveis, aplicadas no pré-operatório imediato, que modulam e mitigam o risco imunológico em um período crítico do transplante onde haverá intensa apresentação de antígenos, especialmente após a reperfusão do órgão, sobretudo para pacientes com risco imunológico elevado (essa avaliação leva em conta diversas variáveis, não cabendo esgotá-las aqui, mas de maneira geral, aqueles já sensibilizados, com múltiplas incompatibilidades HLA e pacientes jovens tendem a ser de maior risco imunológico). A via de administração oral pode não produzir efeitos imediatos na resposta imune quando ela é mais necessária, ou seja, no momento do transplante e da apresentação de antígenos. As propriedades farmacocinéticas e farmacodinâmicas dos agentes orais podem retardar seu efeito.

Um estudo norte-americano comparou 58 pacientes transplantados renais de doadores falecidos, randomicamente alocados para receber terapia de indução no intraoperatório ou operatório, dentro da primeira semana pós-transplante, e o resultado mostrou uma incidência menor de rejeição aguda no grupo que recebeu a medicação no intraoperatório e isso culminou em menor tempo de internação.

Entre os principais agentes, com uso consolidado na prática clínica, podemos dividi-los em dois grupos, as terapias com anticorpos monoclonais, como o basiliximabe, antagonista do receptor de interleucina-2 (IL2-RA), e aqueles com anticorpos policlonais, como a imunoglobulina anti-timócitos humanos (ATG) ou timoglobulina, produzida tradicionalmente através do soro doscoelhos ou equinos, a depender do fabricante. Apesar de existirem algumas outras opções de terapia de indução, como esses dois fármacos respondem pela absoluta maioria dos transplantes, vamos nos deter a falar sobre eles.

TIMOGLOBULINA

Existem algumas apresentações comerciais desse produto, com variações na sua formulação a depender do fabricante. No Brasil, a Thymoglobuline® é aprovada pela Agência Nacional de Vigilância Sanitária (ANVISA) para o uso como indução em pacientes submetidos a transplante de órgãos, tais como: rins, pâncreas e fígado e no tratamento da rejeição aguda.

Essa medicação é preparada inoculando uma suspensão de células de tecido tímico humano em coelhos, e após essa imunização, o soro desses coelhos é coletado e as imunoglobulinas contra timócitos são isoladas e submetidas a vários processos de purificação. Como se trata de um pool de anticorpos antilinfócitos policlonais, eles agem contra ampla variedade de antígenos de superfície de células T humanas, incluindo os antígenos do MHC. O seu mecanismo preciso de ação não é totalmente compreendido, mas sua ação citotóxica dirigida contra marcadores de células T leva a depleção de linfócitos do sangue periférico, que são eliminados pelo sistema reticuloendotelial, e seus antígenos de superfície podem ser mascarados pelo ATG, além de aumentar o efeito de células T regulatórias que contribuem para tolerância imune ao rim transplantado. É a terapia de escolha para indução naqueles pacientes que são considerados com risco imunológico mais elevado. Seus efeitos têm duração prolongada; a linfopenia pode durar mais de um ano.

Idealmente, sua aplicação deve se iniciar o mais breve possível, preferencialmente no pré ou intraoperatório, antes da reperfusão do enxerto, sob benefício de menor incidência de rejeição aguda. A dose a ser realizada ainda é alvo de discussões e controvérsias na literatura; há uma variabilidade entre os serviços transplantadores. Contudo, apesar de algumas indefinições, há alguns números de certeza; a dose total cumulativa a ser feita na indução do transplante renal varia de 3 – 6 mg/Kg. No Hospital das Clínicas, utilizamos, de maneira geral, a dose de 6 mg/Kg, a ser cumprida em 4 infusões de 1,5 mg/Kg, respeitando pelo menos 24 horas de intervalo entre elas, sendo a primeira dose já aplicada no intraoperatório.

É importante mencionar que alguns cuidados devem ser tomados, uma vez que a ATG é uma medicação que frequentemente provoca reações adversas. Uma das reações que podem ocorrer durante ou pouco após sua infusão é a síndrome de liberação de citocinas, caracterizada por: calafrios, dispneia, náuseas e vômitos, diarreia, hipotensão, mal-estar, manifestações cutâneas e/ou até anafilaxia e choque anafilático, em casos mais graves. Em geral, pode ser controlado com a interrupção da infusão e epinefrina, em casos mais dramáticos. Por ser coletada a partir de um pool de anticorpos contra células tímicas, a timoglobulina não é específica para células T, e contém anticorpos direcionados contra diferentes tipos de células como monócitos, neutrófilos, plaquetas e eritrócitos, e justamente devido à presença desses anticorpos, pode ocorrer reação cruzada contra células não linfides, ocasionando anemia hemolítica, trombocitopenia e neutropenia. Apesar desses vários efeitos adversos, a timoglobulina é segura no transplante renal, mas sua administração deve ser resguardada a um ambiente monitorado.

Para amenizar seus efeitos adversos frequentes, a maioria dos centros de transplante ao redor do mundo utiliza protocolos de pré-medicação; no Hospital das Clínicas, utilizamos dipirona, difenidramina e hidrocortisona, cerca de 1 hora antes do início da indução. É importante ressaltar também que após a administração dessa medicação o paciente estará intensamente imunossuprimido; a ATG aumenta o risco de diversas infecções, a curto e médio prazo. A terapia anti-helmíntica deve ser instituída antes do transplante, já que a estrongiloidíase disseminada é uma complicação temida. No nosso serviço, administramos ivermectina profilática. No transplante renal não se recomenda rotineiramente a profilaxia antifúngica, mesmo após a timoglobulina. As estratégias de prevenção e profilaxia para citomegalovírus mereceriam um capítulo à parte, mas de forma geral, o paciente que recebe essa indução tem alto risco de evoluir com reativação e síndrome citomegálica. No serviço do Hospital das Clínicas, prescrevemos valganciclovir por 3 a 6 meses, a depender do perfil de risco para esses pacientes.

Apesar de existirem alguns estudos acerca da segurança para a infusão periférica (mostrando até resultados positivos), o consenso entre especialistas e a maioria dos centros transplantadores opta preferencialmente em veia central. No impedimento desta, pode-se usar o acesso de diálise, fístula arteriovenosa ou uma veia periférica de grande calibre. O tempo de infusão recomendado é de pelo menos 4 horas, segundo o próprio fabricante.

BASILIXIMABE

Enquanto a imunossupressão causada pela timoglobulina é não específica, o Basiliximabe (BSX) tem uma ação mais dirigida; é um anticorpo monoclonal quimérico recombinante murino/humano IgG1 anti-receptor de interleucina-2, com elevada especificidade. O bloqueio da subunidade alfa do receptor de IL-2, expresso na superfície de linfócitos T ativados, leva a inibição da ativação e proliferação desses linfócitos e tem um efeito regulador sobre a proliferação de células mononucleares do sangue periférico mediada por IL-15. O KDIGO recomenda que a imunossupressão de pacientes que não sejam de alto de risco imunológico seja feita com basiliximabe, como primeira escolha.

Em comparação com a timoglobulina, o BSX é uma medicação que apresenta menor risco de efeitos adversos, em geral é bem tolerada, e quando utilizada na população transplantada de baixo risco imunológico, seus resultados em proteção de episódios de rejeição são equivalentes.

A duração média da inibição do IL-2 RA em adultos e duração do efeito do BSX é variável, sobretudo pode ser prolongada pelo esquema imunossupressor em uso, variando aproximadamente entre 30 e 50 dias. O esquema de BSX administrado em receptores adultos em ensaios clínicos foi de uma dose única de 20 mg IV, 2 horas antes do transplante e uma segunda dose, 4 dias após.

Diversos estudos confirmaram a eficácia do BSX, demonstrando redução significativa da incidência de rejeição aguda. Em comparação com o placebo, o BSX não aumentou a incidência de eventos adversos como consequência de sua administração concomitante a outros agentes imunossupressores. Quando presentes, os mais comumente descritos são distúrbios gastrointestinais, como:

náuseas e vômitos, dor abdominal, diarreia e dispepsia. Outros eventos adversos incluíram dor, edema periférico, febre, dispneia, cefaleia, tremor, insônia, anemia, acne, complicações da ferida cirúrgica, infecções do trato urinário e respiratório superior e distúrbios eletrolíticos.

IMUNOSSUPRESSÃO DE MANUTENÇÃO

Após a realização das drogas no perioperatório para imunossupressão de indução com objetivo de reduzir a ocorrência de rejeição aguda, deve-se proceder com as drogas da imunossupressão de manutenção, as quais buscam evitar o desenvolvimento de rejeição mediada por célula e/ou anticorpo.

Figura 1. Esquema com mecanismos de ação dos imunossupressores de indução e manutenção. Fonte: *Imunossupressive drugs for kidney transplantation*; Halloran, Philip; N Engl J Med 2004;351:2715-29.

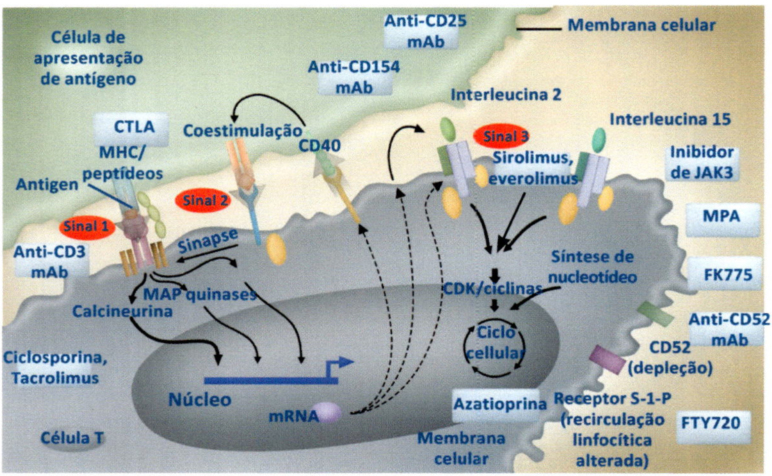

INIBIDORES DE CALCINEURINA (TACROLIMO E CICLOSPORINA)

Descoberta em 1990, primeiramente com ciclosporina, seguida pelo tacrolimo (também denominado FK506), tal classe é atualmente o "esqueleto" do esquema imunossupressor no transplante renal. Apesar de diferir quanto a composição, possuem mecanismo de ação e efeitos adversos semelhantes.

Mecanismo de ação

O efeito imunossupressor decorre inicialmente da estrutura formada entre o tacrolimo ou a ciclosporina e suas respectivas proteínas citoplasmáticas: proteína ligante FK (*FK-binding protein*) e ciclofilina. Tal complexo, por sua vez, se liga à calcineurina e inibe a ativação, ou seja, a desfosforilação de proteínas reguladoras nucleares, provocando down-regulation de genes produtores de citocinas ativadoras de linfócitos T (IL-2, IL-6, TNF-alfa, IFN-gamma). Em suma, há uma inativação da resposta linfocitária.

Tabela 1. Inibidores de Calcineurina

	TACROLIMO	CICLOSPORINA
Forma de apresentação	Cápsula - 0,5 mg; 1 mg; 5mg *formulações de ação prolongada	Solução - 100 mg/mL Cápsula - 25 mg; 100 mg
Dose	0,05 - 0,1 mg/Kg (12/12h)	9 mg/Kg/dia (12/12h)
Nível sanguíneo	1º- 2º mês: 10-12 ng/mL 3º - 6º mês: 8-10 ng/mL 7º - 12º mês: 6-8 ng/mL >12º mês: 5-6 ng/mL	C0 - 1º-: 150-350 3º-100-250 7º-:100-200: 100-150 C2 - 1º-1.200-1.500 3º-800-1200 7º-800-1200 500-800
Monitorização	Logo antes da tomada (C0)	2h após tomada (C2) – correlação nível sanguíneo
Metabolização	Hepática (citocromo P450 CYP3A4/5), intestinal	Hepática (citocromo P450 CYP3A4/5), intestinal
Excreção	Biliar	
Observações	Não deve ser usado durante amamentação. Não dialisável.	Não deve ser usado durante amamentação. Não dialisável.

Adaptado de Danovitch G. Handbook of Kidney Transplantation. 6º ed.

Efeitos adversos

Nefrotoxicidade

Um dos mecanismos responsáveis pela nefrotoxicidade seria o efeito reversível e dose-dependente da vasoconstrição na arteríola aferente, o que provoca redução da perfusão e filtração glomerular. Tal manifestação deriva da sobreposição de mecanismos como o desequilíbrio na cascata do ácido araquidônico, com predomínio do efeito vasoconstrictor do tromboxano A2, somado à ativação simpática, inibição da enzima óxido nítrico sintetase (NOS) e consequentemente redução do vasodilatador NO, associado ainda à vasoconstricção da endotelina. Tais mecanismos encontram-se proeminentemente exacerbados na presença da ciclosporina, apesar de ser um efeito de classe.

A expressão clínica evidencia-se pelo prolongamento da disfunção do enxerto ou elevação, transitória e dose-dependente, das escórias nitrogenadas. No entanto, é difícil diferenciar e isolar o efeito dos inibidores de calcineurina das outras causas de disfunção do enxerto.

Hipertensão e Distúrbio Hidroeletrolítico

HIPERTENSÃO – Habitualmente os pacientes cursam com hipertensão e retenção de líquido como consequência da vasoconstrição renal. Tal efeito resultará na ativação do sistema renina-angiotensina-aldosterona (SRAA), aumento da atividade simpática e supressão do fator natriurético atrial, culminando com redução de natriurese e diurese. Mesmo sendo um efeito de classe, a hipertensão é mais evidente após o uso de ciclosporina.

HIPERCALEMIA, ACIDOSE – Comum, porém raro ter relevância clínica desde que a função renal esteja preservada. Em geral, está associada a acidose hiperclorêmica, comportando-se como acidose tubular renal tipo IV, consequência de um "pseudo-hipoaldosteronismo". Além da menor sensibilidade do ducto coletor à ação da aldosterona, com consequente "down-regulation" dos canais secretores de potássio, há relatos de redução na produção de aldosterona. Uso concomitante de betabloqueador, bloqueador do receptor de angiotensina ou inibidor da enzima conversora de angiotensina podem potencializar tal efeito.

MAGNESIÚRIA, CALCIÚRIA – "down-regulation" de proteínas transmembrana resultando em perda urinária de cálcio e magnésio. A reposição de magnésio oral pode ser ineficiente devido à manutenção da perda urinária.

HIPERURICEMIA – Redução do clearence urinário de ácido úrico, principalmente se associado a diurético, destacando-se o tiazídico. Apesar de tal efeito estar associado ao tacrolimo e ciclosporina, a presença de gota está mais relacionada a ciclosporina.

Intolerância à glicose

O surgimento de intolerância à glicose ou diabetes mellitus pós-transplante encontra-se mais relacionado ao uso do tacrolimo, visto que há grande concentração de FKBP nas ilhotas de Langerhans. O uso concomitante de corticoide potencializa tal efeito. Destacam-se alguns fatores de risco como: obesidade, histórico familiar de diabetes, infecção por Hepatite C, pacientes de origem hispânica ou africana.

Efeito gastrointestinal

Hipercolesterolemia pós-transplante ocorre em 1/3 dos pacientes, principalmente entre os usuários de ciclosporina, com destaque para elevação da lipoproteína de baixa-densidade (LDL) devido a alteração na produção de ácidos biliares com repercussão no *feedback* lipídico intra-hepático, além da ocupação dos receptores de LDL pela ciclosporina.

Destacam-se também como consequência ao uso da ciclosporina, presença de colelitíase e hiperbilirrubinemia acompanhada de alterações transitórias das transaminases.

Alteração dermatológica

Os distúrbios dermatológicos são associados ao uso da ciclosporina, acentuando-se na presença do corticoide. Possíveis alterações seriam hipertricose e espessamento da pele – principalmente na população negra, além de hiperplasia gengival e ginecomastia. O tacrolimo, por sua vez, está relacionado à alopecia.

Neurotoxicidade

Sintomas neurológicos como tremor, cefaleia, disestesia e insônia estão entre os sintomas decorrentes do uso do tacrolimo, proporcionalmente à dose e nível sanguíneo da medicação. Destacam-se os distúrbios cognitivos, por vezes relacionados aos picos sanguíneos. Possíveis artifícios para otimização dos sintomas são o uso da formulação prolongada ou doses maiores no período noturno. A presença de crise convulsiva ou leucoencefalopatia são colocados como efeitos raros.

Tabela 2. Efeitos colaterais dos inibidores de Calcineurina

TACROLIMO	CICLOSPORINA
Nefrotoxicidade (+)	Nefrotoxicidade (++)
Microangiopatia trombótica	Microangiopatia trombótica
Hipertensão (+)	Hipertensão (++)
Hipercalemia, acidose hiperclorêmica	Hipercalemia, acidose hiperclorêmica
Magnesiúria, calciúria	Magnesiúria, calciúria
Hiperuricemia (+)	Hiperuricemia (++), gota
Hiperbilirrubinemia (+)	Colelitíase, Hiperbilirrubinemia (++)
	Hipercolesterolemia (LDL)
Alopecia	Hipertricose, hiperplasia gengival, ginecomastia
Diabetes mellitus, intolerância a glicose (++)	Diabetes mellitus, intolerância a glicose (+)
Neurotoxicidade	

Adaptado de Danovitch G. ***Handbook of Kidney Transplantation***. 6º ed.

Interação medicamentosa

As medicações que atuam sob as enzimas metabolizadoras da ciclosporina e tacrolimo, CYP3A4-5 e glicoproteína-p, atuam diretamente sob a concentração dessas. Ao potencializar a ação de tais enzimas, os inibidores de calcineurina terão sua concentração reduzida, logo requer aumento da dose; o oposto ocorre com as drogas que inibem tais enzimas. Como as respectivas ligações com o citocromo P-450 e glicoproteína-p ocorrem no intestino e/ou fígado, tais interações só acontecem caso as medicações sejam ofertadas via oral.

Tabela 3. Interações medicamentosas dos inibidores de Calcineurina

Aumentam concentração IC (inibem CYP3A4 / glicop.)	Reduzem concentração IC (ativam CYP3A4 / glicop.)
Fluconazol / Cetoconazol / Itraconazol / Voriconazol	Fenobarbital / Carbamazepina / Ácido valproico
Eritromicina / Claritromicina	Rifampicina
Diltiazem / Verapamil / Anlodipino	Sevelamer
Inibidores de protease (ritonavir)	Caspofungina
Clotrimazol / Metoclopramida	Álcool

Adaptado de Danovitch G. ***Handbook of Kidney Transplantation***. 6º ed.

Instabilidade hemodinâmica

Em situações de instabilidade hemodinâmica, com necessidade de doses elevadas de droga vasoativa, principalmente no contexto de choque distributivo (séptico), deve-se suspender os inibidores de calcineurina, visto que em tais condições o combate ao evento infeccioso se coloca superior ao risco de rejeição ao órgão, para o qual é necessária a atuação linfocitária. Superada tal intercorrência, deve-se retornar às medicações nas doses habituais, ajustada pela coleta dos níveis da medicação.

Caso seja possível isolar a causa do insulto hemodinâmico como secundário a um choque puramente cardiogênico ou neurogênico, é possível manter tais medicações.

Durante a pandemia da Covid-19 não foi possível estabelecer uma conduta única já que as evidências não eram assertivas, porém havia a tendência de manter os inibidores de calcineurina, mesmo com redução da dose, nos casos leves e moderados. Por outro lado, nas situações de instabilidade hemodinâmica significativa, necessidade de suporte ventilatório ou progressão acelerada da disfunção respiratória, optava-se pela suspensão.

Tais decisões sempre devem ser ponderadas diante do risco de perda do enxerto pelo desenvolvimento de rejeição (celular ou humoral). É necessária uma avaliação individualizada, considerando a gravidade do quadro, o tempo de transplante, histórico de rejeições ou eventos infecciosos prévios e esquema imunossupressor utilizado.

Micofenolato (mofetil ou sódico)

Introduzido no arsenal terapêutico do transplante em 1995, derivado da fermentação do fungo da espécie *Penicillium*, trata-se de um antiproliferativo com eficácia superior a azatioprina na prevenção da rejeição aguda.

Há duas formulações disponíveis no mercado: Micofenolato de mofetila (MMF), pró-droga, e Micofenolato sódico (MFS), benéfico ao anterior por não atuar no estômago e assim, induzir menos efeitos gastrointestinais. Ambos serão metabolizados na forma ativa do ácido micofenólico.

Mecanismo de ação

Atua por meio da inibição reversível da enzima inosina monofosfato desidrogenase, a qual é responsável pela síntese *de novo* de purinas, inviabilizando assim, a proliferação dos linfócitos T e B, além de inibir a formação de anticorpos.

Tabela 4. Micofenolato (Mofetil e Sódico)

	Micofenolato mofetil	Micofenolato sódico
Forma de apresentação	Comprimido – 180 mg; 360 mg	Cápsula – 250 mg Comprimido – 500 mg
Dose	720 mg 12/12h	1.000 mg 12/12h
Monitorização	Não é necessária	Não é necessária
Absorção	Gástrica (90% biodisponibilidade) *pico após 1h	Intestinal (pH neutro) *pico após 2-3h
Metabolização	Hepática >> Intestinal	Hepática >> Intestinal
Excreção	Renal – SEM ajuste para função renal	**Renal – SEM ajuste para função renal**
Observações	Contraindicação gestantes Não dialisável	Contraindicação gestantes Não dialisável

Danovitch G. ***Handbook of Kidney Transplantation***. 6º ed.

Efeitos adversos

Efeito gastrointestinal

Dentre os efeitos adversos, destaca-se a diarreia, presente em 1/3 dos pacientes; além de náusea, vômitos ou dispepsia, em 20% dos casos. Há relatos de esofagite e/ou gastrite hemorrágica (aproximadamente 5%), apesar de ser comumente relatada em associação com CMV.

Por se apresentarem com característica dose-dependente, tais sintomas cursam com melhora após redução da dose, assim como descrevem-se casos mais graves se dose superior a 2 g/d. Outra conduta possível seria a troca do MMF pelo MPS ou ingesta dos medicamentos junto a alimentação, apesar de reduzir a absorção destes. É necessária atenção quanto à possibilidade do surgimento de colite inflamatória, em caso de manutenção do fármaco.

Efeito hematológico

Leucopenia, anemia e trombocitopenia são efeitos colaterais possíveis, com frequência semelhante à azatioprina, diante dos quais deve-se reduzir a dosagem.

Interação medicamentosa

Deve-se evitar a associação azatioprina e micofenolato devido ao risco de mielotoxicidade. O uso concomitante com ciclosporina, por sua vez, causa redução da circulação enterro-hepática, e logo há diminuição da concentração sérica do ácido micofenólico.

Não é recomendado o uso simultâneo de micofenolato com antiácidos, colestiramina, sevelamer ou sulfato ferroso.

Instabilidade hemodinâmica

Os antimetabólitos, como micofenolato e azatrioprina, são as primeiras medicações a ser suspensas diante de qualquer instabilidade hemodinâmica ou situação de maior gravidade clínica. Tal conduta se aplica aos casos de Covid-19, em particular quando cursa com linfopenia (linfócitos < 700).

De modo semelhante, também serão os últimos a ser reconciliados após melhora da condição clínica.

Tabela 5. Inibidores de mTOR

	SIROLIMO	EVEREOLIMO
Forma de apresentação	Comprimido - 0,5 mg; 1 mg; 5 mg	Comprimido – 0,75 mg
Dose	6mg (ataque) >> 2 mg /d (manutenção)	0,75 mg 12/12h (SEM dose de ataque)
Nível	4- 12 ng /mL (dosar após 5 dias) **Tacrolimo + ImTOR** - nível FK 1-3 m : 5-7 >> após 3º m : 3-5 - nível ImTOR: 4-8 **Ciclosporina + ImTOR** C0: 35-50	3-8 ng /mL (dosar após 4 dias)
Meia-vida	62 horas - Ataque: equilíbrio em 24h - Manutenção: equilíbrio em 14 dias	30 horas
Absorção	Trato gastro-intestinal (CYP3A e glicoproteína-p)	Trato gastrointestinal (CYP3A e glicoproteína-p)
Metabolização	Hepática e intestinal	Hepática e intestinal
Excreção	Biliar (Ajuste se disfunção hepática)	Biliar (Ajuste se disfunção hepática)

Danovitch G. ***Handbook of Kidney Transplantation***. 6º ed.

Inibidor de mTOR: Everolimo e Sirolimo

O mTOR (*mammalian target of rapamycin*) é um mecanismo regulatório da divisão celular atuante através das medicações Sirolimus (Rapamune) ou Everolimus.

Mecanismo de ação

Os inibidores de mTOR ligam-se a proteína citoplasmática FKBP (similar à proteína ligante do tacrolimo) com ação inibitória sobre a proteína quinase TOR (*target of rapamycin*), impedindo a perpetuação do ciclo celular (passagem da fase G1 para S). Como consequência, reduz-se a produção de citocinas (IL-2, IL-3, IL-5 e IL-6) e fatores pró-inflamatórios (IL-8 e fator de crescimento endotelial).

Apesar do tacrolimo e sirolimo ligarem-se à mesma proteína (FKBP), esta encontra-se em abundância *in vivo*, o que permite associação das medicações sem efeito competitivo entre si.

Efeitos adversos

Nefrotoxicidade

TUBULOPATIA - Efeito anti-proliferativo nas células do epitélio tubular causa perda urinária de potássio e cálcio com consequente hipocalemia e hipocalcemia. A ação tubulotóxica pode potencializar o efeito nefrotóxico da classe dos inibidores de calcineurina, devendo-se evitar a combinção nos 3 primeiros meses pós-transplante.

PROTEINÚRIA - Surgimento ou incremento de proteinúria, acompanhada ou não de síndrome nefrótica, como consequência da redução na reabsorção tubular de proteínas e desarranjo da integridade podocitária. Desse modo, a introdução de inibidores mTOR deve ser acompanhada da quantificação de proteinúria, além de desencorajar seu uso na presença de perda de proteína já instalada.

EDEMA - Presença de edema em membros inferiores, uni ou bilateral, além da possibilidade de angioedema, o qual é mais comum diante da associação com outras medicações, como IECA ou BRA.

Prejuízo a cicatrização

Ao bloquear a proliferação celular, causa retardo na cicatrização e formação de tecido granular em feridas cirúrgicas, com consequente aumento dos casos de linfocele e deiscência de ferida, principalmente em pacientes obesos. Desse modo, há orientação de suspender tais medicações 1 semana antes de procedimentos eletivos.

Por outro lado, há efeitos benéficos na prevenção de estenose de stent, assim como redução teórica de progressão tumoral.

Pneumopatia

Possível desenvolvimento de pneumopatia bilateral com grande variedade de apresentações. Há predomínio nos lobos inferiores e prevalecem o aspecto semelhante a bronquiolite obliterante com pneumonia em organização (BOOP), hemorragia alveolar ou infiltração linfocítica. Trata-se de um diagnóstico de exclusão, em geral, com resolução após 2 a 3 semanas da suspensão da medicação.

Maior risco de desenvolver pneumonia por *Pneumocystis carini,* sendo imprescindível a manutenção da profilaxia por, no mínimo, 1 ano.

Distúrbios hematológicos

Citopenias, como anemia e trombocitopenia, estão entre as possíveis complicações, além da possibilidade do surgimento de Microangiopatia trombótica (MAT), a qual pode ocorrer diante do uso isolado do inibidor de mTOR ou em associação com inibidor de calcineurina.

Efeito oncológico

Há descrição de ação antiangiogênica e antilinfogênica da droga, desenvolvendo assim possível efeito de inibição tumoral (em tumores primários ou metastáticos). Torna-se uma boa opção imunossupressora em casos de sarcoma de Kaposi ou câncer de pele, este último com redução de recorrência em 44%.

Alteração endócrina

Mais da metade dos casos evoluem com hiperlipidemia, hipercolesterolemia ou hipertriglicediremia. Efeito esse, acentuado diante do uso concomitante de ciclosporina. Busca-se otimizar o controle após introdução de estatina, sem que haja necessidade de suspensão da medicação.

Outro possível efeito seria a toxicidade às ilhotas pancreáticas com possível desenvolvimento de intolerância à glicose ou diabetes mellitus.

Viabilidade reprodutiva

Com efeito tóxico ao feto e embrião, está contraindicado em contexto gestacional, além de causar oligoesperma e redução do nível de testosterona.

Interação medicamentosa

Semelhante aos inibidores de calcineurina, há interação dos inibidores de mTOR com as seguintes classes de medicamentos (anticonvulsivantes, bloqueadores de canal de cálcio, antifúngicos e tuberculostáticos), pois ambas as classes são metabolizadas pelas enzimas CYP3A4 e glicoproteína-p.

Instabilidade hemodinâmica

Tal classe de imunossupressor deve ser suspensa em casos de maior gravidade clínica, porém seu uso foi aventado diante da pandemia da Covid-19 após ser apontado um possível efeito antiviral da droga, discussão que segue sem conclusão respaldada.

AZATIOPRINA

Um dos primeiros imunossupressores aplicados ao transplante, com introdução por volta de 1950, tem propriedade antimetabólica por ser um análogo de purina com incorporação ao DNA e consequente inibição da síntese de material genético (RNA e purina), inviabilizando, assim, a replicação celular. Como consequência, há redução da resposta imune primária devido à inativação de linfócitos T e inibição de promielócitos na medula óssea, repercutindo em redução de monócitos e diferenciação desses em macrófagos.

Tabela 6. Azatioprina

AZATIOPRINA	
Forma de apresentação	Comprimido – 50 mg
Dose	Se AZA + INC: 1-2 mg/Kg/dia
Metabolização	AZA > 6-Mercaptopurina (6-MP: intestino, fígado)
Observações	Uso liberado em gestantes

Adaptado de Danovitch G. Handbook of Kidney Transplantation. 6º ed.

Efeitos adversos

Alteração hematológica

A mielossupressão, com tendência a plaquetopenia e leucopenia, é um dos principais efeitos colaterais, sendo necessário o controle semanal dos parâmetros hematológicos, logo após a introdução.

Tabela 7. Efeitos adversos da Azatioprina

AZATIOPRINA
Mielossupressão (plaquetopenia, leucopenia)
Anemia aplásica de células vermelhas / Macrocitose / Neutrófilos hipersegmentados
Hepatite, colestase, pancreatite (raro)

Adaptado de Danovitch G. *Handbook of Kidney Transplantation*. 6º ed.

Interação medicamentosa

Azatioprina é metabolizada em substância inativa por meio da enzima xantina oxidase. Caso tal medicação seja usada concomitantemente ao alopurinol, medicação que inativa xantina oxidase, é necessário reduzir em 25% a 50% a dose de azatioprina.

CORTICOESTEROIDE

Classe de imunossupressor presente desde os primórdios do transplante, utilizado em dose cada vez menor nos protocolos atuais de imunossupressão.

Mecanismo de ação

A ação imunossupressora do corticoide dá-se por meio de dois mecanismos: ação direta e indireta. O mecanismo de ação direta inibe os linfócitos T e a expressão das células apresentadoras de antígenos, seguido da menor produção e liberação de citocinas (IL-1, IL-2, IL-3, IL-6, TNF-alfa e interferon-gama). Outra forma de agir seria por meio da ação anti-inflamatória que ocorre em consequência ao seu efeito sobre os linfócitos, os quais são deslocados do compartimento vascular para os tecidos linfoides, além de inibir a ação dos monócitos nos tecidos inflamados.

Efeitos adversos

Os receptores de corticoide encontram-se presentes em vários tecidos, logo, é uma classe de medicamento responsável por inúmeros efeitos colaterais, como osteoporose, osteonecrose (principalmente na região da cabeça do fêmur), catarata, intolerância a glicose, hipertensão, distúrbio do crescimento, alterações dermatológicas, além de efeitos psiquiátricos.

Cada indivíduo apresenta um perfil de resposta e sensibilidade diferente, a depender das variações do metabolismo da droga e da concentração de receptores em cada tecido.

Interação medicamentosa

O corticoide é metabolizado por enzimas hepáticas, logo, ao usar medicações que induzem tal ação enzimática, como fenitoína, barbitúrico e rifampicina, há uma redução da concentração do corticoide. Por outro lado, cetoconazol e contraceptivo oral elevam a concentração de tais medicações.

REFERÊNCIAS BIBLIOGRÁFICAS

1. Danovitch G. Handbook of Kidney Transplantation. 6a ed.
2. Riella, Miguel Carlos; Princípios de nefrologia e distúrbios hidreletrolíticos, 6a ed – Rio de Janeiro. 2018:1.136.
3. Choo SY. The HLA system: genetics, immunology, clinical testing, and clinical implications. Yonsei Med J. 2007;48(1):11-23.
4. Transplant Immunology and Immunosuppression: Core Curriculum 2015 Donald E. Hricik Am J Kidney Dis. 2015;65(6):956-966.
5. Stuart JK. Kidney transplantation - Principles and practice. 8. ed. Philadelphia: Elsevier; 2020.
6. Kidney Disease: Improving Global Outcomes (KDIGO) Transplant Work Group. KDIGO clinical practice guideline for the care of kidney transplant recipients. Am J Transplant. 2009 Nov;9 Suppl 3:S1-155.
7. Goggins WC, Pascual MA, Powelson JA, Magee C, Tolkoff-Rubin N, Farrell ML, Ko DS, Williams WW, Chandraker A, Delmonico FL, Auchincloss H, Cosimi AB; A prospective, randomized, clinical trial of intraoperative versus postoperative Thymoglobulin in adult cadaveric renal transplant recipients. Transplantation. 2003;76(5):798.
8. Nafar, M, Dalili, N, Poor-Reza-Gholi, F, Ahmadpoor, P, Samadian, F, Samavat, S. The appropriate dose of thymoglobulin induction therapy in kidney transplantation. **Clin Transplant.** 2017; 31:e12977. https://doi.org/10.1111/ctr.12977.
9. Liu HY, Cheng YT, Luo HL, Huang CC, Chen CH, Shen YC, Lee WC. Modest dose anti-thymocyte globulin administered intraoperatively is safe and effective in kidney transplantations: a retrospective study. PeerJ. 2019 Aug 16;7:e7274.
10. Martinez-Mier G, Soto-Miranda E, Budar-Fernandez LF, Mateu-Rivera LJ, Gomez-Diaz A, Trujillo-Martinez MF, Uscanga-Montesano A, Avila Y Falfan D. Thymoglobulin Induction Therapy in Deceased Donor Kidney Transplantation: Single-Center Experience in Mexico. Transplant Proc. 2016 Mar;48(2):596-9.
11. Umasankar Mathuram Thiyagarajan a Amirthavarshini Ponnuswamy b Atul Bagu; Thymoglobulin and Its Use in Renal Transplantation: A Review; Am J Nephrol 2013;37:586–60.1

12. Préville X, Flacher M, LeMauff B, Beauchard S, Davelu P, Tiollier J, Revillard JP: Mechanisms involved in antithymocyte globulin immunosuppressive activity in a non-human primate model. Transplantation 2001; 71: 460–468.

13. Beiras-Fernandez A, Thein E, Chappel D, Gallego R, Fernandez-Roel D, Kemming G, Hammer C: Polyclonal anti-thymocyte globulins influence apoptosis in reperfused tissues after ischaemia in anon-human primate model. Transpl Int 2004; 17: 453–457.

14. Halloran, P; Immunosuppressive Drugs for Kidney Transplantation;N Engl J Med 2004;351:2715-29.

15. Guttmann RD, Caudrelier P, Alberici G, Touraine JL. Pharmacokinetics, foreign protein immune response, cytokine release, and lymphocyte subsets in patients receiving thymoglobuline and immunosuppression. Transplant Proc. 1997 Nov;29(7A):24S-26S.

16. Hayes J, Nellore A. Management of Strongyloides in Solid Organ Transplant Recipients. Infect Dis Clin North Am. 2018 Sep;32(3):749-763.

17. Yilmaz, M., Sezer, T. Ö., Kir, O., Öztürk, A., Hoşcoşkun, C., & Töz, H. (2017). **Use of ATG-Fresenius as an Induction Agent in Deceased-Donor Kidney Transplantation. Transplantation Proceedings, 49(3), 486–489.**

18. McKeage K, McCormack PL. Basiliximab: a review of its use as induction therapy in renal transplantation. BioDrugs. 2010 Feb 1;24(1):55-76.

19. Tanriover B, Jaikaransingh V, MacConmara MP et al. Acute Rejection Rates and Graft Outcomes According to Induction Regimen among Recipients of Kidneys from Deceased Donors Treated with Tacrolimus and Mycophenolate. Clin J Am Soc Nephrol. 2016 Sep;11(9):1650-61.

20. Amlot PL, Rawlings E, Fernando ON. et al. Prolonged action of a chimeric interleukin-2 receptor (CD25) monoclonal antibody used in cadaveric renal transplantation. Transplantation 1995 Oct 15; 60 (7): 748-56.

21. Kovarik JM, Kahan BD, Rajagopalan PR, et al. Population pharmacokinetics and exposure-response relationships for basiliximab in kidney transplantation. Transplantation 1999 References Nov 15; 68 (9): 1288-94.

22. Haba T, Uchida K, Katayama A, et al. Pharmacokinetics and pharmacodynamics of a chimeric interleukin-2 receptor monoclonal

antibody, basiliximab, in renal transplantation: a comparison between Japanese and non-Japanese patients. Transplant Proc 2001 Nov-Dec; 33 (7-8): 3174-5.

23. Adu D, Cockwell P, Ives NJ, et al. Interleukin-2 receptor monoclonal antibodies in renal transplantation: meta-analysis of randomised trials. BMJ 2003 Apr 12; 326: 789-93.

24. Keown PA, Balshaw R, Khorasheh S, et al. Meta-analysis of basiliximab for immunoprophylaxis in renal transplantation Biodrugs 2003; 17 (4): 271-9.

25. Lawen JG, Davies EA, Mourad G, et al. Randomized double blind study of immunoprophylaxis with basiliximab, a chimeric anti-interleukin-2 receptor monoclonal antibody, in combination with mycophenolate mofetil-containing triple therapy inrenal transplantation. Transplantation 2003 Jan 15; 75 (1): 37-43.

26. Novartis Pharmaceutical Corporation. Simulect® (basiliximab):Available from URL: http:// www.pharma.us.novartis.com/product/pi.jsp

27. Halloran P. Immunosuppressive Drugs for Kidney Transplantation; N Engl J Med 2004;351:2715-29.

28. Wang D, Matsumoto R, You Y, et al. CD3/CD28 costimulation-induced NF-kappaB activation is mediated by recruitment of protein kinase C-theta, Bcl10, and IkappaB kinase beta to the immunological synapse through CARMA1. Mol Cell Biol 2004;24: 164-71.

29. Limay AP (2022). COVID-19: Issues related to solid organ transplantation. Disponível em: https://www.uptodate.com/contents/covid-19-issues-related-to-solid-organ-transplantation.

26

PRINCIPAIS COMPLICAÇÕES

VASCULARES, UROLÓGICAS, SANGRAMENTOS E REJEIÇÃO

Cláudia Coimbra César de Albuquerque ▪ Ítalo José Araújo Silveira de Sá

INTRODUÇÃO

Os pacientes que serão submetidos ao transplante renal devem ser acompanhados previamente a fim de otimizar sua condição clínica, reduzindo assim a probabilidade de complicações no ato cirúrgico. Tal cuidado não é usualmente possível nos receptores de transplantes cardíaco, pulmonar ou hepático, os quais são realizados em paciente habitualmente expostos a um declínio significativo da condição clínica previamente ao ato cirúrgico.

No momento do pós-operatório imediato, a disfunção do enxerto, manifesta pela elevação das escórias nitrogenadas e/ou baixo volume de diurese, tem algumas possíveis causas, dentre as quais deve-se considerar: hipovolemia, complicações cirúrgicas (vasculares e urológicas), rejeição ou nefrotoxicidade. A ultrassonografia com doppler do enxerto renal é a ferramenta inicial em tal diferenciação.

COMPLICAÇÕES VASCULARES

Estenose de artéria renal

Estenose de artéria renal ocorre em cerca de 1% a 23% dos pacientes e tende a ser uma complicação tardia, mas ocasionalmente se manifesta no período perioperatório. O quadro clínico típico é composto por hipertensão arterial de difícil controle, disfunção do enxerto e congestão volêmica devido à retenção de sal e água.

Os principais fatores de risco para estenose precoce são:

- Doença aterosclerótica do doador;
- Lesão da íntima arterial por manipulação inadequada no momento da captação ou do implante;
- Técnica operatória inadequada e
- Rejeição aguda.

Figura 1. Arteriografia com presença de estenose proximal da artéria polar inferior; (B) Resolução após angioplastia com colocação de balão. Fonte: Stuart JK. *Kidney transplantation - Principle and practice.* 8. ed. Philadelphia: Elsevier; 2020.

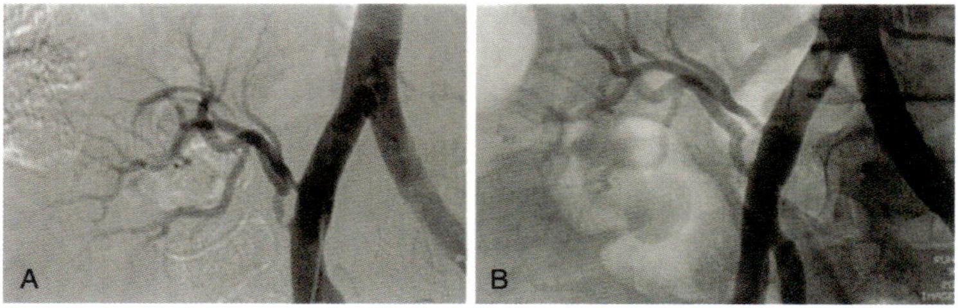

O diagnóstico é suspeitado inicialmente por meio do USG doppler do enxerto, que demonstra aumento da velocidade de pico sistólico na anastomose arterial. Posteriormente, a realização de arteriografia (Figura 1) confirma o diagnóstico e permite a realização de tratamento endovascular (balonamento ou angioplastia com *stent*) com índice de sucesso variando entre 65% e 94% dos casos.

O tratamento cirúrgico tem sido reservado para falha do tratamento endovascular ou casos mais complexos, como estenose de óstio, longas áreas de estenose ou estenose em artérias de difícil acesso.

Trombose da artéria renal

Trata-se de uma complicação grave, de incidência rara (entre 1% e 2%), e de ocorrência habitualmente na primeira semana após o transplante renal.

As principais causas envolvem:

- Fatores cirúrgicos:
- Desproporção na extensão da veia e da artéria renal do enxerto, determinação na angulação excessiva dos vasos no momento da anastomose;
- Acotovelamento da artéria após acomodação do enxerto na loja e lesão da íntima arterial.
- Fatores não cirúrgicos:
- Aterosclerose do doador;
- Hipotensão;
- Receptor trombofílico – notadamente em casos de mutação do fator V de Leiden e Síndrome do Anticorpo Antifosfolípide (SAAF).

O quadro clínico classicamente descrito é a evolução com anúria súbita em pacientes que previamente demonstraram débito urinário satisfatório. A investigação diagnóstica pode ser realizada por meio de USG doppler do enxerto, angiotomografia computadorizada ou angiografia (Figura 2), mas, considerando a janela terapêutica estreita pela breve evolução para perda irreversível do enxerto, indica-se exploração cirúrgica de urgência em casos altamente suspeitos.

Em caso de viabilidade do enxerto durante a exploração cirúrgica, indica-se realização de trombectomia e revisão da anastomose vascular, com manutenção de anticoagulação terapêutica no pós-operatório. Transplantectomia de urgência é realizada em caso de falha terapêutica ou inviabilidade do enxerto.

Figura 2. (A) USG Doppler com redução da perfusão no segmento anterior; (B) Angiografia evidenciando oclusão de segmentar. Fonte: Mehmet H. *Surgical complication after Kidney transplantation. Experimental and Clinical Transplantation* (2016).

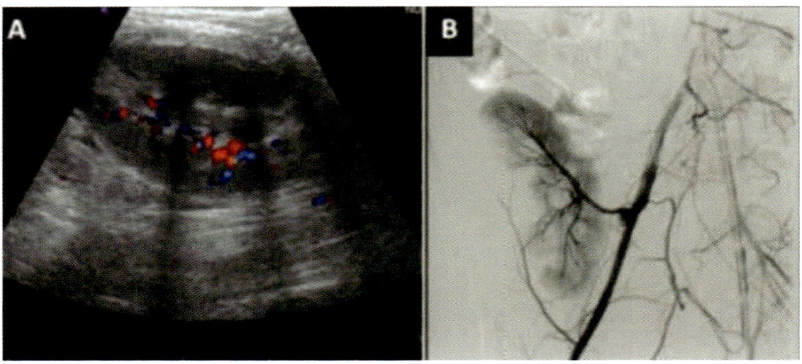

Trombose de veia renal

Trombose de veia renal ocorre entre 0,1% e 4,2% dos receptores e está associada com elevado risco de perda do enxerto.

Os principais fatores de risco relatados são:

- Desproporção do comprimento da veia e da artéria renal;
- Turbilhonamento do fluxo sanguíneo venoso (em decorrência de acotovelamento da veia renal ou de compressão extrínseca por linfocele, hematoma perirrenal ou urinoma);
- Hipotensão perioperatória e
- Fatores do receptor (como receptores idosos ou portadores de trombofilias).

O quadro clínico típico é composto por anúria e dor súbita na topografia do enxerto. A realização de USG doppler usualmente confirma o diagnóstico, demonstrando ausência de fluxo na veia renal. Outros sinais ultrassonográficos são a presença de diástole reversa da artéria renal e aumento do tamanho do enxerto (Figura 3).

Exploração cirúrgica imediata deve ser realizada, com possibilidade de salvamento do enxerto renal em caso de trombectomia em tempo hábil. Já em casos de retardo no diagnóstico e na exploração cirúrgica, habitualmente observa-se evolução para inviabilidade do enxerto e torna-se necessária a realização de transplantectomia de urgência, pelo risco de rotura renal e consequente choque hipovolêmico.

COMPLICAÇÕES UROLÓGICAS

A complicação cirúrgica mais comum após o transplante renal, com morbimortalidade significativa, é a urológica, podendo variar de 2,5% a 30% em todos os receptores.

Infecção de Ferida Operatória

Mais comumente observada no primeiro mês pós-transplante renal, a infecção de ferida operatória tem se mostrado um evento mais controlado após adoção de medidas como tendência a redução na dose do corticoide e uso de antibiótico profilático. Fatores de risco a serem considerados são: uso de inibidor de mTOR e receptores obesos ou diabéticos.

Figura 3. USG Doppler do enxerto com presença de diástole reversa no fluxo da artéria renal e ausência de fluxo na veia renal, associado ao tamanho aumentado do enxerto (14 cm), diagnosticando, assim, trombose de veia renal. Fonte: Stuart JK. *Kidney transplantation - Principle and practice.* 8. ed. Philadelphia: Elsevier; 2020.

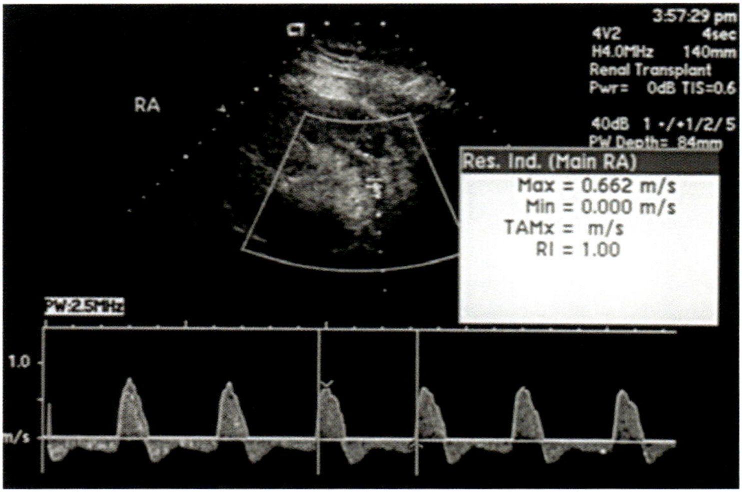

Caso evolua com infecção no sítio cirúrgico, a estratégia terapêutica ideal é a drenagem local com coleta de cultura do conteúdo drenado associado ao início simultâneo de antibiótico sistêmico.

Maiores informações a respeito deste tema estão presentes no capítulo "Aspectos infecciosos pós-transplante renal (profilaxias e principais complicações infecciosas)".

Linfocele

O vazamento de linfa proveniente da rede de drenagem linfática dos vasos ilíacos ou do próprio hilo do enxerto pode dar origem a um acúmulo de linfa denominado linfocele. Ocorre em frequência que varia de 0,6% a 40%. Embora habitualmente não determine sintomas, a presença de linfocele pode causar dor, compressão venosa (podendo resultar em trombose venosa profunda ou edema do membro inferior ipsilateral), e obstrução ureteral com compressão e/ou deslocamento vesical e incontinência. Alguns casos se apresentam com massa em região escrotal quando há drenagem espontânea para o escroto.

O desenvolvimento de linfocele está associado alguns fatores de risco como: rejeição aguda, obstrução urinária ou descapsulização do enxerto. A suspeita diagnóstica ocorre por método ultrassonográfico quando é visualizada uma estrutura anecoica e arredondada adjacente ao enxerto renal. Por outro lado, a presença de estrutura hiperecoica é um sinal sugestivo de componente infeccioso associado, assim como a visualização de hidronefrose sugere presença de obstrução ureteral. O reconhecimento de coleções também pode ser realizado por meio de tomografia computadorizada (Figura 4).

O diagnóstico diferencial da presença de coleções adjacentes ao enxerto renal inclui as hipóteses de hematoma ou de acúmulo de urina (urinoma, em decorrência de fístula urinária), as quais podem ser diferenciadas após aspiração estéril do conteúdo com quantificação de ureia, creatinina e potássio.

Grande parte dos casos apresenta-se assintomático e de pequena monta e não requer abordagem. No entanto, caso haja suspeita de infecção ou, principalmente, obstrução ureteral, está indicada abordagem por meio de aspiração percutânea, drenagem conectada a sistema fechado, aplicação de substância esclerótica na cavidade (tetraciclina ou cola de fibrina) ou ainda, drenagem do conteúdo para cavidade peritoneal, por meio da técnica de marsupialização. Cuidados intraoperatórios como a minimização da dissecção linfática durante o preparo da fossa ilíaca e ligadura linfática ou colocação de dreno intracavitário podem ajudar na prevenção desta complicação.

Urinoma

Fístulas urinárias tipicamente ocorrem nas primeiras semanas pós-transplante renal e devem ser suspeitadas em casos de aumento do volume drenado pela ferida operatória ou dreno, caso presente, acompanhado da redução de diurese e relato de dor intensa perienxerto. Pode ocorrer, ainda, edema em região escrotal e/ou abdominal. Diante da possibilidade de tal evento, costuma-se realizar USG do enxerto no pós-operatório a fim de averiguar não só a perviedade das anastomoses, como também excluir a presença de um possível urinoma, linfocele ou hematoma.

A ocorrência de extravasamento urinário pode ser resultado de isquemia ureteral (com especial menção à possibilidade de comprometimento da irrigação arterial do ureter em casos de ligamento da artéria polar inferior durante a preparação do enxerto renal) ou caso a anastomose ureterovesical apresente alguma intercorrência repercutindo em quadro de obstrução urinária alta, a nível do cálice ou pelve renal, o que busca ser minimizado quando a anastomose ureterovesical é realizada segundo método Lich-Gregoir.

Com o objetivo de reduzir a tensão, o risco de acotovelamento e estreitamento na anastomose, alguns centros optam pela colocação do *stent* de Duplo J no ato cirúrgico, principalmente quando a parede vesical do receptor ou ureteral do doador são finas. Tal conduta é discutível, pois, em contrapartida, a colocação do Duplo J requer maior vigilância no pós-operatório quanto ao risco de infecção do trato urinário, além da necessidade de retirar tal dispositivo através de um procedimento invasivo.

Figura 4. Tomografia de abdômen com imagem de coleção sugestiva de linfocele em posição inferolateral ao enxerto renal. Fonte: Stuart JK. *Kidney transplantation - Principle and practice.* 8. ed. Philadelphia: Elsevier; 2020.

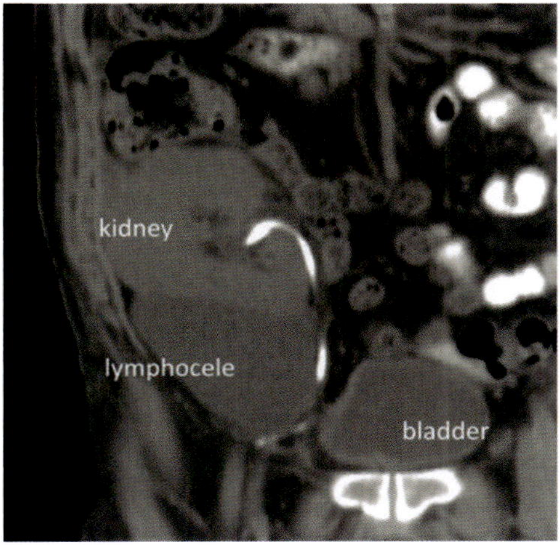

É possível elencar alguns fatores de risco para o desenvolvimento de urinoma:

- Tempo de isquemia fria prolongado;
- Presença de artérias acessórias, pois algumas dessas não serão anastomosadas ao enxerto com risco de hipofluxo e isquemia;
- Colocação ou não de *stent* ureteral (Duplo J);

→ Manipulação excessiva no "Triângulo dourado" – área entra artéria renal, ureter e enxerto renal –, com possível dissecção e alto risco de evolução para necrose.

A abordagem diagnóstica é iniciada pelo envio do fluido proveniente do dreno ou de punção estéril da coleção perienxerto para análise bioquímica: nos casos de urinoma, os valores de creatinina e de potássio deste fluido serão significativamente superiores aos valores séricos destes marcadores, enquanto que valores similares são sugestivos do diagnóstico de linfocele. Métodos complementares e confirmatórios são cistograma, nefrograma anterógrado (Figura 5) ou tomografia de abdome.

Diante da suspeita clínica, deve-se realizar a passagem de sonda vesical a fim de reduzir a pressão no interior da bexiga na tentativa de reverter a perda urinária. Outra possibilidade seria a nefrostomia anterógrada percutânea com o objetivo de identificar o local do vazamento e, na ausência de necrose ureteral, colocação de um dreno ou *stent*. A abordagem cirúrgica pode variar desde um simples reimplante ureteral, nos casos de deiscência da anastomose, até ureteropielostomia (junção do ureter do enxerto com ureter nativo ipsilateral) ou cistopielostomia caso haja necrose no tecido ureteral.

Figura 5. Realização de nefrostomia anterógrada percutânea. (A) Presença de urinoma. (B) Colocação de Duplo J. (C) Controle após 2 meses – urinoma ausente. Fonte: Mehmet H. *Surgical complication after Kidney transplantation. Experimental and Clinical Transplantation* (2016).

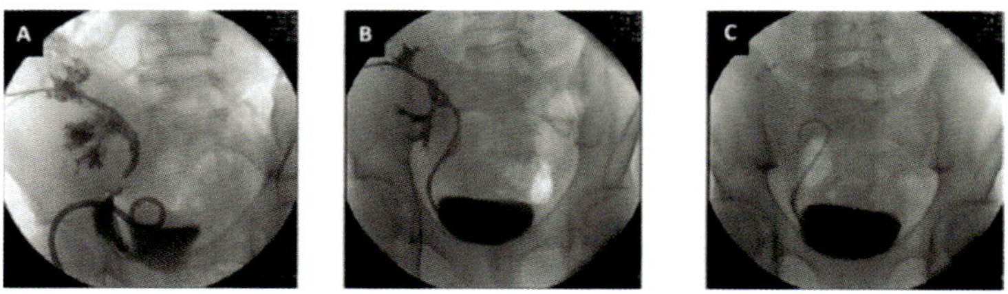

Obstrução urinária

Dentre as principais causas de retenção urinária, a qual encontra-se presente em cerca de 2% a 10% dos casos, destacam-se: obstrução da sonda vesical, presença de cálculo, coágulo ou afilamento ureteral, compressão extrínseca do ureter ou hiperplasia prostática. No momento do pós-operatório, deve-se considerar, ainda, a possibilidade de edema ureteral, o qual tende a reverter espontaneamente.

A colocação de sonda vesical reduz o risco de fístulas ou obstruções, apesar de ser necessário maior vigilância quanto a quadros infecciosos. O local mais comum de evoluir com afilamento é a anastomose ureterovesical.

Clinicamente, a obstrução se manifesta por meio da redução na diurese e eventualmente formação de hidronefrose. É válido ressaltar que, em virtude da ausência de inervação do enxerto renal, sintomas álgicos não necessariamente estarão presentes.

Diante da suspeita, o USG do rim transplantado é um método rápido e prático no qual a presença de dilatação ureteral e/ou calicinal podem ser sinais de obstrução distal (Figura 6). Por outro lado, caso a bexiga esteja colapsada, deve-se suspeitar de obstrução ureteral. A partir de então, há indicação de nefrostomia percutânea com colocação de dilatador, a fim de reverter o possível edema. Caso a creatinina evolua com redução, infere-se que a obstrução está tratada.

Nas situações em que a retenção persiste, está indicada a realização de nefrograma, o qual vai localizar e dimensionar o ponto de obstrução. Se menor que 2 cm, o quadro é passível de correção endoscópico com colocação de *stent*, dilatador ou aplicação de laser; por outro lado, se maior que 2 cm, está indicada a realização de excisão e reimplante ureteral. Diante da evidência de compressão extrínseca, deve-se proceder com drenagem do hematoma, urinoma ou linfocele.

Outro motivo de obstrução urinária seriam os casos de bexiga neurogênica, quando deve-se repassar a sonda vesical de demora e iniciar tratamento com alfabloqueador (tansulosina e dozasosin). Em caso de falha, há indicação de autocateterização ou até mesmo, em contexto de maior gravidade ou associado a infecção urinária, realização de desvio do ureter do enxerto para um conduto ileal que segue até parede abdominal anterior (semelhante a um Bricker).

Figura 6. Imagem ultrassonográfica com presença de hidronefrose secundária a estenose distal. Fonte: Mehmet H. *Surgical complication after Kidney transplantation. Experimental and Clinical Transplantation* (2016).

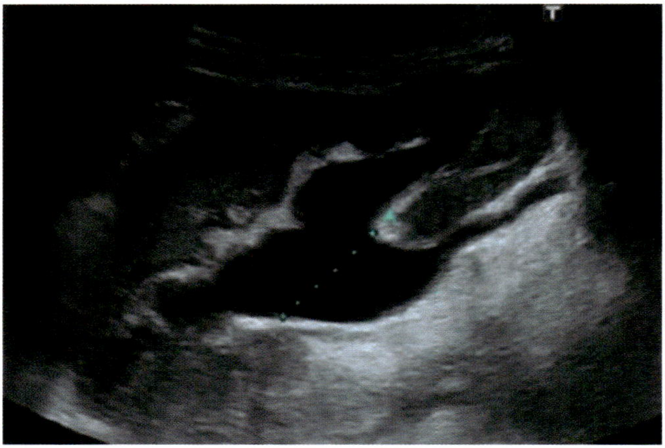

SANGRAMENTO

As medidas para evitar sangramento tem início no pré-operatório, quando deve-se atentar para os parâmetros de coagulação e suspensão de anticoagulantes orais.

Visto que, não raro, pequenos vasos do hilo renal podem cursar com sangramento à medida que a perfusão renal é otimizada e a espasticidade do intraoperatório revertida, é necessária alta suspeição para sangramento no período pós-operatório imediato. Deve-se, assim, realizar vigilância dos sinais vitais, de níveis hematimétricos e, caso presente, do volume presente no dreno cavitário. É importante, ainda, monitorização e correção de fatores de coagulação.

Habitualmente, visualiza-se hematúria discreta nos primeiros dias após o procedimento, o qual tende a seguir com resolução espontânea. Por outro lado, a presença de coágulos com elevado risco de obstrução requer maior atenção e, por vezes, irrigação vesical intermitente, a fim de evitar retenção com consequente distensão vesical e risco de ruptura das anastomoses. Em caso de obstrução, a irrigação intermitente e manual é preferível em relação a contínua, pois esta aumenta a pressão intravesical.

A realização de USG Doppler é habitualmente o método mais prático para se confirmar e monitorar a presença de hematoma próximo ao enxerto. Entretanto, a Tomografia Computadorizada (TC) permite avaliação mais detalhada do volume de sangramento e traz detalhes da loja renal, estruturas abdominais contíguas e grau de dilatação do enxerto. Após confirmação do hematoma, fatores como estado hemodinâmico e função renal determinam a abordagem terapêutica, sendo o manejo cirúrgico (para limpeza da fossa e revisão da hemostasia) indicado para os pacientes instáveis ou com compressão extrínseca do enxerto pelo hematoma.

Quanto aos hemocomponentes, sugere-se que os mesmos sejam irradiados e filtrados a fim de reduzir a aloimunogenicidade. O uso do filtro retira cerca de 99% dos leucócitos presentes na bolsa, o que reduz aloimunização contra antígenos leucocitários (ex.:

HLA), transmissão de CMV (vírus intracelular), além de minimizar risco de reação febril não hemolítica. Quanto ao uso de radiação gama, esta possibilita inativar células imunocompetentes viáveis.

É válido ressaltar, ainda, que o diagnóstico diferencial de instabilidade hemodinâmica no período pós-operatório precoce deve incluir as possibilidades de sepse e de complicações cardiovasculares (como IAM ou TEP), com investigação diagnóstica e abordagem terapêuticas próprias.

REJEIÇÃO

Introdução

A rejeição aguda resulta da resposta imune ao enxerto não adequadamente bloqueada pelos agentes imunossupressores, e pode ser classificada em:

- **Rejeição Aguda mediada por células T:** É o tipo de rejeição mais comum, sendo mediada primariamente por linfócitos T reagindo a antígenos de histocompatibilidade do doador expressos no enxerto renal;
- **Rejeição Aguda mediada por anticorpos:** Nesta condição, o dano é resultante de anticorpos circulantes que reagem a aloantígenos do doador expressos no endotélio do enxerto, sejam eles antígenos HLA (de classe I e/ou classe II), antígenos do sistema ABO ou outros. Tais aloanticorpos são denominados DSA (*donor specific antibodies*);
- **Rejeição mista:** Quando ambos os componentes estão presentes.

Diagnóstico

Diversos marcadores não invasivos encontram-se em estudo, mas o procedimento padrão-ouro para o diagnóstico de rejeição aguda atualmente permanece sendo a realização de biópsia do enxerto renal – que deve ser classificada de acordo com os critérios definidos na classificação de Banff (Tabela 1).

Rejeição Hiperaguda

Com os avanços no entendimento da imunologia do transplante e o emprego de testes imunológicos mais rigorosos – com a necessidade de prova cruzada negativa por citotoxicidade dependente de complemento (CDC) para realização de transplante renal –, a ocorrência de rejeição nos primeiros minutos a horas após o implante do enxerto renal (isto é, rejeição hiperaguda) tornou-se um evento raro na era atual.

Rejeição Aguda

A ocorrência de rejeição aguda ainda é um problema comum na prática clínica, com uma incidência variável entre 7% e 25%, a depender do risco imunológico e da estratégia imunossupressora adotada. Tal condição habitualmente ocorre a partir do término da primeira semana pós-transplante.

A estratégia empregada para monitorização da rejeição aguda é variável de acordo com o status do funcionamento do enxerto.

No caso de enxertos funcionantes, a rejeição aguda é suspeitada na ocorrência do aumento de creatinina sérica sem outras justificativas mais prováveis. Sendo assim, a biópsia renal deve ser prontamente realizada para esclarecimento diagnóstico.

Tabela 1. Tabela descrita referente aos critérios de Banff. Fonte: Loupy A, Haas M, Roufosse C. The Banff 2019 Kidney Meeting Report: *Updates on and clarification of criteria for T-cell and antibody-mediated rejection. American Journal Transplantation*, 2020.

Atualizações da classificação de Banff de 2019 para ABMR, alterações limítrofes, TCMR e nefropatia por poliomavírus. Todas as atualizações em negritoa
Categoria 1: biopsia normal ou alterações inespecíficas
Categoria 2: alterações mediadas por anticorpos
ABMR ativa; todos os 3 critérios devem ser atendidos para o diagnostico
1. Evidência histológica de lesão tecidual aguda, incluindo 1 ou mais do seguinte: • Inflamação microvascular (g > 0 e/ou ptc>0), na ausência de TCMR aguda, infiltrado limítrofe ou infecção, ptc ≥1 isoladamente não é suficiente e g deve ser ≥1 • Arterite da íntima ou transmural (v > 0)b • Microangiopatia trombótica aguda, na ausência de outra causa • Lesão tubular aguda, na ausência de qualquer outra causa aparente
2. Evidência de interação atual/recente de anticorpo com endotélio vascular, incluindo 1 ou mais do seguinte: • Coloração C4d linear em capilares peritubulares ou vasa recta medulares (C4d2 ou C4d3 por IF em cortes congelados, ou C4d > 0 por IHQ em cortes em parafina) • Pelo menos inflação microvascular moderada ([g + ptc] ≥2 na ausência de glomerulonefrite recorrente ou original, embora na presenta de TCMR aguda, infiltrado limítrofe ou infecção, ptc ≥2 isoladamente não é suficiente e g deve ser ≥1 • Aumento da expressão dos transcritos/classificadores do gene no tecido de biopsia fortemente associado a ABMR, se totalmente validado
3. Evidência sorológica de anticorpos circulantes específicos do doador (DAS a HLA ou outros antígenos). O DSA pode substituir a coloração C4d ou expressão de transcritos/classificadores validados, como mencionado anteriormente, no critério 2; no entanto, exame completo de DSA, incluindo exame para anticorpos não HLA se o teste de anticorpo HLA for negativo, é fortemente aconselhado sempre que os critérios 1 e 2 forem atendidos

ABMR ativa crônica; todos os 3 critérios devem ser atendidos para o diagnóstico

1. Evidência morfológica de lesão tecidual crônica, incluindo 1 ou mais dos seguintes:

Glomerulopatia após transplante (cg > 0) se não houver evidência de MAT crônica ou glomerulonefrite recorrente/original crônica; inclui alterações evidentes por microscopia eletrônica (ME) isolada (cg1a)

Multicamadas da membrana basal capilar peritubular grave (ptcm1; requer EM)

Fibrose arterial da íntima de início recente, excluindo outras causas; leucócitos na íntima esclerosada favorecem ABMR crônica se não houver história prévia de TCMR, mas não são necessários

2. Idêntico ao critério 2 para ABMR ativo, anteriormente

3. Idêntico ao critério 3 para ABMR ativo, anteriormente, incluindo forte recomendação para exame de DSA sempre que os critérios 1 e 2 são atendidos. Biopsias que atendem ao critério 1 mas não ao critério 2 com evidencia atual ou prévia de DSA (pós-transplante) podem ser declarar ABMR crônica; entretanto, DSA remota não deve ser considerada para o diagnóstico de ABMR ativo ou ativo crônico

ABMR crônico (inativo)

1. Cg> 0 e/ou ptcml grave (ptcml1)

2. Ausência de critério 2 de interação de anticorpo atual/recente com o endotélio

3. Diagnóstico documentado anterior de ABMR ativo ou ativo crônico e/ou evidência anterior documentada de DSA

Coloração C4d sem evidência de rejeição; todas as 4 características devem estar presentes para diagnósticoc

1. Coloração C4d linear em capilares peritubulares (C4d2 ou C4d3 por IF em cortes congelados ou C4d > 0 por IHQ em cortes em parafina)

2. Critério 1 para ABMR ativo ou ativo crônico não atendido

3. Nenhuma evidência molecular para ABMR como no critério 2 para ABMR ativo e ativo crônico

4. Nenhum TCMR ativo agudo ou crônico, ou alterações limítrofes

Categoria 3: limítrofe (suspeito) para TCMR agudo
Focos de tubulite (t1, t2 ou t3) com inflamação intersticial leve (i1) ou tubulite leve (t1) com inflamação intersticial moderada-grave (i2 ou i3)
Sem arterite da íntima ou transmural (v = 0)
Categoria 4: TCMR
TCMR agudo
Grau IA: inflamação intersticial envolvendo >25% de parênquima cortical não esclerótico (i2 ou i3) com tubulite moderada (t2) envolvendo 1 ou mais túbulos, não incluindo túbulos que são gravemente atróficosd
Grau IB: inflamação intersticial envolvendo >25% de parênquima cortical não esclerótico (i2 ou i3) com tubulite grave (t3)envolvendo 1 ou mais túbulos, não incluindo túbulos que são gravemente atróficosd
Grau IIA: arterite da íntima leve a moderada (v1) com ou sem inflamação intersticial e/ou tubulite
Grau III: arterite transmural e/ou necrose fibrinoide arterial envolvendo músculo liso medial com arterite da íntima de célula mononuclear acompanhando (v3)com ou sem inflamação intersticial e/ou tubulite
TCMRe ativo crônico
Grau IA: inflamação intersticial envolvendo >25% de parênquima cortical esclerótica (i-IFTA2 ou i-IFTA3) E >25% do parênquima cortical (ti2 ou ti3) com tubulite moderada (t2 ou t0IFTA2) envolvendo 1 ou mais túbulos, não incluindo túbulosd gravemente atróficos; outras causas conhecidas de i-IFTA devem ser descartadas
Grau II: arteriopatia de aloenxerto crônico (fibrose da íntima arterial com inflamação de célula mononuclear na fibrose e formação de neoíntima). Isso também pode ser uma manifestação de ABMR ativo crônico ou crônico ou ABMR/TCMR misto
Categoria 5: nefropatia por poliomavírusf
PVN Classe 1 - Pvl e ci 0-1
PVN Classe 2 - Pvl 1 e ci 2-3 **OU** Pvl 2 e ci 0-3 **OU** Pvl 3 e ci 0-1
PVN Classe 3 - Pvl 3 e ci 2-3

Já no caso de pacientes que evoluem com Função Retardada do Enxerto (FRE) não esclarecida após correção do estado volêmico e realização de USG doppler do enxerto, geralmente se indica biópsia renal de vigilância entre a primeira e a segunda semana pós-transplante renal, devendo-se individualizar o momento apropriado de sua realização a depender do tipo de doador (vivo ou falecido), das condições do rim utilizado (rins de doadores "padrão" × rins de doadores "critérios expandidos"), do risco antecipado de recuperação mais lenta da função renal (como em casos de doadores em vigência de Lesão Renal Aguda), da potência da imunossupressão empregada e do risco imunológico do receptor (como presença de DSA e grau de incompatibilidade HLA).

A classificação de Banff direciona o entendimento do processo fisiopatológico responsável pela rejeição aguda e, portanto, o tratamento. Em casos de rejeição aguda mediada por células T, observa-se a presença de infiltrado linfomononuclear no interstício renal com sinais de agressão aos túbulos (tubulite) e/ou às artérias (arterite). O tratamento envolve pulsoterapia com metilprednisolona (0,5 a 1,0 g por dia durante 3 dias) combinado ao uso de terapia com anticorpos policlonais antilinfócitos T (ATG) em casos graves (Banff classes 2 ou 3).

Em casos de rejeição aguda mediada por anticorpos, a principal alteração anatomopatológica observada é a inflamação microvascular (com agressão ao capilar glomerular e/ou aos capilares peritubulares), podendo ocorrer ainda a presença de arterite, microangiopatia trombótica ou injúria tubular aguda. Nenhuma destas alterações é patognomônica para esta condição, de modo que outros elementos (como a deposição do fragmento C4d em capilares peritubulares e a presença de DSA) são analisadas em conjunto para determinação diagnóstica. O tratamento ideal permanece incerto, mas habitualmente inclui o uso de pulsoterapia com metilprednisolona associada a plasmaférese e imunoglobulina humana, podendo ser associado o uso de rituximabe ou bortezomibe.

Em casos de biópsias classificadas como categoria 3 da Classificação de Banff (Alterações Borderline), o manejo terapêutico ideal é incerto e deve ser individualizado: pode-se proceder com pulsoterapia com metilprednisolona por três dias ou realizar conduta expectante, com realização de biópsia de controle a fim de avaliar a evolução das alterações anatomopatológicas.

Caso não se identifiquem sinais de rejeição aguda e o paciente mantenha disfunção do enxerto na ausência de outras justificativas, pode-se repetir a realização de biópsia renal até a recuperação da função renal.

→ OUTRAS COMPLICAÇÕES

Além das complicações descritas, outros possíveis fatores devem ser considerados na avaliação de pacientes com disfunção do enxerto renal, sendo de particular interesse na prática clínica a nefrotoxicidade por fármacos e a recidiva de doença de base.

Nefrotoxicidade por fármacos

A utilização precoce de ICN (tacrolimus ou ciclosporina) é necessária para a prevenção de episódios de rejeição aguda, porém pode resultar em nefrotoxicidade aguda em até 20% dos receptores de transplante renal após a sua iniciação.

Os principais fatores de risco associados para a sua ocorrência são: uso associado com inibidores da via mTOR, uso associado com drogas inibidoras do CYP3A (como fluconazol, por afetar a metabolização de ICN), rins de doadores idosos, uso de AINE ou depleção de sal.

Este processo é dose-dependente e usualmente reversível após ajuste do nível sanguíneo da droga utilizada, porém pode levar a consequências a longo prazo como o desenvolvimento de nefropatia crônica do enxerto. O entendimento fisiopatológico atual envolve a vasoconstrição de arteríolas aferentes e a ativação do sistema renina-angiotensina-aldosterona por níveis supraterapêuticos de tacrolimus ou ciclosporina.

A diferenciação clínica de nefrotoxicidade por ICN e rejeição aguda é difícil, sobretudo em casos de pacientes em vigência de RFE, e o manejo terapêutico envolve estratégias opostas: redução da dose de ICN no caso de nefrotoxicidade por tais medicações e otimização da imunossupressão (eventualmente com manutenção de níveis mais elevados de ICN) no caso de rejeição aguda. Desta forma, a realização de biópsia do enxerto renal é fundamental, e pode demonstrar presença de arteriolopatia aguda, vacuolização tubular e microangiopatia trombótica como sinais sugestivos de nefrotoxicidade aguda.

Como estratégia de prevenção, sugere-se a monitorização dos níveis sanguíneos destas medicações (mais detalhes são descritos no capítulo "Imunossupressão"). Além disso, alguns centros optam por evitar doses terapêuticas de ICN até que o enxerto evolua com função adequada – neste caso, particular atenção deve ser dada ao regime de indução para reduzir os riscos de rejeição aguda.

Recidiva de doença de base

Doenças prévias do receptor podem acometer o rim transplantado e comprometer seu funcionamento já no período precoce pós-transplante renal, sendo as de maior relevância na prática clínica a recidiva de Glomeruloesclerose Segmentar e Focal (GESF) e de Síndrome Hemolítica Urêmica atípica (SHUa).

GESF pode ocorrer em cerca de 30% a 40% dos receptores, com a maior parte dos casos ocorrendo já no primeiro ano. A fisiopatologia permanece alvo de debates, mas acredita-se que envolve a presença de fatores circulantes. Os principais fatores de risco para recidiva de doença envolvem idade ao diagnóstico inicial, rápida progressão para DRC em estágio dialítico (< 3 anos), raça branca e perda de um enxerto renal prévio por GESF recorrente.

O diagnóstico da recidiva de GESF deve ser suspeitado em pacientes com história prévia desta doença que evoluem com proteinúria nefrótica após o transplante renal – e deve ser confirmado por biópsia do enxerto renal, sendo de particular interesse para o diagnóstico precoce a demonstração de apagamento dos processos podocitários por meio de microscopia eletrônica.

O tratamento atual envolve plasmaférese associada à intensificação do uso de ICN e corticoterapia, incluindo ou não administração de rituximabe, com taxa de sucesso observada de até 60% a 70%.

Já a ocorrência de SHUa representa um desafio diagnóstico, tendo em vista que esta patologia pode não ter sido identificada no período pré-transplante renal, e que sua manifestação primária é a presença de microangiopatia trombótica (MAT) – uma entidade clínica que pode ser secundária, ainda, a dano endotelial por ICN, distúrbios da coagulação (como Coagulação Intravascular Disseminada – CIVD – e SAAF) ou rejeição aguda mediada por anticorpos.

Sendo assim, pacientes que apresentem sinais de anemia hemolítica microangiopática, plaquetopenia e disfunção do enxerto devem ser inicialmente submetidos à biópsia do enxerto renal para confirmação de MAT, e posteriormente investigados a fim de esclarecimento da sua etiologia.

A confirmação de SHUa ocorre pela demonstração de mutações de genes associados ao sistema complemento e sua regulação, e a sua recorrência pós-transplante ocorre em cerca de 50% a 60% dos pacientes, sendo mais comumente observada já no primeiro mês. O tratamento de escolha atualmente é o uso de eculizumabe, que deve ser iniciado o mais brevemente possível. Como alternativas, pode-se considerar a utilização de plasmaférese.

Discussões mais aprofundadas a respeito da recidiva de doenças de bases fogem ao escopo deste livro.

REFERÊNCIAS BIBLIOGRÁFICAS

1. Danovitch G. Handbook of Kidney Transplantation. 6º ed. Boston: Wolters Kluwer Health; 2016.
2. El Zorkany K, Bridson JM, Sharma A. Transplant renal vein thrombosis. Experimental and Clinical Transplantation. 2017; 15(2): 123 -9.
3. Fayek A, Keenan J, Haririan A. Ureteral stents are associated with reduced risk of ureteral complications after kidney transplantation: a large single center experience. Transplantation. 2012; 93 (3): 304-8.
4. Hultin S, Hawley CM, Johnson DW, Francis RS. Perioperative Care for Kidney Transplant Recipients. In: Vitin, A., editor. Perioperative Care for Organ Transplant Recipient [Internet]. London: IntechOpen; 2019 [cited 2022 Mar 26]. Available from: https://www.intechopen.com/chapters/65660.
5. Kadambi P, Brennan D, Chon W. (2021). Kidney transplantation in adults: Evaluation and diagnosis of acute kidney allograft dysfunction [Internet]. Waltham: Wolters Kluwer; 2021 Nov [cited 2022 Mar 26]. Available from: https://www.uptodate.com/contents/kidney-transplantation-in-adults-evaluat on-and-diagnosis-of-acute-kidney-allograft-dysfunction
6. Knechtle SJ, & Pastan S. Early course of the patient with a kidney transplant. In Kidney Transplantation–Principles and Practice. 8a Ed. Philadelphia: WB Saunders; 2020.
7. Lima N, Onusic V, Reusing Jr. JO, Lourenço A. Cuidados nos pós-operatório do transplante renal. 1o ed. São Paulo: USP; 2016.
8. Loupy A, Haas, Roufosse C. The Banff 2019 Kidney Meeting Report (I): Updates on and clarification of criteria for T cell- and antibody-mediated rejection. Am J Transplant. 2020; 20(9), 2318-2331.
9. Luna E, Cerezo I, Collado G. Vasculan thrombosis after kidney transplantation: predisposing factors and risk index. Transplantation Proceedings. 2010; 42 (8): 2928-30.
10. Manfro RC, Noronha IL, Silva Filho AP. Manual de Transplante Renal. 2ª Ed. São Paulo: Manole; 2014.
11. Mehmet H, Boyvat F, Akdur A, Kirnap, M. Surgical complication after Kidney transplantation. Experimental and Clinical Transplantation. 2016; 14 (6): 587-595.
12. Ngo AT, Markar SR, De –A systematic review of outcomes following percutaneous transluminal angioplasty and stenting in the treatment of transplant renal artery stenosis. Cardiovascular and Interventional Radiology. 2015; 38(6): 1573-88.

27

ASPECTOS INFECCIOSOS PÓS-TRANSPLANTE RENAL

PROFILAXIAS E PRINCIPAIS COMPLICAÇÕES INFECCIOSAS

Hellen Patrícia Pimentel Fagundes

Nas últimas décadas, o manejo do transplante renal vem se aperfeiçoando, levando a um aumento de sobrevida tanto de enxerto quanto global. Entretanto, a infecção no transplantado segue sendo uma das principais causas de óbito. Devido ao uso de imunossupressores, além de rastreio de patógenos conforme epidemiologia local, deve-se lembrar de patógenos oportunistas no atendimento dessa população. Neste capítulo, abordaremos as considerações gerais e os principais sítios de infecção nos transplantados renais, com indicações de profilaxia conforme discussão do próprio tema.

Os fatores de risco que aumentam probabilidade de infecção: maior imunossupressão (ISS), disfunção de enxerto, falência de órgão, hiperglicemia, uremia, desnutrição, manipulação vesical e uso prolongado de dispositivos.

Os sintomas costumam ser mais brandos e arrastados, com alterações sutis em exames laboratoriais. A febre é um sinal de alarme, apesar de 40% das infecções não estarem associadas a tal sintoma e cerca de 20% das febres não terem infecção como origem. Há uma tendência natural a leucopenia devido ao uso comum de antiproliferativo (como micofenolato), o que deve ser levado em consideração durante análise de hemograma.

Devido a possível tratamento prolongado e suas interações medicamentosas com imunossupressores (principalmente inibidores de calcineurina), a identificação de agente etiológico é primordial, realizando formas diagnósticas invasivas, se necessário. O manejo de imunossupressão deve ser discutido caso a caso, com risco de aumento de rejeição ou reconstituição imune durante o tratamento.

A abordagem da suspeita de infecção deve levar em consideração:

- Exposições de doador e receptor;
- Imunossupressão do receptor;
- Tempo de transplante;

O histórico do doador é relevante por infecções transmitidas pelo transplante, devendo ser questionado exposição a patógenos oportunistas, encarceramento, risco sexual ou uso de drogas ilícitas. Como rotina, todo doador, vivo ou falecido, deve ser submetido a realização de sorologias para hepatite B (HBV), hepatite C (HCV) e Vírus da Imunodeficiência Humana (HIV). Incentiva-se a sorologia para Citomegalovírus (CMV) a todos os doadores por ser uma infecção comum, sendo maior o risco em transplantes com doadores com contato prévio e receptores sem contato. No Brasil, é obrigatório realização de sorologia para HTLV em doadores falecidos, pesquisando em doadores vivos apenas se suspeita clínica. Devido a epidemiologia local, os doadores vivos no Brasil devem ser submetidos a pesquisa de contato prévio com tuberculose e doença de Chagas, por risco de transmissão e reativação em receptor. Caso o doador seja falecido, devido a internação hospitalar, pode haver colonização e infecção nosocomiais, devendo ser contraindicado o transplante caso infecção de corrente sanguínea por fungos ou patógenos multidrogas resistentes (MDR), por alto risco de complicações.

O receptor de transplante renal tem grande risco de colonização prévia devido a múltiplas exposições a ambientes hospitalares, devendo ser questionado tratamentos prévios por bactérias MDR. Sorologias para HBV, HCV, HIV, doença de Chagas são incentivadas, além de investigação de tuberculose e sífilis devido a risco de reativação após início de imunossupressão (ISS). A sorologia para CMV é fundamental conforme explicação prévia. A sorologia para Epstein Barr (EBV) não é realizada de rotina em transplantes adultos. A saúde dentária deve ser lembrada como foco indolente de infecções. Caso paciente apresente quadro de infecção no primeiro mês de transplante, deve-se avaliar o doador ou receptor de rim contralateral se doador falecido para possível contágio pelo órgão, além de revisar técnica operatória, por ser uma cirurgia potencialmente contaminada.

A imunossupressão é rotineiramente iniciada com medicação depletora de linfócitos T (mais comum, timoglobulina endovenosa), que pode ter efeito nos primeiros 6-12 meses transplante. Mantém-se imunossupressores via oral a longo prazo, a depender de características de doador e receptor, e cada medicação costuma ser fator de risco independentemente para um grupo de infecções: altas doses de corticoides se relacionam com pneumocistose e infecção fúngica; depletores de células B, como Rituximabe, com bactérias encapsuladas; e depletores de linfócito T com infecção viral. Após 6 meses de transplante, as infecções dependem diretamente do estado de imunossupressão, sendo maior o risco caso aumento desta, como na função insatisfatória de enxerto.

As infecções latentes derivadas do doador podem ser reativadas décadas após transplante (por exemplo, tuberculose e estrongiloidiase), porém, algumas infecções como por *Candida spp* ou *Staphilococcus aureus* podem levar a quadros mais graves, como infecção de corrente sanguínea, endocardite infecciosa ou aneurisma micótico e risco de ruptura de anastomose vascular. A infecção por sífilis não é uma contraindicação ao transplante, porém deve ser feito a pesquisa no doador e, caso positivo, o receptor deve ser tratado. O transplante com doadores HIV, HCV e HBV ainda não são realizados no Brasil.

De acordo com tempo de transplante, é classificada como (Tabela 1):

Tabela 1. Infecções por tempo de transplante

Tempo de transplante	Fonte de Infecção	Patógenos mais comuns
Menos que 30 dias	Derivadas do doador Relacionadas a cirurgia Infecções nosocomiais	Vírus derivados de doador (HIV, HCV, HBV) Bactérias gram positivas Patógenos MDR *Clostridium difficile* *Candida sp* *Aspergillus* (recidiva do receptor)
Entre 1 e 6 meses	Secundárias a imunossupressão Pós-operatória tardia	Vírus imunomoduladores (CMV, HBV, HCV e EBV) *Cryptococcus neoformans* *Mycobacterium tuberculosis* Pneumocistose Estrongiloidiase
Após 6 meses	Secundária a ***status*** de imunossupressão	Semelhante a epidemiologia local Oportunistas (se aumento de ISS)

INFECÇÃO DE FERIDA OPERATÓRIA

Por ser uma cirurgia potencialmente contaminada, a infecção de ferida operatória deve ser lembrada como foco de infecção, principalmente nos primeiros 30 dias após transplante. Pode acometer tecidos superficiais e profundos, inclusive com infecção de corrente sanguínea associada, causando aumento de tempo de internação, colonização e piora de qualidade de vida para o receptor.

A incidência varia entre 1% e 50%, sendo mais comum entre 4° e 16° pós-operatório. O risco é maior em obesos, idosos, mulheres, tabagistas, diabéticos, necessidade de reabordagem cirúrgica, vazamento peri-enxerto (como linfocele ou fistula urinária), profilaxia antibiótica por mais de 48 horas, tempo de isquemia fria superior a 16 horas, função retardada de enxerto, rejeição aguda ou necessidade de hemodiálise. A cicatrização é retardada por corticoide em altas doses, micofenolato e inibidores de mTOR.

A epidemiologia inicial costuma ser gram positivos (principalmente Staphylococcus coagulase negativa) e, caso recidiva, considerar infecção por gram negativo, sendo raros os casos de infecção por fungos.

A classificação é de acordo com a profundidade em relação a fáscia, e pode ser superficial (fáscia poupada – acomete subcutâneo e derme) ou profunda (acometimento de fáscia muscular).

Os sintomas mais comuns são febre, dor, calor e drenagem de secreção purulenta. O diagnóstico é clínico. Quando suspeita de diagnóstico, deve ser realizado exame de imagem (tomografia computadorizada ou ultrassonografia) para classificação. A coleta de culturas deve ser realizada se reabordagem para drenagem de coleção, suspeita de infecção de órgão ou suspeita de infecção sistêmica associada. O *swab* de secreção não deve ser realizado de forma rotineira devido ao alto risco de contaminação.

O tratamento deve levar em consideração tanto imunossupressão quanto profundidade. Se submetido a indução com depletor de linfócito, iniciar tratamento com carbapenêmico e vancomicina; caso contrário, considerar vancomicina e cefalosporina de terceira geração. A infecção superficial tratamento inicialmente por 7 dias; profundo, 10 dias; se acometimento de órgão, realizar desbridamento cirúrgico associado a antibiótico endovenoso e, se necessário, terapia a vácuo.

PNEUMONIA

A pneumonia é uma das principais infecções no transplantado, com inúmeros agentes etiológicos e sintomas clínicos. Após o avanço do manejo de imunossupressão, houve a redução de agentes oportunistas como etiologias, com aumento de patógenos da comunidade. Neste setor, abordaremos as causas mais comuns, com abordagem de patógenos específicos em um segundo momento.

O principal agente etiológico é bacteriano (cerca de 87%), seguida por viral em 29% e fungos em 6%, sendo que a maior parte dos estudos sobre etiologia foi realizada antes da pandemia pelo SARS-COV-19 (Covid), podendo haver mudanças de percentual após o ano 2020. A forma de contaminação mais comum é a adquirida na comunidade, com cerca de 41% dos casos; associada a cuidados de saúde, 39% e aquisição hospitalar, 20%. O primeiro ano pós-transplante continua sendo responsável pela maior parte das infecções, entre 50% e 74%, devendo pensar em patógenos nosocomiais ou derivados do doador no primeiro mês.

O tempo de transplante e o status de ISS, como uso recente de timoglobulina, é importante para investigação etiológica ao aumentar infecções por oportunistas, como micobactérias e *Nocardia spp* (Tabela 2). As exposições devem ser questionadas, já que *Legionella pneumophilia* e *Pseudomonas aeruginosa* são transmitidas pela água; *Crypotococcus spp* e *Nocardia spp*, pelo solo; além de investigar endemias, como tuberculose e histoplasmose.

Tabela 2. Etiologia de pneumonias

Etiologia	Incidência	Patógenos mais comuns
Bacteriana	87%	COMUNIDADE: *Streptococcus pneumoniae, Haemophilus influenziae, Mycoplasma spp,* ***Legionella spp, Chlamydia spp, Nocardia spp*** HOSPITALAR: *Pseudomonas spp, Stenotrophomonas spp*
Virais	29%	Citomegalovírus Influenza Adenovírus Coronavírus
Fungos	6%	*Pneumocystis jirovecii, Aspergillus spp, Cryptococcus spp, Histoplasma capsulatum*

O principal sintoma é a tosse produtiva, porém a febre pode ser sintoma único. Quando causados por fungos e micobactérias, o curso tende a ser subagudo/crônico, enquanto vírus e bactérias costumam ser agudos.

O diagnóstico é essencialmente clínico. Quando suspeita, deve-se realizar exames laboratoriais como leucograma completo, eletrólitos, perfil hepático e provas inflamatórias. Os *scores* de gravidade para pneumonia, como CURB 65 e CPIS, não foram validados na população transplantada, não sendo recomendados. A proteína C reativa é o exame com maior disponibilidade em serviços de saúde, entretanto, a procalcitonina tem sido estudada como um biomarcador de infecção bacteriana a partir da primeira semana pós-transplante. Na primeira semana, entretanto, a procalcitonina não deve ser utilizada já que a cirurgia e a timoglobulina alteram seu valor sérico.

O exame de imagem é recomendado para visualização de acometimento pulmonar e possível complicações. Caso tenha imagem de vidro fosco, deve-se pensar em vírus respiratórios (como Covid e Influenza), CMV e *Pneumocystis jirovecii* (PCP). Se infiltrado difuso bilateral, pensar em CMV, vírus respiratórios, *Mycoplasma, Legionella* e PCP. Se há presença de nódulos (múltiplos ou únicos), deve-se pensar em infecção fúngica invasiva, *Nocardia*, micobactérias ou neoplasias. Na presença de infiltrado pulmonar acompanhado por linfonodomegalia mediastinal ou peri-hilar, deve-se suspeitar de tuberculose ou infecção fúngica endêmica. Quando presença de empiema, deve-se suspeitar de pneumonia bacteriana complicada, *Cryptococcus*, tuberculose ou fungos.

A definição de agente etiológico é estimulada. Devido à epidemiologia atual, considerar coleta de *swab* nasofaríngeo para exclusão de vírus respiratórios. Se há necessidade de internação, considerar coleta de culturas, tanto de escarro quanto hemocultura, que possui baixa especificidade, porém, se positivas, causam impacto em sobrevida do enxerto e de receptor.

Como diagnóstico diferencial, deve-se pensar em causas não infecciosas. As imagens nodulares ou infiltrativas podem ser devido à doença linfoproliferativa pós-transplante (PTLD). Os inibidores de mTOR podem causar doença pulmonar intersticial (mais comum é a pneumonite e raramente bronquiolite obliterante com pneumonia organizada ou fibrose pulmonar), o que requer suspensão de medicação e investigação de infecção por pneumocistose ou infecção viral associada.

Deve-se iniciar tratamento empírico com antibiótico, e, se ausência de melhora após 24-48 horas de tratamento ou piora clínica, pesquisar infecções fúngicas e oportunistas, com formas invasivas de coleta de material, como lavado broncoalveolar (LBA) e biópsia pulmonar. O LBA tem boa utilidade em infiltrados, pneumonia e nódulos, com positividade de culturas entre 39% e 77%, sendo maior se sintomas entre 1 e 6 semanas. Já a biópsia a céu aberto fornece diagnóstico em 81% dos casos, levando a mudanças de tratamento em 53% dos casos, porém apresenta maior índice de complicação (38%) – e mortalidade. A biópsia transtorácica costuma ser guiada por TC e é mais indicada para nódulos, levando a 50% de diagnóstico– mais rotineiramente neoplasia ou doença fúngica, com complicações menores (13%).

Para tratamento, deve-se excluir infecções virais. Se paciente estável, com tratamento ambulatorial, realizar tratamento com beta lactâmico ou fluoroquinolonas. Há uma interação importante de macrolídeos com drogas imunossupressoras, devendo sempre ser ponderado uso de tal classe. Casos de resistências devem ser avaliados conforme epidemiologia local.

Caso seja necessário internação, deve-se avaliar perfil de resistência lo TCMR agudo cal.

TUBERCULOSE

A tuberculose (TB) continua sendo uma doença endêmica no Brasil, apesar de redução de carga nas últimas décadas. A incidência é maior nos transplantados renais, em torno de 3,5%, com risco de tuberculose 20 a 74 vezes maior que na população geral. A mortalidade gira em torno de 40%.

Apesar de rara, há transmissão doador – receptor, sendo cerca de 30% de transmissão quando doador possui TB ativa, não se sabendo do risco quando o doador tenha TB latente. O principal foco continua sendo a reativação, e 40% dos casos ocorre no primeiro ano pós-transplante. O uso de timoglobulina, tempo em hemodiálise pré-transplante, diabetes e hepatite C são relacionados como grupos de risco para TB ativa. Não há diferença de prevalência com uso de ISS via oral.

No Brasil, doadores vivos e receptores devem ser rastreados para tuberculose, com anamnese detalhada e exames de rastreio. O mais utilizado é o Teste Tuberculínico (TT), que é o teste subcutâneo, positivo quando maior que 5 mm após 48-72 horas no receptor e maior que 10 mm nos doadores. Pode sofrer interferência devido à vacinação contra BCG e devido à alergia cutânea do doente renal crônico (DRC). Quando positivo, deve-se excluir TB ativa. O ensaio de liberação de interferon-gama, IGRA, é um teste que também pode ser realizado com maior custo em relação ao TT, porém sofre menor influência com vacinação e costuma ser mais específico.

Apesar de o acometimento pulmonar com tosse persistente e febre recorrente ser o mais comum, com 51% dos casos, pode haver o acometimento extrapulmonar isolado em 16%, com sintomas cutâneos, acometimento osteoarticular, visceral (por exemplo, bexiga, ureter ou ginecológico), ocular e de sistema nervoso central. A tuberculose disseminada costuma ocorrer em 33% dos casos, devendo ser sempre rastreada caso presença de granulomas em biópsias extrapulmonares. A presença de sintomas neurológicos (cefaleia em piora progressiva, acometimento de pares cranianos, alteração de comportamento, rigidez de nuca, náuseas, vômitos) devem ser sempre rastreados para possível acometimento de sistema nervoso central (SNC).

Se suspeita clínica, deve-se tentar isolar o *Mycobacterium tuberculosis,* sejam em amostra de escarro (positivo em um terço dos casos), LBA ou biópsia pulmonar. Se derrame pleural, o líquido pleural deve ser coletado. Se sintomas neurológicos, realizar exame de imagem (TC ou ressonância magnética) e, se possível, coleta de líquor. Caso acometimento visceral, considerar biópsia específica de órgão. Tanto líquido pleural quando de SNC costumam ser ricos em linfócitos, com baixa sensibilidade para pesquisa de BAAR e ADA elevada. O liquor costuma ter glicose baixa e proteinorraquia.

Exames de imagem devem ser realizados, de preferência TC, devendo suspeitar de TB pulmonar ativa se cavidades de paredes espessas, nódulos centrolobulares, consolidações, espessamento de paredes brônquicas, aspecto de árvore em brotamento e bronquiectasias; são sugestivos de TB latente nódulos calcificados, cavidades de paredes finas, bronquiectasias de tração e espessamento pleural.

O tratamento recomendado atualmente é de, inicialmente, 6 meses, com 2 meses de indução com rifampicina (R), isoniazida (I), pirazinamina (P) e etambutol (E) e 4 meses de manutenção com RH. Se acometimento de SNC, o tratamento de indução é semelhante, aumentando manutenção para 10 meses e associando corticoide ao tratamento (prednisona 1 a 2 mg/Kg/dia, dexametasona endovenosa 0,3 a 0,4 mg/Kg/dia por 4-8 semanas). O aumento de tempo de tratamento deve ser discutido de caso a caso. O principal efeito colateral de tratamento é a hepatotoxicidade.

A rifampicina é um forte indutor do citocromo P450, o que leva a uma redução nas concentrações de inibidores de calcineurina, devendo haver ajustes de acordo com concentrações séricas. Não é indicado, de rotina, a troca de rifampicina de tratamento inicial. É raro a falência terapêutica, sendo mais comum a reinfecção.

Caso presença de tuberculose latente confirmada em teste tuberculínico de receptor, imagem pulmonar sugestiva, profissão de risco ou privados de liberdade, deve-se realizar quimioprofilaxia com isoniazida 5-10 mg/Kg (máximo 300 mg/dia) + piridoxina 40 mg/dia por 6 meses.

VÍRUS RESPIRATÓRIOS

Os pacientes transplantados apresentam maior mortalidade secundária a infecção de vírus respiratórios. Os sintomas dos quadros virais são similares, sendo mais comuns a febre, mialgia e anorexia, podendo causar síndrome respiratória aguda grave e morte. Se suspeita, realizar *swab* nasofaringeo com pesquisa viral, principalmente influenza e Covid, e manter paciente em isolamento até resultado.

O efeito real de infecções pelo Covid-19 ainda permanece incerto e alvo de múltiplos estudos. Em 2020, um estudo unicêntrico brasileiro acompanhou 491 pacientes durante infecção. Necessitaram de internação 69% dos casos, com 61% destes necessitando de unidade de terapia intensiva; disfunção de enxerto em 75%; ventilação mecânica em 60%; e diálise, em 46%. A mortalidade global foi de 22%; 41% dentre os hospitalizados, sendo a idade avançada, a presença de diabetes e a doença cardíaca preditores independentes de óbito. Dentre os sobreviventes, 19% mantiveram disfunção de enxerto e 4% tiveram perda de enxerto, com achados inespecíficos em biópsias renais realizadas por disfunção de enxerto e soroconversão de 79%. Não há tratamento específico até o momento para infecção para coronavírus, e também não há correlação com uso de imunossupressores com mortalidade. Durante infecção, caso sintomas leves, a ISS deve ser mantida, devendo ser se internação.

Se alta suspeita ou resultado positivo para Influenza com sintomas há 36 a 48 horas, deve-se usar oseltamivir por reduzir tempo de sintomas e risco de infecção bacteriana sobreposta. Demais vírus respiratórios, como Parainfluenza e Vírus Sincicial Respiratório costuma ser autolimitado. Todos os transplantados sem contraindicação devem receber vacinação para influenza Covid, conforme calendário.

INFECÇÃO URINÁRIA

A infecção de trato urinário (ITU) é a principal infecção nos transplantados, mais comum nos primeiros 6 meses. Por não ter padronização em diagnóstico, a prevalência de ITU é entre 4% e 80%. A incidência cumulativa é de 17%, tanto em homens quanto em mulheres no 1° ano; a partir de 3 anos de transplante, a incidência em mulheres é de cerca de 60%, e 47% nos homens.

O risco é maior em mulheres, idosos, diabéticos, nefrolitíase prévia, tempo de sondagem vesical, bexiga neurogênica, presença de cateter ureteral, atonia vesical, cistos renais, rejeição do enxerto, doador falecido, tempo em hemodiálise e ITU de repetição. Foi visualizado maior incidência no grupo induzido com timoglobulina em relação a basiliximabe, sem diferença significativa entre os ISSs de uso oral. O risco de ITU tardio, após 6 meses de transplante, é maior se creatinina maior que 2 mg/dL e se uso de mais de 20 mg por dia de prednisona.

De acordo com clínica e laboratório, as ITUs se classificam (Tabela 3).

Tabela 3. Classificação laboratorial e clínica de ITU

Subdivisões	Clínica	Tratamento
Bacteriúria assintomática	Urocultura ≥ 10^5 UFC/mL	Recomendado se 2 uroculturas seguidas positivas, com mesmo patógeno, em transplante menor que 2 meses – não tratar MDR ou se depuração bacteriana.
Cistite	Disúria, urgência miccional, polaciúria, dor em baixo ventre (com ou sem urocultura positiva)	Cefalosporina de 2° geração, amoxicilina-clavulanato, ciprofloxacina ou levofloxacina. Fosfomicina se MDR
Pielonefrite	Sintomas urinários com febre, tremor, bacteremia, instabilidade hemodinâmica, dor no enxerto, piora de creatinina	Ambulatorial: cefalosporina de 3° geração, ampicilina-sulfbactam ou ciprofloxacino. Internação: piperacilina-tazobactam, cefalosporina de 4° geração ou carbapenêmico, com ou sem fluoroquinolona

A bacteriúria assintomática (BA) costuma ser contaminação, não devendo ser tratada de rotina. A cistite é a mais frequente. A pielonefrite, na maioria das vezes, apresenta sintomas sistêmicos, mas pode ser apenas por alteração de creatinina. Se sintomas sistêmicos, há um aumento de risco de sepse, morte, bacteremia e bexiga necrotizante enfisematosa.

A principal forma de contaminação é através de ascensão uretral. As bactérias mais relacionadas ITU são: *Escherichia coli (mais de 70% dos casos), Enterobacteriaceae, Enterococci, Pseudomonas spp, Staphylococcus saprophyticus* e *Staphilococcus aureus* (mais comum por disseminação hematogênica). Costumam ser patógenos colonizadores, pouco relacionados com infecção o *Streptococcus* do tipo B, *Staphilococcus epidermidis, Gardnerella vaginalis* e *Candida spp.* Em cistite hemorrágica, investigar *Salmonella* ou adenovírus.

O diagnóstico é essencialmente clínico. Em abordagem inicial, deve-se excluir causas ginecológicas e uretrais como confundidores, como gonorreia. Em exames, recomenda-se coleta de urocultura e urina rotina, já que varetas com quantificação de esterase de leucócito e nitrito não são validados para transplantados renais. Se uso de sonda vesical de demora há mais de 2 semanas, a coleta de urina deve ser realizada após troca de dispositivo, com técnica mais estéril possível. Se sinais sistêmicos, coletar provas inflamatórias, leucograma e hemoculturas. Caso paciente com sintomas, não retardar tratamento para coleta de culturas. O diagnóstico de pielonefrite assintomático pode ser realizado em biópsia renal realizada por piora de creatinina.

Não se sabe o real impacto em coleta de urocultura de rotina, já que a BA foi relacionada ao aumento de mortalidade ou piora de função de enxerto, sendo visualizado que a depuração bacteriana é a mesma com ou sem tratamento. Quando há BA que evolui para ITU sintomática, raramente é isolado o mesmo patógeno. Entretanto, estudos ainda não foram realizados nos primeiros 2 meses de transplante, devendo tratar tal população quando BA, se isolamento de mesmo patógeno em 2 uroculturas seguidas, não tratando se depuração bacteriana, crescimento de diferente patógeno ou germe MDR. Caso presença de Candidúria, tratar apenas se realização de procedimentos urológicos ou neutropenia, por ser patógeno colonizador.

Caso presença de 2 ou mais ITUs em 6 meses (ou ao menos 3 em 1 ano), é considerado ITU de repetição. A prevalência varia entre 4% e 72%. Tem risco maior pacientes com uso de dispositivos em trato urinário, com nefrolitíase complicada, cistos renais e má formações urológicas. O refluxo vesicoureteral é frequente, sendo questionado o seu tratamento, já que apenas pequenos estudos demonstraram benefício em sua correção. No caso de homens, deve-se procurar causas de obstrução de vias urinárias ou prostatite. A prevenção deve ser realizada com hidratação, evitar retenção urinária, limpeza correta de região perineal, cuidados sexuais e uso de estrógeno vaginal para mulheres em menopausa.

Nos últimos anos, a profilaxia com sulfametoxazol-trimetoprima (SMX-TMP) tem sido eficaz para ITU, entretanto, tem aumentado resistência de *E.coli* para o antibiótico, que antes era de 13%; hoje, 83%. O surgimento de patógenos MDR, incluindo produtores de betalactamase (ESBL) ou carbapenemase, são associados a piores desfechos além de aumentar ITU de repetição, sendo que 13% das primeiras infecções são causadas por patógenos ESBL, aumentando para 45% no terceiro episódio de ITU.

O tratamento depende da região de acometimento (Tabela 3). A cistite deve ser tratada por 5 a 7 dias, utilizando fosfomicina apenas se germe MDR, mantendo tratamento por 5 a 7 dias por estudos mostrarem que tratamento em dose única não ter boa resposta em transplantados. A pielonefrite deve ser tratada entre 14 e 21 dias, devendo realizar redução de ISS e exame de imagem se casos graves para exclusão de abscesso perienxerto, pielonefrite enfisematosa ou obstrução em local de anastomose. Após resultado de cultura, descalonar conforme sensibilidade, se possível.

Caso germes MDR como *Pseudomonas spp* ou *Klebsiella spp*, considerar uso de ceftazidima-avibactam, ceftolozane-tazobactam, meropenem-vaborbactam (este, indisponível no Brasil), como alternativa para colistina e aminoglicosídeo. Pode haver resistência a ceftolozane-tazobactam ou ceftazidima-avibactam. As terapias combinadas podem ser utilizadas, especialmente se uso de antimicrobianos de eficácia limitada.

→ CITOMEGALOVÍRUS

A infecção pelo citomegalovírus (CMV) é altamente prevalente no Brasil, cerca de 90% de positividade. Causa sintomas leves em imunocompetentes, persistindo como vírus latente, podendo reativar após imunossupressão. Por ser imunomodulador, aumenta risco de infecções associadas e rejeição, além de doença linfoproliferativa pós-transplante, mas é questionável a redução de sobrevida.

A infecção ocorre principalmente nos primeiros 3 meses, sendo retardada, caso uso de profilaxia anti-CMV, e deve ser classificada em:

- **Infecção:** Presença de replicação viral (viremia) em tecidos, fluidos corporais ou sangue, sem sintomas. O diagnóstico pode ser realizado através de detecção de material genético viral, por detecção de antígeno ou por cultura viral.
- **Doença:** A infecção viral associada a sintomas (mais comuns, febre, linfocitose, leucopenia, trombocitopenia) ou a acometimento de órgãos (gastrointestinal, pneumonite, hepatite, nefrite, miocardite, encefalite, entre outros), sendo que o vírus tende a causar acometimento direto em enxerto.

Deve ser realizada sorologia IgG de doador e de receptor para estratificar o risco de doença pós-transplante. Caso IgG positivo, o paciente já teve contato com doença e provavelmente mantem infecção latente de vírus(R+); caso IgG negativo, o paciente é susceptível(R-).

Tabela 4. Susceptibilidade ao CMV

IgG doador	IgG Receptor	Risco CMV	Profilaxia
+	-	Alto	6 meses
+	+	Moderado	3 meses
-	+	Moderado	3 meses
-	-	Baixo	Não

O diagnóstico mais comum é a detecção do vírus via métodos moleculares (normalmente via reação polimerase em cadeia – PCR) em fluidos corporais ou sangue com detecção quantitativa de RNA viral (mais específica – mostra replicação viral) ou DNA viral (pode detectar infecção latente). Quanto mais rápido a elevação de carga viral, maior o risco de CMV doença, sendo em níveis maiores quando primoinfecção, em comparação com reativação latente. Deve ser discutido com cada laboratório os valores considerados como positivos e a unidade de medida deve ser padronizada como UI/mL, já que não há consenso de valores que determinam tratamento ou suspensão do mesmo.

Outra forma de diagnóstico é a detecção semiquantitativa do antígeno pp64 nos leucócitos infectados pelo CMV, porém necessita de leitura algumas horas após coleta, não costuma ter valores padronizados e tem uso limitado em pacientes leucopênicos. A cultura para CMV tem baixa especificidade, não devendo ser coletada de rotina. Pode haver um acometimento de órgãos com baixos níveis de PCR CMV, sugerindo que as infecções compartimentadas não têm correlação com níveis de viremia. Se acometimento de órgãos, o padrão-ouro é a análise histológica, com ou sem histoquímica. Na retinite por CMV, a avaliação clínica costuma ser suficiente e, na suspeita de encefalite, o PCR CMV deve ser realizado no líquor.

Para redução de infecção pelo CMV, deve-se realizar profilaxia por 6 meses com valganciclovir via oral (VO), valaciclovir VO ou ganciclovir endovenoso (EV) em pacientes com alto risco. Se risco moderado, a profilaxia deve ser por 3 meses. Considerar tratamento profilático por 1 a 3 meses após tratamento de rejeição com timoglobulina. Após o término de profilaxia, não se recomenda coleta de CMV de rotina, já que não é um marcador para ausência de infecção. Deve-se realizar controle com pesquisa de CMV semanal por, ao menos 3 meses, após término de profilaxia. Caso baixo risco, não deve ser realizado profilaxia, devendo apenas ser realizada transfusão de sangue ou de leucócitos de pacientes CMV negativos. Não deve ser rotina solicitar IgM devido pouco significado clínico.

Em centros cuja logística para profilaxia não seja viável devido a alto custo ou indisponibilidade de medicação, o monitoramento semanal com coleta de PCR para CMV deve ser realizado nos primeiros 3 meses de transplante.

O tratamento para CMV pode ser preemptivo (caso rastreio de viremia positivo) ou curativo (caso doença ou acometimento de órgãos). Os valores para considerar viremia deve ser discutido individualmente em cada serviço. O gangiclovir EV deve ser a escolha caso viremia com alto número de cópias virais ou doença, com conversão para valganciclovir VO caso boa resposta inicial.

Deve-se rastrear pancitopenia devido a mielotoxicidade de tratamento e doença, mas não deve haver ajuste de dose caso confirmado o achado. O ajuste de ISS deve ser discutido se leucopenia ou ausência de depuração viral, associado ou não ao aumento de dose de ganciclovir. O ajuste de dose deve ser realizado conforme função renal.

Se ausência de resposta ao tratamento inicial, considerar o uso de foscarnet ou cidofovir. Caso doença ameaçadora à vida como pneumonite, pacientes com hipogamaglobulinemia ou vírus multirresistente, deve-se considerar associação de imunoglobulina EV ao tratamento.

A resposta ao tratamento é realizada de acordo com depuração viral com rastreio semanal (com o mesmo mecanismo da detecção). O tempo mínimo é de 14 dias de tratamento ou até ausência de sintomas/ replicação viral. Não é realizado profilaxia pós-tratamento, sendo necessário rastreio de recidiva com coleta de PCR CMV semanal. A linfopenia é um dos indicativos de recidiva.

ESTRONGILOIDIASE

É a infecção causada por *Strongyloides stercoralis*, acometendo ente 5% e 29% dos pacientes rastreados. A maioria dos pacientes costuma ter forma oligossintomática, sendo os imunossuprimidos mais susceptíveis para forma agressiva de doença com maior quantidade de vermes e acometimento gastrointestinal e respiratório.

A mortalidade nos primeiros 3 meses de transplante é em torno de 37% dos casos, e global, 28%. A maior parte dos casos ocorrem no 1° ano de transplante, 71% dos casos, de provável transmissão por doador ou reativação. Não é realizado de rotina a investigação de tal patologia, não se sabendo ao certo a incidência e impacto na população transplantada.

Infecção bacteriana prévia, corticoide em altas doses e doadores falecidos costumam ser fatores de risco. Os sintomas são inespecíficos, devendo ser lembrados quando há sintomas gastrointestinais (78% dos casos) ou respiratórios (39%), aumentando risco quando associação dos dois. Os achados mais descritos na literatura como comuns, como febre e eosinofilia (menor que 450/mm³), não foi tão comum, ocorrendo em 32% e 43% dos casos, respectivamente.

O diagnóstico é de difícil realização, podendo ser realizado pesquisa de anticorpos, avaliação de fezes ou PCR, porém com baixa acurácia. O tratamento é realizado com ivermectina, associado ou não ao albendazol, por no mínimo 14 dias ou até melhora clínica. Caso quadro severo e há manutenção de imunossupressão, considerar uso mensal de ivermectina por, no mínimo, 6 meses.

Os fatores preditores de morte foram falência respiratória e bacteremia associada, principalmente por gram negativo. A coinfecção com CMV costuma estar presente em cerca de 25% dos casos, por provável reativação de foco latente seja pela imunossupressão importante, seja por estado pró-inflamatório de paciente crítico, devendo ser rastreado quando suspeita de estrongiloidiase.

Devido a possível letalidade, é sugerido profilaxia para estrongiloidiase, com ivermectina 200 mg/Kg/dia por 3 dias, albendazol (400 mg/dia por 5 dias) ou tiabendazol (1.000 mg/dia por 3 dias) no momento do transplante, para evitar doença derivada de doador.

DIARREIA

É uma queixa recorrente no transplantado, com piora de qualidade de vida e de função de enxerto. É classificado como diarreia a presença de 3 ou mais evacuações líquidas por dia, sendo aguda quando menor que 14 dias; persistente quando 14-30 dias e crônica, quando superior a 1 mês. A incidência cumulativa é de 11% no 1° ano, 17% no 2° ano e 22% no 3° ano. A diarreia pode ser secundária a diabetes, uremia, doenças linfoproliferativas, além de medicações e doença enxerto *versus* hospedeiro.

A diarreia causada pelos imunossupressores varia entre 9% e 33%. A queixa de diarreia ocorre em 38% daqueles que usam 3 g/dia de micofenolato mofetil. Não há correlação entre nível sérico de ácido micofenólico e diarreia crônica, sendo questionável se a troca pelo micofenolato sódico reduz a diarreia devido ao revestimento entérico.

As causas infecciosas aumentam de acordo com tempo de transplante. A identificação do patógeno é cerca de 30%, aumentando para 70% se usado testes moleculares. As diarreias têm origem viral em 20% dos casos, bacteriana em 25% e parasitoses em quase 50% dos casos.

A investigação deve ser realizada caso diarreia persistente por mais de 7 dias, sem epidemiologia sugestiva para causa (por ex.: outros contactuantes com quadro clínico semelhante). Sugere-se coleta de parasitológico de fezes; coprocultura; pesquisa de vírus (rotavírus, adenovírus e norovírus) de rotina, com pesquisa de CMV e Clostridium caso aumento de risco. Caso distensão abdominal importante, diminuição de ruídos hidroaéreos ou dor abdominal difusa, realizar exame de imagem, como tomografia. A colonoscopia deve ser guardada para os casos com testes não invasivos negativos e ausência de resposta para tratamento empírico.

O tratamento empírico deve ser iniciado se sintomas importantes (Tabela 4). Após isolamento de patógeno, o tratamento deve ser direcionado. As infecções por vírus costumam ser autolimitadas e não graves. Caso persistência de sintomas, considerar redução de imunossupressão. Caso presença de CMV, o tratamento deve ser realizado conforme protocolo institucional.

A diarreia por *Clostridium difficile* tem como principais fatores de risco: uso de antibióticos, leucopenia e episódios de rejeição.

Caso presença de leucocitose superior a 25.000/mm³ e presença de pancolite em TC, é classificada como grave. Ocorre em 2,5% a 5% dos casos em pacientes não transplantados, com 12% em transplantados. O tratamento de escolha é a vancomicina VO, com alternativa de metronidazol VO caso indisponibilidade.

Com a identificação de *Microsporidium*, o tratamento deve ser realizado com albendazol; se *Cryptosporidium*, nitazoxanida; e, se *Cystoisospora*, o SMX-TPM é o tratamento de escolha.

Tabela 4. Etiologias e tratamentos de diarreia conforme tempo

Tempo de transplante	Etiologia	Tratamento empírico
Menos de 30 dias	*Clostridium difficile* *Strongyloides stercoralis*	Ciprofloxacino + Ivermectina
Entre 1 e 6 meses	*Strongyloides stercoralis* CMV Microspodirium Cryptosporidium Cystoisospora	Ciprofloxacino + Nitazoxanida
Mais de 6 meses	Bactérias Parasitas Microspodirium Cryptosporidium Cystoisospora	Ciprofloxacino + Nitazoxanida

INFECÇÕES VIRAIS

As infecções virais tendem a ter curso autolimitado nos transplantados, sendo que alguns vírus têm perfil de infecção primária oligossintomática, com reativação após transplante. Entretanto, sintomas mais acentuados ocorrem, podendo causar inclusive óbito, principalmente se infecção primária em pós-transplante. O risco para infecção é maior quanto maior for a imunossupressão do paciente. O diagnóstico costuma ser clínico, podendo ser realizado coleta de material para realização de PCR ou investigação direta de vírus no órgão acometido. Além dos vírus já previamente citados, demais vírus a serem rastreados no transplante:

- **Epstein-Barr vírus (EBV):** Tem grande importância devido a sua correlação com doença linfoproliferativa pós-transplante (PTLD). A infecção primária e uso de timoglobulina para tratamento de rejeição costumam ser fatores de risco para desenvolvimento de PTLD, que pode ser um quadro de mononucleose infecciosa até um quadro de doença monoclonal maligna (como linfomas). A incidência de PTLD é de 1% nos transplantados renais, correspondendo a 15% dos tumores malignos e mortalidade em cerca de 50%. O acometimento extranodal é mais comum no PTLD em relação aos linfomas em geral, com pior resposta ao tratamento e pior prognóstico. O diagnóstico é a através de biópsia de lesão, além de PCR e imuno-histoquímica para EBV. O tratamento inicial é através de redução de imunossupressão, com ou sem quimioterapia. Não há benefício em tratamento de EBV.
- **Herpes simples e Varicella Zoster vírus:** As reativações, apesar de poder causar quadro sistêmico, costumam causar acometimento cutaneomucoso com lesões bolhosas, sendo que a

varicela costuma respeitar dermátomos. A infecção primária costuma ser mais agressiva, podendo causar esofagite, hepatite, encefalite e pneumonite. Se acometimento cutaneomucoso exclusivo, deve ser tratado com aciclovir VO; se houver disseminação com acometimento de órgãos ou refratariedade, converter para EV. Caso paciente não teve contato com Varicella, ele deve ser vacinado antes do transplante com duas doses; deve ser realizado dose de reforço se paciente com varicella prévia e idade superior a 60 anos; caso não seja vacinado nem tenha tido vacinação prévia e for exposto deve-se realizar imunoglobulina por, no máximo, 96 horas.

- **Outros Herpes Vírus (HHV):** HHV 6 e HHV 8 podem ser reativados. O HHV 6 costuma reativar em 31% a 50% dos pacientes, podendo causar forma disseminada (encefalite, pneumonite e hepatite) e o tratamento é o ganciclovir EV. HHV8 é associado com Sarcoma de Kaposi.
- **Adenovírus:** Pode ser causa de febre, disfunção renal, cistite hemorrágica e, em raros casos, pneumonite. O tratamento costuma ser com redução de imunossupressão, devendo utilizar o cidofovir
- 1 mg/Kg em 3 dias na semana apenas se casos graves, já que é uma medicação nefrotóxica.
- **Parvovírus B19:** São causa de anemia severa, pancitopenia, microangiopatia trombótica, hepatite fibrosante, encefalite e disfunção renal. O tratamento é com imunoglobulina endovenosa.
- **Poliomavírus (BKV):** É um vírus que causa infecção latente no uroepitélio renal que, quando recidivada, pode causar piora de função renal. Uso de micofenolato e tacrolimo, tratamento para rejeição, ISS elevada e doador BKV positivo são fatores de risco para recidiva. A viremia costuma preceder a nefropatia pelo

polioma, que é uma causa importante de perda de enxerto. Caso detectada viremia pelo PCR, a biópsia renal deve ser realizada para confirmar diagnóstico, com redução de imunossupressão para tratamento. Se ausência de resposta, considerar imunoglobulina.

INFECÇÕES FÚNGICAS

Entre os transplantados de órgãos sólidos, o transplantado renal tem menor incidência (5,2/1.000 pessoas/ano), porém é causa importante de morbidade e mortalidade. Costumam ser mais tardias, com incidência cumulativa de 2% ao ano, aumentando para 7% a partir de 10 anos. Os fatores de risco são imunossupressão, citomegalovírus, rejeição aguda, hemodiálise pós-transplante, perda de enxerto, colonização prévia. A clínica é variada, com etiologia principal candida, ryptococose, aspergilose, histoplasmose e pneumocistose. A mortalidade em 1 ano é de 30%, com perda de enxerto em cerca de 20%. Neste tópico, será comentado as infecções invasivas mais comuns.

Candidíase

A incidência de infecção gira em torno de 1%, com candidemia em cerca de 25% dos casos, sem ISS predominante.

As espécies que causam infecção em humanos são 17, sendo que mais de 90% são causadas por *albicans, glabrata, parapsilosis. Tropicalis, kruseii*. A *C.albicans* é a mais prevalente; *C. glabrata* se associa a idosos e uso prévio de azólico; *C. parapsilosis*, com uso prévio de equinocandinas, com pouca ação contra tal espécie.

Os fatores de risco são: idade avançada, antibiótico de amplo espectro, cateter venoso central, nutrição parenteral, neutropenia prolongada, estadia prolongada em UTI, Diabetes Mellitus (DM), necessidade de hemodiálise, colonização prévia por candida, infecção por CMV, disfunção prévia de enxerto e técnica cirúrgica (escape em anastomose, laparotomia de repetição, drenagem entérica do transplante pancreático em relação ao vesical).

Os quadros clínicos mais comuns são: oroesofágica, candidúria e candidemia (hemocultura positiva em 50%). Diagnóstico pode ser por cultura, pela detecção de Beta-D-glucan (antígeno presente na parede de fungos) e PCR (estão em desenvolvimento).

Tratamento empírico se não houver sinais de gravidade devem ser com os azólicos. Equinocandinas devem ser a escolha caso candidemia, devendo ser evitado caso infecção em Sistema Nervoso Central (SNC), olho, urina, esôfago devido à baixa penetração. Caso paciente instável, com acometimento endovascular ou sintomas graves de SNC, preferir anfotericina. Quando resultado de culturas, se guiar através de perfil de sensibilidade. A profilaxia pós-infecção não é recomendada.

Criptococose

É a 2° infecção fúngica mais comum nos transplantes renais – 8% das invasivas. Encontrado em solo, árvores e fezes de animais. A maioria das infecções ocorrem entre 16 e 21 meses pós-transplante, com reativação de foco latente. Caso diagnóstico ocorra nos primeiros 30 dias a 12 semanas do transplante, considerar infecção primária ou derivada do doador.

São fatores de risco: DRC, idade avançada, DM, receptores de transplante de pulmão e imunossupressão com depletores de células T. O uso de inibidor de calcineurina foi relacionado com menor incidência. A clínica é inespecífica, com febre como sinal em 74% dos casos. A fungemia ocorre em 33% dos casos, enquanto a doença disseminada (2 ou mais órgãos) acomete 50% a 75% dos pacientes.

O acometimento de SNC ocorre em 35% a 72% dos casos, sendo que em cerca de 55%, o acometimento é isolado. A neurocriptococose pode se apresentar com cefaleia, confusão mental, alteração do nível de consciência, amnesia, amaurose, rebaixamento do nível de consciência.

O segundo órgão mais acometido é o pulmão – assintomático em 38% dos casos. Quando sintomas, dispneia, tosse – TC de tórax com consolidação bilateral ou nódulo unilateral periférico; podem ter imagens com infiltrados nodulares ou alveolares

O terceiro órgão mais acometido é a pele – 21% dos casos – maior forma de apresentação é semelhante a celulite bacteriana.

O diagnóstico pode ser realizado através da pesquisa de antígeno sérico, com sensibilidade em torno de 75% a 98%, maior nas doenças disseminadas. O PCR tem boa sensibilidade, porém ainda é restrito a alguns centros. Deve ser realizado a cultura do fluido orgânico como padrão-ouro. Caso diagnóstico confirmado, deve-se sempre realizar imagem de SNC com punção lombar e imagem pulmonar para investigação de quadro disseminado. Para diagnóstico de neurocriptococose, o líquor apresenta pleocitose discreta, hipoglicorraquia, hiperproteinorraquia e aumento de pressão de abertura em 50% dos pacientes, e tinta da China positiva em 45%.

O tratamento atualmente se baseia nas diretrizes de paciente HIV positivo e variam de acordo com sítios acometidos e clínica de paciente.

A punção lombar deve ser realizada caso sintomas de hipertensão intracraniana, sendo repetida conforme necessário, principalmente se pressão de abertura maior que 25 cm, visando redução de 50% da pressão de abertura ou para valores menores que 20 cm, já que aumenta sobrevida de paciente. Após 2 semanas, uma nova punção lombar deve ser realizada para confirmar esterilidade, que traduz melhor desfecho.

A terapia antifúngica varia de acordo com extensão de doença. Se sintomas leves ou acometimento pulmonar assintomático, o tratamento deve ser realizado com fluconazol por 6-12 meses; se acometimento de SNC ou sintomas respiratórios severos, deve ser realizado inicialmente com anfotericina B lipídica associado a fluorocitosina por no mínimo, com posterior conversão para fluconazol caso melhora clínica, com tempo de tratamento mínimo de 12 meses. Redução lenta de gradual de imunossupressão devido a relatos de síndrome da reconstituição inflamatória.

Mortalidade varia entre 5% e 20% dos casos, sendo fatores de maior mortalidade os pacientes com líquor com menor glicose, altos níveis de antígeno sanguíneo e lesão sólida em SNC. A profilaxia é usada apenas se criptococose prévia. Não se sabe o tempo ideal de aguardar para novo transplante pós-perda de enxerto por criptococose, devendo aguardar alguns meses de tratamento antifúngico e culturas negativas. Caso antígeno positivo no novo transplante, profilaxia com azólico por 1 ano.

Aspergilose

Tem incidência entre 0,4% e 5%. A contaminação é através de inalação. sendo o Aspergillus fumigatus é o mais comum (73%) e a maioria dos casos (74% a 78%) de aspergilose fúngica são limitadas ao pulmão. O tempo médio de acometimento é em cerca de 11 meses.

Os riscos para doença antes de 3 meses é estadia prolongada em UTI, infecção bacteriana, CMV, DPOC prévio; após 3 meses, idade avançada, disfunção de enxerto, ISS.

A clínica pode ser ampla, já que pode haver disseminação para SNC, olhos, fígado, coração, rins, entre outros. O acometimento mais comum costuma ser pulmonar (tosse seca, hemoptise, febre baixa, com imagem não clássica). Acometimento renal costuma acometer anastomoses, com perda de enxerto.

Diagnóstico é através de cultura, apesar de ser positiva em casos avançados. A galactomanana sérica em sensibilidade 30% a 56% e especificidade 95%.

O tratamento de escolha é o voriconazol por inicialmente 12 semanas ou até melhora clínica. Como segunda linha, deve ser usada anfotericina B (lipossomal se hepatopatia) ou caspofungina (devendo ser usada como resgate ou refratariedade). A terapia cirúrgica deve ser considerada se hemoptise persistente, lesões próximas a vasos ou pericárdio, sinusite, falência terapêutica ou lesões osseas. A neutropenia (menos de 500/mm^3) costuma ser um fator de aumento de mortalidade em 12 semanas, porém ainda não se sabe benefício no uso de estimulador de colônias.

Profilaxia primária não é indicada. Secundária deve ser discutida se maior imunossupressão (como uso de depletor de linfócitos) ou neutropenia prolongada.

Pneumocistose

A Pneumonia causada pelo *Pneumocystis jirovecii* (PCP), de difícil positividade em cultura. Tem incidência em torno de 0,6% a 14% nos transplantados renais nos pacientes sem profilaxia; com profilaxia, 0,4% a 5%.

Uso de corticoesteroides em bolus para tratamento de rejeição, inibidores de mTOR como imunossupressão e linfopenia menor que 1.000/mm^3 são os fatores de risco.

A contaminação é através de reativação de infeção ou exposição ambiental. A clínica mais comum é febre, dispneia, tosse e hipoxemia desproporcional, com imagem pulmonar mostrando infiltrado intersticial difuso. O diagnóstico pode ser por PCR no lavado ou identificação direta via imunofluorescência do fungo em escarro ou LBA. O tratamento deve ser realizado com SMX-TPM 15-20 mg/Kg por 21 dias, associado corticoide caso HIV positivo (60 mg/dia de prednisona com desmame lento). Caso intolerância, considerar clindamicina associado a primaquina ou pentamidina.

A profilaxia com SMX-TPM (400 mg + 80 mg de 3 a 7 vezes na semana) deve ser realizada por, no mínimo, 3 meses após transplante e após tratamento de rejeição aguda, com alta eficácia. Há o aumento progressivo de incidência 1-2 anos após retirada de profilaxia ou 6-18 meses após tratamento de rejeição, com mediana de casos no 3° ano de transplante, porém podendo acontecer de forma tardia, até 20 anos pós-transplante. A presença de pneumocistose aumentou o risco de piora de função de enxerto a longo prazo, porém não foi comprovada relação direta com DSA *de novo,* atrofia tubular e fibrose intersticial ou rejeição. A perda de enxerto renal ocorre em 30% dos casos e morte em 17% após 3 anos de PCP.

REFERÊNCIAS BIBLIOGRÁFICAS

1. Fishman J A. Infection in Organ Transplantation. Am J Transplant. 2017 Apr;17(4):856-879.
2. Wong, R B K, Minkovich M, Famure O, Li Y, Lee J Y, Selzner M, et al. Surgical site complications in kidney transplant recipientes: indicence, risk factors and outcomes in the modern era. Can J Surg . 2021 Dec 21;64(6):E669-E676.
3. Dulek D E, Mueller N J. Pneumonia in solid organ transplantation: Guidelines from the American Society of Transplantation Infectious Diseases Community of practice.
4. Clinical transplantation . 2019 set;33(9):e13545.
5. Gianella M, Munoz P, Alarcon JM, Mularoni A, Grossi P, Bouza E on behalf of the PISOT study group. Pneumonia in solid organ transplant recipients: a prospective multicenter study. Transpl Infect Dis . 2014 abr;16(2):232-41.
6. Ministério da Saúde do Brasil. Manual de Recomendações para o Controle da Tuberculose no Brasil,2° ed. 2019;
7. Cristelli M P, Viana L A, Dantas M T C, Martins S B S, Fernandes R, Nakamura M R et al. The full spectrum os COVID-19 development na recovery among Kidney Transplant Recipients. Transplantation . 2021 Jul 1;105(7):1433-1444.
8. Goldman JD, Julian K. Urinary tracto infections in solid organ transplant recipientes: Guidelines from the American Society of Transplantation Infectious Diseases Community of practice. Clin Transplant. 2019 Sep;33(9):e13507.
9. Kotton C N, Kumar D, Caliendo A M, Huprikar S, Chou S, Danzinger-Isakov L, Humar A; The Transplantation Society International CMV Consensus Group. The third international consensus guidelines on the management of citomegalovírus in Solid Organ Transplantation. Transplantation . 2018 Jun;102(6):900-931.
10. Miglioli-Galvao L, Pestana J O M, Lopes-Santoro G, Gonçalves R T, Moura L R R, Silva A P, et al. Severe Strongyloides stercoralis infection in kidney transplant recipientes: a Multicenter case-control study. PLoS Negl Trop Dis . 2020 Jan 31;14(1):e0007998.

11. Gioco R, Corona D, Ekser B, Puzzo L, Inserra G, Pinto F et al. Gastrointestinal complications after kidney transplantation. World J Gastroenterol . 2020 Oct 14;26(38):5797-5811.

12. Kim J E, Han A, Lee H, Ha J, Kim Y S, Han S S. Impact of ***Pneumocystis jirovecii*** pneumonia on kidney transplant outcome. BMC Nephrol . 2019 Jun 10;20(1):212.

13. Lemonovich T L, Mold infections in Solid Organ Transplant Recipients, Infect Dis Clin North Am . 2018 Sep;32(3):687-701.

14. Aslam S, Rotstein C on behalf of the AST infectious Disease Community. Candida infections in solid organ transplantation: Guidelines from the American Society of transplantation infectious diseases Community of practice. Clin Transplant . 2019 Sep;33(9):e13623.

15. Danovich G M. Handbook of Kidney Transplantation; 6° ed. 2017

PARTE V

SITUAÇÕES ESPECIAIS

28

MANUTENÇÃO DO POTENCIAL DOADOR

Luciana Jacintho Caleiro ▪ Bárbara Vieira Carneiro

INTRODUÇÃO

O sucesso de um transplante começa com o adequado cuidado do potencial doador, naqueles casos em que há retirada *post mortem* de órgãos ou tecidos; no nosso país, conforme legislação vigente, este processo é precedido pelo diagnóstico de morte encefálica.

A demanda por órgãos é, em todo mundo, crescente e substancialmente maior do que a oferta. Por esse motivo, ao longo dos anos, esforços são direcionados em todos os níveis de cuidado visando um aumento da oferta.

Muitos dos problemas identificados em relação à oferta estão associados à falha de reconhecimento da morte encefálica, à entrevista familiar mal conduzida, à manutenção clínica do doador falecido e até a contraindicações mal atribuídas.

Os esforços começam pela educação da população acerca da doação, passam pela criação e acionamento de equipes multidisciplinares especializadas em captação de órgãos, as chamadas "OPO" (Organização de Procura de Órgãos), pela comunicação adequada com a família para obtenção de consentimento e tem como uma das pedras angulares o manejo do potencial doador.

Os critérios de elegibilidade para doação são dinâmicos e mudam, dentro outros diversos fatores, à medida que a qualidade do cuidado intensivo evolui. Com a expansão dos critérios de elegibilidade, a complexidade e comorbidades dos pacientes aumentam, assim como a demanda por cuidados pré-explante. Na Espanha, por exemplo, em 2015, 30% dos doadores tinham mais de 70 anos e 8% mais de 80, enquanto nos EUA, em 2017, apenas 4,9% dos doadores tinham mais de 65 anos.

Neste capítulo, focaremos no cuidado do doador como ponto crucial passível de melhora na qualidade e quantidade de órgãos para doação.

SISTEMATIZAÇÃO

Pouca evidência é voltada especificamente para o cuidado com o doador. O paciente em morte encefálica é particular em sua fisiopatologia; o organismo passa por uma cascata de alterações cardiovasculares, endocrinológicas, renais, imunológicas e de coagulação que pode culminar em disfunção de múltiplos órgãos e colapso cardiovascular naqueles pacientes não adequadamente manejados, previamente à possibilidade de remoção dos órgãos.

Ao risco de colapso cardiovascular existem fatores imutáveis do paciente – idade, comorbidades, causa da ME - e outros passíveis de modificação com o suporte adequado.

O manejo do potencial doador assemelha-se àquele de todo doente crítico, mas, em um cenário como o do Brasil, desigual e heterogêneo, este paciente pode não estar em um ambiente de terapia intensiva, ou ainda, pode não estar aos cuidados de um intensivista experiente.

Desta maneira, protocolos e checklists foram propostos visando sistematizar e uniformizar o cuidado. Diversos estudos internacionais já testaram a implementação de protocolos de cuidados agressivos e demonstraram redução expressiva do número de paradas cardíacas e consequentemente, aumento da oferta de órgãos.

Discorreremos, a seguir, o que é recomendado no cuidado desses pacientes, sistema a sistema.

HEMODINÂMICA

O processo de morte encefálica leva, inicialmente, a uma tempestade simpática seguida de instabilidade hemodinâmica e colapso cardiovascular. Instabilidade hemodinâmica ocorre em cerca de 80% dos casos, e há elevado risco de evolução para parada cardiorrespiratória.

Acredita-se que esse processo se dê por falência do sistema nervoso autônomo e perda do tônus vasoconstritor. Além disso, há uma deficiência de vasopressina importante reportada nesses pacientes associada à lesão do eixo hipotalâmico-hipofisário, o que contribui para a vasoplegia.

O manejo hemodinâmico ótimo desses pacientes visa a manutenção da euvolemia, da pressão arterial média (PAM) e do débito cardíaco para garantir uma perfusão adequada aos órgãos de interesse.

Figura 1. Imagem de um monitor multiparamétrico de paciente com hipertensão intracraniana refratária por hemorragia subaracnoide no processo de evolução para morte encefálica. Não recebia droga vasoativa nesse momento. Destaca-se a taquicardia e a hipertensão arterial severas da tempestade simpática. Esse paciente apresentou ainda arritmias e, horas depois, evolução para choque refratário. Paciente internado na UTI do Trauma e Emergências Cirúrgicas do HCFMSUP (imagem cedida pelo setor).

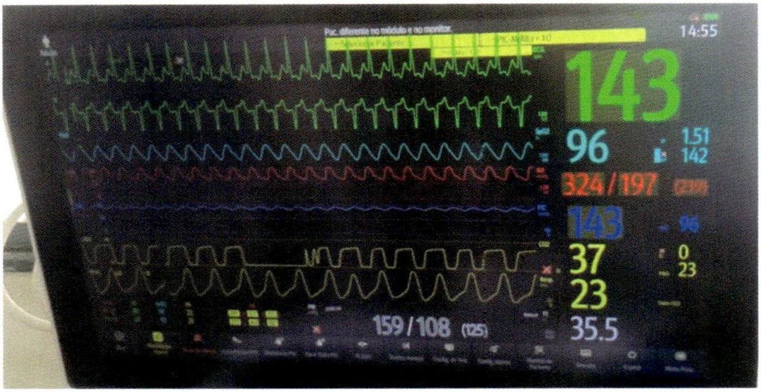

A ressuscitação com fluídos nesses pacientes pode ser necessária, entretanto, volume em excesso leva a edema de órgãos e tecidos, o que não é desejável tendo em vista a qualidade dos enxertos. A melhor forma de guiar a reposição volêmica, assim como nos demais pacientes críticos, permanece controversa e desafiadora. Há um ensaio clínico randomizado, de 2015, "MOniToR", que mostrou não haver benefício em guiar a ressuscitação por metas (como delta pp) nesses pacientes. De toda forma, uma expansão volêmica inicial, guiada por algum parâmetro de fluído responsividade, assim como evitar balanços demasiadamente positivos, parece ser adequado.

Em relação aos vasopressores, a primeira escolha é a noradrenalina que deve ser administrada almejando uma PAM > 65 mmHg. Na vigência de necessidade de doses crescentes da medicação, pode-se fazer necessária a associação de um segundo vasopressor.

A vasopressina é uma opção interessante pela sua deficiência descrita nesses pacientes. Além disso, como será detalhado em outro tópico, ela passa a ser a escolha na evidência de diabetes insipidus, distúrbio também gerado pela deficiência de vasopressina (ou hormônio antidiurético). A dose segura vai de 0,01 UI/min até 0,04 UI/min.

A dopamina é uma outra opção, muito embora seu uso não seja tão rotineiro. Alguma evidência fraca existe de que a dopamina confere proteção ao enxerto renal, entretanto, não se aconselha seu uso apenas para este fim, na ausência de indicação de um segundo vasopressor.

Na vigência de instabilidade hemodinâmica, discute-se também o papel dos corticosteroides. O racional de seu uso nessa população baseia-se nos seguintes pontos: (1) disfunção do eixo hipotalâmico-hipofisário que ocorre após a morte encefálica que, teoricamente, levaria a uma redução do nível de cortisol circulante, com consequente insuficiência adrenal secundária e inabilidade de resposta ao estresse hemodinâmico de forma adequada; (2) tempestade catecolaminérgica e liberação de citocinas pró-inflamatórias (TNF-a, IL-1, IL-6, e IL-8) que sabidamente estão associados a piores desfechos no doador, estando aqui o papel teórico do corticoide no efeito anti-inflamatório e consequente redução da resposta inflamatória sistêmica e lesões de órgão alvo associadas, como edema agudo pulmonar neurogênico.

Essas hipóteses foram testadas em alguns ensaios clínicos randomizados, já antigos, de pouca qualidade, com resultados conflitantes, em sua maioria neutros tanto para desfechos hemodinâmicos e respiratórios, quanto para os de qualidade de órgão para o transplante. Entretanto, alguns estudos observacionais sugerem melhores desfechos cardiovasculares, menor risco de colapso cardiovascular e melhora da oxigenação com o uso de corticoide.

Dessa forma, ainda não há resposta definitiva para o real papel do corticoide nesses pacientes. Extrapolando as evidências do doente crítico, visando desmame de droga vasoativa e diminuição de colapso cardiovascular, o uso da hidrocortisona no manejo do choque parece ser interessante.

RESPIRATÓRIO

O paciente em morte encefálica é um paciente de risco para lesão pulmonar, independente do mecanismo de ME e mesmo na ausência de insulto pulmonar primário.

O paciente neurocrítico que evolui para morte encefálica é um paciente ventilado por longos períodos, em muitas situações. Dessa forma, há de se pensar que eles estejam mais suscetíveis à pneumonia associada a ventilação e à própria lesão pulmonar induzida pela ventilação (VILI). Além disso, estudos observacionais demonstram que a prevalência da síndrome do desconforto respiratório agudo (ARDS) em pacientes com traumatismo crânio encefálico (TCE) isolado é de cerca de 20% a 25%, chegando até 32% em algumas coortes.

Dentre os fatores implicados nessa relação cérebro-pulmão estão a atividade simpática exacerbada pela lesão neurológica (que pode levar a aumento da resistência vascular sistêmica e pulmonar, levando a edema agudo de pulmão), a lesão endotelial e a própria síndrome da resposta inflamatória sistêmica (SIRS) resultante das catástrofes neurológicas. Sabe-se que a lesão neurológica está associada a um aumento importante de TNF-alfa e IL-6. Estudos experimentais demonstram que indução de morte encefálica em coelhos ventilados com o pulmão previamente normal, deixam o parênquima pulmonar mais propenso à VILI e a lesão por isquemia-reperfusão, quando comparado a coelhos sem indução de ME.

Dessa maneira, pode-se entender a importância do cuidado com a ventilação mecânica desses pacientes; o objetivo é evitar lesões pulmonares secundárias e piora da inflamação sistêmica (associada tanto à ARDS, quanto à VILI), bem como melhorar a preservação do próprio órgão.

Até o início dos anos 2000, as diretrizes sugeriam que os pacientes em morte encefálica fossem ventilados com alto volume corrente, a fim de evitar hipercapnia e com baixa PEEP para facilitar retorno venoso cerebral.

Já se introduzia, naquela ocasião, o conceito de que a ventilação com volumes excessivos poderia ser lesiva e que a ventilação protetora reduziria a mortalidade de pacientes em ARDS.

Em 2010, foi publicado o primeiro estudo clínico randomizado comparando ventilação protetora (6-8 mL/Kg de peso ideal) *versus* convencional (10 a 12 mL/Kg de peso ideal) em pacientes com morte encefálica, com a hipótese de que o grupo protetor teria melhor aproveitamento do pulmão para transplante. De fato, ventilar de forma protetora mostrou-se superior a ventilar com alto volume corrente.

Dessa forma, uma boa estratégia para esses pacientes consiste na ventilação protetora (6-8 mL/Kg), com alvo de saturação > 90% e com a PEEP necessária para tal, visando normocapnia. Em geral, em um pulmão saudável, altos níveis de PEEP, ou ainda recrutamento alveolar de forma sistemática, não parecem ser necessários.

RENAL E HIDROELETROLÍTICO

No que se diz respeito à função renal e equilíbrio hidroeletrolítico, merece destaque a hipernatremia.

A hipernatremia no âmbito da terapia intensiva é um marcador tanto de gravidade do paciente, quanto de qualidade de cuidado. O doente crítico tem o acesso à água limitado, ficando a cargo da equipe o seu aporte e vigilância de adequação.

Entretanto, no paciente em morte encefálica, o controle da natremia pode não ser tão simples assim. O primeiro motivo que vale ser lembrado é: antes da evolução para ME, esse paciente foi um paciente neurocrítico, muitas vezes submetido a tratamento amplo para combater a hipertensão intracraniana; um dos pilares dessa abordagem é a manutenção de valores de sódio mais elevados, no limite superior da normalidade ou pouco acima. Dessa forma, uma hipernatremia leve nesses pacientes, pode ter vindo de um objetivo terapêutico prévio.

O segundo motivo, e de maior foco deste texto, é o diabetes insipidus central (DI). De forma sumária: o DI central se dá pela deficiência de produção e liberação de hormônio antidiurético (ADH) e, consequentemente, da sua ação antidiurética, o que leva, em última análise, a perda de água livre renal e hipernatremia.

Em mais detalhes, sabe-se que o ADH, ou vasopressina, é produzido pelo hipotálamo, estocado e secretado pela hipófise. Em situações fisiológicas, o aumento da osmolaridade sérica é percebido pelos osmorreceptores hipotalâmicos que levam à liberação do ADH. Hipovolemia e hipotensão também são fatores desencadeantes da liberação do hormônio.

O ADH age nos receptores de vasopressina tipo 2 (AVPR2) da membrana basolateral da porção distal do néfron, que leva a expressão das aquaporinas-2 do ducto coletor, levando à absorção de água e ureia; trata-se de um efeito antidiurético expressivo.

Vale ressaltar que o hormônio age ainda nos receptores de vasopressina tipo 1 (AVPR1) da musculatura lisa vascular que levam à vasoconstrição. A sua deficiência associa-se, desse modo, com a vasoplegia. Esse fator está relacionado com a boa resposta à administração exógena desse hormônio, motivo pelo qual a vasopressina torna-se interessante do ponto de vista hemodinâmico, conforme já mencionado.

No contexto da hipertensão intracraniana e na herniação uncal, era de se esperar a lesão completa do eixo hipotalâmico-hipofisário e uma interrupção total da produção desse hormônio, cuja meia vida é de poucos minutos. O curioso é que a DI não ocorre em 100% dos pacientes em morte encefálica. Algumas coortes mostram a prevalência de cerca de 80%. O motivo não é totalmente claro; uma hipótese é que o eixo pode continuar a ser parcialmente perfundido pela artéria hipofisária inferior, ramo de segmentos extradurais da artéria carótida interna e, portanto, mantida a despeito da hipertensão intracraniana.

Entendida a fisiopatologia, deve-se suspeitar de diabetes insipidus sempre que houver poliúria. Os critérios diagnósticos são: poliúria (3-4 L ao dia ou 2,5-3 mL/Kg/h), diurese inapropriadamente diluída (laboratorialmente manifestada por densidade urinária < 1005 e osmolaridade urinária < 200 mosm/Kg H2O) e Na > 145 mmol/L.

O tratamento da DI central é a correção da deficiência hormonal seja com a vasopressina, ou com seu análogo: a desmopressina. Na vigência de instabilidade hemodinâmica, a vasopressina é a escolha; age nos receptores V1 da musculatura lisa, e também em V2, mesmo em doses muito baixas (0,01 UI/min).

Na ausência de instabilidade hemodinâmica, a desmopressina endovenosa passa a ser a escolha. A dose é de 1-2μg IV a cada 2, 4 ou 6 horas, o ideal é aplicar uma dose e avaliar a resposta, visando um ritmo de diurese < 4 mL/Kg/h, e repetir, caso mantenha poliúria. Além da observação rigorosa da diurese, reavaliar o sódio e a osmolaridade sérica, assim como a urinária, de forma frequente é necessário para o manejo adequado.

Além de tratar a DI, repor a água livre perdida com soluções hipotônicas é essencial para manutenção da natremia adequada. O motivo para o tratamento desse distúrbio no contexto da ME está na associação que parece existir entre a hipernatremia do doador e a pior qualidade de enxerto hepático e disfunção do enxerto pós-transplante, muito embora esse achado não seja universalmente reportado.

Os outros eletrólitos como cálcio, magnésio, fósforo e potássio também podem estar reduzidos no contexto do DI e devem ser adequadamente corrigidos afim de se evitar arritmias graves e colapso cardiovascular. Atenção especial merece o potássio, especialmente em pacientes que usaram fenobarbital para o manejo da hipertensão intracraniana; o fenobarbital promove a entrada de potássio para o meio intracelular, frequentemente levando a hipocalemia. Entretanto, quando o seu uso é interrompido, o potássio volta para o meio extracelular e tem-se um risco de hipercalemia pronunciada, motivo pelo qual esse eletrólito deve ser rigorosamente monitorizado.

SUPORTE ENDOCRINOLÓGICO

Já foram abordados em outros tópicos deste capítulo os distúrbios relacionados ao cortisol e função adrenal e à vasopressina.

O foco deste tópico será a esperada deficiência de TSH (também pela lesão do eixo hipotálamo-hipófise), e consequente estado de hipotireoidismo, e o controle glicêmico.

Estudos pré-clínicos associam o hipotireoidismo a um pior desempenho cardíaco, o que levanta a hipótese de que repor hormônios tireoidianos poderia ser benéfico, especialmente no contexto de disfunção cardíaca.

A concentração dos hormônios tireoidianos nos pacientes em morte encefálica é bastante variável nas coortes observacionais. A queda dos níveis de TSH não é tão frequente como se poderia pensar – presente em cerca de 25% dos pacientes. Os níveis de T4 livre podem estar baixos ou não, enquanto o nível de T3 (forma ativa do hormônio tireoidiano) quase sempre está reduzido. Além disso, os níveis de T3 reverso, forma inativa do hormônio, podem ou não estar aumentados, o que favorece talvez um comportamento mais próximo ao do eutireoideo doente (T4 Livre normal, TSH baixo e T3 reverso aumentado), do que um estado hipotireoideo verdadeiro.

A necessidade ou não de reposição dos hormônios tireoidianos ainda é motivo de debate. A maior parte dos estudos usa o próprio T3 como reposição, uma vez que repor T4 livre no eutireodeo doente, favorece sua metabolização em T3 reverso e não no T3 ativo propriamente dito, sendo, portanto, ineficaz.

Existem estudos observacionais grandes (inclusive uma coorte de mais de 60.000 pacientes) com evidência de que a reposição de T3 melhora a hemodinâmica desses pacientes e aumenta o número de transplantes. Alguns desses estudos mostram ainda melhora de contratilidade cardíaca, especialmente em vigência de altas doses de catecolaminas e até estabilização da dose desses vasopressores.

Entretanto, este resultado não foi confirmado em nenhum dos estudos clínicos randomizados prospectivos realizados acerca do tema. Uma metanálise de 2012, que incluiu todos os sete ensaios clínicos randomizados produzidos à época, não evidenciou benefício claro com essa terapia. Além disso, não mostraram relação dos níveis de T3 (pré-reposição) com disfunção cardíaca (baixo índice cardíaco), nem a sua melhora após sua suplementação.

Dessa forma, não há evidência o suficiente para embasar a reposição rotineira de hormônio tireoidianos nesses pacientes.

SUPORTE NUTRICIONAL

O paciente em morte encefálica é um paciente inflamado, e deste modo, o aproveitamento do aporte nutricional enteral, ou até mesmo parenteral, estará prejudicado. Entretanto, o objetivo da dieta nesses pacientes não seria primariamente a nutrição.

Estudos em animais mostram que 12 horas de jejum já é suficiente para a perda das vilosidades e da integridade das mucosas intestinais, comparado a animais que se alimentam. Extrapolando esse efeito benéfico de trofismo sobre a mucosa intestinal para os humanos, associado a possibilidade teórica de diminuição de translocação bacteriana com uma melhor integridade da mucosa, e sendo o intestino um dos possíveis órgãos para doação, é razoável manter uma dieta trófica enteral, na ausência de instabilidade hemodinâmica, quando o paciente é declarado em ME.

Entretanto, vale ressaltar que atingir uma meta nutricional não é o objetivo primário e que não seria uma má conduta optar por manter esses pacientes em jejum, especialmente em vigência de instabilidade hemodinâmica.

Outro ponto a se levantar acerca da dieta enteral é a manutenção das reservas de glicogênio hepático – que protegem o enxerto durante o tempo de isquemia fria e, portanto, em teoria, poderiam diminuir o potencial de disfunção do enxerto. A manutenção da dieta enteral é uma prática segura, simples e com um potencial benefício, devendo ser encorajada.

Quanto ao controle glicêmico, sabe-se o paciente em morte encefálica é um paciente que tende a hiperglicemia por diversos motivos: resistência periférica à insulina no contexto da inflamação sistêmica, além de administração exógena de corticosteroides e de soluções baseadas em glicose. A hiperglicemia (> 200 mg/dL) é encontrada em uma parte significativa desses pacientes e parece estar associada aos piores desfechos renais e pancreáticos no receptor. Assim sendo, é razoável manter um controle glicêmico adequado; como em outros doentes críticos, almeja-se um alvo de glicemia entre 140 mg/dL e 180 mg/dL, através da administração de insulina, preferencialmente por via endovenosa, visto a frequente instabilidade hemodinâmica e absorção errática da insulina nesses pacientes.

HEMATOINFECCIOSO

Pacientes candidatos à doação de órgãos podem ter períodos de internação prolongada e múltiplas invasões e, desse modo, estão susceptíveis a maior risco de infecção bacteriana e mesmo colonização por germes resistentes.

É uma dúvida comum se a infecção ou quadro de sepse contraindica a doação de órgãos, uma vez que os receptores estarão sob regime de imunossupressão. A resposta deve ser individualizada. O risco de transmissão de infecção bacteriana entre doadores e receptores de órgãos é baixo. Os primeiros relatos de transplantes realizados com órgãos de doadores com infecção ativa datam da década de 1990 e são seguros para os órgãos sólidos – especialmente fígado e rins.

As evidências que existem acerca do tema são basicamente relatos e séries de casos e análises retrospectivas. O que mostram esses estudos é que a infecção no doador não parece aumentar as complicações no receptor como mortalidade, infecção ou disfunção do enxerto, mesmo para germes multirresistentes, desde que adequadamente tratada no doador e no receptor. Há relatos, inclusive, de transplantes renais com doadores portadores de infecção de sítio primário em vias urinárias.

Os sítios de infecção e as bactérias mais comuns vão variar conforme o serviço, de forma que o regime terapêutico será direcionado por isolamentos em culturas ou baseado em esquemas antimicrobianos empíricos que contemplem o perfil de patógenos da unidade. Merece destaque a necessidade de obtenção de cultura de múltiplos sítios no doador, para o eventual tratamento guiado no receptor. O tempo de tratamento do doador variou de estudo para estudo, em torno de de 24-72 horas, e no receptor mantido por 7 a 14 dias.

Portanto, investir na investigação e tratamento das infecções é fundamental, e a avaliação de possibilidade de transplante, em vigência de infecção, deve ser feita pela equipe especializada – a OPO.

Quanto à transfusão sanguínea: considerando a necessidade de entrega de oxigênio para os tecidos a serem extraídos e a pouca evidência acerca da transfusão nos potenciais doadores, sugere-se manter um nível de hemoglobina maior do que 7, como é feito, via de regra, no doente crítico.

CONCLUSÃO

O objetivo deste capítulo é primariamente enfatizar a importância do bom cuidado com o potencial doador para o sucesso de todo o processo do transplante. Ao longo deste texto destacamos as evidências que existem para o melhor suporte desse paciente, visando número e qualidade de enxertos. Fica clara a carência de bons estudos voltados para essa população. Entretanto, isso não deve ser visto como barreira para o cuidado desses pacientes, que devem ser tratados e conduzidos como qualquer doente crítico.

Portanto, o ambiente de cuidado desse paciente deve ser a unidade de terapia intensiva, tanto pela expertise no suporte, quanto pela disponibilidade de recursos humanos e tecnológicos para garantir o seu manejo adequado.

O uso de *checklists* pode facilitar o manejo desses pacientes, na medida em que sistematiza o suporte. Uniformizar o cuidado está associado a melhores desfechos para esses pacientes e, consequentemente, para os transplantes. Abaixo, é apresentado o *checklist* proposto pela diretriz brasileira para o cuidado do potencial doador (Figura 2), assim como um resumo do que recomenda a diretriz sobre tudo o que foi exposto neste capítulo (Figura 3).

Por fim, merece destaque a necessidade de selar o diagnóstico de morte encefálica sempre que há a sua suspeita (não abordada neste capítulo) e a importância de acionar a OPO responsável pela unidade. A equipe da OPO, além de fornecer o suporte técnico necessário, é capacitada para conversar com as famílias sobre o processo de doação de órgãos, o que sabidamente aumenta o número de respostas positivas para doações.

Figura 2. Exemplo de *Checklists* para sistematização do manejo do potencial doador. Fonte: Westphal GA, et al.Diretrizes brasileiras para o manejo de potenciais doadores de órgãos em morte encefálica. Uma força-tarefa composta por Associação de Medicina Intensiva Brasileira, Associação Brasileira de Transplantes de Órgãos, Brazilian Research in Critical Care Network e Coordenação Geral do Sistema Nacional de Transplantes. 2021.

Nome do paciente: ______________________________

Data e hora do primeiro exame clínico de ME: ____/____/______ ____:____

Data e hora atual: ____/____/______ ____:____

METAS A SEREM ALCANÇADAS	STATUS	AÇÕES IMEDIATAS QUANDO STATUS = "NÃO"	AÇÃO REALIZADA?
$SaO_2 \geq 90\%$?	□ Sim □ Não □ NA/ND	Ajustar FiO_2 e/ou PEEP para $SaO_2 \geq 90\%$	□ Sim □ Não
Vt entre 6 e 8mL/kg do peso predito?	□ Sim □ Não □ NA/ND	Ajustar Vt para 6 a 8mL/kg	□ Sim □ Não
PEEP ≥ $8cmH_2O$?	□ Sim □ Não □ NA/ND	Ajustar PEEP ≥ $8cmH_2O$	□ Sim □ Não
PAM ≥ 65mmHg e boa perfusão após o *bolus* de cristaloide?	□ Sim □ Não □ NA/ND	Continuar infusão de fluidos enquanto estiver responsivo a volume (ex.: ΔPp ≥ 13% / ΔPAM ≥ 8% / ΔVS ≥ 10% / PVC < 8mmHg)	□ Sim □ Não
PAM ≥ 65mmHg e boa perfusão após adequar a volemia?	□ Sim □ Não □ NA/ND	Manter/iniciar noradrenalina (dopamina se bradicardia)	□ Sim □ Não
Vasopressina e hidrocortisona foram associadas após manter/iniciar noradrenalina/dopamina?	□ Sim □ Não □ NA/ND	Associar vasopressina (1 UI em bolus + 0,5-2,4 UI/hora) e	□ Sim □ Não
		Associar hidrocortisona 100mg de 8/8 horas	□ Sim □ Não
Diurese < 4mL/kg/hora?	□ Sim □ Não □ NA/ND	Avaliar necessidade de reposição volêmica	□ Sim □ Não
		Iniciar/manter vasopressina ou desmopressina (IV)	□ Sim □ Não
Na^+ < 155mEq/L?	□ Sim □ Não □ NA/ND	Corrigir e solicitar controle laboratorial em 6 horas	□ Sim □ Não
K^+ entre 3,5 e 5,5mEq/L?	□ Sim □ Não □ NA/ND	Corrigir e solicitar controle laboratorial em 6 horas	□ Sim □ Não
Mg^{++} > 1,6mEq/L?	□ Sim □ Não □ NA/ND	Corrigir e solicitar controle laboratorial em 6 horas	□ Sim □ Não
Glicemia capilar < 180mg/dL?	□ Sim □ Não □ NA/ND	Insulina IV para manter glicemia entre 140 e 180mg/dL	□ Sim □ Não
Hemoglobina ≥ 7g/dL?	□ Sim □ Não □ NA/ND	Transfundir hemácias até Hb ≥ 7g/dL	□ Sim □ Não
Ausência de infecção?	□ Sim □ Não □ NA/ND	Iniciar/manter antibioticoterapia	□ Sim □ Não
Temperatura corporal adequada?	□ Sim □ Não □ NA/ND		
- Sem vasopressor: Meta: 34 - 35°C após 2° teste clínico		Obter 34 a 35°C se estiver sem vasopressor	□ NA □ Sim □ Não
- Com vasopressor: > 35°C		Obter > 35°C se estiver com vasopressor	□ NA □ Sim □ Não

Enfermeiro: ______________________ **Intensivista:** ______________________

Figura 3. **Resumo das principais recomendações para o manejo do potencial doador. Fonte: Westphal GA, et al.: : Diretrizes brasileiras para o manejo de potenciais doadores de órgãos em morte encefálica. Uma força-tarefa composta por Associação de Medicina Intensiva Brasileira, Associação Brasileira de Transplantes de Órgãos, Brazilian Research in Critical Care Network e Coordenação Geral do Sistema Nacional de Transplantes. 2021.**

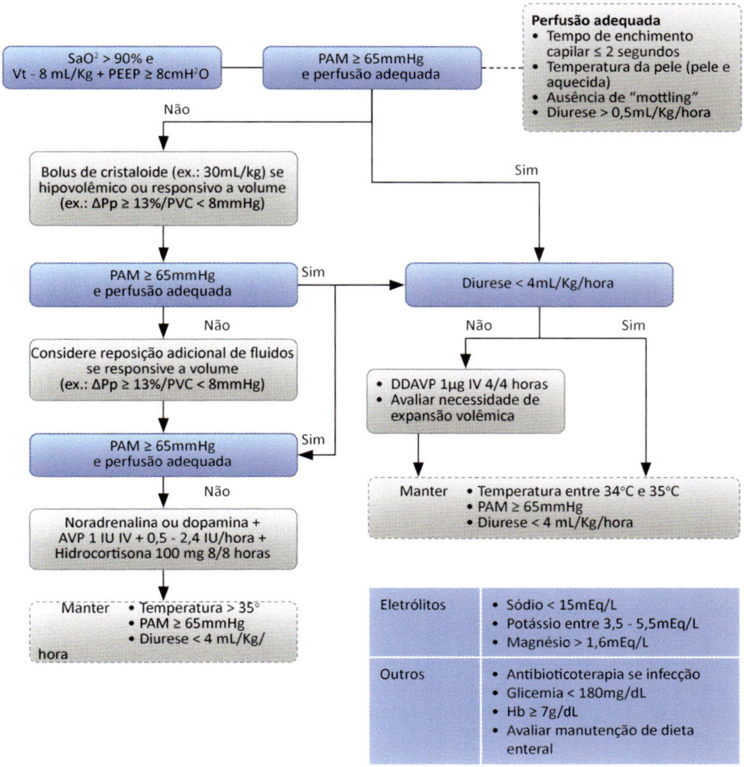

Eletrólitos	• Sódio < 15mEq/L • Potássio entre 3,5 - 5,5mEq/L • Magnésio > 1,6mEq/L
Outros	• Antibioticoterapia se infecção • Glicemia < 180mg/dL • Hb ≥ 7g/dL • Avaliar manutenção de dieta enteral

REFERÊNCIAS BIBLIOGRÁFICAS

1. Westphal GA, Robinson CC, Cavalcanti AB, Gonçalves ARR, Guterres CM, Teixeira C, et al. Diretrizes brasileiras para o manejo de potenciais doadores de órgãos em morte encefálica. Uma força-tarefa composta por Associação de Medicina Intensiva Brasileira, Associação Brasileira de Transplantes de Órgãos, Brazilian Research in Critical Care Network e Coordenação Geral do Sistema Nacional de Transplantes. Revista Brasileira de Terapia Intensiva. 2021 Apr 19;33:1–11.

2. Kotloff RM, Blosser S, Fulda GJ, Malinoski D, Ahya VN, Angel L, et al. Management of the Potential Organ Donor in the ICU. Critical Care Medicine. 2015 Jun;43(6):1291–325.

3. Tullius SG, Rabb H. Improving the supply and quality of deceased-donor organs for transplantation. N Engl J Med. 2018;378(20):1920-9.

4. Al-Khafaji A, Elder M, Lebovitz DJ, Murugan R, Souter M, Stuart S, et al. Protocolized fluid therapy in brain-dead donors: the multicenter randomized MOnIToR trial. Intensive Care Med. 2015;41(3):418-26.

5. Chen JM, Cullinane S, Spanier TB, Artrip JH, John R, Edwards NM, et al. Vasopressin deficiency and pressor hypersensitivity in hemodynamically unstable organ donors. Circulation. 1999;100(19 Suppl):II244-6.

6. Dupuis S, Amiel JA, Desgroseilliers M, Williamson DR, Thiboutot Z, Serri K, et al. Corticosteroids in the management of brain-dead potential organ donors: a systematic review. Br J Anaesth. 2014;113(3):346-59.

7. Mascia L, Pasero D, Slutsky AS, Arguis MJ, Berardino M, Grasso S, et al. Effect of a lung protective strategy for organ donors on eligibility and availability of lungs for transplantation: a randomized controlled trial. JAMA. 2010;304(23):2620-7.

8. Mascia L, Zavala E, Bosma K, Pasero D, Decaroli D, Andrews P, Isnardi D, Davi A, Arguis MJ, Berardino M, Ducati A; Brain IT group. High tidal volume is associated with the development of acute lung injury after severe brain injury: an international observational study. Crit Care Med. 2007;35(8):1815-20.

9. López-Aguilar J, Villagrá A, Bernabé F, Murias G, Piacentini E, Real J, et al. Massive brain injury enhances lung damage in an isolated lung model of ventilator-induced lung injury. Critical Care Medicine. 2005 May 1;33(5):1077–83.

10. Cywinski JB, Mascha E, Miller C, et al: Association between donor-recipient serum sodium differences and orthotopic liver transplant graft function. Liver Transpl 2008 Jan;14(1):59-65.

11. Totsuka E, Fung U, Hakamada K, Tanaka M, Takahashi K, Nakai M, Morohashi S, Nishimura A, Ishizawa Y, Ono H, Toyoki Y, Narumi S, Sasaki M. Analysis of clinical variables of donors and recipients with respect to short-term graft outcome in human liver transplantation. Transplant Proc. 2004 Oct;36(8):2215-8.

12. Ball SG. Vasopressin and disorders of water balance: the physiology and pathophysiology of vasopressin. Ann Clin Biochem. 2007 Sep;44(Pt 5):417-3.1

13. Venkateswaran RV, Steeds RP, Quinn DW, et al: The haemodynamic effects of adjunctive hormone therapy in potential heart donors: A prospective randomized double-blind factorially designed controlled trial. Eur Heart J 2009; 30:1771–1780.

14. Macdonald PS, Aneman A, Bhonagiri D, et al: A systematic review and meta-analysis of clinical trials of thyroid hormone administration to brain dead potential organ donors. Crit Care Med 2012 maio;40(5):1635-44.

15. Powner DJ, Hendrich A, Lagler RG, Ng RH, Madden RL. Hormonal changes in brain dead patients. Crit Care Med. 1990 Jul;18(7):702-8.

16. Novitzky D, Mi Z, Sun Q, Collins JF, Cooper DK. Thyroid hormone therapy in the management of 63,593 brain-dead organ donors: a retrospective analysis. Transplantation. 2014 Nov 27;98(10):1119-27.

17. Corman Dincer P, Tore Altun G, Birtan D, Arslantas R, Sarici Mert N, Özdemir I, et al. Incidence and Risk Factors for Systemic Infection in Deceased Donors. Transplantation Proceedings. 2019 Sep 1;51(7):2195–7.

18. Lumbreras C, Sanz F, González A, Pérez G, Ramos MJ, Aguado JM, et al. Clinical significance of donor-unrecognized bacteremia in the outcome of solid-organ transplant recipients. Clin Infect Dis 2001;33:722e6.

19. Len O, Gavaldà J, Blanes M, Montejo M, San Juan R Moreno A, et al. Donor infection and transmission to the recipient of a solid allograft. Am J Transplant 2008 Nov;8(11):2420-5.

20. González-Segura C, Pascual M, García Huete L, Cañizares R, Torras J, Corral L, et al. Donors with positive blood culture: could they transmit infections to the recipients? Transplant Proc 2005;37:3664e6.

21. Bunsow E, Los-Arcos I, Martin-Gómez MT, Bello I, Pont T, Berastegui C, Ferrer R, Nuvials X, Deu M, Peghin M, et al.Donor-derived bacterial infections in lung transplant recipients in the era of multidrug resistance. J Infect. 2020 Feb;80(2):190-196.

22. Cabrera P, Centeno A, Revollo J, Camargo JF. The role of preemptive antimicrobial therapy in kidney recipients of urine-only positive donor cultures. Transpl Infect Dis.2019 out;21(5):e13150.

23. Angelis M, Cooper JT, Freeman RB. Impact of donor in- fections on outcome of orthotopic liver transplantation. Liver Transpl 2003 maio;9(5):451-62.

29

TRANSPLANTE CARDIOPULMONAR

Patrícia Albizu Piaskowy

INTRODUÇÃO

O transplante cardiopulmonar atingiu seu ápice no final da década de 1980 e início dos anos 1990, sendo que desde o seu início, conforme dados da *International Society for Heart and Lung Transplantation* até junho de 2018 foram realizadas 4.128 cirurgias mundialmente. Com o avanço no tratamento da insuficiência cardíaca, esse número caiu consideravelmente nos últimos 25 anos – 59 cirurgias mundialmente em 2017 – número que possivelmente equivale a 75% das cirurgias realizadas mundialmente. Entre os anos de 2010 e 2018 pelo menos uma cirurgia como essa foi realizada por ano em 87 centros cadastrados (o que equivale à 33,7% do número de centros existentes). Assim como ocorre nos demais transplantes, a idade dos pacientes tem aumentado. Na América do Norte, 34% dos pacientes candidatos ao transplante cardiopulmonar nos últimos anos apresentavam 50 anos ou mais. Apesar de sua redução em todo o mundo, essa cirurgia ainda é realizada com certa frequência em centros europeus e americanos principalmente.

INDICAÇÕES

O transplante cardiopulmonar está em sua maioria reservado a pacientes com quadros de hipertensão pulmonar primárias ou secundárias às cardiopatias congênitas (como a Síndrome de Eisenmenger), nos quais não houve resposta ao tratamento medicamento otimizado ou nos casos em que a recuperação ventricular direita após exposição à hipertensão pulmonar persistente seja improvável. Os casos de hipertensão pulmonar ainda correspondem à maioria das indicações, sendo que com a queda no número de cirurgias em pacientes com fibrose cística - a qual tem se tornado uma rara indicação quando comparada à década de 1990 –percebe-se uma tendência no aumento desse tipo de transplante à pacientes com Pneumonia Intersticial Idiopática. Para se falar sobre transplante cardiopulmonar, é necessário que detalhemos um pouco mais antes sobre hipertensão pulmonar.

UM POUCO SOBRE HIPERTENSÃO PULMONAR

A hipertensão pulmonar é definida pelo aumento da pressão arterial pulmonar média (PAPm) ≥ 20 mmHg aferida pela cateterização de coração direito. Dados disponíveis mostram que valores normais em repouso são de 14±3 mmHg, sendo a significância clínica do valor intermediário entre ambos ainda desconhecida. O termo "hipertensão arterial pulmonar" descreve um grupo de pacientes caracterizado pela presença de hipertensão pré-capilar (Pressão de Oclusão de Artéria pulmonar – POAP) ≤ 15 mmHg e resistência vascular pulmonar ≥ 3 Unidades Wood na ausência de outras causas de aumento de pressão pré-capilares como doenças pulmonares ou tromboembolismo pulmonar. As causas de Hipertensão Pulmonar (HP) podem ser classificadas em cinco subgrupos de acordo com semelhanças clínicas, tendo em comum a presença de vasoconstrição pulmonar e remodelamento vascular. A atual classificação tenta separar o componente de doença arterial conhecida como hipertensão arterial pulmonar – HAP (grupo 1), de outras categorias de HP associadas a patologias do coração esquerdo (grupo 2), doenças pulmonares e hipóxia (grupo 3), tromboembolismo pulmonar crônico hipertensivo (grupo 4) e HP por mecanismos desconhecidos (grupo 5).

A HAP possui diversas causas distintas, podendo ser de origem idiopática, hereditária ou associada a outras condições como doenças do tecido conjuntivo, doença cardíaca congênita, hipertensão portal, infecção pelo vírus da Imunodeficiência Humana (HIV), exposição a anorexígenos, doença veno-oclusiva pulmonar, hemangiomatose capilar pulmonar ou esquistossomose. A forma idiopática tem uma incidência anual de 2,4-6/milhão de habitantes e associada às formas hereditárias contabilizam aproximadamente 50% dos casos de hipertensão arterial pulmonar existentes nos consultórios e ambulatórios. Estudos com medicamentos específicos para HP contemplam principalmente esse grupo.

O diagnóstico inicial exige suspeita clínica, uma vez que o sintoma inicial muitas vezes apenas se limita a dispneia aos esforços e/ou síncope, progredindo conforme a falência do ventrículo direito avança. O exame não invasivo inicial de escolha para o início da investigação é o ecocardiograma, cuja realização deve ser feita em todos os pacientes com suspeita de hipertensão pulmonar. A presença de múltiplas medidas alteradas pode ser usada como inferência diagnóstica. A radiografia de tórax só mostrará alteração nos casos mais avançados, entre elas o aumento do diâmetro da artéria pulmonar (ramo direito > 16 mm e /ou ramo esquerdo > 18mm) bem como sinais de aumento de câmaras direitas (abaulamento do contorno direito do mediastino, coração em forma de bota e preenchimento do espaço retroesternal). Classicamente o eletrocardiograma mostra sinais de desvio do eixo para a direita e onda p *pulmonale* (amplitude de onda p ≥ 2 cm em DII), mas também apenas em quadros mais avançados.

Exames bioquímicos, sorológicos, a tomografia de tórax e o teste de difusão pulmonar com monóxido de carbono (DLCO) também estão entre os vários testes que podem ajudar na investigação etiológica da hipertensão pulmonar. A investigação deve começar pela pesquisa dos fatores causais da maior prevalência como as doenças de câmaras cardíacas esquerdas, doença pulmonar primária e tromboembolismo pulmonar.

Tabela 1. Causas de Hipertensão Pulmonar

1. Hipertensão Arterial Pulmonar
1. Idiopática
2. Hereditária
3. Induzida por fármacos ou toxinas
4. Associada a
• Doença do tecido conjuntivo
• Infecção pelo VIH
• Hipertensão Portal
• Cardiopatia congénita simples corrigida
• Esquistossomose
5. Respondedores a bloqueadores de cálcio
6. Doença pulmonar veno-oclusiva e\ou hemangiomatose capilar pulmonar
7. Hipertensão Pulmonar persistente do recém-nascido

2. Hipertensão Pulmonar devida a doença do coração esquerdo	
1.	Insuficiência Cardíaca com disfunção sistólica
2.	Insuficiência Cardíaca com disfunção diastólica
3.	Doença valvular
4.	Defeitos congénitos ou adquiridos
3. Hipertensão Pulmonar devido a doença pulmonar e\ou hipoxia	
1.	Doença pulmonar obstrutiva
2.	Doença pulmonar restritiva
3.	Outras doenças pulmonares com padrão combinado restritivo\ obstrutivo
4.	Hipóxia sem doença pulmonar
5.	Defeitos do desenvolvimento pulmonar
4. Hipertensão Pulmonar devido à obstrução arterial pulmonar	
1.	Hipertensão pulmonar associada a tromboembolismo crônico
2.	Outras obstruções
5. Hipertensão Pulmonar devido a mecanismos múltiplos ou não esclarecidos	
1.	Doenças hematológicas
2.	Doenças sistémicas ou metabólicas
3.	Outras
4.	Cardiopatia congénitas complexas

Fonte: Adaptado de SIMONNEAU, G.; Eur Respir J 2019; 53: 1-13

A avaliação clínica se mantém como uma ferramenta essencial no acompanhamento dos pacientes com hipertensão pulmonar, pois ajuda na determinação da severidade da doença e análise da melhora, estabilidade ou deterioração da doença. Devem ser questionadas a alteração na tolerância a exercícios, presença de dor torácica, arritmias, hemoptise ou síncope. No exame físico alterações como cianose central ou periférica, ingurgitamento jugular, edema, ascite, derrame pleural ou alterações no ritmo e frequência cardíaca bem como pressão arterial devem ser buscados. Uma queda de classe funcional segundo a tabela da Organização Mundial da Saúde (WHO-FC) (Tabela2) é um dos preditores mais alarmantes de progressão de doença e deve desencadear investigações em busca dos fatores da piora.

Tabela2. Classificação Funcional da Hipertensão Pulmonar segundo a *World Health Organization (WHO-FC).*

Classificação	Descrição	Exemplos
I	Sem limitação à atividades	
II	Limitação leve, sem sintomas ao repouso	Subir escadas, fazer compras, arrumar a cama
III	Limitação moderada	Falta de ar importante, fadiga e lipotimia com atividades simples do dia a dia
IV	Limitação importante	Sintomas ao repouso e síncopes frequentes

Adaptado de VACHIÉRY JL, SIMONNEAU G. ***Management of Severe Pulmonary Arterial Hypertension***. Eur Respir Rev 2010; 19(118): 279–287.

O teste de caminhada de 6 minutos se mantém como o mais usado em centros de hipertensão pulmonar por ser simples, barato e não invasivo. Pode ser influenciado por fatores como idade, peso, sexo, altura, comorbidades, uso de O2 complementar e colaboração do paciente no dia. Mesmo assim, os valores utilizados para a avaliação prognóstica são os absolutos e não em porcentagem predita. É recomendado que ao final do teste se utilize a escala de Borg para determinação do nível de esforço. O teste de exercício cardiopulmonar é usualmente realizado como teste máximo de esforço, definindo não só a capacidade de realização de esforço como também informações sobre troca gasosa, eficácia ventilatória e função cardíaca durante o exercício. Dentre as alterações características apresentadas pelos pacientes com HAP, o baixo pico de VO2 é o mais utilizado para decisão terapêutica.

Apesar da lista de biomarcadores crescer a cada dia, por hora apenas o BNP e o NT pro-BNP são os utilizados tanto na prática clínica como em estudos, se correlacionado com o grau de disfunção cardíaca e valor prognóstico. Enquanto o primeiro parece ter melhor associação com o estado hemodinâmico e ser menos influenciado por alterações renais, o segundo parece ter melhor correlação com o prognóstico. Esses pacientes ocasionalmente se apresentam com hipoxemia e podem ser candidatos ao uso de O2 a longo prazo. Além da saturação periférica não ser confiável, baixos valores de PaCO2 estão associados a redução de fluxo pulmonar e a valores prognósticos, o que torna as avaliações gasométricas importantes de serem realizadas.

A avaliação da função cardíaca direita continua sendo uma importante ferramenta de acompanhamento, uma vez que é a chave para o prognóstico desses doentes. A investigação deve ser invasiva já que, ao contrário do senso comum, a pressão sistólica estimada de artéria pulmonar pelo ecocardiograma (eco-PSAP) ao repouso geralmente não é prognóstica e nem relevante para decisão terapêutica. O seu aumento ou redução não refletem progressão ou melhora da patologia respectivamente. Já na ecocardiografia de esforço, o aumento ≥ 30 mmHg na PSAP reflete melhor a função do ventrículo direito e está associado a melhor prognóstico quando comparado à discreto ou ausência de aumento. A ressonância magnética (RNM) miocárdica é mais acurada tanto para a anatomia quanto morfologia de VD, bem como pode ajudar na determinação de volume sistólico e débito cardíaco. Estudos mostram que o acompanhamento com RNM cardíaca pode identificar a falência do ventrículo direito antes mesmo que alterações clínicas ocorram.

Quando o tratamento específico é considerado, a cateterização ventricular é mandatória, sendo a realização de vasorreatividade importante para avaliação futura de resposta medicamentosa. Este exame classicamente é realizado com o uso de óxido nítrico, mas apresenta como alternativas possíveis a adenosina e o iloprost inalatório. São considerados positivos para o teste de vasorreatividade os pacientes com queda dos valores ≤ 40 mmHg, com variação de pelo menos 10 mmHg, associados a manutenção ou elevação do débito cardíaco. Um estudo realizado em um centro de referência brasileiro em HP mostrou que, dos 384 pacientes com ecocardiograma sugestivo de HP submetidos ao cateterismo cardíaco direito, apenas 78,6% apresentavam de fato medidas pressóricas para tal, sendo que 18,3% apresentavam HP pós-capilar (POAP > 15 mmHg), fato com implicação direta no diagnóstico e tratamento adequado, uma vez que leva a investigação de causas outras de hipertensão que não as arteriais. Dentre os parâmetros hemodinâmicos, os mais importantes para o prognóstico e tratamento são a pressão atrial direita, o índex cardíaco e a saturação venosa mista de O2. A pressão média de artéria pulmonar é importante como fator prognóstico apenas nos pacientes respondedores a bloqueadores de canal de cálcio.

O objetivo do tratamento é fazer com que os pacientes atinjam o status de baixo risco (Tabela3), o que geralmente se associa com melhor qualidade de vida, boa tolerância a realização de exercícios, boa função ventricular direita e baixo risco de óbito. Objetivamente, significa que se espera um score II no status funcional e um teste de caminhada de 6 minutos > 440m, conforme determinado pelo *5th World Symposium on Pulmonary Hypertension*. Deve-se ter em mente que esses valores podem não ser alcançados em pacientes com quadros avançados, comorbidades graves e idade avançada.

O tratamento se baseia em três etapas: a primeira diz respeito a medidas gerais (reabilitação física, evitar atividades físicas extenuantes, prevenção de infecções e aderência ao tratamento), terapias de suporte (diuréticos, uso de O2 se necessário, antiarrítmicos) e encaminhamento para realização do teste de reatividade e à centros especialistas. A segunda etapa corresponde ao uso de altas doses de bloqueadores de canal de cálcio em pacientes respondedores ou outras medicações aos não respondedores de acordo com o grau de risco prognóstico individualizado. Já a terceira corresponde a avaliação à terapia inicial, e se caso inadequada, uma combinação medicamentosa pode ser tentada. Os pacientes que falham em atingir os objetivos – como pacientes com classe funcional IV ou III a despeito de tratamento combinado – devem ser encaminhados para outras medidas, entre elas o transplante cardiopulmonar.

Tabela 3. Score de risco em pacientes com Hipertensão Pulmonar IC: índice cardíaco; PAD: pressão atrial direita; VD: ventrículo direito. VE/VCO2: Equivalente ventilatório; SvCO2: saturação venosa mista de O2. * Síncope durante exercício pesado ou síncope ortostática ocasional em pacientes estáveis. **Episódios recorrentes de síncope, mesmo quando atividade física leve. Tabela adaptada do 2015 ESC/ERS ***Guidelines for the Diagnosis and Treatment of Pulmonary Hypertension***.

Determinantes de prognóstico (mortalidade estimada em 1 ano)	Baixo risco < 5%	Risco Intermediário 5%-10%	Risco elevado > 10%
Sinais clínicos de falência de VD	Ausente	Ausente	Presente
Progressão dos sintomas	Não	Lenta	Rápida
Síncope	Não	Ocasional*	Repetidamente**
Classe funcional (WHO)	I,II	III	IV
Teste de caminhada de 6 minutos	> 440m	165-440 m	< 165 m
Teste de exercício cardiopulmonar	Pico VO2 > 15 m/min/Kg (> 65% predito) VE/VCO2 slope < 36	Pico VO2 11-15 mL/min/Kg (35-65% predito) VE/VCO2 slope 36-44,9	Pico VO2 < 11 mL/min/Kg (< 35% predito) VE/VCO2 slope ≥ 45
NT-proBNP sérico	BNP < 50 ng/L NT-pró-BNP < 300 ng/L	BNP 50-300 ng/L NT-pró-BNP 300 -1400 ng/L	BNP > 300 ng/L NT-pró-BNP > 1400 ng/L

Exames de imagem (ecocardiograma, RNM cardíaca)	Área atrial < 18 cm^2 Sem derrame pericárdico	Área atrial 18-26 cm^2 derrame pericárdico mínimo ou ausente	Área atrial > 26 cm^2 derrame pericárdico presente
Hemodinâmica	PAD < 8 mmHg IC ≥ 2,5 L /min/ m^2 $SvCO_2$ > 65%	PAD 8-14 mmHg IC 2-2,4 L/min/ m^2 $SvCO_2$ 60-65%	PAD > 14 mmHg IC < 2,0 L/ min/m^2 $SvCO_2$ < 60%

As cardiopatias congênitas como causas de hipertensão arterial pulmonar representam um grupo muito heterogêneo de pacientes. Algumas má-formações como ducto arterial patente, defeitos do septo atrial sino-venoso e anormalidades parciais do retorno venoso pulmonar podem não ser reconhecidas, sendo esses pacientes classificados entre as causas idiopáticas de hipertensão pulmonar, devendo ser investigados ativamente. A epidemiologia é escassa, embora a prevalência chegue a 10% em alguns estudos europeus. A exposição persistente da rede vascular pulmonar ao fluxo sanguíneo aumentado secundário ao *shunts* sistêmico-pulmonares pode resultar em arteriopatia obstrutiva pulmonar, idêntica as demais formas de HAP. Quando a resistência vascular pulmonar se iguala ou excede a resistência vascular sistêmica, o *shunt* se torna reverso caracterizando a síndrome de Eisenmenger, a forma mais grave de HAP por cardiopatia congênita nos adultos. As alterações encontradas nesse quadro incluem hipoxemia associada a dispneia, fadiga e síncope, bem como alterações hematológicas secundárias ao quadro como eritrocitose, trombocitopenia e leucopenia em alguns casos. Alguns pacientes também podem ser apresentar com hemoptise, acidentes vascular encefálicos, abscessos cerebrais, coagulopatias e morte súbita. Apesar da redução da sobrevida, alguns pacientes com essa síndrome podem chegar aos 30-40 anos, havendo relatos de pacientes que sobreviveram até a sétima década. Os cardiopatas congênitos também podem desenvolver hipertensão pulmonar secundárias a cardiopatia esquerda (grupo 2) ou pneumopatias concomitantes (grupo 3). O tratamento com bosentana tem demonstrado melhora na tolerância a exercícios e na queda da resistência vascular pulmonar em pacientes em Classe funcional III (WHO), sendo o transplante cardiopulmonar uma importante indicação aos casos mais avançados ou não responsivos.

→ TRANSPLANTE CARDIOPULMONAR

O encaminhamento tardio dos pacientes associado a escassez de órgãos e demora na lista de espera são ainda importantes preditores de mortalidade, sendo que alguns guidelines utilizam parâmetros clínicos como preditores de piora como possíveis para encaminhamento: síncope, teste caminhada < 300 m; rápida progressão dos sintomas; presença de falência ventricular direita e resultados ruins em testes hemodinâmicos e no ecocardiograma.

Apesar de melhoria nos números, a mortalidade ainda é alta, com sobrevida recente mediana de 6,5 anos. Porém, nos pacientes que sobrevivem ao primeiro ano, a sobrevida pode checar a 12,8 anos. A etiologia da hipertensão pulmonar também pode ajuda na tomada de decisão pois a resposta ao tratamento não é semelhante. Pacientes com HAP associadas a doenças do tecido conjuntivo apresentam um pior prognóstico quando comparados à causas idiopáticas, pois muitos apresentam também comprometimento extrapulmonar da doença (gastrointestinal, cardíaca, renal e cutânea), devendo ser avaliados por um time de especialistas antes do encaminhamento para um possível transplante. A pior sobrevida também é associada a pacientes com doença veno-oclusiva pulmonar e hemagiomatose capilar pulmonar pela falta de tratamento médico efetivo – apesar de ausência de relatos de recidiva da doença após o transplante. Estes pacientes devem ser listados idealmente no momento do diagnóstico da doença. As cardiopatias congênitas apresentam a melhor sobrevida dentre os grupos, permanecendo até os dias atuais como a principal indicação ao transplante cardiopulmonar (TCP).

As opções de transplante aos pacientes com hipertensão pulmonar incluem tanto o cardiopulmonar como o pulmonar bilateral, sendo esta última a cirurgia mais realizada atualmente, tanto pela reduzida oferta de órgãos, quanto pelo aumento da expertise e melhora de resultados com o transplante pulmonar isoladamente. Apesar disso, os valores que determinam a disfunção de VD sem possibilidade de recuperação e/ou a disfunção diastólica de ventrículo esquerdo – determinantes a escolha da técnica cirúrgica – ainda permanecem desconhecidos, podendo resultar em maiores intercorrências no pós-operatório.

Pacientes com Síndrome de Eisenmenger e *shunts* simples têm sido tratados com o transplante pulmonar bilateral associado a correção intraoperatória do defeito cardíaco, assim como os pacientes com hipertensão pulmonar e defeitos septais. O transplante duplo acaba ficando restrito aos casos mais complexos. Apesar de estudos mostrarem ausência de diferença estatística na sobrevida a longo prazo entre os grupos submetidos aos dois tipos de transplante, outros tem demonstrado uma maior sobrevida nos pacientes com cardiopatia submetidos ao transplante cardiopulmonar, sendo essa diferença principalmente no tocante aos pacientes com defeitos no septo ventricular e ducto arterioso patente e nos primeiros 30 dias. Isso reflete o maior desafio no pós-operatório desse subgrupo submetido ao transplante pulmonar bilateral, suja explicação é fisiopatológica.

O efeito imediato do transplante pulmonar duplo é a redução da pós-carga de ventrículo direito e da pré-carga de ventrículo esquerdo (VE), o que pode levar disfunção ventricular bilateral e instabilidade hemodinâmica – sendo este um achado comum no pós operatório, levando a congestão pulmonar frequente e consequente aumento do risco inflamação e disfunção do enxerto. Uma vez que o desmame rápido da ventilação mecânica pode levar a sobrecarga e descompensação do ventrículo esquerdo nesses pacientes, alguns grupos advogam pelo uso de sedação e ventilação mecânica por 48-72 horas após o transplante, para permitir que o VE passe por uma readaptação ao aumento da pré-carga. Outros serviços optam pela manutenção ou introdução de ECMO venoarterial por pelo menos 5 dias após o transplante, o que permitiria tanto a extubação quanto a menor perda de massa muscular e redução do risco de infecção associada a ventilação mecânica em pacientes com VE ainda sem adaptação, embora todos os riscos relacionados a circulação extracorpórea em si devam ser pesados.

A ECMO venoarterial também tem sido empregada em casos mais avançados de hipertensão pulmonar, com objetivo de manter o paciente acordado e como ponte para o transplante.

As causas comuns de morte nos primeiros 30 dias são falência do enxerto, complicações técnicas e infecção. Já a maior mortalidade no primeiro ano pode ser atribuída a síndrome de bronquiolite obliterante e a disfunção vascular do aloenxerto pulmonar. Fatores independentes de mortalidade são receptor em ventilação mecânica, *mismatch* por citomegalovírus e doadores com idade mais avançada.

CONCLUSÃO

Apesar da dificuldade na disponibilidade de órgãos e na desvantagem de um doador apenas ajudar um único paciente, o transplante cardiopulmonar ainda encontra as suas indicações precisas na literatura. A avaliação do paciente com métodos invasivos – como o cateterismo de câmaras direitas – é imprescindível para a escolha da cirurgia, a qual pode ser o transplante pulmonar duplo; estando a cirurgia cardiopulmonar reservada aos casos de cardiopatia mais complexos e maior probabilidade de falência ventricular no pós-operatório.

REFERÊNCIAS BIBLIOGRÁFICAS

1. Fernandes PMP; Favria GF, Reis FP, Abdalla LG, Afonso Junior JE, Bacal F. Transplante Cardiopulmonar: Quando Indicar? Arq. Bras. Cardiol. 2021; 116(2):346-348.

2. Buckland M, Durkin C, Scarr B.

3. Cardiopulmonary Transplantation. Anesthesia and Intensive Care Medicine. 2021;22(8):494-499.

4. Chambers. et. al. The Registry of the International Society for Heart and Lung Transplantation: Thirty-fourth Adult Lung and Heart-Lung Transplantation Report – 2017; Focus Theme: Allograft Ischemic Time. The Journal of Heart and Lung Transplantation. 2017:36(10):1047-1059.

5. Chambers, et. al. The International Thoracic Organ Transplant Registry of the International Society for Heart and Lung Transplantation: Thirty-sixth Adult Lung and Heart-Lung Transplantation Report – 2019; Focus Theme: Donor and Recipient Size Match. The Journal of Heart and Lung Transplantation. 2019:38(10):1042-105.5

6. Et al. 3a Diretriz Brasileira de Transplante Cardíaco. Arq Bras Cardiol. 2018; 111(2):230-289.

7. Brouckaert J, Verleden S, Verbelen T. et al. Double-lung versus heart-lung transplantation for precapillary pulmonary arterial hypertension: a 24-year single center retrospective study. Transplan International. 2019;32:717-729.

8. Galie N, Humbert M. et al. 2015 ESC/ERS Guidelines for the Diagnosis and Treatment of Pulmonary Hypertension. The Joint Task Force for the Diagnosis and Treatment of the Pulmonar Hypertension of the European Society of Cardiology (ESC) and the European Respiratory Society (ERS). European Heart Journal. 2016;37:67-119.

9. Vachiéry JL, Simonneau G. Management of Severe Pulmonary Arterial Hypertension. Eur Respir Rev 2010; 19(118): 279–287.

10. . Protocolo de diagnóstico e tratamento de Hipertensão Pulmonar da Sociedade do Estado do Rio de Janeiro. 2018.

11. Hipertensão Pulmonar na Prática do Cardiologista. Arq Bras Cardiol. 2019; 113(3):419-428.

12. Haemodynamic Defitions and Updated Clinical Classification of Pulmonary Hypertension. Eur Respir J 2019; 53: 1-13.

13. Rudski L, Wyman C, Afilalo J, Hua L, Solomon S, et al.

14. Guidelines for the Echocardiographic Assessment of the Right Heart in Adults: A Report from the American Society of Echocardiography. J Am Soc Echocardiogr. 2010; 23:685-713.

30

ASPECTOS NUTRICIONAIS DO CANDIDATO A TRANSPLANTE

Juliana Martins Tepedino ▪ Ludmila Mendonça ▪ Rodrigo Santos Biondi

INTRODUÇÃO

A desnutrição em pacientes candidatos a transplantes de órgãos sólidos é de causa multifatorial, como inflamação crônica, alterações hormonais, e sedentarismo, geralmente agravada pela inadequada ingestão e/ou absorção de nutrientes, gerando desnutrição e sarcopenia e levando à redução da função física e piores resultados clínicos. A prevalência de desnutrição é fator independente de predição de mortalidade em pacientes de transplante (Tx), sendo quanto mais grave o grau de desnutrição pré-operatório, mais relevante o impacto no pós-operatório.

A desnutrição é uma das comorbidades mais comuns que precede ou sucede os transplantes de órgãos. Por vezes, a terapia nutricional (TN) é negligenciada nesses pacientes o que pode levar ao aumento da morbidade e mortalidade, tempo de internação, custos e redução da sobrevida após Tx de órgãos. Há, desse modo, oportunidades de aplicação de ferramentas multimodais pré-operatórias em pacientes que são candidatos a Tx, com inclusão de terapia nutricional como terapia modificadora de desfecho, assim como acontece nos pacientes oncológicos.

A desnutrição perioperatória tem sido considerada um desafio quanto a sua definição, diagnóstico e tratamento. Apesar de serem conhecidos os maus resultados pós-operatórios em pacientes desnutridos, estima-se que 24% a 65% dos pacientes submetidos à cirurgia encontrem-se em risco nutricional.

Embora os profissionais da saúde envolvidos nos cuidados perioperatórios do paciente pré-transplante expressem consistentemente o reconhecimento da importância da triagem nutricional, a implementação de diretrizes e vias de nutrição perioperatória baseadas em evidências carece de atenção para recomendações focadas em cirurgias de transplante.

AVALIAÇÃO NUTRICIONAL PRÉ-TRANSPLANTE

Avaliação regular do estado nutricional e aconselhamento dietético especializado são necessários durante o período de monitoramento dos pacientes na fila de espera de Tx, independentemente do órgão. Pacientes em risco nutricional antes da cirurgia apresentam maiores chances de apresentar complicações pós-operatórias como infecções, tempo de ventilação mecânica e maior tempo de internação em UTI.

Dessa forma, faz-se imperativo identificar pacientes de alto risco, permitindo traçar intervenções individualizadas visando reduzir a morbidade cirúrgica. As evidências neste campo sugerem que fornecer nutrição enteral pré-operatória (por via oral via suplementos nutricionais ou por via sonda nasoenteral, quando necessário) para pacientes de alto risco pode reduzir a morbidade pós-operatória em até 50%.

A desnutrição é definida como uma mudança mensurável nas funções físicas e mentais secundárias, alteração da composição corporal, resultando em qualidade de vida e resultados clínicos prejudicados, que deriva de um fornecimento insuficiente de proteínas e energia.

Há vários instrumentos de avaliação nutricional (MAN, ASG etc), mas há atualmente uma tentativa internacional de padronização quanto ao diagnóstico de desnutrição. Em 2016, a Iniciativa Global de Liderança sobre Desnutrição (GLIM) endossada pela Sociedade Europeia de Nutrição Clínica e Metabolismo (ESPEN) concordaram em uma avaliação comum de diagnóstico e classificação de desnutrição. O diagnóstico de desnutrição passa a exigir a combinação de critérios fenotípicos e etiológicos. O primeiro critério é baseado na perda de peso, redução do índice de massa corporal (IMC) ou massa muscular reduzida. O segundo consiste na redução da ingestão e/ou assimilação alimentar com presença de quadro agudo/crônico de inflamação relacionada à doença. Entretanto, a validação do GLIM para pacientes candidatos a diferentes tipos de Tx ainda deve ser melhor explorada.

Foco importante vem sendo dado a sarcopenia nos últimos anos, que é definida como a perda progressiva de força, massa e função do músculo esquelético. Recentemente, o *European Working Group on Sarcopenia in Older People* (EWGSOP) propôs uma definição de sarcopenia em três etapas. O diagnóstico de sarcopenia é considerado provável em caso de diminuição da força muscular, geralmente realizado por dinamometria ou teste de sentar e levantar e confirmada quando há alteração na qualidade e/ou quantidade muscular, realizado por exame objetivo da massa muscular com densitometria de corpo todo (DEXA), bioimpedância elétrica (BIA), Tomografia computadorizada ou RNM. A gravidade da sarcopenia é finalmente avaliada com testes de desempenho físico como velocidade de marcha, *Short Physical Performance Battery* (SPPB), entre outros.

Vários trabalhos recentes reforçam a necessidade da avaliação de sarcopenia em pacientes candidados a transplantes de órgãos sólidos com possível impacto em mortalidade, mas a falta de padronização do método a ser utilizado na avaliação ainda é um limitador nos estudos. Outras limitações são reprodutibilidade do método e associação direta com marcadores de desfechos clínicos importantes; portanto, mais estudos precisam ser realizados.

RECOMENDAÇÕES ESPECÍFICAS

Transplante de Fígado

A desnutrição é frequentemente observada em pacientes com doença hepática em estágio terminal candidados a Tx hepático. Estima-se que entre 22% e 70% dos indivíduos que aguardam na fila de transplante sejam desnutridos. Dessa forma, o estado nutricional pré-operatório se correlaciona de forma direta com sobrevida pós-transplante e aumenta os custos para o sistema de saúde.

As alterações metabólicas induzidas pela insuficiência hepática dificultam a avaliação tradicional do estado nutricional. Como a desnutrição pré-operatória e a sarcopenia têm impacto negativo no resultado pós-transplante, é essencial fornecer suporte nutricional adequado durante todas as fases do transplante hepático. A avaliação precisa do estado nutricional e a intervenção adequada são pré-requisitos para sucesso no tratamento nutricional perioperatório; dessa forma, os pacientes em fila de transplante devem ser reavaliados em períodos regulares e devem ter seu planejamento nutricional reavaliado de forma individualizada.

Diretrizes para terapia nutricional na cirrose foi proposto e atualizado nas últimas décadas; as recomendações estão descritas na Figura 1, de acordo com as recomendações das diretrizes ESPEN.[17]

Esses pacientes frequentemente apresentam sobrecarga hídrica. Consequentemente, o cálculo das necessidades nutricionais deve ser realizado considerando o peso seco estimado ou, se disponível, utilizar a calorimetria indireta pois as necessidades de energia podem ser melhor estimadas por este método em candidatos a transplante hepático.

Figura 1. Recomendações nutricionais no pré-transplante hepático

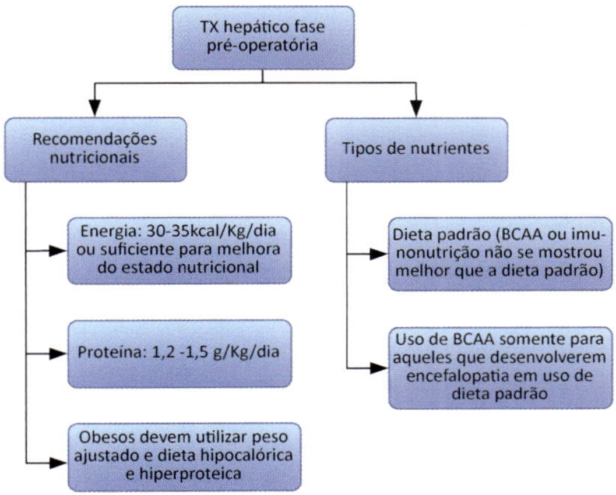

(BCAA, aminoácidos de cadeia ramificada. Adaptado de ESPEN, 2020.

Quanto à via de TN, nutrição oral é preferida, entretanto a nutrição enteral por sonda pode ser necessária para fornecer a ingestão calórica e proteica necessárias para todos os pacientes que não são capazes de manter a ingestão oral adequada.

A hiperamonemia comum nesses pacientes resulta da produção de amônia no intestino e nos rins e da diminuição da degradação pelo fígado e músculo esquelético. É bem conhecido que a amônia é diretamente tóxica para os astrócitos cerebrais, o que contribui para a encefalopatia hepática (EH). Além disso, inflamação, infecção e estresse oxidativo também desempenham um papel importante no desencadeamento dessa complicação.

Evidências atuais mostram que a ingestão de proteínas não deve ser limitada no paciente candidato a Tx hepático, medida essa que agrava desnutrição e sarcopenia sem se mostrar eficaz no controle da EH. A suplementação com proteína de origem vegetal ou a base de leite, em vez de proteína de origem animal, pode ser vantajosa, porém mais estudos são necessários.

Outra promissora área de estudo em Tx hepático é a área de microbiota intestinal. Em indivíduos pré-transplante hepático pode ocorrer supercrescimento bacteriano, aumento da permeabilidade intestinal e alterações imunológicas, associadas a edema intestinal, diminuição do peristaltismo e infecção. Esses fatores contribuem para a patogênese de um estado circulatório hiperdinâmico e disfunção de múltiplos órgãos por meio de respostas de citocinas pró-inflamatórias.

Em pacientes em fila de Tx hepático, o uso de probióticos e simbióticos favoreceu níveis mais baixos de amônia, taxas significativas de reversão de EH, com boa adesão dos pacientes e com melhora mais significativa em todos os testes neuropsicológicos. O uso de probióticos contendo *Lactobacillus spp*, isoladamente ou em combinação com prebióticos, podem ser eficazes na redução de complicações infecciosas após Tx hepático, um dos principais contribuintes para a perda do enxerto, tempo de internação hospitalar e mortalidade.

Transplante de pulmão

O transplante pulmonar é o tratamento definitivo para muitas doenças pulmonares em estágio terminal. O número de transplantes tem aumentado constantemente ao longo dos anos, assim como suas indicações. No entanto, a sobrevida média para transplantes é de apenas 6,5 anos. A mortalidade associada ao Tx de pulmão permanece maior do que a de outros transplantes de órgãos sólidos, reforçando a necessidade de identificar fatores de risco modificáveis associados a desfechos desfavoráveis, como a desnutrição e sarcopenia.

Muitos candidatos a transplante de pulmão frequentemente apresentam síndromes clínicas complexas que resultam em diminuição da reserva fisiológica, resultando em síndrome de fragilidade e sarcopenia, que estão associadas a resultados desfavoráveis a curto e médio prazos. O estado nutricional pré-transplante varia, em parte, de acordo com o diagnóstico de doença pulmonar primária de base. Além disso, o grau de doença pulmonar influencia o estado nutricional, com doenças pulmonares avançadas levando ao aumento da desnutrição.

Dados de prevalência de desnutrição e risco para desnutrição são escassos em transplante de pulmão. Um estudo americano apontou que candidatos a transplante de pulmão estão frequentemente acima ou abaixo do peso. De acordo com dados obtidos no banco de dados da *United Network for Organ Sharing* (UNOS), até 2008, dos 11.411 receptores, 1.355 (11,9%) estavam abaixo do peso e 1.396 (12,2%) eram obesos, ambos estados nutricionais relacionados com maior mortalidade.

Recentemente, um grupo de pesquisadores australianos verificou a prevalência de desnutrição de acordo com os critérios da Iniciativa de Liderança Global sobre Desnutrição (GLIM), no qual observou-se 59% de desnutrição. Metade dos pacientes candidatos a Tx de pulmão estava moderadamente desnutrido usando GLIM e 7% se encontravam gravemente desnutridos.

Outro estudo recente, utilizando Índice de Risco Nutricional (NRI), avaliou 13.392 receptores de transplante de pulmão. Constatou-se que 12,4% dos pacientes encontravam-se levemente desnutridos, 25,9% moderadamente e 7,2% gravemente desnutridos.

Neste estudo, foi verificada maior mortalidade em cinco anos entre os pacientes com desnutrição grave (44,6%) em comparação com os não desnutridos (38,9%). A desnutrição grave também foi significativamente associada a maior permanência hospitalar (mediana de 18 dias) em comparação com os receptores não desnutridos (mediana de 15 dias). A causa da desnutrição em indivíduos com doença pulmonar terminal é multifatorial; fatores contribuintes incluem diminuição da ingestão alimentar, aumento do gasto energético, liberação de citocinas inflamatórias, má absorção e hospitalizações frequentes para controlar infecções respiratórias.

Poucas pesquisas foram feitas para quantificar as necessidades energéticas e proteicas dos pacientes no período peri Tx pulmonar. Na prática, as necessidades nutricionais foram baseadas em estudos anteriores em pacientes pós-cirúrgicos e outros pacientes transplantados, em que as necessidades energéticas são estimadas em 1,35 a 1,75 vezes o gasto energético basal (GEB), e as necessidades proteicas são previstas em 1,3 g a 2,0 g proteína/Kg peso corporal variando de acordo com o grau de desnutrição e a dose de corticosteroides.

Transplante Cardíaco

A insuficiência cardíaca (IC) é frequentemente associada à perda muscular grave, denominada caquexia cardíaca. A inflamação sistêmica crônica com liberação de citocinas, como fator de necrose tumoral, representa papel chave nesse processo. Como consequência, temos um evento que se retroalimenta em um ciclo vicioso e acaba por gerar impactos no processo de transplante cardíaco. No estágio pré-transplante, um grau variável de desnutrição é muitas vezes sobreposto a má ingestão de nutrientes. A caquexia cardíaca diminui significativamente a qualidade de vida e a sobrevida em pacientes com insuficiência cardíaca.

O escore de avaliação para esses pacientes pode ser realizado pela Miniavaliação Nutricional (MNA), ou mesmo o MNA curto (MNA-SF), na Figura 2, como um substituto para o MNA em pacientes com insuficiência cardíaca avançada. Utilizando o escore MNA-SF foi observado diferença significativa na sobrevida entre os desnutridos (em risco + desnutrido) e o estado bem nutrido ($p < 0,001$). No período pré-transplante, o estado nutricional avaliado pelo *Nutritional Risk Index* (NRI) (Figura 3) foi capaz de discriminar pacientes desnutridos e com maior risco de complicações no pós-transplante. No período pós-transplante, o mesmo escore foi avaliado e validado como bom preditor nutricional. Nessa fase, a desnutrição determinada pelo NRI está independentemente associada à mortalidade e à diálise pós-transplante.

Apesar da preocupação com a caquexia cardíaca, sabe-se que a obesidade também gera aumento de mortalidade nos candidatos a transplante com uma curva de mortalidade em formato de U: maior em pacientes com IMC muito baixo (menor que 18) ou elevado (acima de 35). Após avaliação dos dados do *United Network of Organ Sharing* (UNOS) foi observado que extremos de peso e IMC foram significativamente relacionados ao aumento de mortalidade, enquanto os pacientes nos estratos intermediários não apresentaram essa associação.

Pacientes tendem a ganhar peso e reverter o estado de caquexia no período pós-transplante, em até 1 ano, sendo mantido estável em seguimentos de 2 a 10 anos pós-procedimento.

Transplante Renal

A dieta é fundamental para quase todos os aspectos do cuidado em pacientes com doença renal crônica (DRC). Nos estágios iniciais da DRC, as intervenções dietéticas podem retardar a progressão da doença e o início dos sintomas, enquanto nos estágios mais avançados pode retardar a necessidade de terapia de substituição renal. A terapia nutricional médica também desempenha um papel importante na prevenção e tratamento do desperdício de energia proteico, desequilíbrios eletrolíticos e anormalidades ósseas e minerais. Essas medidas visam frear a evolução da doença renal, mas geram grande impacto na qualidade de vida desses pacientes.

Uma pesquisa avaliou o *status* nutricional de pacientes candidatos a transplante e após 6 meses do procedimento. O transplante gerou melhora clínica e nutricional desses pacientes, avaliado através de dados antropométricos e laboratoriais.

O manejo nutricional no transplante renal pode ser dividido em várias fases: período pré-transplante, período pós-transplante precoce e pós-transplante tardio. O objetivo do manejo nutricional pré-transplante é otimizar o resultado a longo prazo do transplante renal e deve promover a ingestão adequada de proteínas para melhorar a cicatrização de feridas e manter a massa muscular e, em pacientes obesos, a restrição calórica deve ser aplicada para reduzir o índice de massa corporal (IMC). Os principais problemas nutricionais e metabólicos na fase inicial após o transplante são desnutrição, anemia, obesidade, anormalidades lipídicas, intolerância à glicose e desequilíbrio de cálcio e fósforo. Na maioria dos casos, a recuperação da função do órgão é seguida por uma melhora geral no estado nutricional. Os objetivos nutricionais pós-transplante incluem a oferta de nutrientes adequados para ajustar o catabolismo e promover a cicatrização de feridas, monitorar e tratar alterações eletrolíticas e evitar disglicemias.

Figura 2. Miniavaliação Nutricional.

Mini Nutritional Assessment
MNA®

Nestlé Nutrition Institute

Apelido: Nome:
Sexo: Idade: Peso, kg: Altura, cm: Data:

Responda à secção "triagem", preenchendo as caixas com os números adequados. Some os números da secção "triagem".
Se a pontuação obtida for igual ou menor que 11, continue o preenchimento do questionário para obter a pontuação indicadora de desnutrição.

Triagem

A Nos últimos três meses houve diminuição da ingesta alimentar devido a perda de apetite, problemas digestivos ou dificuldade para mastigar ou deglutir?
0 = diminuição grave da ingesta
1 = diminuição moderada da ingesta
2 = sem diminuição da ingesta ☐

B Perda de peso nos últimos 3 meses
0 = superior a três quilos
1 = não sabe informar
2 = entre um e três quilos
3 = sem perda de peso ☐

C Mobilidade
0 = restrito ao leito ou à cadeira de rodas
1 = deambula mas não é capaz de sair de casa
2 = normal ☐

D Passou por algum stress psicológico ou doença aguda nos últimos três meses?
0 = sim 2 = não ☐

E Problemas neuropsicológicos
0 = demência ou depressão graves
1 = demência ligeira
2 = sem problemas psicológicos ☐

F Índice de Massa Corporal = peso em kg / (estatura em m)²
0 = IMC < 19
1 = 19 ≤ IMC < 21
2 = 21 ≤ IMC < 23
3 = IMC ≥ 23 ☐

Pontuação da Triagem (subtotal, máximo de 14 pontos) ☐☐
12-14 pontos: estado nutricional normal
8-11 pontos: sob risco de desnutrição
0-7 pontos: desnutrido
Para uma avaliação mais detalhada, continue com as perguntas G-R

Avaliação global

G O doente vive na sua própria casa (não em instituição geriátrica ou hospital)
1 = sim 0 = não ☐

H Utiliza mais de três medicamentos diferentes por dia?
0 = sim 1 = não ☐

I Lesões de pele ou escaras?
0 = sim 1 = não ☐

J Quantas refeições faz por dia?
0 = uma refeição
1 = duas refeições
2 = três refeições ☐

K O doente consome:
- pelo menos uma porção diária de leite ou derivados (leite, queijo, iogurte)? sim ☐ não ☐
- duas ou mais porções semanais de leguminosas ou ovos? sim ☐ não ☐
- carne, peixe ou aves todos os dias? sim ☐ não ☐

0.0 = nenhuma ou uma resposta «sim»
0.5 = duas respostas «sim»
1.0 = três respostas «sim» ☐.☐

L O doente consome duas ou mais porções diárias de fruta ou produtos hortícolas?
0 = não 1 = sim ☐

M Quantos copos de líquidos (água, sumo, café, chá, leite) o doente consome por dia?
0.0 = menos de três copos
0.5 = três a cinco copos
1.0 = mais de cinco copos ☐.☐

N Modo de se alimentar
0 = não é capaz de se alimentar sozinho
1 = alimenta-se sozinho, porém com dificuldade
2 = alimenta-se sozinho sem dificuldade ☐

O O doente acredita ter algum problema nutricional?
0 = acredita estar desnutrido
1 = não sabe dizer
2 = acredita não ter um problema nutricional ☐

P Em comparação com outras pessoas da mesma idade, como considera o doente a sua própria saúde?
0.0 = pior
0.5 = não sabe
1.0 = igual
2.0 = melhor ☐.☐

Q Perímetro braquial (PB) em cm
0.0 = PB < 21
0.5 = 21 ≤ PB ≤ 22
1.0 = PB > 22 ☐.☐

R Perímetro da perna (PP) em cm
0 = PP < 31
1 = PP ≥ 31 ☐

Avaliação global (máximo 16 pontos) ☐☐.☐
Pontuação da triagem ☐☐.☐
Pontuação total (máximo 30 pontos) ☐☐.☐

Avaliação do Estado Nutricional

de 24 a 30 pontos	☐	estado nutricional normal
de 17 a 23,5 pontos	☐	sob risco de desnutrição
menos de 17 pontos	☐	desnutrido

References
1. Vellas B, Villars H, Abellan G, et al. Overview of the MNA® - Its History and Challenges. J Nutr Health Aging 2006; 10:456-465.
2. Rubenstein LZ, Harker JO, Salva A, Guigoz Y, Vellas B. Screening for Undernutrition in Geriatric Practice: Developing the Short-Form Mini Nutritional Assessment (MNA-SF). J. Geront 2001; 56A: M366-377.
3. Guigoz Y. The Mini-Nutritional Assessment (MNA®) Review of the Literature - What does it tell us? J Nutr Health Aging 2006; 10:466-487.

Para maiores informações: www.mna-elderly.com

Figura 3. Nutritional Risk Index.

Escore do Índice de Risco Nutricional (IRN) =

[1,519 x nível sérico de albumina (g/L)] + [0,417 x (peso atual/peso usual*)]

x 100

Guia para escores de IRN

> 100: Sem presença de desnutrição
97,5-100: desnutrição leve
83,5-97,4: desnutrição moderada
< 83,5: desnutrição grave

*"Peso usual" definido como "peso estável ≥ 6 meses antes de cirurgia".

REFERÊNCIAS BIBLIOGRÁFICAS

1. Bigelow B, Toci G, Etchill E, Krishnan A, Merlo C, Bush EL. Nutritional Risk Index: A Predictive Metric for Mortality After Lung Transplant. Ann Thorac Surg. 2021;112(1):214-220.

2. Santos BC, Fonseca ALF, Ferreira LG, et al. Different combinations of the GLIM criteria for patients awaiting a liver transplant: Poor performance for malnutrition diagnosis but a potentially useful prognostic tool. Clin Nutr. 2022;41(1):97-104.

3. Et al. Examining guidelines and new evidence in oncology nutrition: a position paper on gaps and opportunities in multimodal approaches to improve patient care. Support Care Cancer,2022 Apr;30(4):3073-3083.

4. American Society for Enhanced Recovery and Perioperative Quality Initiative Joint Consensus Statement on Nutrition Screening and Therapy Within a Surgical Enhanced Recovery Pathway, Anesthesia & Analgesia, 2018 Jun;126(6):1883-1895.5

5. Weimann A, Braga M, Carli F, et al. ESPEN guideline: Clinical nutrition in surgery. **Clin Nutr**. 2017;36(3):623-650.

6. Merli M, Giusto M, Gentili F, et al. Nutritional status: its influence on the outcome of patients undergoing liver transplantation. **Liver Int**. 2010;30(2):208-214.

7. Barge-Caballero E, García-López F, Marzoa-Rivas R, et al. Prognostic Value of the Nutritional Risk Index in Heart Transplant Recipients. **Rev Esp Cardiol (Engl Ed)**. 2017;70(8):639-645.

8. Torgersen Z, Balters M. Perioperative nutrition. Surg Clin North Am. 2015;95(2):255-267.

9. GLIM: Jensen GL, Cederholm T, Correia MITD, et al. GLIM Criteria for the Diagnosis of Malnutrition: A Consensus Report From the Global Clinical Nutrition Community. JPEN J Parenter Enteral Nutr. 2019;43(1):32-40. 0

10. Buchard B, Boirie Y, Cassagnes L, Lamblin G, Coilly A, Abergel A. Assessment of Malnutrition, Sarcopenia and Frailty in Patients with Cirrhosis: Which Tools Should We Use in Clinical Practice?. **Nutrients**. 2020;12(1):186.

11. Correia MITD, Tappenden KA, Malone A, et al. Utilization and validation of the Global Leadership Initiative on Malnutrition (GLIM): A scoping review. ***Clin Nutr***. 2022;41(3):687-697.

12. Cruz-Jentoft AJ, Bahat G, Bauer J, et al. Sarcopenia: revised European consensus on definition and diagnosis. **Age Ageing**. 2019;48(1):16-31

13. Pinto Dos Santos D, Kloeckner R, Koch S, et al. Sarcopenia as prognostic factor for survival after orthotopic liver transplantation. **Eur J Gastroenterol Hepatol.** 2020;32(5):626-634.

14. Nam NH, Kaido T, Uemoto S. Assessment and significance of sarcopenia in liver transplantation. **Clin Transplant.** 2019;33(12):10.1111/ctr.13741.

15. Review and meta-analysis of the impact of computed tomography-assessed skeletal muscle mass on outcome in patients awaiting or undergoing liver transplantationAm J Transplant, 2016 Aug;16(8):2277-92.

16. Chapman B, Goh SK, Parker F, et al. Malnutrition and low muscle strength are independent predictors of clinical outcomes and healthcare costs after liver transplant. Clin Nutr ESPEN. 2022;48:210-219. doi:10.1016/j.clnesp.2022.02.013

17. Bischoff SC, Bernal W, Dasarathy S, et al. ESPEN practical guideline: Clinical nutrition in liver disease. Clin Nutr. 2020;39(12):3533-3562. 1

18. Oey RC, Aarts P, Erler NS, et al. Identification and prognostic impact of malnutrition in a population screened for liver transplantation. Clin Nutr ESPEN. 2020;36:36-44.

19. Ferreira LG, Santos LF, Anastácio LR, Lima AS, Correia MI. Resting energy expenditure, body composition, and dietary intake: a longitudinal study before and after liver transplantation. Transplantation 2013; 96: 579-585.

20. Seyan AS, Hughes RD, Shawcross DL. Changing face of hepatic encephalopathy: role of inflammation and oxidative stress. World J Gastroenterol. 2010;16:3347–57.

21. Comprehensive Review Evaluating the Impact of Protein Source (Vegetarian vs. Meat Based) in Hepatic Encephalopathy. Nutrients. 2021 Jan 26;13(2):370.

22. Bellot P, Frances R, Such J. Bacterial translocation in cirrhosis. Gastroenterol Hepatol. 2008;31:508–14.

23. Bajaj JS, Saeian K, Christensen KM, Hafeezullah M, Varma RR, Franco J. Probiotic yogurt for the treatment of minimal hepatic encephalopathy. Am J Gastroenterol. 2008;103:1707–15.

24. Jorgenson MR, Descourouez JL, Siodlak M, Tjugum S, Rice JP, Fernandez LA. Efficacy and Safety of Probiotics and Synbiotics in Liver Transplantation. Pharmacotherapy. 2018;38(7):758-768.

25. The International Thoracic Organ Transplant Registry of the International Society for Heart and Lung Transplantation: thirty-fifth adult lung and heart-lung transplant report—2018; focus theme: multiorgan transplantationJ Heart Lung Transplant, 2018 Oct;37(10):1169-1183.

26. Sarcopenia of the psoas muscles is associated with poor outcomes following lung transplantation Ann Thorac Surg, 2019 Apr;107(4):1082-1088.

27. Frailty phenotypes and mortality after lung transplantation: a prospective cohort studyAm J Transplant, 2018 Aug;18(8):1995-2004

28. Allen JG, Arnaoutakis GJ, Weiss ES, Merlo CA, Conte JV, Shah AS. The impact of recipient body mass index on survival after lung transplantation. J Heart Lung Transplant. 2010;29(9):1026-1033.

29. Emsley C, King S, Nyulasi I, Snell G. A GLIMmer of insight into lung transplant nutrition: Enhanced detection of malnutrition in lung transplant patients using the GLIM criteria. Clin Nutr. 2021;40(5):2521-2526.

30. Bigelow B, Toci G, Etchill E, Krishnan A, Merlo C, Bush EL. Nutritional Risk Index: A Predictive Metric for Mortality After Lung Transplant. Ann Thorac Surg. 2021;112(1):214-220.

31. Tynan C, Hasse JM. Current nutrition practices in adult lung transplantation. Nutr Clin Pract. 2004;19(6):587-596.

32. Fuji S, Einsele H, Savani BN, Kapp M. Systematic Nutritional Support in Allogeneic Hematopoietic Stem Cell Transplant Recipients. **Biol Blood Marrow Transplant.** 2015;21(10):1707-1713.

33. Barban JB, Simões BP, Moraes BDGC, et al. Brazilian Nutritional Consensus in Hematopoietic Stem Cell Transplantation: Adults. **Einstein (Sao Paulo)**. 2020 Feb 7;18:AE4530.

34. Arends J, Bachmann P, Baracos V, et al. ESPEN guidelines on nutrition in cancer patients. **Clin Nutr.** 2017;36(1):11-48.

35. Rahman A, Jafry S, Jeejeebhoy K, Nagpal AD, Pisani B, Agarwala R. Malnutrition and Cachexia in Heart Failure. JPEN J Parenter Enteral Nutr. 2016;40: 475–486.

36. Yost G, Gregory M, Bhat G. Short-form nutrition assessment in patients with advanced heart failure evaluated for ventricular assist device placement or cardiac transplantation. Nutr Clin Pract. 2014;29: 686–691.

37. Barge-Caballero E, García-López F, Marzoa-Rivas R, Barge-Caballero G, Couto-Mallón D, Paniagua-Martín MJ, et al. Prognostic Value of the Nutritional Risk Index in Heart Transplant Recipients. Rev Esp Cardiol. 2017;70: 639–645.

38. Krishnan A, Bigelow B, Hsu S, Gilotra NA, Sharma K, Choi CW, et al. Decreased Nutritional Risk Index is associated with mortality after heart transplantation. Clin Transplant. 2021;35: e14253.

39. Amarelli C, Buonocore M, Romano G, Maiello C, De Santo LS. Nutritional issues in heart transplant candidates and recipients. Front Biosci. 2012;4: 662–668.

40. Russo MJ, Hong KN, Davies RR, Chen JM, Mancini DM, Oz MC, et al. The effect of body mass index on survival following heart transplantation: do outcomes support consensus guidelines? Ann Surg. 2010;251: 144–152.

41. Habedank D, Hummel M, Hetzer R, Anker S. Reversibility of cardiac cachexia after heart transplantation. J Heart Lung Transplant. 2005;24: 1757–1762.

42. Kistler BM, Moore LW, Benner D, Biruete A, Boaz M, Brunori G, et al. The International Society of Renal Nutrition and Metabolism Commentary on the National Kidney Foundation and Academy of Nutrition and Dietetics KDOQI Clinical Practice Guideline for Nutrition in Chronic Kidney Disease. J Ren Nutr. 2021;31: 116–120.e1.

43. Zarifi SH, Shadnoush M, Pahlavani N, Malekahmadi M, Firouzi S, Sabbagh MG, et al. Nutritional status in kidney transplant patients before and 6-month after transplantation: Result of PNSI study. Clin Nutr ESPEN. 2021;41: 268–274.

44. Veroux M, Corona D, Sinagra N, Tallarita T, Ekser B, Giaquinta A, et al. Nutrition in kidney transplantation. Int J Artif Organs. 2013;36: 677–686.

45. Teplan V, Valkovsky I, Teplan V Jr, Stollova M, Vyhnanek F, Andel M. Nutritional consequences of renal transplantation. J Ren Nutr. 2009;19: 95–100.

suporte ventilatório. Além das duas configurações acima descritas, pode-se ainda utilizar a terapia como ECMO Veno Arterial Venosa (ECMO VAV), na qual o sistema de drenagem do sangue continua sendo venoso e o sangue oxigenado é devolvido tanto para o sistema venoso quanto para o arterial. Vale lembrar que a ECMO VA pode ser configurada de maneira central (drenagem pelo átrio direito e devolução na aorta ascendente ou na artéria subclávia esquerda) ou periférica (usualmente através da Veia Femoral e Artéria Femoral).

A ECMO periférica é configurada de tal maneira em que o sangue oxigenado é devolvido ao paciente via fluxo retrógrado na aorta. Este fluxo aumenta a pós-carga do ventrículo esquerdo e o paciente fica sob alto risco de piorar a função ventricular, a distensão e entre outras consequências a congestão pulmonar. Além disso, caso a função ventricular melhore, o fluxo retrógrado irá competir com a ejeção ventricular, e os primeiros ramos da aorta, como as carótidas e coronárias, poderão receber sangue não oxigenado proveniente de pulmões comprometidos (síndrome de Arlequim). Por outro lado, a inserção periférica é menos invasiva e pode ser realizada com anestesia local, fora do centro cirúrgico.

Já a ECMO central tem o benefício de seguir o fluxo fisiológico, de maneira que o sangue é drenado do átrio direito e após ser oxigenado retorna na aorta ascendente seguindo seu fluxo habitual. Apesar disso, este procedimento é muito mais complexo, com necessidade de esternotomia e cirurgiões habilitados.

Segue a demonstração de um circuito completo com as terapias acima descritas:

Figura 1. O sangue é retirado da veia femoral através de uma cânula de 21-25 Fr. Antes da chegada do sangue nas bombas centrífugas, pode-se adicionar um circuito para terapia de substituição renal. A pressão inicial (P1) é aferida nesta região do sistema (pressão negativa). O sangue então é ejetado através de uma centrífuga para o oxigenador com o blender de fluxo de gás (sweep), aquecedor, e então a pressão de saída (Po) é aferida antes do retorno do sangue para o sistema arterial, através de uma cânula de 15-21 Fr. Uma cânula distal de reperfusão pode ser conectada ao fluxo de saída a fim de permitir a reperfusão distal do membro. Uma cânula de devolução adicional pode ser instalada no sistema venoso (veia jugular direita) para a configuração VAV. A imagem mostra ainda dispositivos de monitorização: pressão arterial invasiva, cateter de artéria pulmonar (PAC), espectroscopia próxima ao infravermelho (NIRS) de perfusão cerebral e distal. EEG= ele troencefalograma; ETT = tubo endotraqueal.

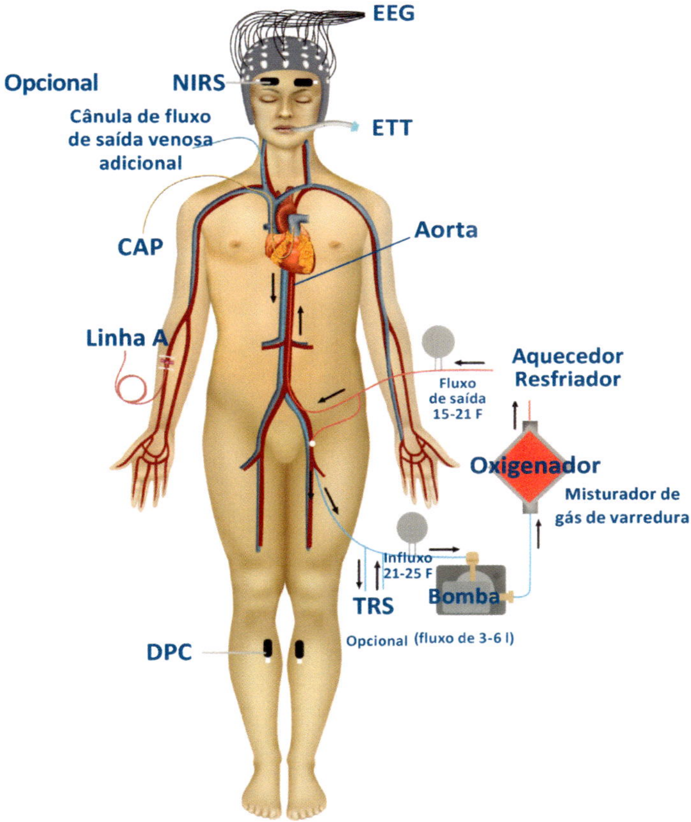

Imagem adaptada: Veno-Arterial Extracorporeal Membrane Oxygenation for Cardiogenic Shock: An Introduction for the Busy Clinician. Circulation.

Como visto, a terapia com membrana extracorpórea envolve técnicas de alta complexidade, alto risco de eventos adversos e um custo elevado, portanto, seu uso é limitado para pacientes doenças com alto risco de mortalidade como forma de resgate, ou naqueles que precisam de uma ponte para um tratamento definitivo, como o transplante, seja ele cardíaco ou pulmonar.

Para a indicação e manejo de terapias avançadas como a ECMO, deve-se conhecer as complicações que variam desde sangramentos, infecções, lesão renal aguda até quadros graves de embolia gasosa, AVC, hemólise e isquemia de membros.

Vale ressaltar algumas contraindicações absolutas para o suporte em ECMO, seja ela VA ou VV:

1. Condições irreversíveis que não tenham proposta de transplante ou outros suportes mecânicos de longa permanência;
2. Pacientes que apresentaram parada cardiorrespiratória em assistolia não testemunhada;
3. Objetivos de cuidados do paciente que não esteja em conformidade com suporte mecânicos, mesmo que temporários.

ECMO COMO PONTE PARA O TRANSPLANTE PULMONAR

A prevalência de transplante pulmonar aumentou muito nas últimas décadas, especialmente no tratamento de doenças crônicas, como a doença pulmonar obstrutiva crônica (DPOC), doenças intersticiais pulmonares e fibrose cística. Nos últimos anos houve um aumento no número de transplantes também no contexto de doenças agudas, principalmente a síndrome da angústia respiratória aguda (SARA) secundária à infecção pelos vírus SARS-CoV-2 e Influenza H1N1.

Além da baixa oferta de órgãos no Brasil, a alta taxa de mortalidade dos pacientes na fila do transplante é alta, o que gerou um interesse considerável em medidas de ponte que permitam prolongar a vida do paciente até o órgão se tornar disponível, como a membrana de oxigenação extracorpórea.

No contexto de ECMO como ponte para transplante pulmonar, a configuração venovenosa é a mais popular, dando o suporte adequado para pacientes em situações de insuficiência respiratória hipoxêmica ou hipercápnica que não tenham acometimento hemodinâmico significativo. Por outro lado, a configuração de ECMO VA também pode ter seu papel no transplante pulmonar. Em pacientes com cardiomegalia severa e hipertensão arterial pulmonar (HP), a ECMO VA mantêm o suporte cardiovascular e permite a implantação pulmonar sem grandes repercussões hemodinâmicas. Ainda, pode ser necessária a configuração VAV em casos de disfunção ventricular direita grave, promovendo tanto suporte respiratório quanto hemodinâmico.

Historicamente, a utilidade da ECMO como ponte para transplante foi muito variável. A primeira descrição de sucesso da terapia foi em 1975, em um paciente pós-trauma que desenvolveu insuficiência respiratória aguda e transplantou ambos os pulmões. Porém, devido aos desfechos desfavoráveis, seu uso foi desencorajado por aproximadamente duas décadas. Com as melhorias na tecnologia das membranas, principalmente as membranas de polimetilpentano, os circuitos heparinizados e as bombas centrífugas, a membrana extracorpórea voltou a ser uma possibilidade nos pacientes aguardando transplante.

A ECMO VV propicia o desmame da ventilação mecânica e o despertar do paciente com mais facilidade. Ambas condições associadas a melhores desfechos em pacientes críticos. Comparativamente com a ventilação mecânica tradicional, pacientes que ficam acordados em ECMO como ponte ao transplante, têm maiores taxas de sobrevida em 6 meses (80% vs. 50%), possivelmente devido à menor exposição a sedativos, bloqueadores neuromusculares, intubações prolongadas e suas complicações. Além disso, permanecer acordado durante a terapia facilita o contato dos pacientes com o meio externo, desde as relações pessoais com familiares e amigos, além de progredir a reabilitação motora, facilitando a recuperação no pós-operatório. Devido a esses benefícios, existem alguns centros no mundo que indicam o suporte em ECMO como primeira opção na descompensação ao invés da intubação orotraqueal.

Não existem indicações universais para a terapia, portanto, analisar cuidadosamente o paciente elegível é imperativo para maximizar os desfechos e certificar a alocação adequada deste recurso. A grande maioria de estudos deste tema e o guideline da Sociedade Internacional de Transplante Pulmonar, sugerem que os transplantes devem ser principalmente indicados para pacientes jovens, sem disfunção de múltiplos órgãos e que possuam bons predictores de reabilitação no pós-operatório.

As contraindicações para ECMO como ponte do transplante são basicamente as contraindicações para o transplante pulmonar, como infecções não tratadas, neoplasias ativas, abuso de substâncias, e condições sociais precárias. Ainda, como contraindicações relativas: idades avançadas, obesidade severa (IMC > 30) e funcionalidade prévia comprometida.

Em relação aos dados de sobrevida de pacientes submetidos à ECMO como ponte para transplante pulmonar são limitados a estudos retrospectivos de centros especializados. A maioria dos estudos são de pacientes com fibrose cística e fibrose pulmonar idiopática, com evidência de 33% a 93% de sobrevida em 1 ano. O tempo médio de duração da terapia varia de 2 a 17 dias e a configuração mais utilizada é a venovenosa. Essa discrepância se dá pela divergência entre as técnicas de canulação, a experiência dos centros e principalmente pelo tempo de espera pelo órgão.

ECMO NO INTRAOPERATÓRIO E COMO RESGATE NO PÓS-OPERATÓRIO DE TRANSPLANTE PULMONAR

Durante o transplante pulmonar, a Artéria pulmonar é clampeada para o implante do órgão, durante esse tempo cirúrgico o pulmão nativo contralateral tem que conseguir suprir a oxigenação e ventilação do paciente além do aumento de sua perfusão que ocasiona uma elevação na pressão pulmonar e consequentemente uma sobrecarga no ventrículo direito. Entre 30% a 50% dos transplantes necessitam de suporte extracorpóreo, e quando comparamos a ECMO com a circulação extracorpórea (CEC) os resultados tendem a ser melhores com o suporte em ECMO. As principais diferenças entre eles é que na CEC o alvo de anticoagulação com heparina tem que ser maior, necessita de um maior volume de priming e apresenta um reservatório, com isso dando suporte hemodinâmico total, enquanto a ECMO fornece suporte hemodinâmico parcial.

Alguns estudos sugerem que a ECMO durante o intraoperatório pode propiciar uma reperfusão mais controlada do órgão transplantado, já que uma proporção significativa do débito cardíaco é desviada do enxerto, permitindo um estado de reperfusão ótimo e menos agressivo. Com esta teoria, surgiu a hipótese de que a implantação de ECMO profilática em todos os pacientes que serão transplantados pode melhorar o desempenho do enxerto. Entretanto, os dados da literatura ainda são insuficientes para formalizar essa recomendação.

A indicação mais comum de ECMO no pós-transplante de pulmão é a disfunção primária do enxerto. Esta é uma síndrome que consiste em injúria pulmonar nas primeiras 72 horas do pós-operatório, definida como um queda na relação FiO2/PaO2 e a presença de infiltrados difusos na radiografia de tórax. Sabe-se que aproximadamente 5% dos transplantes requerem o suporte da ECMO por disfunção do enxerto ou outras complicações precoces ou até mesmo como ponte para um retransplante.

A indicação de ECMO no pós-transplante pulmonar varia de centro para centro. De maneira geral é recomendado a introdução precoce da terapia com objetivo de minimizar os efeitos deletérios da ventilação mecânica no órgão novo. Sugere-se a terapia extracorpórea quando as necessidades ventilatórias extrapolam pressões de pico de 35 mmHg ou FiO2 maior que 60%.

O tempo do uso de ECMO varia entre 2 a 8 dias, com estudos demonstrando que terapias mais longas são associadas a piores desfechos. Centros de transplantes americanos relatam altas taxas de sucesso no desmame de ECMO em pacientes com disfunção do enxerto, chegando à sobrevida de 82% em 30 dias.

Vale ressaltar a peculiaridade dos pacientes transplantados por hipertensão arterial pulmonar (HP) já que dados da literatura mostram que esta é a indicação com maior taxa de mortalidade no pós-operatório. Além dos problemas gerais que acometem os pacientes com HP até o momento do transplante, como disfunção renal, anasarca, e disfunção hepática, esta é uma doença com uma repercussão fisiológica única no sistema cardiovascular. Pacientes com HP têm a pré-carga do ventrículo esquerdo cronicamente reduzida, levando o mesmo à redução de suas dimensões e do débito cardíaco. Durante o transplante, quando os pulmões com resistência vascular normal são implantados, há um aumento súbito do débito cardíaco do ventrículo direito, e consequentemente das pressões de enchimento do VE. Não infrequente, esta sobrecarga súbita não é bem tolerada e o paciente evolui com quadros de falência ventricular temporária. Neste cenário, portanto, prolongar o uso de ECMO no pós-operatório é mandatório. O retorno do fluxo de maneira gradual permitido pela ECMO é de extrema importância para evitar o edema pulmonar do pós-operatório e um melhor desempenho do enxerto.

A ECMO tem seus diversos papéis em pacientes no processo de transplante pulmonar, desde uma ferramenta de ponte para que pacientes individualizados possam suportar o tempo de espera até o órgão, até medidas de resgate para complicações do pós-operatório. Apesar de sua relevância, a literatura ainda não tem dados robustos sobre o tema e se baseia principalmente em experiência dos centros especializados ao redor do mundo.

ECMO VA COMO PONTE PARA O TRANSPLANTE CARDÍACO

A ECMO VA promove suporte cardiopulmonar para pacientes com insuficiência cardíaca avançada e/ou choque cardiogênico refratário como uma ponte até a recuperação miocárdica ou até o transplante cardíaco.

Para fins didáticos, a definição de IC avançada pela Sociedade Europeia de Cardiologia, inclui a presença obrigatória dos critérios a seguir:

1. Sinais e sintomas graves e persistentes de insuficiência cardíaca (New York Heart Association – NYHA III/IV)
2. Disfunção cardíaca severa definida como fração de ejeção reduzida do ventrículo esquerdo (FEVE menor ou igual a 30%) ou disfunção ventricular direita isolada.
3. Episódios de congestão pulmonar ou sistêmica apesar do uso de doses altas de diuréticos endovenosos ou episódios de baixo débito cardíaco que requerem inotrópicos ou drogas vasoativas, ou arritmias malignas
4. Incapacidade de realizar exercícios físicos, ou teste da caminhada lenta de 6 minutos menor que 300 metros ou pico do consumo de oxigênio (VO2) < 12-14 mL/Kg/min.

O transplante cardíaco é a terapêutica de escolha neste contexto, porém, existe um desbalanço entre o número de pacientes que são indicados para o transplante e o número de doação de órgãos, fato que impõe a necessidade de terapias de suporte circulatório mecânico como ponte para o paciente que está na fila aguardando o novo órgão.

Os desfechos dos pacientes submetidos a transplante e/ou suportes mecânicos de longa permanência dependem do status clínico no momento da cirurgia. Neste contexto, vale a pena conhecer a classificação de INTERMACS (*Interagency Registry for Mechanically Assisted Circulatory Support):* descrita para acompanhar pacientes com IC avançada que são candidatos a suporte circulatório mecânico. Variando entre graus de INTERMACS 1 a 7, que inclui respectivamente, pacientes com choque cardiogênico grave e pacientes em classe funcional NYHA IV. Como já evidenciado na literatura, pacientes em estado crítico, como INTERMACS 1, têm mortalidades muito maiores no pós-operatório de transplante. Portanto, os dispositivos de assistência circulatória de curto prazo, como a ECMO veno arterial, representam uma estratégia razoável para estabilizar o paciente e otimizar o status clínico para o transplante. Segue abaixo, Tabela 1, a descrição da escala INTERMACS:

Tabela 1. Classificação INTERMACS

Perfil	Descrição
1	Choque cardiogênico grave
2	Declínio progressivo a despeito de inotrópico
3	Estável às custas de inotrópico
4	Sintomático em repouso e internações frequentes
5	Em casa, mas intolerante aos esforços
6	Limitação ao esforço
7	NYHA III

Como falado acima, a ECMO VA propicia um suporte cardiorrespiratório através de uma membrana extracorpórea que oxigena o sangue venoso e devolve o sangue com fluxo não pulsátil, no sistema arterial. Os benefícios hemodinâmicos da terapia envolvem o aumento da pressão arterial média, o aumento da perfusão coronariana e a redução da pré-carga do ventrículo direito. Devemos estar cientes, entretanto, que as pressões de enchimento cardíaco nem sempre são reduzidas. Na configuração de ECMO periférica, como já explicado, o fluxo arterial retrógrado aumenta a pós-carga do ventrículo esquerdo, possivelmente aumentando a pressão diastólica final do VE e estresse miocárdico. O objetivo principal da

ECMO VA é a tentativa de restaurar a perfusão sistêmica e propiciar tempo para melhora das disfunções orgânicas perante a um choque refratário.

As evidências científicas do benefício da ECMO como ponte para o transplante são limitadas a trabalhos descritivos e unicêntricos e, portanto, não existe evidência robusta sobre o tema. Os resultados publicados na literatura, mostram uma tendência de maior mortalidade em pacientes submetidos a esta terapia como ponte. O uso de ECMO VA é associado a múltiplas complicações. Uma grande revisão sistemática com quase 2000 pacientes mostrou que as complicações mais frequentes foram: isquemia de membros inferiores (16,9%), síndrome compartimental (10%), lesão renal aguda com necessidade de diálise (46%), sangramentos maiores (40%) e infecções (30%).

Apesar disso, é necessário ressaltar que os trabalhos internacionais muitas vezes não refletem a realidade do Brasil. Sabe-se, por exemplo, que a maioria dos pacientes listados para transplante no mundo a fora estão em regime domiciliar com dispositivos de suporte mecânico de longa duração, como o HeartMate, e internam apenas quando são convocados para o transplante. Ou seja, são pacientes que estão com status funcional preservado. Por outro lado, no Brasil, os pacientes que são convocados para o transplante estão internados e muitas vezes priorizados em fila por situações de gravidade, geralmente em INTERMACS 1, 2 ou 3. Sendo assim, o paciente já entra em cirurgia em estado grave com maior risco de óbito. Como esperado, dados da literatura mostram que pacientes transplantados em uso de ECMO quando comparados com pacientes que estavam em uso de dispositivos ventriculares, a mortalidade é muito maior.

Em 2018, a UNOS (United Networks for Organ Sharing) atualizou os critérios de priorização para os transplantes, e desde então o paciente que está em ECMO é a prioridade máxima da fila nos Estados Unidos, no Brasil o uso de qualquer dispositivo de assistência mecânica (ECMO, HeartMate, Centrimag ou Balão Intra-Aórtico) tem o mesmo peso para priorização. Desde então, esta terapia tem sido cada vez mais usada e estudada, com tentativas de aperfeiçoar a técnica e minimizar os eventos adversos.

Como citado no começo do capítulo, uma das maiores complicações da ECMO periférica é a congestão pulmonar secundária ao fluxo retrógrado e aumento da pós-carga do VE, condição chamada de "trapped ventricle" (ventrículo preso). Com o avanço do uso de ECMO como ponte para transplante, esta condição foi melhor estudada e novas práticas foram sugeridas para evitar e tratar esta complicação. O foco principal do manejo é manter o fluxo de sangue o menor possível, ou seja, o menor necessário para que o paciente mantenha boa perfusão tecidual. Com o fluxo reduzido, menor a pressão gerada pela ECMO e menor a sobrecarga no VE. Para vigilância desta situação, portanto, sugere-se realização de radiografia de tórax e ecocardiograma periódicos a fim de monitorizar a congestão pulmonar, o volume diastólico ventricular esquerdo e a mobilidade da valva aórtica (sua abertura pode ficar restrita pela pós-carga elevada). O manejo desta situação é baseado em tentar reduzir ainda mais o fluxo da ECMO, aumentar o fluxo natural (anterógrado) com inotrópicos, reduzir a pós-carga com vasodilatadores ou balão intra-aórtico, e reduzir o volume intravascular com diuréticos ou diálise precoce. Por fim, pode ser necessário a descompressão mecânica com drenagem ventricular. O modo mais efetivo é usar o Impella, porém ele é de difícil implante, causa muita hemólise e tem um preço elevado. Como uma opção mais viável na nossa realidade podemos realizar atrioseptostomia (no qual realiza-se um orifício na parede do átrio causando um *shunt* esquerdo-direito) ou inserir uma cânula adicional diretamente no ventrículo direito e conectada ao sistema de drenagem venosa da ECMO via uma conexão em Y.

Frente ao exposto, a ECMO VA, é uma terapia a ser considerada de maneira individualizada principalmente em situações de resgate, mas com alerta para os efeitos deletérios da mesma e potencial aumento de morbimortalidade. Ainda, fica evidente que sempre que possível a ECMO central deve ser preferida em detrimento da periférica, para que o funcionamento do sistema seja o mais fisiológico possível, evitando grande parte das complicações.

ECMO VA NO PÓS-OPERATÓRIO DO TRANSPLANTE CARDÍACO

O transplante cardíaco é uma cirurgia com potencial para diversas intercorrências e complicações graves desde o intraoperatório. Muitas vezes, como já abordado, os pacientes estão em condições de extrema fragilidade quando são convocados para o transplante.

Ainda no intraoperatório, ao fim da circulação extracorpórea, a capacidade do coração transplantado em gerar débito cardíaco é a principal determinante de sobrevida nos pacientes. A lesão relacionada a reperfusão do órgão induz uma resposta inflamatória severa no sistema vascular do enxerto que leva a acidose tecidual e danos intracelulares desde os primeiros minutos da reperfusão. A isquemia gerada pode induzir danos reversíveis ou não aos miócitos. Quando esta situação ocorre, o resultado é um processo de lenta recuperação do enxerto em se tornar capaz de gerar débito cardíaco, o que acarreta um aumento significativo do risco de morte. Tal situação é denominada disfunção precoce do enxerto e sua apresentação clínica envolve disfunção biventricular, com mortalidade de até 30%. A incidência desta complicação é de 2% a 28% dos transplantes e tem como fator de risco o tempo de isquemia do órgão, doadores mais velhos, esternotomia prévia e ocorrência de parada cardiorrespiratória no doador.

O manejo inicial da disfunção precoce do enxerto é o suporte com drogas inotrópicas e vasodilatadoras, e em casos de hipertensão pulmonar como fator contribuinte pode-se lançar mão de terapias inalatórias com óxido nítrico. Entretanto, em alguns casos tais medidas são insuficientes e o paciente pode necessitar de sair do centro cirúrgico já com suporte extracorpóreo instalado, até que o enxerto recupere sua função. O balão intra-aórtico muitas vezes é uma tentativa, mas o suporte com ECMO muitas vezes é a única medida capaz de sustentar o paciente no pós-operatório imediato.

A decisão em usar a ECMO VA geralmente é tomada pelo cirurgião cardíaco ainda no centro cirúrgico ou pelo intensivista. Alguns estudos mostram que uma conduta mais agressiva na indicação de ECMO neste cenário parece ser mais apropriada. As indicações incluem a dificuldade no desmame da circulação extracorpórea ou choque cardiogênico refratário no pós-operatório, apesar de restauração volêmica adequada e altas doses de inotrópicos e vasopressores, como noradrenalina, dobutamina, adrenalina e milrinone. A monitorização da perfusão tecidual com a terapia segue a maneira habitual, com vigilância de débito urinário, livedo reticular, lactato, tempo de enchimento capilar etc. A função cardíaca em si é acessada através da ecocardiografia transtorácica e transesofágica à beira do leito ou cateter de swan ganz.

À medida que o paciente melhora dos parâmetros hemodinâmicos e a contratilidade ventricular começa a se restabelecer, pode se iniciar a tentativa de desmame do suporte mecânico. Sugere-se que o teste do desmame seja com redução gradual do fluxo de sangue até 1,5 a 2 L/min. Caso o paciente permaneça estável hemodinamicamente, a fração de ejeção do ventrículo esquerdo (FEVE) seja maior ou igual a 20%-25%, a integral do tempo da velocidade da via de saída do VE (VTI) seja maior que 10 cm e o pico da velocidade sistólica do ânulo da valva mitral no Doppler tecidual seja maior ou igual a 6 cm/s, a ECMO pode ser removida. Ainda, se o paciente também estiver recebendo suporte com balão intra-aórtico ou terapia de substituição renal, a ECMO pode ser retirada primeiro e os demais mantidos até os seus respectivos desmames.

A disfunção primária do enxerto é a principal causa de óbito no operatório de pacientes submetidos ao transplante cardíaco. Apesar de poucos dados de literatura, em centros especializados, a ECMO VA é uma ferramenta viável para suporte e como ponte para pacientes que precisam de tempo para recuperação de função ventricular após a cirurgia.

CONCLUSÃO

Por fim, a ECMO é uma terapia que tem ganhado popularidade nos últimos anos, principalmente nos cenários de transplante cardíaco e pulmonar. Apesar disso, é uma área da medicina que ainda carece de trabalhos robustos para que seja instituída com rotina em algumas situações. Sendo assim, antes de indicar uma terapia de alta complexidade como a ECMO, é imprescindível certificar a qualificação da equipe multiprofissional envolvida no cuidado e ter conhecimento dos riscos e benefícios que o paciente será exposto com esta terapia.

REFERÊNCIAS BIBLIOGRÁFICAS

1. Veno-Arterial Extracorporeal Membrane Oxygenation for Cardiogenic Shock: An Introduction for the Busy Clinician. ***Circulation*** 2019 Dec 10;140(24):2019-2037.

2. Veno-arterial Extracorporeal Membrane Oxygenation as Bridge to Heart Transplantation: The Way Forward. **Transplantation direct** 2021 Jul 8;7(8):e720.

3. Complications of extracorporeal membrane oxygenation for treatment of cardiogenic shock and cardiac arrest: a meta-analysis of 1,866 adult patients. **The Annals of thoracic surgery** 2014 Feb;97(2):610-6.8

4. Potenta L, et al. Complications of Cardiac Transplantation." **Current cardiology reports** 2018 Jul 10;20(9):73.

5. Gulack BC, et al. Bridge to lung transplantation and rescue post-transplant: the expanding role of extracorporeal membrane oxygenation. **Journal of thoracic disease** 2014 Aug;6(8):1070-9.

6. Ius F, et al. Extracorporeal support, during and after lung transplantation: the history of an idea. ***Journal of thoracic disease*** 2018 Aug;10(8):5131-5148.

7. Mondadori DC, et al. Impact of extracorporeal membrane oxygenation in lung transplantation. **Jornal brasileiro de pneumologia: publicacao oficial da Sociedade Brasileira de Pneumologia e Tisilogia** 2021 Jan 22;47(1):e20200207.

8. Veno-Arterial Extracorporeal Membrane Oxygenation for Patients Undergoing Heart Transplantation: A 7-Year Experience. **Frontiers in medicine** 2021 Dec 16;8:774644.

9. Lung transplantation for idiopathic pulmonary arterial hypertension on intraoperative and postoperatively prolonged extracorporeal membrane oxygenation provides optimally controlled reperfusion and excellent outcome. **European journal of cardio-thoracic surgery: official journal of the European Association for Cardio-thoracic Surgery** 2018 Jan 1;53(1):178-185.

10. INTERMACS profiles of advanced heart failure: the current picture. **The Journal of heart and lung transplantation : the official publication of the International Society for Heart Transplantation** 2009 Jun;28(6):535-41. 15

11. The Trapped Ventricle: Importance of Left Ventricular Unloading in Resuscitated Patients on VA-ECMO. **JACC. Cardiovascular interventions** 2019 Feb 25;12(4):e33-e34.

12. Venoarterial extracorporeal membrane oxygenation with or without simultaneous intra-aortic balloon pump support as a direct bridge to heart transplantation: results from a nationwide Spanish registry. **Interactive cardiovascular and thoracic surgery** 2019 Nov 1;29(5):670-677.

13. Extracorporeal membrane oxygenation for primary graft dysfunction after heart transplant. **The Journal of thoracic and cardiovascular surgery** 2019 Dec;158(6):1576-1584.e3.

32

O PAPEL DOS CUIDADOS PALIATIVOS NO PROCESSO DE TRANSPLANTE

Amanda Pascoal Valle Felício

INTRODUÇÃO

Cuidado paliativo é uma abordagem multidisciplinar que tem como objetivo melhorar a qualidade de vida de pacientes com doenças graves, potencialmente ameaçadoras à vida, com ou sem tratamento curativo definitivo, e de seus familiares. Tem uma assistência voltada para a capacidade de antecipar e aliviar sintomas físicos, emocionais, espirituais e sociais e garantir o respeito à autonomia do paciente.

Segundo a Organização Mundial de Saúde no seu *Global Atlas of Palliative Care* de 2020, é estimado que mais de 56,8 milhões de pessoas por ano necessitarão de cuidados paliativos, a maior parte delas em países pobres ou em desenvolvimento, como o Brasil.

Mais difundido em tempos atuais para pacientes com doenças oncológicas, o cuidado paliativo é, no entanto, indicado para pacientes com todas as patologias que envolvam potencial risco de deterioração clínica, incluindo doenças renais, cardiovasculares, pulmonares e hepáticas. Idealmente, acompanhamento precoce, mas ainda ambulatorial desses pacientes, pode levar a melhora na qualidade de vida, ajuda na definição de diretivas de cuidado e tomada de decisões por parte dos pacientes, bem como permite que o paciente viva o mais ativamente possível dentro de sua condição clínica e de suas limitações.

Pacientes em fila de transplante, apesar da expectativa de um tratamento modificador de doença e prognóstico, estão em fase avançada de suas patologias, enfrentando sinais e sintomas graves, que podem cursar com queda da qualidade de vida e chance significativa de óbito. Nesses pacientes é comum não só sintomas físicos, mas também sintomas psicológicos, especialmente ansiedade e depressão. Além disso, é importante salientar que cuidadores de pacientes com doenças graves, em estágio avançado, também sofrem de sintomas físicos e psicológicos, e dividem o impacto negativo no bem- -estar. Nesses casos, um acompanhamento com grupo multidisciplinar com experiência em cuidados paliativos pode melhorar as limitações relacionadas à doença e ajudar na comunicação e tomada de decisões. Deve-se ressaltar que mesmo os pacientes transplantados podem apresentar inúmeras complicações no intraoperatório, pós-operatório imediato e mesmo tardiamente, como infecções, rejeição e malignidade.

Os cuidados paliativos podem e devem ser inseridos em conjunto com o tratamento curativo, em caráter ambulatorial ou hospitalar, de maneira mais precoce possível.

A Figura 1, acima, publicada pela *American Thoracic Society* exemplifica o manejo de pacientes com doença pulmonar crônica, informando bem o modelo ideal de cuidados paliativos a ser inserido. Nele, o paciente inicia o acompanhamento com equipe de cuidados paliativos desde o início dos sintomas da doença, juntamente com o tratamento curativo, de forma individualizada. O aumento da intensidade de cuidados paliativos em determinados momentos, bem como do tratamento curativo, reflete a necessidade do paciente bem como a exacerbação de seus sintomas. Importante salientar a presença do suporte paliativo mesmo após o óbito, ajudando no manejo do luto pelos familiares.

Figura 1. Modelo ideal de cuidados paliativos. Extraído de *American Journal of Respiratory and Critical Care Medicine*, vol 177, 2008.

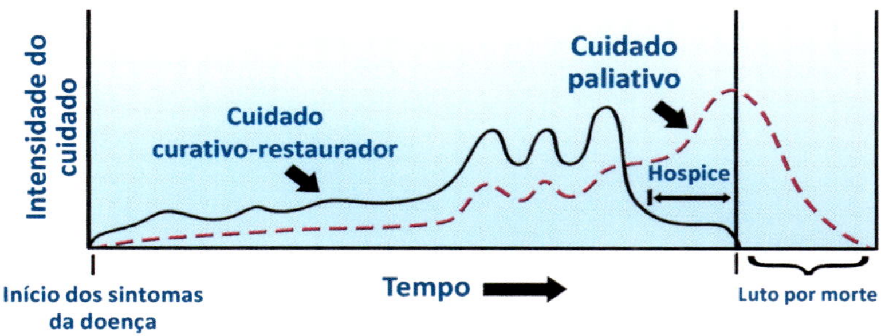

Em outubro de 2018 o Ministério da Saúde publicou a resolução número 41 que dispõe sobre a organização dos cuidados paliativos no Sistema Único de Saúde, garantindo acesso a esses cuidados em todo o âmbito da rede de saúde (atenção básica, atendimento domiciliar, atendimento hospitalar, incluindo urgência e emergência) e garantindo respeito a autonomia do paciente.

Assim, é importante que todos os profissionais de saúde estejam familiarizados com a identificação de pacientes com necessidade de cuidados paliativos em toda a rede de atenção em saúde.

ASPECTOS – ÉTICO-LEGAIS

Quando se fala em cuidados paliativos, muitas dúvidas e inseguranças aparecem nos profissionais de saúde. Tomando o Código de Ética Médica como o norteador do exercício da prática médica, podemos encontrar perguntas a muitas questões que nos afligem no dia a dia.

O princípio fundamental XXI diz que "nas situações clínicas irreversíveis e terminais, o médico evitará a realização de procedimentos diagnósticos e terapêuticos desnecessários e propiciará aos pacientes sob sua atenção todos os cuidados paliativos apropriados."

O artigo 41 diz que é vedado ao médico "abreviar a vida do paciente, ainda que a pedido deste ou de seu representante legal. Parágrafo único. Nos casos de doença incurável e terminal, deve o médico oferecer todos os cuidados paliativos disponíveis sem empreender ações diagnósticas ou terapêuticas inúteis ou obstinadas, levando sempre em consideração a vontade expressa do paciente ou, na sua impossibilidade, a de seu representante legal".

Já o capítulo VI do Código de Ética Médica é destinado exclusivamente ao tema doação e transplante de órgãos e tecidos e no seu artigo 44 diz que é vedado ao médico "deixar de esclarecer o doador, o receptor ou seus representantes legais sobre os riscos decorrentes de exames, intervenções cirúrgicas e outros procedimentos nos casos de transplante de órgãos."

Assim, em pacientes em fila de transplantes, é fundamental a comunicação adequada durante todo o processo de acompanhamento da doença crônica, deixando claro todas as complicações que podem acontecer durante a espera por um órgão, os riscos inerentes ao procedimento e as particularidades do acompanhamento pós transplante. É fundamental informação completa, detalhada, em linguagem clara e compreensível ao paciente, para que ele possa exercer sua autonomia na tomada de decisões e participação no plano de cuidados.

Em 2006, o Conselho Federal de Medicina, publicou a resolução 1.805/06, que diz que "é permitido ao médico limitar ou suspender procedimentos e tratamentos que prolonguem a vida do doente em fase terminal, de enfermidade grave e incurável, respeitada a vontade da pessoa ou de seu representante legal."

Essa resolução regulamenta a prática da ortotanásia, garantindo o respeito a autonomia do paciente, ao princípio da dignidade humana e ao princípio bioético da não maleficência.

CUIDADO PALIATIVO: QUANDO E PARA QUEM?

O primeiro passo para ofertar cuidado paliativo a um paciente é a habilidade em identificar quem necessita e em qual momento esse cuidado deve ser iniciado.

Sabe-se que pacientes com doenças crônicas apresentam um declínio lento e progressivo, fazendo com que o cuidado paliativo e o curativo, caminhem lado a lado. Os médicos que acompanham o paciente tendem a ter uma expectativa mais otimista que a realidade, dificultando a definição de prognóstico adequado.

Nesse contexto, ferramentas que possam identificar pacientes em risco e predizer mortalidade podem ajudar na identificação desses pacientes, permitindo melhor cuidado e melhor alocação de recursos.

O NECPAL é uma ferramenta validada no Brasil para predizer mortalidade em pacientes crônicos, permitindo a identificação daqueles com necessidades em cuidados paliativos. Dentre os critérios pesquisados no NECPAL existe a pergunta surpresa. Trata-se de uma pergunta feita ao médico assistente: "Você ficaria surpreso se o seu paciente morresse nos próximos 12 meses?"

Essa pergunta, apesar do caráter subjetivo, pode ajudar a identificar pacientes com maior chance de óbito.

O SPICT-BR™ (*Supportive and Palliative Care Indicators Tool*), Figura 2, é uma ferramenta validada no Brasil desde 2016 para auxílio na identificação de pacientes que podem se beneficiar de cuidados paliativos. É baseado em indicadores clínicos como internações hospitalares não programadas, declínio funcional, perda de peso corporal, sintomas persistentes com tratamento otimizado. Utiliza também critérios como solicitação de cuidados paliativos por parte do paciente ou de seus familiares ou maior dependência e suporte do cuidador.

Dentre outros possíveis indicadores gerais que podem levar à identificação de pacientes que necessitem de cuidados paliativos podemos citar:

- mudança significativa no quadro de saúde basal
- declínio funcional ou queda no status funcional
- piora dos sintomas basais
- piora da doença basal, ou seja, mudança na classificação (MELD, NYHA, Gold), piora de marcadores de doença (FEV1, taxa de filtração glomerular) ou necessidade de aumento da terapia de suporte (oxigênio, maior número de paracenteses, aumento da dose de vasodilatadores ou diuréticos)
- aumento do número de internações/ano; internação em UTI
- solicitação de cuidados paliativos pelo paciente ou familiares

Algumas outras escalas de prognóstico podem ser utilizadas para avaliar mortalidade. A escala Bisep (*Burden of Illness Score for Elderly Persons)* estima a mortalidade em um ano para pacientes acima de 65 anos internados.

Figura 2. *Suportive and Palliative Care Indicators Tool* - SPICT-BR™ - ferramenta validada no Brasil desde 2016 para auxílio na identificação de pacientes que podem se beneficiar de cuidados paliativos. Extraída de: https://www.spict.org.uk/the-spict/

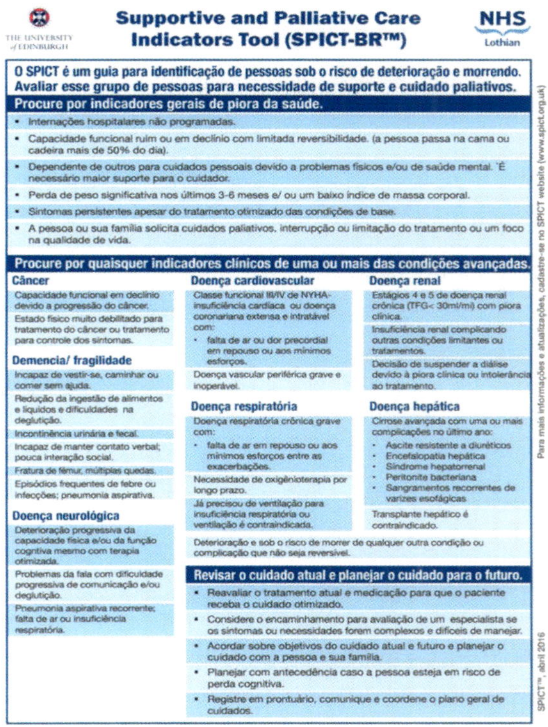

THE UNIVERSITY of EDINBURGH

Supportive and Palliative Care Indicators Tool (SPICT-BR™)

NHS Lothian

O SPICT é um guia para identificação de pessoas sob o risco de deterioração e morrendo. Avaliar esse grupo de pessoas para necessidade de suporte e cuidado paliativos.

Procure por indicadores gerais de piora da saúde.

- Internações hospitalares não programadas.
- Capacidade funcional ruim ou em declínio com limitada reversibilidade. (a pessoa passa na cama ou cadeira mais de 50% do dia).
- Dependente de outros para cuidados pessoais devido a problemas físicos e/ou de saúde mental. `É necessário maior suporte para o cuidador.
- Perda de peso significativa nos últimos 3-6 meses e/ ou um baixo índice de massa corporal.
- Sintomas persistentes apesar do tratamento otimizado das condições de base.
- A pessoa ou sua família solicita cuidados paliativos, interrupção ou limitação do tratamento ou um foco na qualidade de vida.

Procure por quaisquer indicadores clínicos de uma ou mais das condições avançadas.

Câncer

Capacidade funcional em declínio devido a progressão do câncer.

Estado físico muito debilitado para tratamento do câncer ou tratamento para controle dos sintomas.

Demencia/ fragilidade

Incapaz de vestir-se, caminhar ou comer sem ajuda.

Redução da ingestão de alimentos e líquidos e dificuldades na deglutição.

Incontinência urinária e fecal.

Incapaz de manter contato verbal; pouca interação social.

Fratura de fêmur, múltiplas quedas.

Episódios frequentes de febre ou infecções; pneumonia aspirativa.

Doença neurológica

Deterioração progressiva da capacidade física e/ou da função cogntiva mesmo com terapia otimizada.

Problemas da fala com dificuldade progressiva de comunicação e/ou deglutição.

Pneumonia aspirativa recorrente; falta de ar ou insuficiência respiratória.

Doença cardiovascular

Classe funcional III/IV de NYHA- insuficiência cardíaca ou doença coronariana extensa e intratável com:

- falta de ar ou dor precordial em repouso ou aos mínimos esforços.

Doença vascular periférica grave e inoperável.

Doença respiratória

Doença respiratória crônica grave com:

- falta de ar em repouso ou aos mínimos esforços entre as exacerbações.

Necessidade de oxigênioterapia por longo prazo.

Já precisou de ventilação para insuficiência respiratória ou ventilação é contraindicada.

Doença renal

Estágios 4 e 5 de doença renal crônica (TFG< 30ml/mi) com piora clínica.

Insuficiência renal complicando outras condições limitantes ou tratamentos.

Decisão de suspender a diálise devido à piora clínica ou intolerância ao tratamento.

Doença hepática

Cirrose avançada com uma ou mais complicações no último ano:

- Ascite resistente a diuréticos
- Encefalopatia hepática
- Síndrome hepatorrenal
- Peritonite bacteriana
- Sangramentos recorrentes de varizes esofágicas

Transplante hepático é contraindicado.

Deterioração e sob o risco de morrer de qualquer outra condição ou complicação que não seja reversível.

Revisar o cuidado atual e planejar o cuidado para o futuro.

- Reavaliar o tratamento atual e medicação para que o paciente receba o cuidado otimizado.
- Considere o encaminhamento para avaliação de um especialista se os sintomas ou necessidades forem complexos e difíceis de manejar.
- Acordar sobre objetivos do cuidado atual e futuro e planejar o cuidado com a pessoa e sua família.
- Planejar com antecedência caso a pessoa esteja em risco de perda cognitiva.
- Registre em prontuário, comunique e coordene o plano geral de cuidados.

Para mais informações e atualizações, cadastre-se no SPICT website (www.spict.org.uk)

SPICT™, abril 2016

INSUFICIÊNCIA CARDÍACA

A insuficiência cardíaca é uma patologia multifatorial, crônica e progressiva, que acomete cerca de 26 milhões de pessoas em todo o mundo. Cursa com deterioração clínica e, apesar das múltiplas terapias disponíveis na atualidade, pode evoluir com sintomas de difícil controle, necessidade de múltiplas internações ou internação prolongada e óbito. Apesar do tratamento disponível, incluindo dispositivos de assistência ventricular e possibilidade de transplante cardíaco, a doença ainda cursa com alta mortalidade, perda de funcionalidade e baixa qualidade de vida.

Mesmo os pacientes submetidos a transplante cardíaco, apesar da melhora na qualidade de vida, podem apresentar complicações cirúrgicas precoces ou tardias como infecções e malignidade relacionadas a imunossupressão, doença arterial coronariana e rejeição. Todas essas complicações devem ser levadas em conta no momento da decisão do tratamento do paciente, considerando seus valores e alinhando expectativas. Uma equipe de cuidado paliativo inserida nesse contexto pode ajudar na tomada de decisões, comunicação e respeito à autonomia do paciente e seus familiares.

O PAL-HF *(Palliative Care in Heart Failure)* é um estudo longitudinal, centro único, e o primeiro randomizado que mostrou benefício do cuidado paliativo na qualidade de vida de pacientes com doença cardíaca. Nele, foram randomizados 150 pacientes com doença cardíaca com alto risco de mortalidade (internados ou com internação recente) para receber tratamento padrão ou tratamento padrão associado a cuidados paliativos durante seis meses. O desfecho primário foi a análise da qualidade de vida através de dois questionários validados. O resultado foi a melhora da qualidade de vida, especialmente em ansiedade, depressão e bem estar espiritual.

Apesar da literatura recomendar o acompanhamento precoce de doentes com insuficiência cardíaca por uma equipe de cuidados paliativos, infelizmente a referência desses pacientes ainda é baixa e tardia. Isso ocorre especialmente por uma falta de consenso entre múltiplas variáveis que determine o melhor momento para o encaminhamento.

Segundo uma revisão sistemática da literatura realizada pela *American Heart Association*, sintomas emocionais e físicos são os critérios mais comuns de encaminhamento para um serviço de cuidados paliativos, seguido por estágio da doença cardíaca. Nesse caso, pacientes com a classificação III ou IV da *New York Heart Association* tem impacto positivo no curso de doença quando referenciados para grupo de cuidado paliativo.

CIRROSE HEPÁTICA

A cirrose é o estágio final da doença hepática; caracteriza-se por uma fase inicial assintomática ou oligossintomática, porém evolui com complicações relacionadas à hipertensão portal. A descompensação está relacionada ao aparecimento de ascite (sinal inicial mais comum), encefalopatia hepática, hemorragia digestiva, infecções e icterícia. A mortalidade da cirrose aumenta substancialmente a partir do início dos sintomas de descompensação, com uma sobrevida média de cerca de dois anos.

A mortalidade por cirrose hepática tem crescido substancialmente nos últimos 30 anos; as hospitalizações decorrentes por descompensação clínica chegam a cerca de 200.000/ano nos Estados Unidos. Para esses pacientes em quadro avançado de doença hepática, o transplante torna-se o único tratamento modificador de doença e de qualidade de vida. Porém, devido a própria história natural e gravidade da doença, pacientes com cirrose hepática podem progredir com piora clínica, declínio funcional, caquexia e sarcopenia, bem como quadros de hepatocarcinoma avançados e metastáticos, muitas vezes contraindicando o transplante. Muitos pacientes podem ter sua qualidade de vida impactada de forma negativa com a longa espera pela disponibilidade de um órgão.

Os sistemas de pontuação MELD (*Model for End-Stage Liver Disease*) e Child-Pugh são úteis para predizer mortalidade e gravidade em pacientes com doença hepática. O Child-Pugh prediz mortalidade em um a dois anos e é de realização mais simples, levando em consideração presença de ascite, encefalopatia hepática e valores de tempo de protrombina ou índice internacional normalizado (INR), bilirrubinas e albumina. O MELD é uma ferramenta com mais acurácia para predizer mortalidade em três meses. Além disso, não só o valor, como a variação no MELD está relacionada a maior mortalidade; um aumento rápido do MELD está relacionado a risco de óbito maior que a mesma elevação, porém de forma gradual. O MELD-Na acrescenta o sódio como parâmetro, adicionando o risco aumentado associado à hiponatremia e prevendo melhor mortalidade.

Idealmente, pacientes devem ter acesso a cuidados paliativos desde o momento do diagnóstico, de forma precoce, ainda ambulatorialmente. No entanto, a maior parte daqueles que são encaminhados, recebem atendimento tardiamente, durante internação hospitalar, ou até mesmo, dias antes do óbito.

Os principais sintomas referidos pelos pacientes com doença hepática terminal incluem dor, dispnéia, câimbras, distúrbios do sono, depressão e ansiedade. Disfunção erétil e prurido também são sintomas frequentes.

Existem inúmeras ferramentas validadas que podem estimar a gravidade dos sintomas e impacto na qualidade de vida, como o LDQOL *(Liver Disease Quality of Life)* e podem ajudar na tomada de decisão sobre avaliação paliativa.

INSUFICIÊNCIA RENAL

Pacientes com doença renal crônica, em diálise ou em tratamento conservador, podem apresentar inúmeros sintomas físicos e psicológicos com grande impacto na qualidade de vida. Sabe-se que o transplante pode melhorar a sobrevida e qualidade de vida em pacientes dialíticos. No entanto, com o envelhecimento da população, vem se tornando cada vez maior o número de pacientes com doença renal terminal com idade avançada, múltiplas comorbidades e fragilidade que podem apresentar riscos elevados com a cirurgia de transplante.

Além disso, pacientes idosos, com mais de 75 anos, com múltiplas comorbidades, em estágio final da doença renal crônica podem se beneficiar de tratamento conservador.

De qualquer forma, o planejamento de cuidados deve ser compartilhado com o paciente renal crônico, tanto na decisão de iniciar ou suspender a terapia dialítica quanto na definição do transplante.

Pacientes com clearance de creatinina abaixo de 30 mL/min e com moderada ou severa albuminúria tem pior prognóstico e devem ser considerados para avaliação de cuidados paliativos. Cuidado multiprofissional, incluindo avaliação nutricional, e definição de plano de cuidados é fundamental.

Na figura abaixo, as colunas em vermelho mostram pacientes com pior prognóstico de acordo com os valores de taxa de filtração glomerular e albuminúria. Especialmente para esses pacientes, é indicada avaliação precoce de equipe especializada em cuidados paliativos.

Figura 3. Prognóstico da doença renal crônica de acordo com a taxa de filtração glomerular e albuminúria. Extraído de Kidney Int Suppl (2011). 2013 Jan;3(1):19-62.

Prognóstico de DRC por categorias de GFR e Albuminúria: KDIGO 2012

Categoria DRC ($mL/min/1,73m^2$) Descrição e alcance			Categorias de albuminúria persistente – Descrição e alcance		
			A1	**A2**	**A3**
			Normal a levemente aumentado	Moderadamente aumentado	Gravemente aumentado
			<30 mg/g <3 mg/mmol	30-300 mg/g 3-30 mg/mmol	>300 mg/g >30 mg/mmol
G1	Normal ou alto	≥90			
G2	Levemente reduzido	60-89			
G3a	Levemente a moderadamente reduzido	45-59			
G3b	Moderadamente a gravemente reduzido	30-44			
G4	Gravemente reduzido	15-29			
G5	Insuficiência renal	<15			

DOENÇA PULMONAR CRÔNICA

Pacientes com doença pulmonar, mais frequentemente, doença pulmonar obstrutiva crônica cursam com piora progressiva do quadro a despeito de tratamento, sendo muitas vezes priorizados para o transplante pulmonar uni ou bilateral. O VEF1 (volume expiratório forçado no primeiro segundo) é normalmente o parâmetro clínico mais utilizado para avaliação de piora clínica.

No entanto, alguns outros fatores podem se relacionar a pior prognóstico: grau de dispneia, distância de caminhada a pé em seis minutos e índice de massa corporal. Todas essas medidas, em pacientes estáveis, completam o BODE Index (Tabela 1) e determina a sobrevida desses pacientes em quatro anos. É um índice melhor que o VEF1 isoladamente para prever o risco de morte.

Tabela 1. BODE Index. VEF1: volume expiratório forçado no primeiro segundo; mMRC: *Modified Medical Research Council*; IMC: índice de massa corporal.

BODE	0	1	2	3
VEF1 (% previsto)	≥ 65	50-64	36-49	≤ 35
Distância caminhada em 6 min (m)	≥ 350m	250-349	150-249	≤149
Escala de dispneia mMRC	0-1	2	3	4
IMC	>21	<21		

Já o DECAF score avalia mortalidade intra-hospitalar de pacientes internados com exacerbação aguda do DPOC; utiliza variáveis como dispneia, presença de fibrilação atrial, acidose, alteração da contagem de eosinófilos e presença de consolidação pulmonar.

ATUAÇÃO MULTIDISCIPLINAR

Durante o acompanhamento dos pacientes com doença crônica, é importante avaliação e acompanhamento multidisciplinar.

- **Nutrição:** ajuste de dieta evitando progressão de perda de massa muscular e sarcopenia; indicação de dietas específicas ou suplementos alimentares;
- **Terapia ocupacional:** treinamento e ajuste das atividades do dia a dia para preservação da autonomia;
- **Fisioterapia:** fortalecimento muscular e treino de equilíbrio, treinamento respiratório, ventilação não invasiva domiciliar, avaliação cinético-funcional;
- **Psicologia:** escuta e acolhimento; ajuda na definição de prioridades para cuidado;
- **Serviço Social:** avaliação de vulnerabilidade socioeconômica; ajuda em tratamentos fora do domicílio e concessão de benefícios;
- **Enfermagem:** cuidados com feridas; avaliação de riscos (queda, úlcera de pressão); aplicação de escalas de dor e funcionalidade.

CONSIDERAÇÕES FINAIS

De forma geral, devemos estar atentos para cuidado paliativo (mesmo que associado ao cuidado curativo) nas seguintes circunstâncias:

- Contraindicação ou recusa ao transplante;
- Recusa de procedimentos, tais como: diálise, paracenteses, implante de marca-passo ou desfibriladores;
- Solicitação por parte dos pacientes ou familiares;

- Internações recorrentes;
- Progressão de sintomas em vigência de tratamento clínico otimizado;
- Sarcopenia e síndrome de fragilidade;
- Dificuldade na tomada de decisões, definição de diretivas e comunicação difícil;
- Nos pacientes cirróticos, considerar avaliação se: albumina < 2,5 g/dL; INR > 1,5 e presença de complicações relacionadas à hipertensão portal (ascite, hemorragia digestiva alta, peritonite bacteriana espontânea, síndrome hepatorrenal)
- Nos pacientes com doença cardíaca avançada, considerar avaliação se: FE < 20%; NYHA III/IV
- Nos pacientes com doença renal crônica, considerar se: clearance de creatinina < 30ml/min e presença de múltiplas comorbidades
- Nos pacientes com doença pulmonar obstrutiva crônica, considerar se: queda do VEF1; disfunção ventricular direita

CONCLUSÃO

Paciente com doenças crônicas, mesmo que candidatos a transplantes, se beneficiam de acompanhamento, ainda ambulatorial, de cuidados paliativos. Da mesma maneira, diante das complicações precoces e tardias decorrentes principalmente da imunossupressão e do risco de rejeição aguda e crônica, também devem ter avaliação para definição de plano de cuidados.

Pacientes com complicações agudas e perda progressiva de status funcional e piora dos sintomas de base, podem se tornar doentes demais para transplantes e serem inativados em lista transitoriamente ou mesmo não serem mais candidatos ao procedimento.

Diante de tudo isso e da escassez de recursos e serviços de cuidados paliativos na realidade da saúde brasileira, todos os profissionais de saúde envolvidos no cuidado desses pacientes devem ter olhar atento ao controle de sintomas, sinais de perda de capacidade funcional, declínio clínico e necessidade de cuidados paliativos.

REFERÊNCIAS BIBLIOGRÁFICAS

1. Schwarz ER, Baraghoush A, Morrissey RP, et al. Pilot study of palliative care consultation in patients with advanced heart failure referred for cardiac transplantation. J Palliat Med 2012 Jan;15(1):12-5.

2. Connor SR, editor. Global atlas of palliative care [Internet]. 2nd ed. London, UK: Worldwide Palliative Care Alliance; 2020. [cited 2021 Apr 9]. Available from: http://www.thewhpca.org/resources/global-atlas-on-endof-life-care

3. Rogers JG, Patel CB, Mentz RJ, Granger, BB, Steinhauser KE, Fiuza M, Adams PA, Speck A, Johnson KS, Krishnamoorthy A, et al. Palliative care in heart failure: the PAL-HF randomized, controlled clinical trial. ***J Am Coll Cardiol*** 2017 Jul 18;70(3):331-341.

4. Chang YK, Kaplan H, Geng Y, Mo L, Philip J, Collins A, Allen LA, McClung JA, Denvir MA, Hui D. Palliative Care and Cardiovascular Disease and Stroke: A Policy Statement From the American Heart Association/American Stroke Association. Circ Heart Fail 2020 Sep;13(9):e006881.

5. Comissão Intergestores Tripartite (Brasil). Resolução nº 41, de 31 de outubro de 2018. Dispõe sobre as diretrizes para a organização dos cuidados paliativos, à luz dos cuidados continuados integrados, no âmbito Sistema Único de Saúde (SUS). Diário Oficial da União 2018; 25(1):276.6.

6. Brasil. Código de Ética Médica. Conselho Federal de Medicina. Brasília; 2019.

7. Mazzarelli C, Prentice WM, Heneghan MA,Belli LS, Agarwal K, Cannon MD. Palliative Care in End-Stage Liver Disease: Time to Do Better? Liver Transpl 2018 Jul;24(7):961-968. 8

8. Rogal SS, Hansen L , Patel A, Ufere NN, Verma M, Woodrell CD, et al. AASLD Practice Guidance: Palliative care and symptom-based management in decompensated cirrhosis. Hepatology 2022 Sep;76(3):819-853.

9. Peng JK, Hepgul N, Higgison IJ, Gao W. Symptom prevalence and quality of life of patients with end-stage liver disease: A systematic review and meta-analysis. Palliat Med 2019 Jan;33(1):24-36.

10. Lanken PN, Terry PB, DeLisser HM, Fahy BF, John Hansen-Flaschen J, Heffner JE, et al. An Official American Thoracic Society Clinical

Policy Statement: Palliative Care for Patients with Respiratory Diseases and Critical Illnesses. Am J Respir Crit Care Med 2008 Apr 15;177(8):912-27.

11. Wentlandt K, A. Weiss A, O'Connor E, Kaya E. Palliative and end of life care in solid organ transplantation. Am J Transplant 2017 Dec;17(12):3008-3019.

12. Celli BR, Cote CG, Marin JM, Casanova C, Oca MM, Mendez RA, et al. The Body-Mass Index, Airflow Obstruction, Dyspnea, and Exercise Capacity Index in Chronic Obstructive Pulmonary Disease. N Engl J Med 2004 Mar 4;350(10):1005-12

13. Memon MA, Faryal S, Brohi N, Kumar B. Role of the DECAF Score in Predicting Inhospital Mortality in Acute Exacerbation of Chronic Obstructive Pulmonary Disease. Cureus 2019 Jun 4;11(6):e4826.